外科医の使命，それは自分の培った技術を若い世代に伝えて，彼らが10年早く同じレベルに達し，そこからさらに技術を発展させる土台を作ることだと思います．

虎の門病院消化器外科
篠原 尚
（2012年埼玉県立がんセンターでの講演にて）

解剖を実践に生かす
図解 前立腺全摘術

執筆
影山幸雄 埼玉県立がんセンター泌尿器科部長

執筆協力
吉岡邦彦 東京医科大学教授・泌尿器科
近藤幸尋 日本医科大学教授・泌尿器科
蜂矢隆彦 春日部市立病院泌尿器科部長

医学書院

解剖を実践に生かす 図解 前立腺全摘術

発　　行	2013 年 4 月 15 日　第 1 版第 1 刷Ⓒ
著　　者	影山幸雄
発行者	株式会社　医学書院
	代表取締役　金原　優
	〒113-8719　東京都文京区本郷 1-28-23
組　　版	ビーコム
印刷・製本	大日本法令印刷

本書の複製権・翻訳権・上映権・譲渡権・公衆送信権（送信可能化権を含む）
は㈱医学書院が保有します．

ISBN978-4-260-01752-7

本書を無断で複製する行為（複写，スキャン，デジタルデータ化など）は，「私
的使用のための複製」など著作権法上の限られた例外を除き禁じられています．
大学，病院，診療所，企業などにおいて，業務上使用する目的（診療，研究活
動を含む）で上記の行為を行うことは，その使用範囲が内部的であっても，私的
使用には該当せず，違法です．また私的使用に該当する場合であっても，代行
業者等の第三者に依頼して上記の行為を行うことは違法となります．

JCOPY　〈㈳出版者著作権管理機構　委託出版物〉
本書の無断複写は著作権法上での例外を除き禁じられています．
複写される場合は，そのつど事前に，㈳出版者著作権管理機構
（電話 03-3513-6969，FAX 03-3513-6979，info@jcopy.or.jp）の
許諾を得てください．

推薦の序

　本書『解剖を実践に生かす　図解　前立腺全摘術』を読んでの第一印象は，簡潔かつ明快で大変わかりやすいことである．必要十分に簡素化された図を多用し，解説にはここ数年の臨床解剖学的検討が手際よく集約され，まとめられている．手術を正しく進めるためには，目的臓器に対する解剖学的指標を正確に定め，周囲の構造物との関係を把握しながら，正しい剥離面を得る必要がある．そのためには膜構造の理解が重要であるが，前立腺周囲ではこの膜構造が多重であり複雑になっている．本書では，第1章「手術に役立つ臨床解剖」の「膀胱下腹筋膜と関連筋膜」「Denonvillier筋膜」「恥骨前立腺靱帯と肛門挙筋筋膜」「デトルーザーエプロンと尿道後壁補強」の項で，前立腺周囲の膜構造が丁寧に述べられている．初学者は，丁寧に図解されたこの章を熟読することで，前立腺周囲の絵図面をしっかりとしたイメージとして獲得することができ，習熟者においてもすでにもっているイメージを再確認・修正できるものと思われる．

　本書は続いて「第2章　ダ・ヴィンチを用いたロボット支援前立腺全摘術」「第3章　腹腔鏡下前立腺全摘術」「第4章　小切開順行性前立腺全摘術」へと実践的な手術の解説に展開していくが，簡素化された共通の図が用いられているためか，同種の手術の延長を見ているような錯覚さえ覚える．誤解を恐れずに言えば，別の視点から行う別種の方法による手術でも，術者の描く解剖学的イメージは共通しているのかもしれない．図と解説は，細かな場面ごとに書き分けられ，対称で同一である左右の手技も重複して記載されている．一見すると冗長な感を受けるが，全手術工程に沿った画像イメージを，なぞるかのように図が進行するので違和感はない．画像イメージの解説を復習することで，読者の理解が深まるように配置されていると考えれば，筆者の意図するところかもしれない．

　さらに本書の大きな特徴として，各手技のポイント部分については，短時間の動画がオンラインで配信される．これによって，わが国を代表するエキスパートが行う実際の手術の場面を何回でも閲覧できることになる．読者が，自分の手術の記録映像と何度も見比べながら学習できることも大きな利点であろう．本書が読者によりよく使いこなされ，それがさらに優れた手術の改良につながることも期待できる．

　前立腺全摘術を行う医師および手術スタッフは，ぜひ本書を読まれることをお薦めする．細かく描き分けられパターン化された多くの図を読み進めるだけで，手術に必要な前立腺の解剖がすべて理解できるように作られている．近年，腹腔鏡を用いたさまざまなタイプの鏡視下手術が行われるようになり，手術現場ではスタッフ全員での術野の共有化が大きなメリットとしてあげられるようになっている．しかし，それにはスタッフ全員に共通の解剖学的理解が求められる．本書は，以上にあげた優れた特色から，前立腺全摘術にかかわるすべての人たちに大変役立つものと確信する．

　2013年3月

埼玉医科大学総合医療センター泌尿器科教授

山田拓己

はじめに

　熟練した外科医の手術は，流れがスムーズで，無駄がなく，安定しており，見ていて疲れません．出血や癒着などがあってもたじろぐことなく，的確に処理し淡々と必要な操作を進めていきます．その秘訣はなんでしょうか．

　ベテランはまず手術の目的を確認し，手術が終了したときの状態を思い描きます．それに合わせて目的臓器と隣接臓器との関係，血管走行など術野全体の解剖学的イメージをあらかじめ頭の中で構築します．そして術野から得られる視覚情報などに照らし合わせてそのイメージを逐次描き変えていきます．こうしてあたかも頭の中でもう1つの手術が同時進行しているかのような感覚で手術を進めます．操作を加えている部分に集中しつつ，全体像に気を配ることも忘れません．手術操作により術野の構造物の相対的な関係は刻々と変化していきます．その変化を見逃さず新たな情報をもとに頭の中の全体像を塗り替えていきます．また自分がどの場所に手術操作を加えているのかを教えてくれる指標を見逃しません．

　これは自動車の運転に通じるところがあります．ベテランのドライバーはまず出発点から目的地への最適なルートをイメージします．それに合わせて頭の中に地図を描き，自分が今どこを走り，どこへ向かっているのかを的確に把握します．そして周囲の景色の変化に合わせて自分の現在位置をもとにしたイメージ図を描き変えていきます．道しるべとなる街角のちょっとした景色の特徴を見逃しません．進んでいく方向に集中しながらも，飛び出してくる子どもや自転車などに気を配り，安全に十分な注意を払います．渋滞に遭遇しても慌てることなく，迂回路を探し，その状況に合わせて最もよい経路をたどります．

　前著『解剖を実践に生かす 図解 泌尿器科手術』では，泌尿器科手術に携わる先生方が自分自身の解剖学的イメージを頭の中に構築する参考にしていただきたいとの思いから，私自身が手術の際に描く解剖学的イメージをオリジナルのイラストを用いて紹介しました．今回はそれをさらに一歩進めて，泌尿器科の手術の中でも最も難しいものの1つである前立腺全摘術に焦点をあて，解剖学的なイメージに基づいた手術の流れをご紹介することにしました．

　しかしながら，前立腺全摘術は最新技術の導入などにより大きく発展しつつあり，自分1人ではそのすべてを語りつくすことは困難です．そこで私が親しくしていただいているベテランの先生方3名に協力をお願いし，ロボット支援手術，腹腔鏡下手術，小切開手術という3つの異なる手術の観点から術式全体のイメージ図を描くことにしました．各先生方に代わって，私が手術全体のイメージイラストを描き，それを確認していただくという手法をとりました．本書では私自身の手術（小切開逆行性手術）の全体図は用意してありませんが，第1章で私自身が実践している手技の工夫を解剖学的な視点から最新の知見を取り入れてまとめて紹介しています．本書に盛り込んだエキスパートの技と考え方を参考にして読者の皆さん自身が工夫を重ね，患者さんによりよい手術を提供していただけることを願っています．

2013年3月

影山幸雄

謝辞

これまで多くの先生とのディスカッションを通してさまざまなヒントをいただき，手術術式の改良を行ってきました．高度の技術が要求される前立腺全摘術においては自分1人でできる改良には限りがあります．少しでもよい手術をより多くの患者さんに提供したいという思いから，優れたエキスパートの先生方の考え方を積極的に取り入れ，自分なりの工夫を加え，それを皆さんに普及するように努めてきました．本書の執筆にあたっては特に以下の先生方の知見，手術手技を参考にしています．この場を借りて御礼を申し上げたいと思います．

木原和徳 先生（東京医科歯科大学）　ミニマム創手術一般
戸邉豊総 先生（済生会宇都宮病院）　前立腺周辺膜構造の液性剝離
藤元博行 先生（国立がん研究センター中央病院）　背側静脈群の臨床解剖
武中　篤 先生（鳥取大学）　前立腺周辺解剖
上平　修 先生（小牧市民病院）　背静脈群の処理
藤井靖久 先生（東京医科歯科大学）　ヘルニア予防処置

またこれまで私を指導し，支えてくれた多くの諸先輩，同僚たちにも心から感謝いたします．特に現在の勤務先の上司であり，手術の改良に全面的に協力していただいた東 四雄副病院長，一緒に手術の改良に取り組んでくれた福井直隆先生，河野友亮先生には深く感謝の意を表したいと思います．

2013年3月

影山幸雄

目次

1 手術に役立つ臨床解剖 ……… 1

1 背静脈群 ……… 2

2 前立腺周辺動脈 ……… 7

3 海綿体神経 ……… 9

4 膀胱下腹筋膜と関連筋膜 ……… 10
- 膜構造の処理 ……… 11
  - 神経非温存 ……… 11
  - 通常の神経温存 ……… 12
  - 神経温存（veil technique） ……… 12
- 膜構造の液性剥離 ……… 13
  - 神経非温存 ……… 13
  - 神経温存 ……… 14
- 鼠径ヘルニア予防 ……… 15

5 Denonvillier 筋膜 ……… 17
- 順行性アプローチ ……… 18
- 側方アプローチ ……… 19
- 神経温存 ……… 20
- 拡大手術 ……… 20

6 恥骨前立腺靭帯と肛門挙筋筋膜 ……… 21
- パターン① 恥骨前立腺靭帯切断，内骨盤筋膜切開 ……… 22
- パターン② 恥骨前立腺靭帯切断，内骨盤筋膜切開なし ……… 26
- パターン③ 恥骨前立腺靭帯温存，内骨盤筋膜切開 ……… 29
- パターン④ 恥骨前立腺靭帯温存，内骨盤筋膜切開なし ……… 32
- パターン④の変法 ……… 35
- 恥骨前立腺靭帯再建 ……… 36

7 デトルーザーエプロンと尿道後壁補強 ……… 38
- Rocco stitch ……… 40

2 ダ・ヴィンチを用いたロボット支援前立腺全摘術 ……… 43

- 留意点と心構え ……… 44
- 準備 ……… 45
- ポートの設置 ……… 47
- 骨盤後腹膜腔の展開 ……… 51
- 前立腺側方の展開 ……… 63
- 膀胱－前立腺間の処理（側方アプローチ） ……… 65
- 直腸－前立腺間剥離 ……… 74
- 前立腺側方血管処理（神経非温存） ……… 77
- 背静脈群の処理 ……… 84
- 尿道切断 ……… 93
- 神経血管束断端の縫合止血 ……… 95
- リンパ節郭清 ……… 103
- 尿道後壁補強（Rocco stitch） ……… 111
- 膀胱－尿道吻合・尿道前壁補強 ……… 123
- 閉創 ……… 140

Variation ①
前立腺側方血管処理（神経温存） ……… 146

Variation ②
膀胱－前立腺間の処理（正中アプローチ） ……… 152

3 腹腔鏡下前立腺全摘術 …… 159

- 留意点と心構え …… 160
- 準備 …… 161
- ポートの設置 …… 162
- 精管・精嚢の処理 …… 165
- 前立腺前面の展開 …… 173
- 前立腺側方の展開（肛門挙筋筋膜温存）…… 175
- 膀胱−前立腺間剥離 …… 179
- 直腸−前立腺間剥離 …… 186
- 前立腺側方血管処理（右片側神経温存）…… 189
- 背静脈群の処理〜尿道切断 …… 195
- 膀胱−尿道吻合 …… 199
- 閉創 …… 226
- Variation リンパ節郭清 …… 229

4 小切開順行性前立腺全摘術 …… 233

- 留意点と心構え …… 234
- 準備 …… 235
- 皮膚切開と骨盤展開 …… 236
- 右側方展開と閉鎖リンパ節郭清 …… 239
- 左側方展開と閉鎖リンパ節郭清 …… 246
- 尿道−前立腺背側静脈群の bunching …… 252
- 膀胱−前立腺間剥離 …… 254
- 精管・精嚢処理 …… 258
- 膀胱頸部 everting …… 263
- Retrotrigonal zone 展開 …… 267
- 直腸−前立腺間剥離〜前立腺側方処理 …… 269
- 尖部処理〜前立腺摘出 …… 275
- 止血 …… 281
- 膀胱−尿道吻合〜閉創 …… 286
- Variation
- 前立腺側方血管処理（神経温存）…… 292

あとがき …… 301
索引 …… 303

付録 | オンライン動画について

- 本書の付録として，以下の動画をPCとiPadでご覧いただけます．下記URLからアクセスしてください．
  http://www.igaku-shoin.co.jp/prd/01752/index.html
- ログインのためのIDとパスワードは，表紙裏に記載しています．
- パケット定額制サービスに加入していない場合，多額のパケット通信料が発生します．ご注意ください．動画再生などで発生したパケット通信については，お客さまのご負担となります．
- 配信される動画はお客さまへの予告なしに変更・修正が行われることがあります．また，予告なしに配信を停止することもありますので，ご了承ください．
- オンライン動画は，書籍の付録のため，ユーザーサポートの対象外とさせていただいております．ご了承ください．

オンライン動画の内容

第2章 ダ・ヴィンチを用いたロボット支援前立腺全摘術

前立腺側方の展開(図2-53～58)

膀胱-前立腺間の処理(側方アプローチ)(図2-59～71)
- 膀胱-前立腺移行部の展開と切開(左)
- 膀胱-前立腺移行部の展開と切開(右)
- 膀胱-前立腺間での尿道切断

精管・精嚢の剥離と直腸-前立腺間剥離(図2-72～96)
- 精管・精嚢の剥離(右)
- 精管・精嚢の剥離(左)
- Denonvillier筋膜の展開
- 直腸-前立腺間剥離

前立腺側方血管処理(神経非温存)(図2-97～115)
- 神経血管束の処理(右)
- 神経血管束の処理(左)
  (注：動画では左に副陰部動脈あり)

背静脈群の処理(図2-116～142)
- 背静脈群の切断
- 背静脈群の縫合

尿道切断(図2-143～150)

尿道後壁補強(Rocco stitch)(図2-197～233)
- 尿道後壁補強 第一層
- 尿道後壁補強 第二層

膀胱-尿道吻合・尿道前壁補強(図2-234～283)

Variation ①
前立腺側方血管処理(神経温存)(図2-303～321)

Variation ②
膀胱-前立腺間の処理(正中アプローチ)(図2-322～340)

第3章 腹腔鏡下前立腺全摘術

精管・精嚢の処理(図3-14～37)
- 腹膜切開
- 精嚢周辺の展開
- 精嚢の剥離(左)
- 精管の剥離(左)

前立腺前面の展開(図3-38～43)

前立腺側方の展開(肛門挙筋筋膜温存)(図3-44～54)
- 前立腺側方の展開(左)
- 前立腺側方の展開(右)

膀胱-前立腺間剝離(図3-55〜77)
 膀胱-前立腺間剝離開始
 膀胱-前立腺間切開(左)・1
 膀胱-前立腺間切開(左)・2
 膀胱-前立腺間切開(右)
 膀胱-前立腺間での尿道切断
直腸-前立腺間剝離(図3-78〜84)
前立腺側方血管処理(右片側神経温存)
       (図3-85〜102)
 神経非温存(左)
 神経温存(右)・1
 神経温存(右)・2
 神経温存(右)・3
 神経温存(右)・4
 神経温存(右)・5
背静脈群の処理(図3-103〜105)
 背静脈群の処理・1
 背静脈群の処理・2
膀胱-尿道吻合(図3-115〜196)
 6時方向
 5時方向
 7時方向・1
 7時方向・2
 3時方向
 9時方向・1
 9時方向・2
 12時方向
 (注：本文では1時，11時だが，動画では12時1か所に運針)

第4章 小切開順行性前立腺全摘術

前立腺側方の展開(図4-24〜30, 44〜50)
 前立腺側方の展開(右)
 前立腺側方の展開(左)
尿道-前立腺背側静脈群の bunching(図4-53〜58)
 遠位 bunching
 近位 bunching・1
 近位 bunching・2
 近位 bunching・3
膀胱-前立腺間剝離(図4-59〜69)
 側方 bunching
 膀胱-前立腺間切開・1
 膀胱-前立腺間切開・2(断面の止血)
 膀胱-前立腺間切開・3(尿道の処理)
 膀胱-前立腺間切開・4(尿道後面組織の切開)
精囊処理(図4-76〜83)
 精囊剝離(右)
 精囊剝離(左)
 (注：本文と手順が一部異なる)
膀胱頸部 everting(図4-84〜96)
Retrotrigonal zone 展開(図4-97〜103)
 術野の展開
 膀胱-前立腺間組織凝固切断(右)
 膀胱-前立腺間組織凝固切断(左)
直腸-前立腺間剝離〜前立腺側方処理
       (図4-104〜119)
 Denonvillier 筋膜切開，側方血管凝固
 直腸-前立腺間剝離・1
 直腸-前立腺間剝離・2
尖部処理〜前立腺摘出(図4-120〜139)
 背静脈群切断
 尿道剝離〜尿道前面切開
 尿道運針〜尿道切断
膀胱-尿道吻合(図4-155〜171)
 膀胱運針
 膀胱-尿道吻合

本書の構成と使い方

　本書は解剖学的な指標，術式の組み立て，操作の流れを視覚的に理解していただくことを目的としてイラストを中心にした構成にしてあります．文章による説明は極力無駄を省き，必要最小限にとどめてあります．第1章は手際よく手術を行うためのヒント，第2～4章は実践編です．

第1章：
　ここ数年，エキスパートの先生方との交流からヒントをいただいた知見に基づき，前立腺周辺の構造物とその手術における意義を「手術に役立つ臨床解剖」として解説しています．主に逆行性の開放前立腺全摘術を想定していますが，基本的な考え方は他の方法による前立腺全摘にも応用可能と思われます．

第2～4章：
　3名のエキスパートの先生方のご協力により，ロボット支援手術，腹腔鏡下手術，小切開手術という3つの異なる視点から前立腺全摘術を連続したイラストとして描いています．それぞれの先生方から手術を記録したDVDをお借りし，そこから得たイメージをもとに，各ステップで術者が何をしているのかを周辺の解剖構造を意識しながら表現しました．でき上がったイラストはそれぞれの先生に見ていただき，イメージが合っているかどうか確認し，必要に応じて修正を繰り返しています．資料を提供いただいた先生方の卓越した手技をできる限り正確に描くように細心の注意を払って描きました．中でも膀胱-尿道吻合は最も重要なステップと考え，他の部分よりも詳細に描いてあります．特にロボット支援手術，腹腔鏡下手術では糸の縫合操作を含めて可能な限り省略せず描いており，連続するイラストを順番に眺めているだけで実際の手術の流れが頭に入るように配慮しました．

　イラストは全体を通して拡大率を固定し，術野全体の構造が認識できるように描いてあります．これによりベテランの術者がどのようなイメージを頭に描いて手術を進めているのかがおわかりいただけると思います．ただ，イラストでは伝えられない大事なポイントも少なからずあります．たとえばロボット支援手術では，操作に最も適した拡大率を維持することが大変重要です．この点を理解していただくため，各手術の特に重要な部分についてはイラストのもとになった手術オンライン動画をご用意しました（PCまたはiPadでご覧になれます）．動画とイラストを見比べることで，より理解が深まり，実際の手術に近い感覚でイメージをつかむことができると思います．動画資料の公開に快く賛同してくださった3名の先生方に改めて感謝の意を表したいと思います．どの方法で手術を行うにせよ，結果は術者に依存します．ロボットも腹腔鏡もただの道具であり，それを使いこなして優れた手術を行うのは術者です．3名の先生方がどのように道具を使いこなし，どのように場を展開していくかを実感として感じ取り，レベルアップの一助にしていただければ幸いです．

手術に役立つ臨床解剖

Surgical anatomy for radical prostatectomy

影山幸雄

1 背静脈群

Dorsal vein complex

ここ数年の臨床解剖学的検討，ロボット手術の普及などにより尿道背側の静脈走行に関する考え方は大きく変わってきている．従来は前立腺周辺の静脈が尿道背側に集約し，そこから陰茎方向に向かう太い静脈枝があるとされてきたが，実際は陰茎方向への静脈枝はそれほど太いものではない．むしろ尿道背側から骨盤壁に沿って横方向へ走行し骨盤壁内の内陰部静脈に連絡するルートが主体になっていると思われる．左右の内陰部静脈からの枝が尿道背側で連絡し，そこから前立腺方向に複数の静脈枝が出るY字型の構造をとっていると考えるのがより現実に近いと思われる（図1-1～3）．

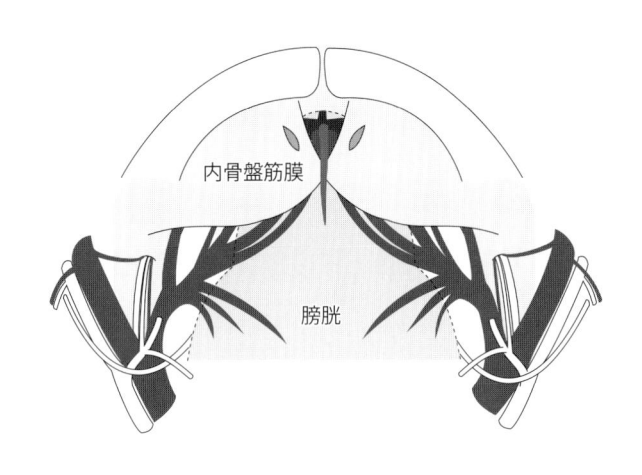

図1-1 骨盤腔を展開したときの前立腺周辺　背静脈群は内骨盤筋膜，恥骨前立腺靭帯に覆われており，全貌がつかみにくい．

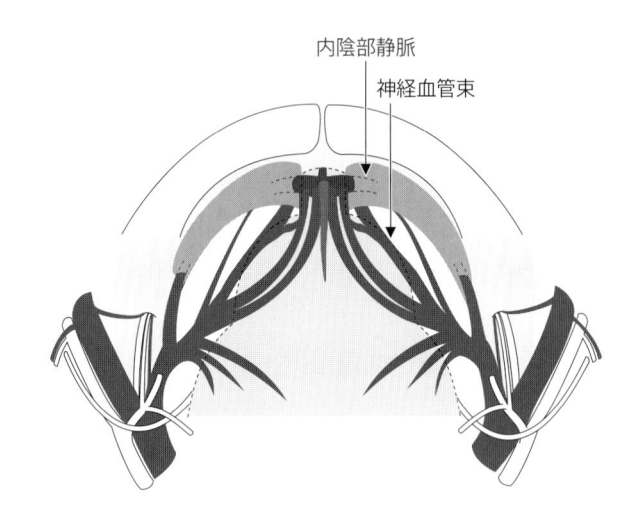

図1-2 内骨盤筋膜を取り去り，肛門挙筋を前立腺尖部から外したところ　尿道背側の血管群，左右の神経血管束の主な3系統の静脈路が存在する．それぞれの間に交通枝が存在する場合があり，その位置も個人差が大きい．尿道の背側を横方向に走る静脈（おそらく骨盤壁内部の内陰部静脈に交通）が中心となり，そこから前立腺方向に向かって複数の静脈枝が分枝する．その腹側中央にいわゆる浅中心静脈が存在する．尿道方向へも枝が出るがそれほど太くはないと考えられる．前立腺に向かう静脈群が，基部で横方向に並んでいることに注意する．

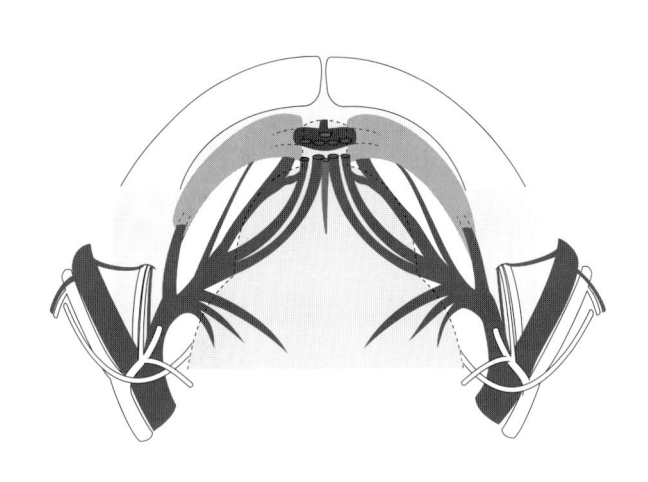

図1-3 浅中心静脈，前立腺表面を走る静脈群を切断すると，その切断面は図のように横並びになる．

本書に収載したロボット手術での所見や，藤元博行先生（国立がん研究センター中央病院）が報告されたMRIによる形態学的検討も，このモデルが真実に近いことをうかがわせる．この背静脈群の構造を頭に入れておくと，思わぬ出血にも落ち着いて対応することができる．前立腺表面で静脈を収束結紮（bunching）する場合は，横方向の運針により静脈を中央にまとめ上げる操作がよく行われる．この部位では，静脈はそのほとんどが尿道に向かって縦方向に走行しているため，横方向の運針は理にかなっている．しかし，背静脈群の深部も同様に尿道に向かって縦方向に走行していると考え横方向に運針すると，静脈の壁を裂いてしまう可能性がある（図1-4，5）．前立腺全摘術で時に遭遇する止血困難な背静脈群からの出血は，おそらくこれが原因と考えられる．

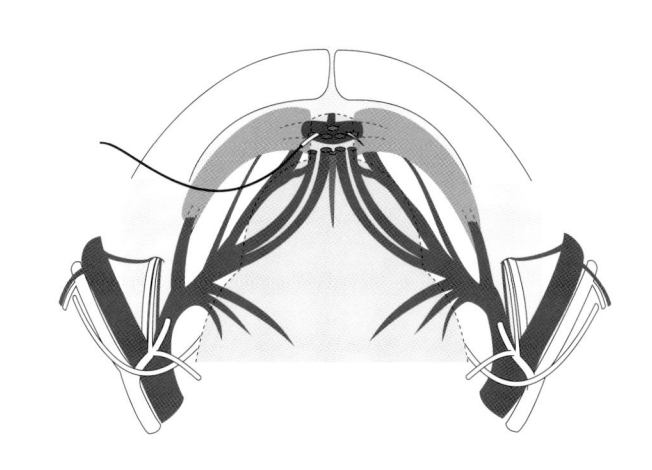

　同部からの出血を止めるためには，尿道背側から恥骨結合に向かって上下に運針し，横方向に走行する静脈の断裂部を閉じるように縫合するのが適切と考えられる（図1-6〜10，第2章 ☞86〜92頁）．開放手術の場合はこの上下方向の運針は難しいが，針の方向を少し斜めにして運針し，縫合の際に部分的にでも上下方向の力が加わるようにすると止血できる場合が多い．

図1-4 背静脈処理の際に出血を止めようとして横方向に深い運針を行うと，静脈の壁を裂いてしまう可能性がある．

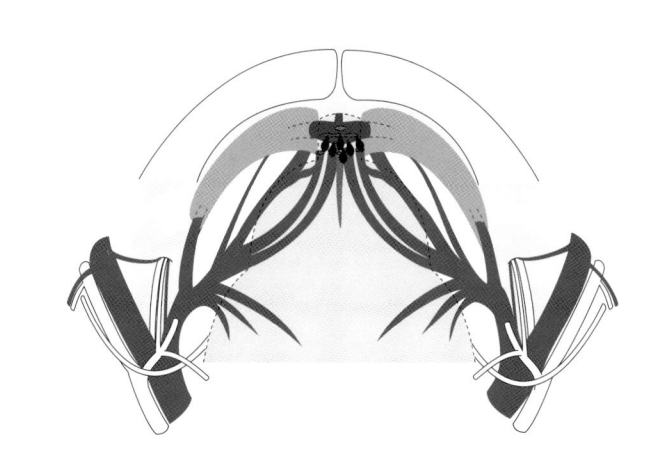

図1-5 横方向の運針は，前立腺尖部より手前では問題ないが，奥も同じように静脈が縦方向に走行していると考えて運針すると静脈が裂け，時として止血困難な出血をきたすことがある．

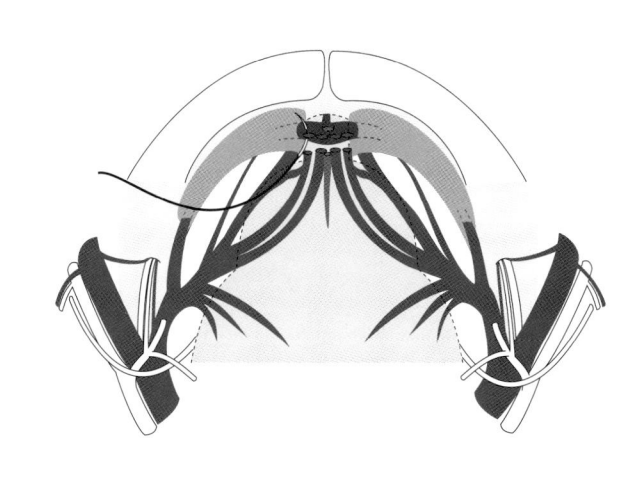

図1-6 静脈の配置から考えれば図のように縦方向に運針するのが理にかなっている（第2章 ☞86〜92頁）．

第1章　手術に役立つ臨床解剖

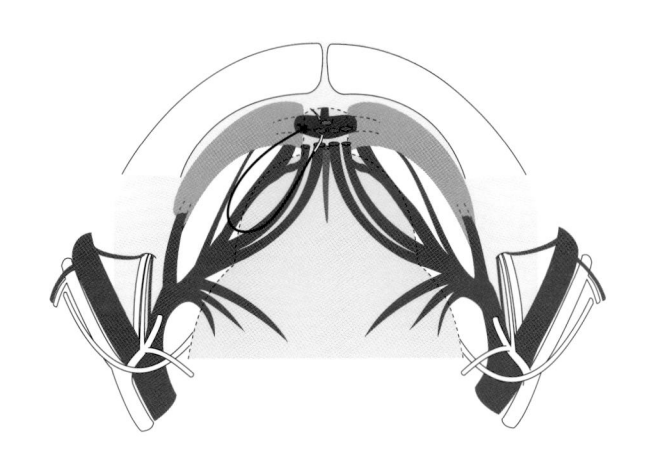

図 1-7 ロボット支援手術の場合，自由度の高い多関節アームにより縦方向の運針は比較的容易であるが，開放手術ではこの運針は難しい．その場合，斜めに運針して少なくとも縦方向に周辺組織が寄るようにすると止血できる．

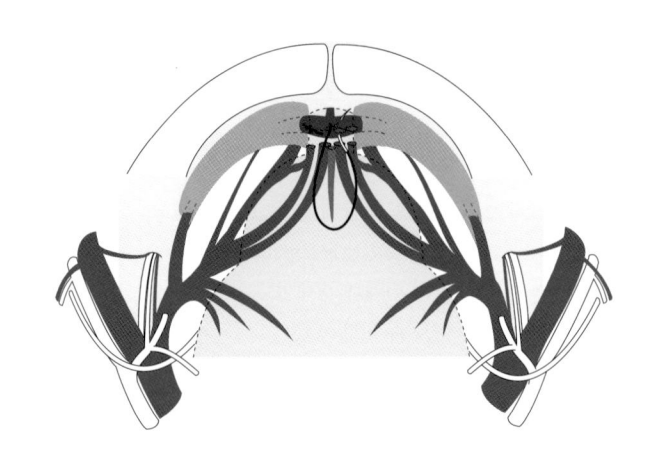

図 1-8 縦方向の連続縫合で確実に静脈の壁を閉鎖できる．

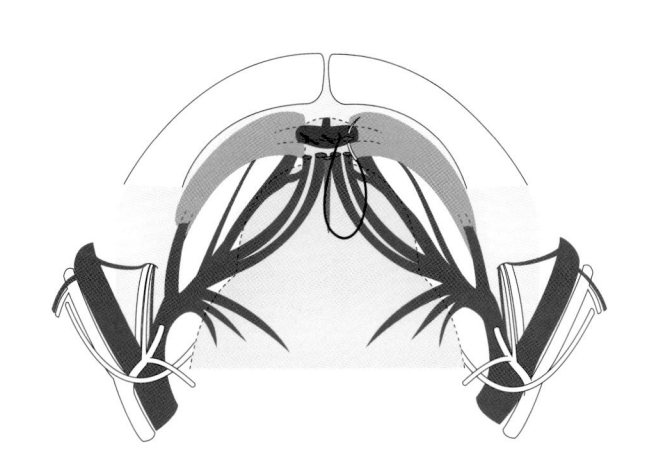

図 1-9 反対側まで十分に運針し止血する．

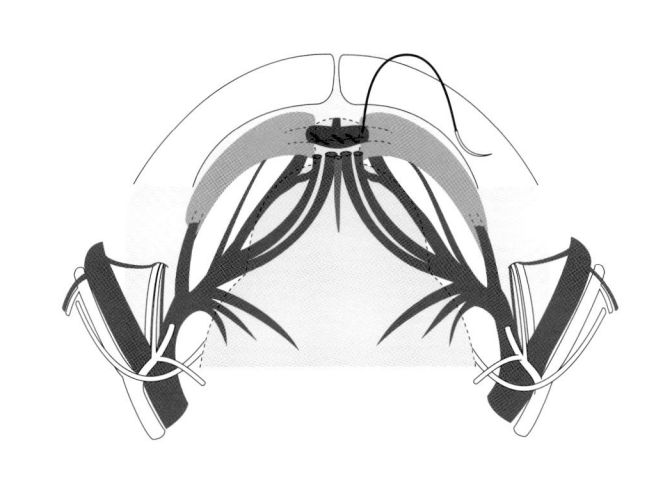

図 1-10 縫合が終了したところ．

前立腺尖部側方に静脈枝がみられることがあり，肛門挙筋，内骨盤筋膜切開の際にこれを損傷して止血困難になる場合がある．この静脈枝は内陰部静脈から分枝して前立腺表面の静脈へと連絡していると考えられる．内陰部静脈が骨盤壁に沿って横方向に走行していることを考えると，出血点の単純な凝固や横方向の止血縫合では止血困難と考えられる（図1-11〜13）．この場合も背静脈群の処理と同様に，出血点の奥から恥骨方向へと縦方向の運針を行い，静脈枝の断裂部を抑え込んでしまうように縫合することで，多くの場合止血できる（図1-14〜18）．

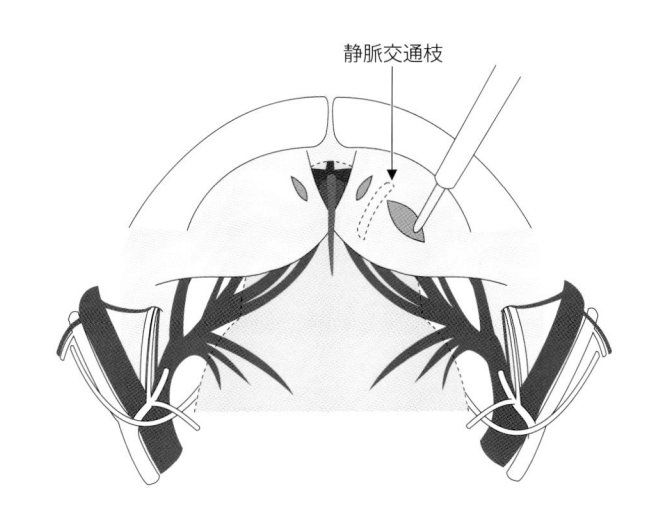

図1-11 前立腺表面を走る静脈から骨盤内の静脈（おそらく内陰部静脈）に向かって比較的太い交通枝が肛門挙筋の下を走る場合がある．内骨盤筋膜切開の際にこの静脈枝を損傷して思わぬ出血をきたすことがある．

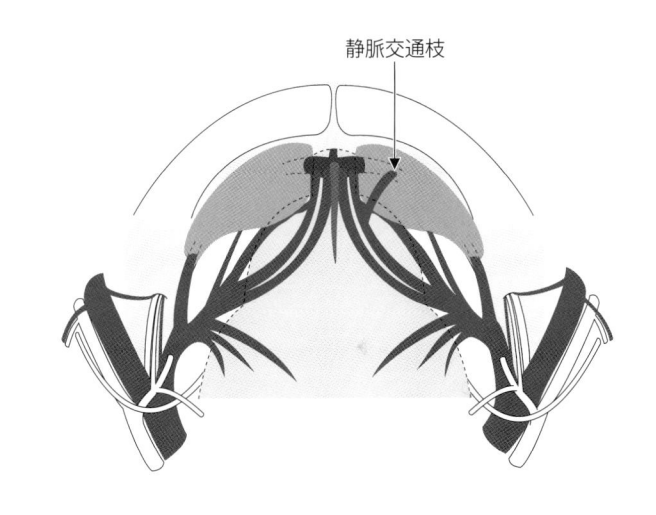

図1-12 内骨盤筋膜を取り除いた仮想図．

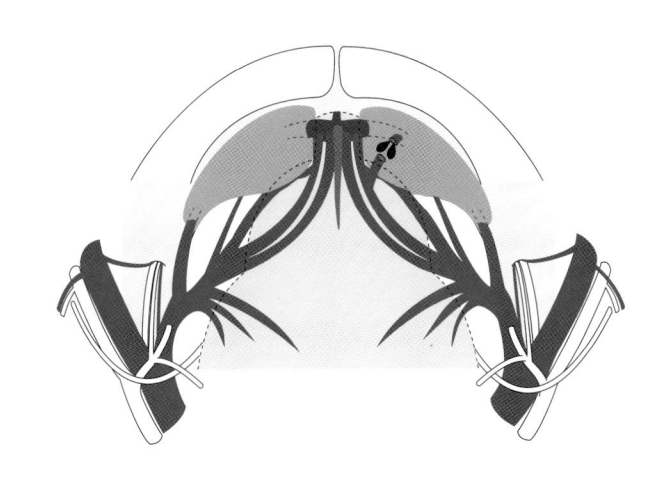

図1-13 肛門挙筋を処理する際にも，この静脈枝の損傷により出血をきたすことが少なくない．

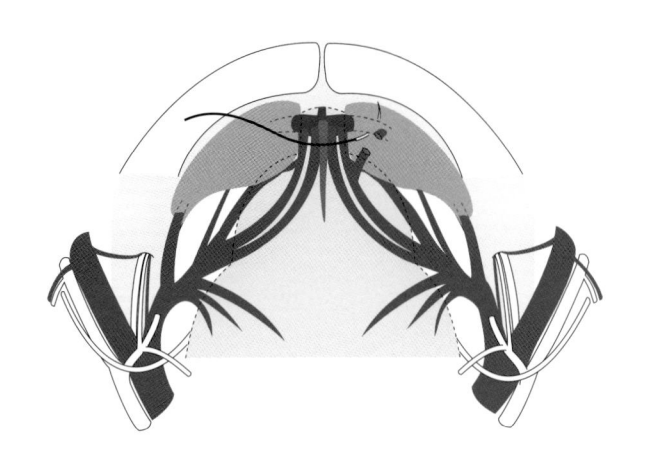

図 1-14 この静脈枝は，その奥の横方向に走る静脈(おそらく内陰部静脈の分枝)から分岐していると考えられる．ここでも不用意に横方向の運針をして止血しようとすると，かえって静脈の損傷を悪化させてしまう可能性がある．もしこの部位から出血をきたし止血困難となった場合には，まず出血点を腹側に向けて骨盤壁に押しつけてみる．それで出血が止まるようであれば図のような縦方向の運針で止血できる可能性がある．

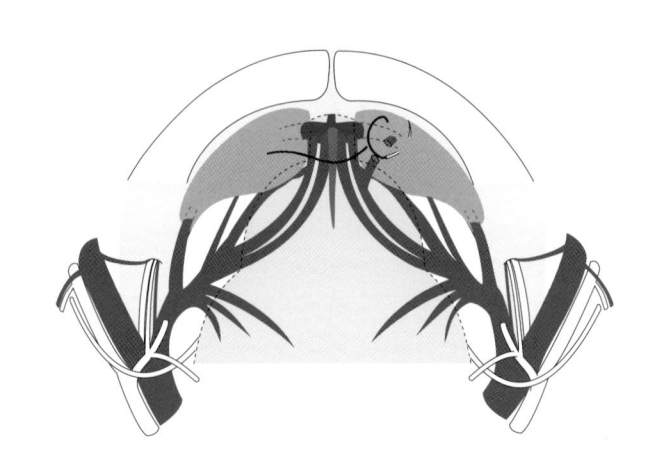

図 1-15 周辺組織が脆弱なため，マットレス縫合ないしZ縫合にしたほうが無難と考えられる．

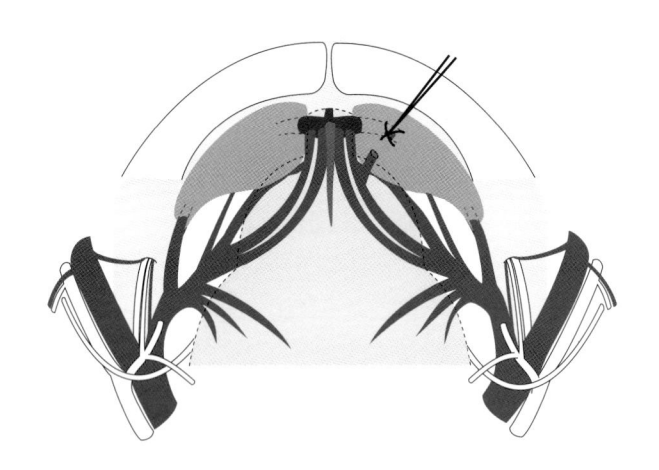

図 1-16 Z縫合が終了したところ．ただし，肛門挙筋筋膜への運針を大きくしすぎると術後の尿禁制が悪くなる可能性があるため必要最小限にとどめる．

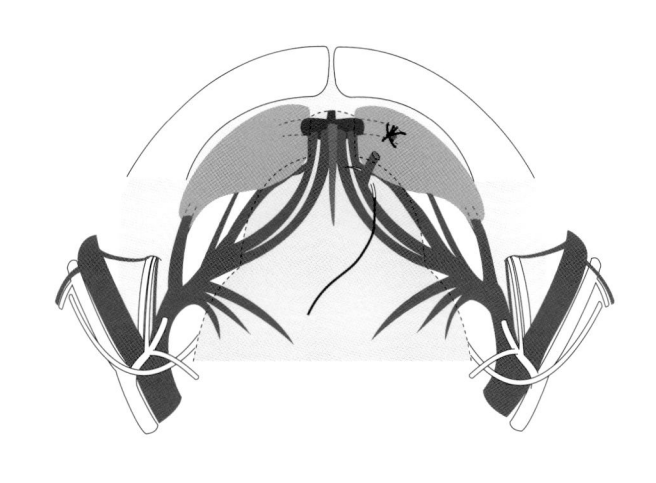

図 1-17 多くの場合，前立腺側からの断端からも出血しているのでそれを縫合止血する．神経温存を意図しなければバイポーラーなどによる凝固止血でも構わない．

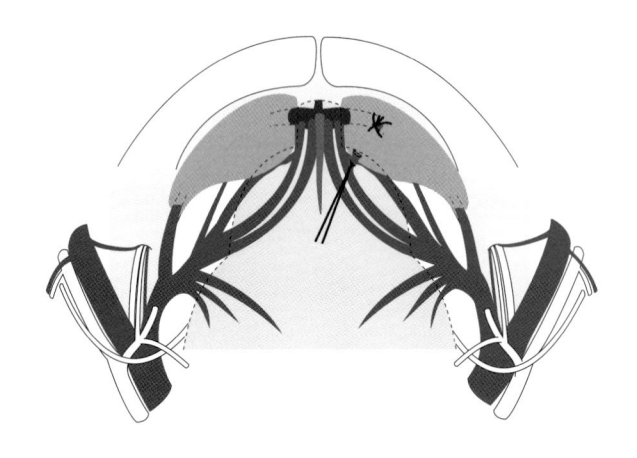

図 1-18 止血を十分に行わないと以後の操作が難しくなるので，丁寧かつ十分に止血する．

2 前立腺周辺動脈

Arteries around the prostate

前立腺全摘術で出血を減らし，良好な視野を得るためには動脈の走行をよく理解し，確実に処理する必要がある．内腸骨動脈に由来する前立腺・精囊への動脈枝は，前立腺の外側で直腸-前立腺間の溝（神経血管束の走行部位にほぼ一致）を走行し，❶前立腺尖部，❷前立腺基部，❸精囊・精管，❹膀胱-前立腺間へ向かって分枝する（図1-19，20）．これらの枝を確実に同定し，止血処理を行うことで術中の出血量は大幅に減少する．❹膀胱-前立腺間（精囊の頭側）を走行する動脈枝は特に重要で，逆行性の開放前立腺全摘術の際にこれを完全に処理しておかないと，膀胱頸部処理の際の出血により総出血量は増加する．逆にこの部分をうまく処理してしまえば出血量は激減し，安心して手術を進めることができる（図1-21）．順行性術式でもその存在を頭に入れておくと，頸部処理の際の出血軽減に役立つと思われる．

前立腺周辺の動脈枝は細いものが多く，手術操作により断裂しやすい．動脈が断裂しても血管の攣縮などによりすぐに大量出血することは少なく，見逃してしまう場合も少なくない．そのまま放置してしまうと手術後に思わぬ出血をきたすこともあるので，前立腺摘出後に動脈の枝が分岐すると思われる部位を丹念に調べ，出血の可能性があれば縫合，またはクリッピングなどで止血処理をしておくのが安全である．

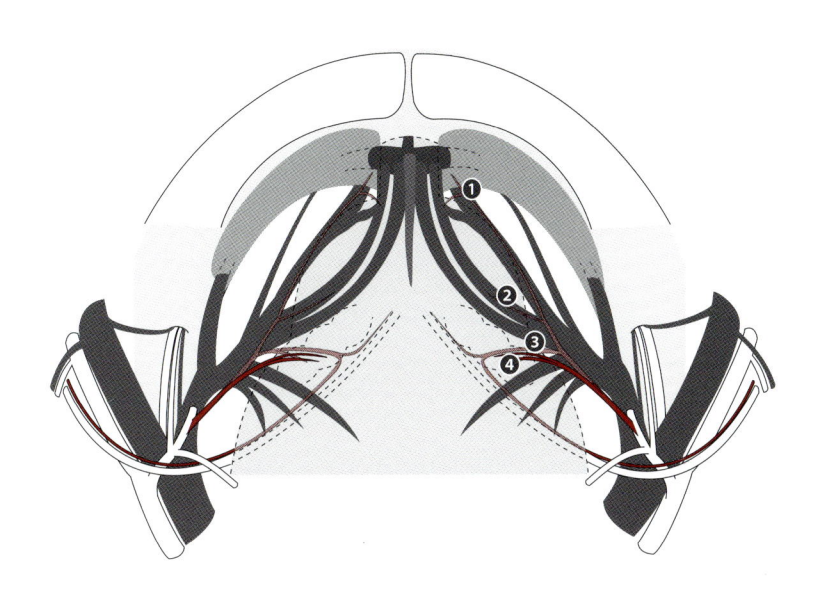

図1-19 動脈処理のポイント ❶前立腺尖部で神経血管側から前立腺へ向かう動脈，❷前立腺基部で前立腺に向かう動脈，❸精囊・精管へと向かう動脈，❹前立腺・精囊と膀胱の間を走行する動脈，の4か所を意識して処理する．❶〜❸は前立腺の裏に近い部分にあるが，❹は比較的浅い部分を走行する．これらの動脈をすべて止血することで出血量を大幅に抑えることができる．一方，いずれかの動脈枝が残っていると出血量が多くなりがちである．

特に逆行性にアプローチをした場合は，膀胱-前立腺間の処理に移る前に❹の動脈群を確実に止血しておくと，その後の出血量を抑えることができる．順行性の場合は❸，❹のルートを処理する前に膀胱頸部の処理を行うため膀胱頸部周辺からの出血が多くなる可能性があるが，そこをうまく処理し，❸，❹の動脈ルートを含んだ血管茎を処理してしまえば，以後大量出血をきたす可能性は低いと考えられる．

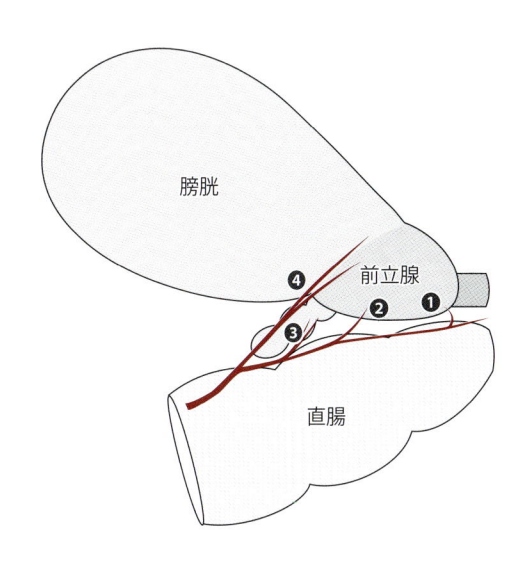

図1-20 側方からみた動脈処理のポイント これらの動脈は細くて断裂しやすく，また確実に処理しないと出血量増加の原因となる．

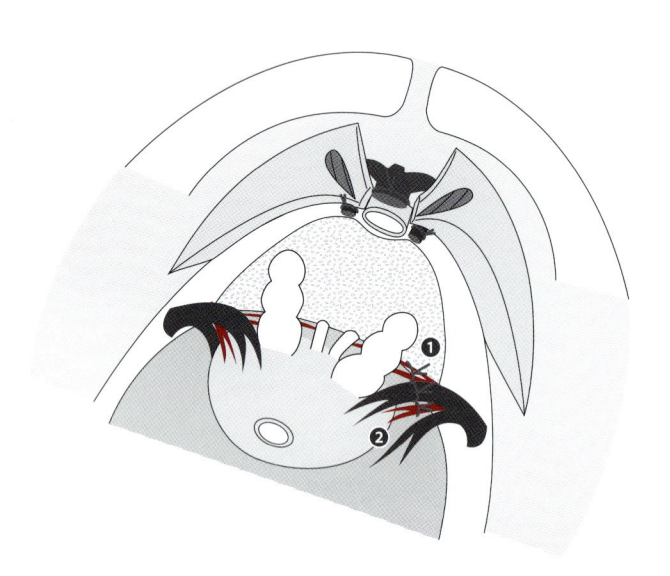

図1-21　逆行性の開放前立腺全摘術で尖部処理が終了し，膀胱−前立腺間の処理に入るところ　静脈群とともに❶精嚢・精管へ向かう動脈，❷膀胱−前立腺間を上行する動脈を確実に処理することでその後の出血量は大幅に軽減する．特に❷の膀胱−前立腺間を上行する動脈を残さず処理することが大切である．

3 海綿体神経

Cavernous nerves

　国内外の研究者の努力により，性機能にかかわる神経の臨床解剖についての知見も大きく変化している．従来は直腸-前立腺間の溝を神経束として走行するモデルが一般的であったが，実際の神経はより広範囲に分布していることがわかり，神経束というよりも神経網ととらえたほうが的確な場合も少なくない．これに基づき術後性機能の回復を改善させるため，面状に広く神経線維を残す術式も開発されている（図1-22）．

　また性機能にかかわる神経枝は尿道の裏にも分布しており，性機能の保持を目指す場合は根治性を損なわない範囲で尿道裏の組織を十分に温存し，不用意な熱操作などを加えない配慮が大切であると考えられる（図1-23）．

　なお海綿体神経に沿って動脈が走行している場合も多く，神経温存で神経血管束を前立腺から剥離した際に同定できる場合がある．その場合，動脈を神経血管側に残すように剥離するとより多くの神経線維を残すことができると考えられている．実際に性機能の改善に寄与するかどうか定かではないが，動脈血流を温存する意味からも意義は少なくないと考えられる．

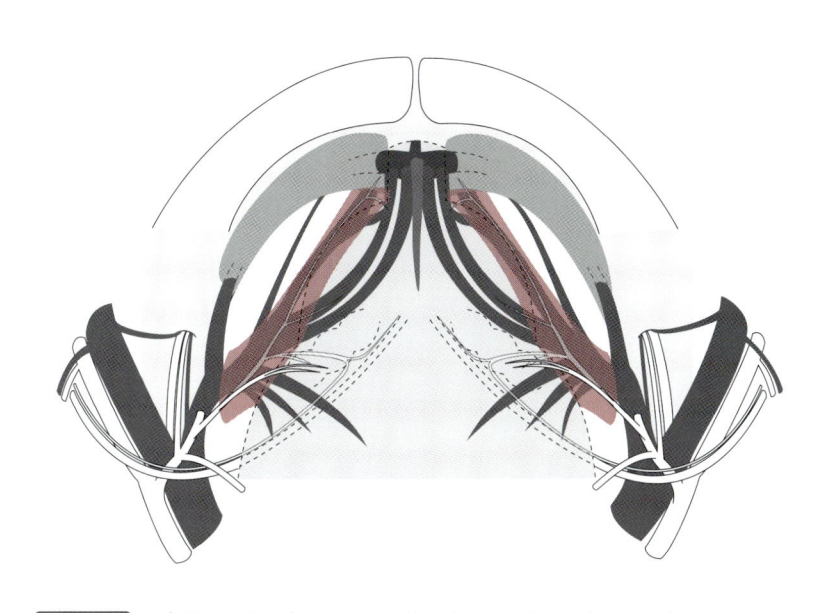

図1-22 国内外の研究の成果により，前立腺周辺の神経分布は従来考えられているよりも広いことが明らかになった．それに合わせて広範囲に神経を残す術式も報告されている．しかし手術手技上は，従来の神経温存の考え方に即して行って差し支えないものと思われる．神経温存のカギは，神経網が剥離の影響を受けやすい精嚢付近と前立腺尖部と考えられる．

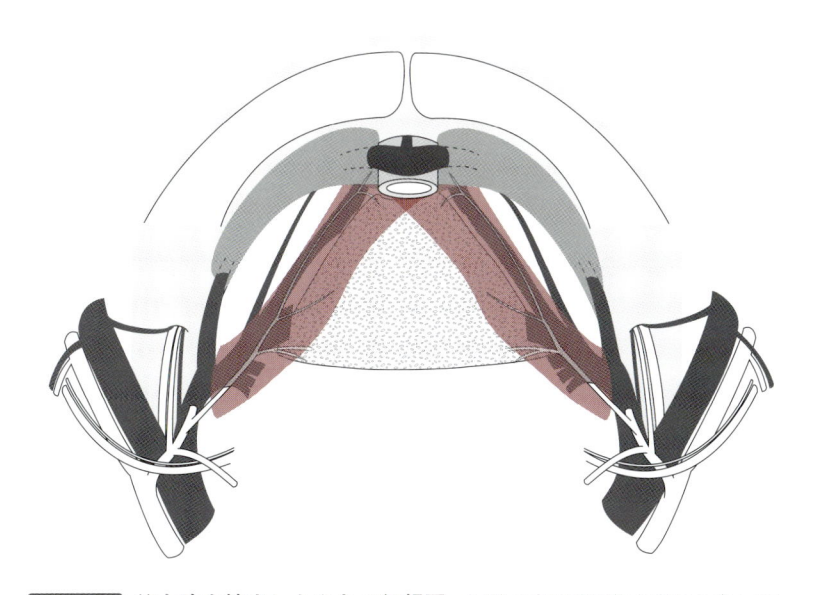

図1-23 前立腺を摘出したあとの仮想図　尿道の裏に神経網が密に分布していると考えられる．神経温存を意図する場合は尿道周辺の構造を可能な限り残し，不用意に熱や電気エネルギーを加えない配慮が必要と考えられる．なお神経温存の際に，前立腺側方を走行する動脈を神経血管束と前立腺との間で同定できる場合がある．その動脈を残すように剥離すると，より多くの神経線維を温存することができるとされている．

4 膀胱下腹筋膜と関連筋膜

Vesicohypogastric fascia, periprostatic fascia, and lateral pelvic fascia

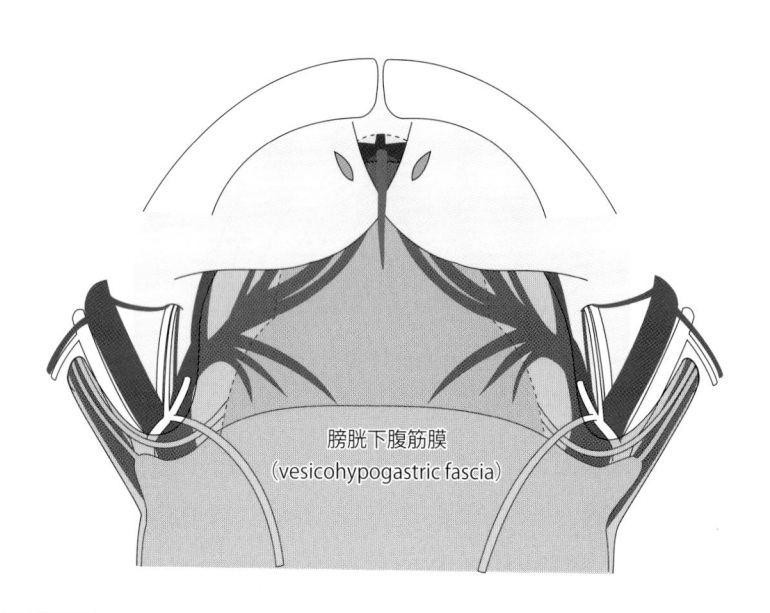

図 1-24 腹膜，膀胱，前立腺を広く覆う膜構造（膀胱下腹筋膜）の存在を意識して手術を行うと，合理的な手順で手術を行うことができる．ある臓器があってその表面を血管が走行し，それを膜が包むという層構造は体内臓器に一般的にみられる．

　臓器の表面を栄養血管が走行し，それを膜が包むという構造は骨盤以外でも一般的にみられるが，膀胱-前立腺も同様の層構造を想定して操作を加えると効率のよい手術操作が可能となる．膀胱前面は血管を包む膜構造で覆われ，膀胱下腹筋膜 vesicohypogastric fascia（または，臍・膀胱前筋膜 umbilico-prevesical fascia）と呼ばれており，膀胱だけでなく下腹部の腹膜面を広く覆っている（図 1-24）．

　前立腺表面は periprostatic fascia，前立腺側方は lateral pelvic fascia と呼ばれる膜構造が血管を包んでおり，vesicohypogastric fascia，periprostatic fascia, lateral pelvic fascia を連続した膜構造としてとらえると理解しやすい（図 1-25）．

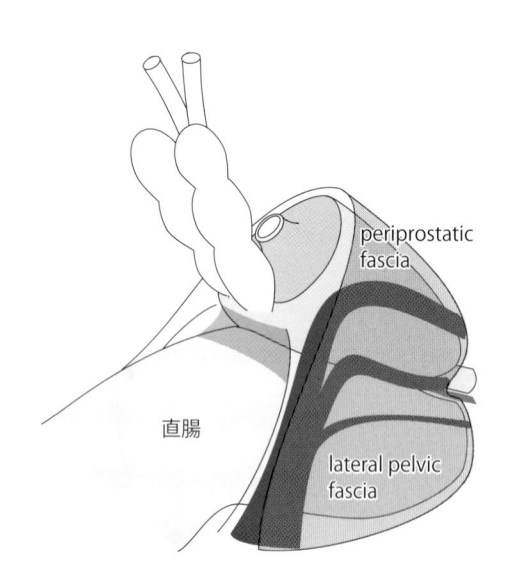

図 1-25 膀胱下腹筋膜は，前立腺周辺を包む膜構造（periprostatic fascia, lateral pelvic fascia）に連続する．

膜構造の処理

神経温存を意図しない場合は神経血管束の外側で直腸表面を覆う膜構造を切開し，その下の血管脂肪組織を剥離して直腸表面を展開する（図1-26，27）．

神経温存の場合は神経血管束の内側でperiprostatic fasciaを切開してその下の血管の層を剥離，前立腺表面を展開する（図1-28，29）．

いわゆるveil techniqueによる神経温存の場合は，より前立腺正中に近い部分でperiprostatic fasciaを切開してその下の血管の層を剥離，前立腺表面を展開する（図1-30，31）．

膀胱の処理を行う際には膀胱下腹筋膜を切開し，膀胱表面の血管を処理して膀胱壁を展開する．膜構造を切開して神経・血管が走行するスペースに入り，それを圧排して目的臓器の表面を展開するという手順はすべてに共通している．

神経非温存

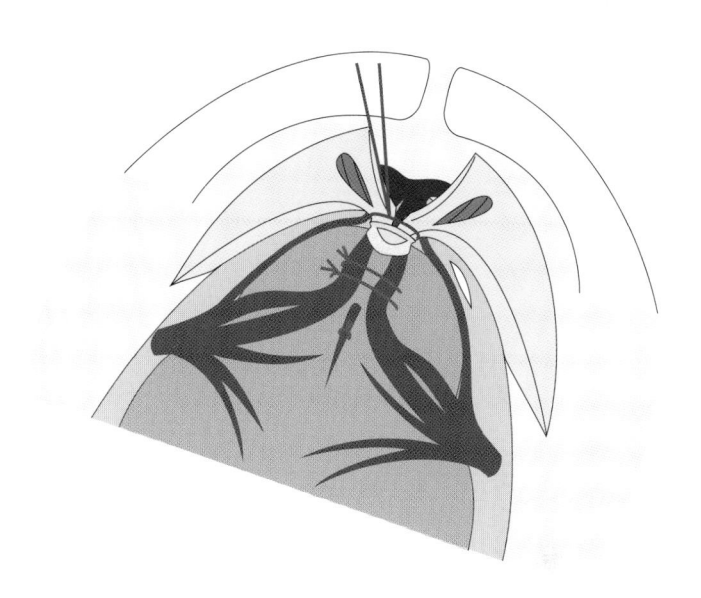

図1-26 逆行性前立腺全摘術で肛門挙筋筋膜を前立腺から剥離し，尿道前面を切開して前立腺の全容が明らかになった状態．膀胱-前立腺表面に静脈が豊富に存在するがその表面を広く覆っているのが膀胱下腹筋膜である．前述のようにこの膜は前立腺部ではperiprostatic fascia, lateral pelvic fasciaと呼ばれている膜構造と同一と考えられる．神経温存を意図しない場合は神経血管側の外側でlateral pelvic fascia（膀胱下腹筋膜と連続）を切開する．これにより，その下層を走行する血管と脂肪組織が現れ，さらにそれを剥離すると直腸表面が現れる．

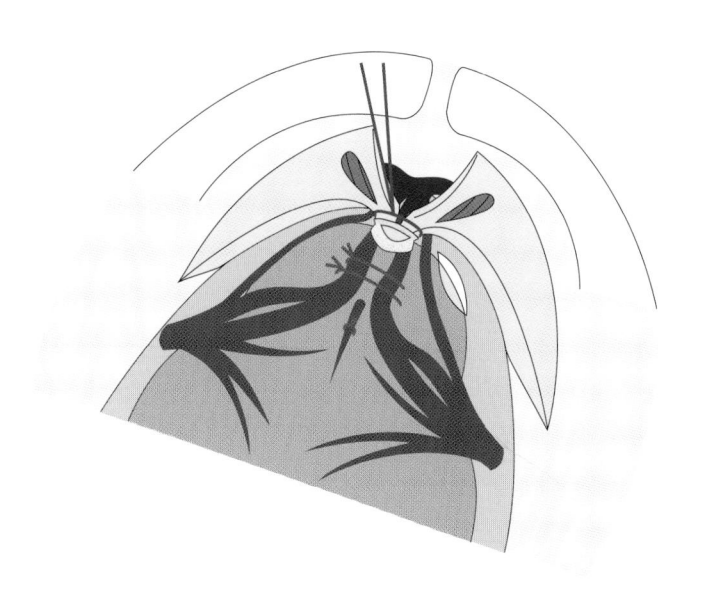

図1-27 直腸表面に沿って剥離を内側に進めると，前立腺表面が露出される．前立腺を摘出する場合，必ずこの部分に操作が加わることになるが，あらかじめ前立腺側方で直腸-前立腺表面を確認しておくことで安心して操作を進めることができる．

通常の神経温存

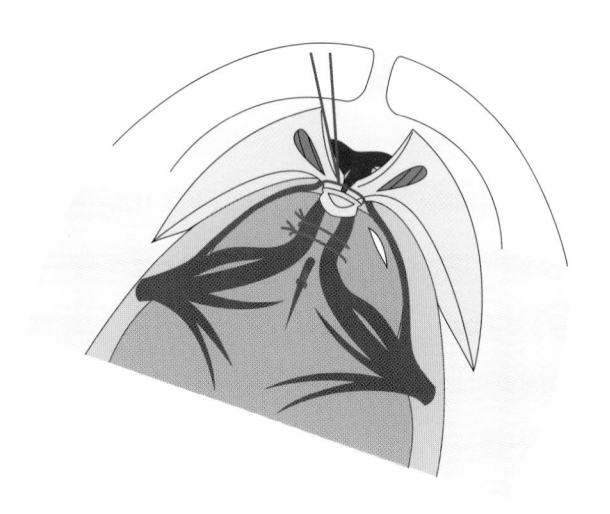

図1-28 通常の神経温存の場合は，神経血管束の内側でperiprostatic fascia（膀胱下腹筋膜と連続）を切開し，前立腺表面を露出する．

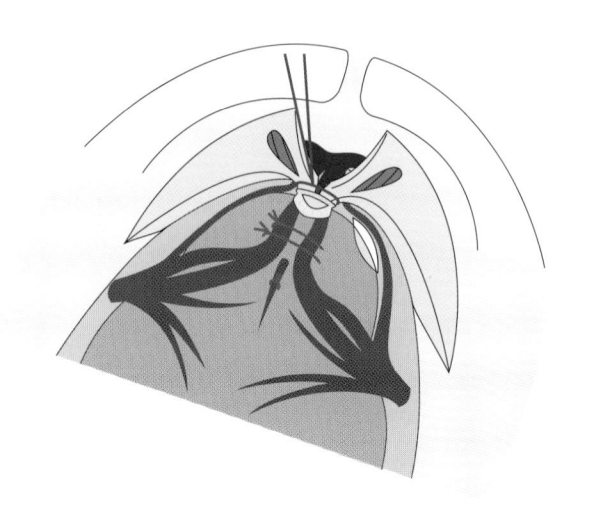

図1-29 露出された前立腺に沿って直腸-前立腺間を展開する．これにより血管神経が走行する層構造が無傷のまま前立腺外側に温存される．

神経温存(veil technique)

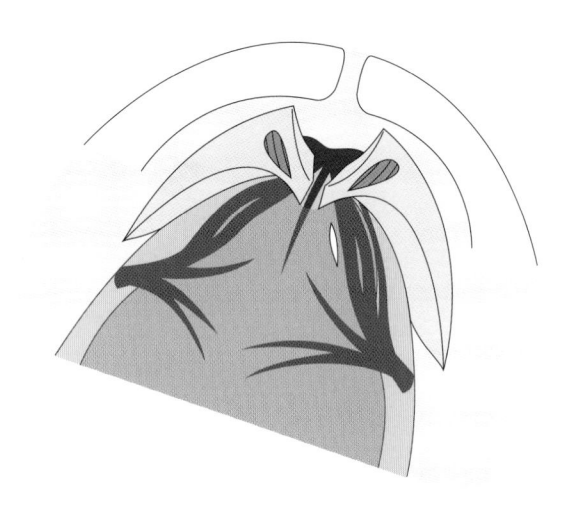

図1-30 最近になり，勃起に関連する神経は前立腺表面全周にわたって広く存在していることが報告され，それに基づいてより多くの神経を残す方法(veil technique)が行われることもある．この場合，前立腺の正中により近い部分でperiprostatic fasciaを切開し前立腺表面を露出，剥離を外側へと展開して直腸-前立腺間へと展開していく．

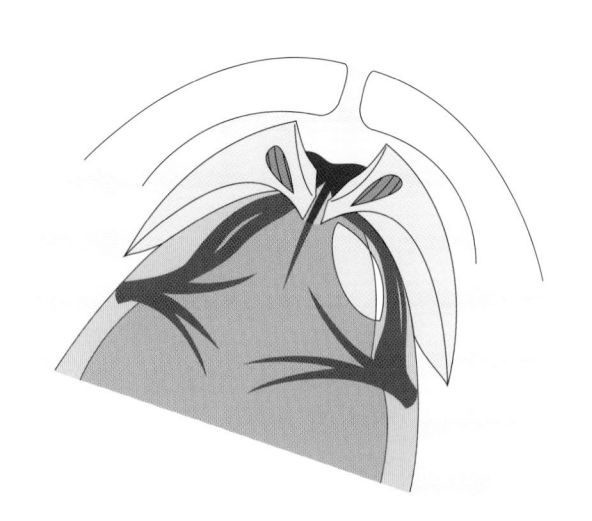

図1-31 より多くの神経血管が温存されるが，根治性を担保するためには前立腺尖部の剥離に細心の注意が必要になると思われる．

膜構造の液性剝離

膜構造を正確に剝離するのは難しい場合も少なくない。その解決法の1つとして、戸邉豊総先生（済生会宇都宮病院）が行われている液性剝離の手技を紹介する。経腟手術などに使用する20〜40万倍のボスミン®液を用意し、想定される膜の切開位置に針を刺入する。針先を少しずつ動かしながら比較的抵抗なく注入可能な深さを探す。正しい剝離面にボスミン®液が注入されると膜構造が浮き上がり、白く変色する。その後浮き上がった膜を切開すると、正しい剝離面を一気に展開することができる。この手技は特に神経温存で有用であり、前立腺に切り込むことなく迅速に剝離面を展開することができる優れた方法である。以下に、神経非温存（図1-32〜35）と神経温存（図1-36〜39）の場合を示す。

神経非温存

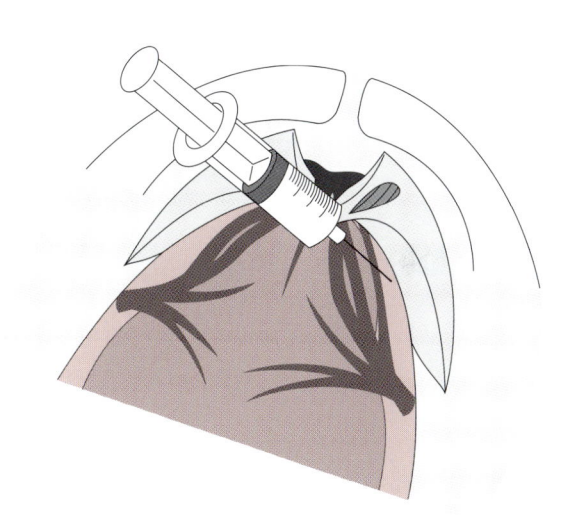

図 1-32 神経温存を意図しない場合は、神経血管束の外側で lateral pelvic fascia の下層に20万倍ボスミン®液を1〜2 mL 注入する。

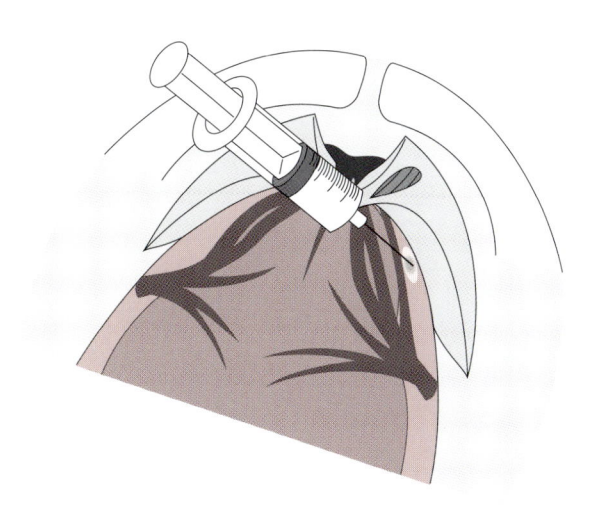

図 1-33 針先の深さを少しずつ変えて抵抗なく注入される層を探す。適切な層に注入されると膜構造が白く浮き上がる。

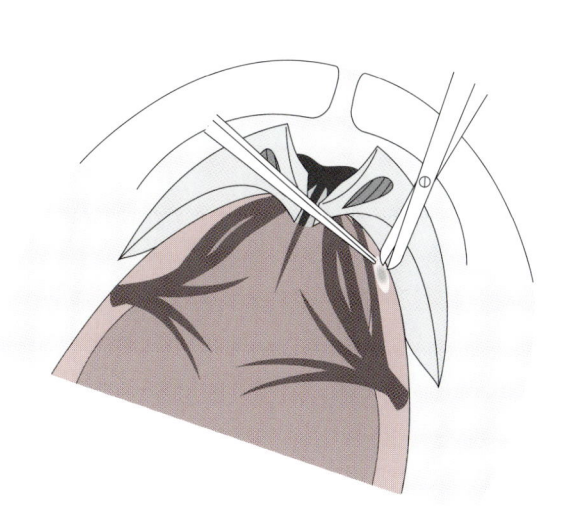

図 1-34 浮き上がった膜構造（lateral pelvic fascia）を切開する。注入液によりすでに正しい層が剝離されているため、安全かつ迅速に剝離を進めることができる。

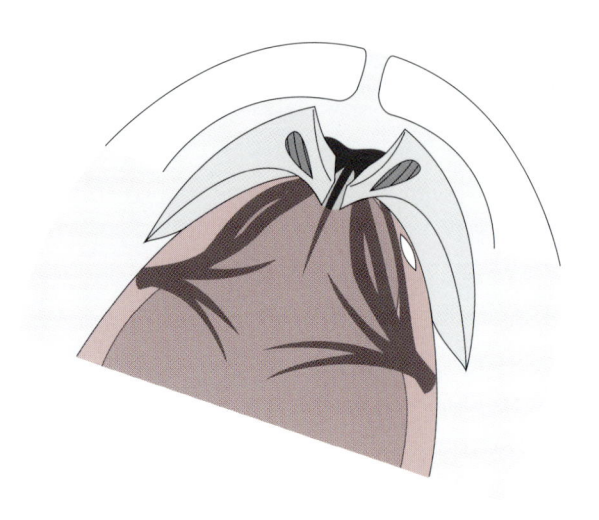

図 1-35 膜構造の下の脂肪組織を圧排すると，直腸表面が容易に露出される．

神経温存

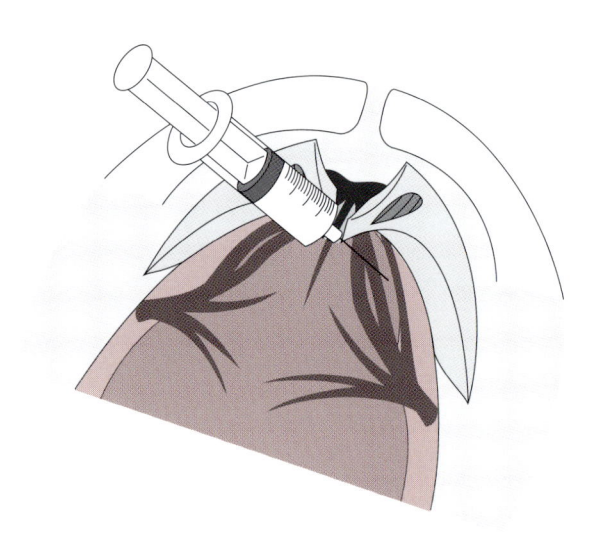

図 1-36 神経温存の場合は，神経血管束の内側で前立腺表面（periprostatic fascia）に針先を刺入する．この場合も針先の位置を少しずつ変えて，抵抗なく注入できる層を探す．

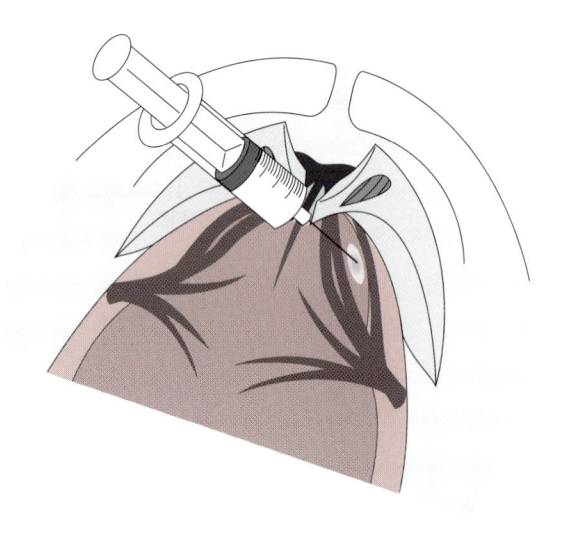

図 1-37 正しい層に注入されると膜構造（periprostatic fascia）が浮き上がり，白く変色する．

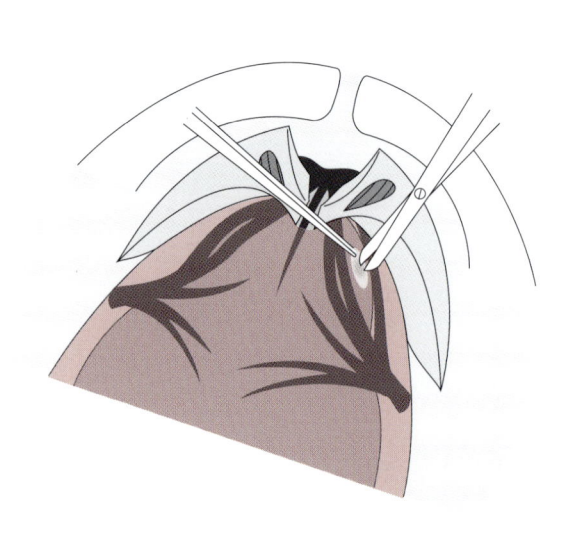

図 1-38 浮き上がった膜構造を切開する．すでに適切な層で剥離されているので前立腺に切り込む可能性が少ない．

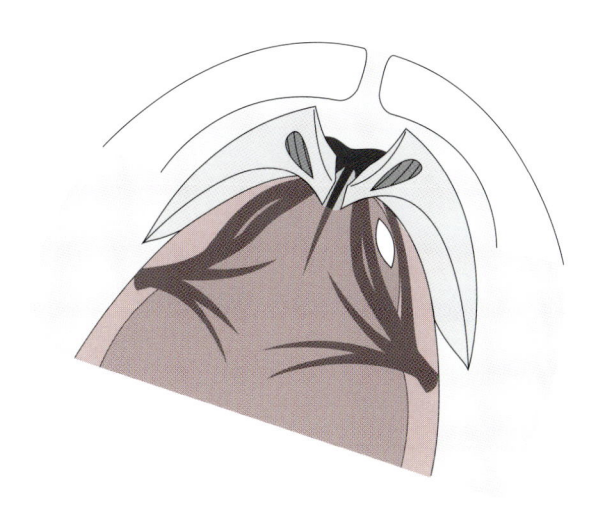

図 1-39 前立腺表面が露出されたらそれに沿って外側へ剝離を進め，回り込むようにして直腸-前立腺間へと剝離を進める．

鼠径ヘルニア予防

　膀胱下腹筋膜の把握は，術後に鼠径ヘルニア予防処置として精索処理を行う際にもきわめて有用である．下腹部では，膀胱下腹筋膜の下には臍動脈索などの血管と脂肪組織が存在し，さらにその下に腹膜が存在する．骨盤内での精索の最外層もこの膀胱下腹筋膜で覆われ，ヘルニア内容を鼠径管方向へと導くトンネル様の構造を呈している（図 1-40）．ヘルニア予防処置ではこの膜を切開し，腹膜の連続である鞘状突起を切断する．膀胱下腹筋膜を全周性に切開することで腹膜は内鼠径輪から大きく離れ，腹圧が鼠径管方向に向かう機転が消失する（図 1-41〜46）．

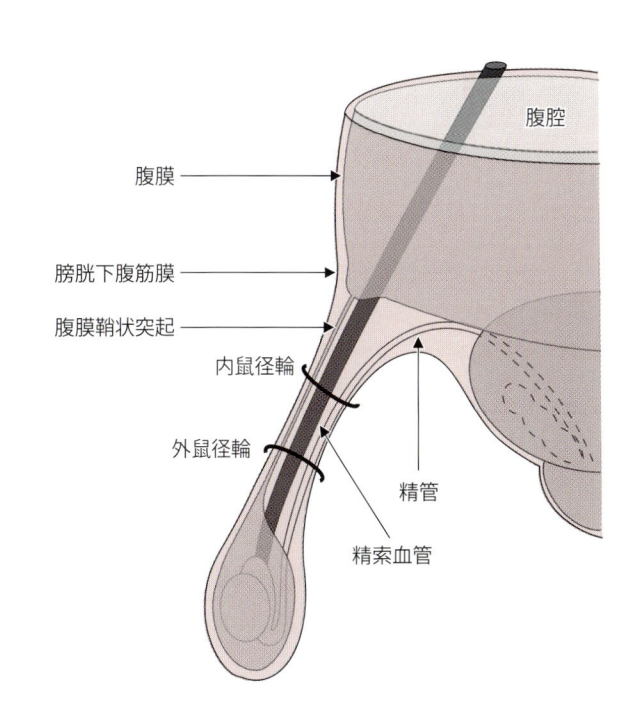

図 1-40 膀胱下腹筋膜の考え方は，術後鼠径ヘルニア予防のための精索処理にも大変有用である．精巣は膀胱下腹筋膜に包まれたまま内・外鼠径輪を通り陰囊に存在していると考えられる．すなわち膀胱下腹筋膜によるトンネル様の構造の中を精索血管，精管，腹膜鞘状突起が走行している．ヘルニアを予防するためには腹膜鞘状突起のみならず，膀胱下腹筋膜を完全に離断する必要があると思われる．

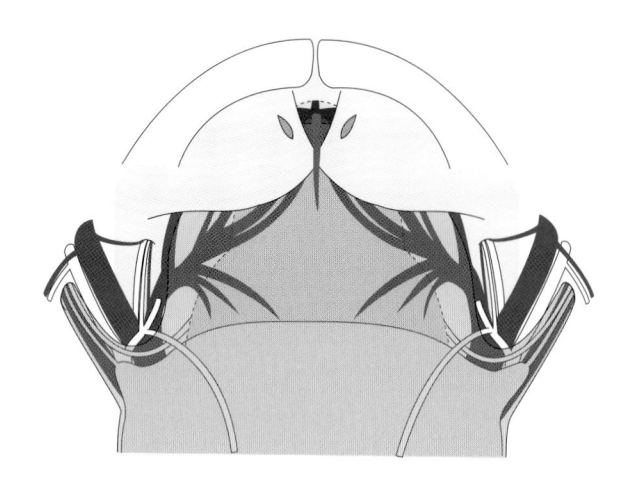

16　第1章　手術に役立つ臨床解剖

図1-41 藤井靖久先生(東京医科歯科大学)のヘルニア予防法に準じて行われている精索処理を紹介する．

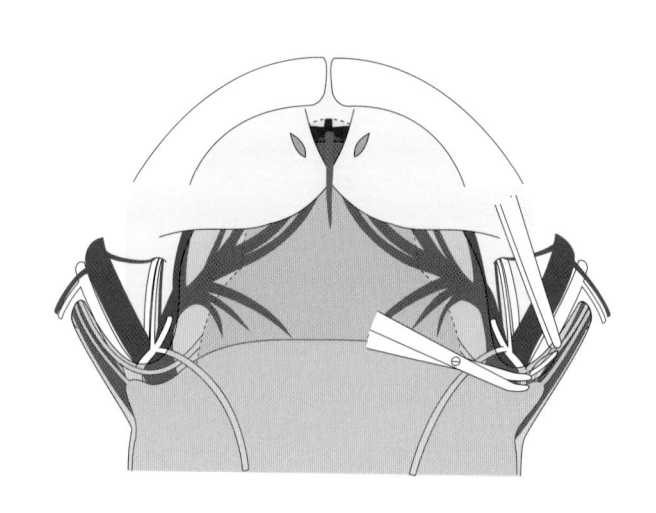

図1-42 下腹壁動静脈を指標に内鼠径輪部で精索を同定する．精索表面を包む薄い膜構造(膀胱下腹筋膜)を切開し，精管を露出する．

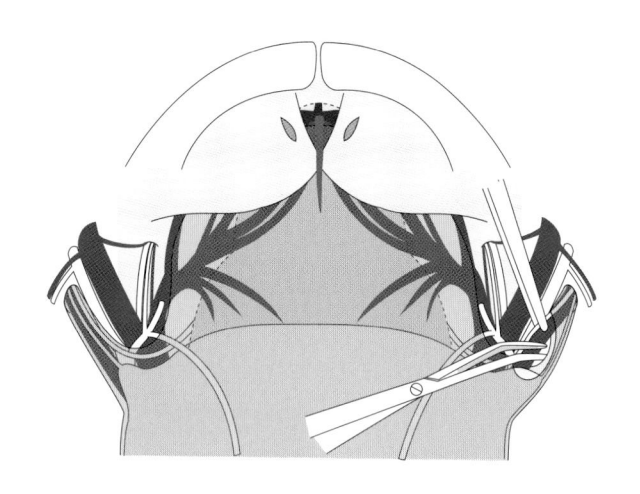

図1-43 膀胱下腹筋膜から精管，精索血管を剝離する．

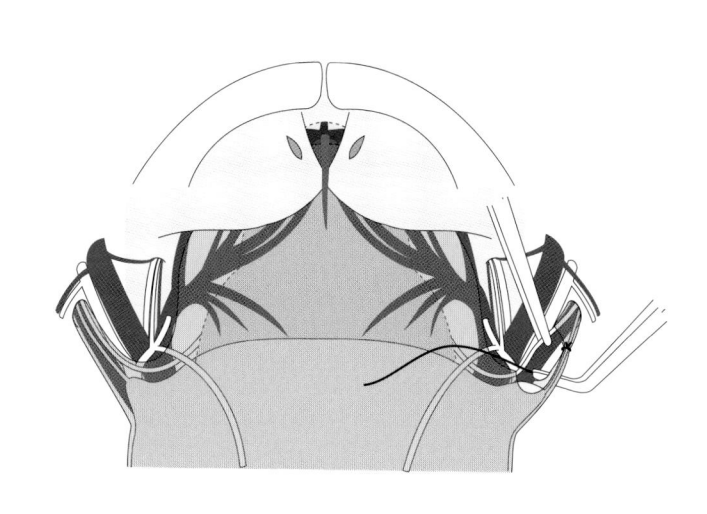

図1-44 膀胱下腹筋膜と腹膜鞘状突起をまとめて結紮する．

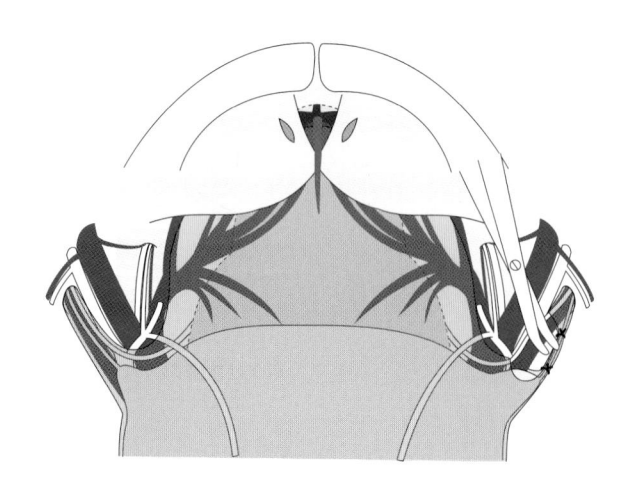

図1-45 膀胱下腹筋膜と腹膜鞘状突起を切断する．

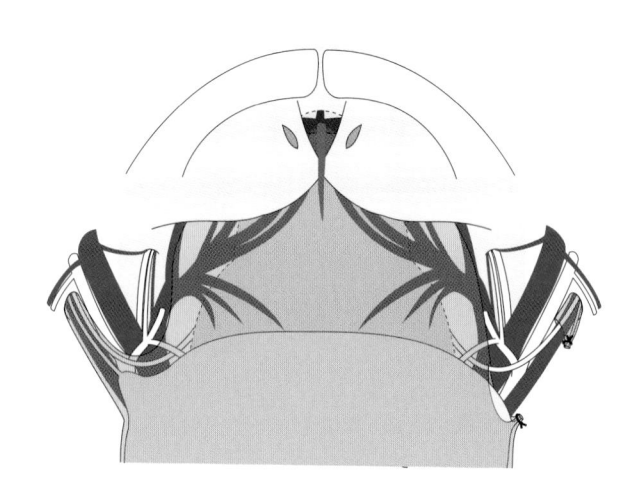

図1-46 以上の操作により，腹膜は内鼠径輪から大きく離れ，腹膜と鼠径管の連続構造が絶たれ，鼠径管方向へ腹圧がかかる要素がなくなる．

5 Denonvillier 筋膜

Denonvillier's fascia

　Denonvillier筋膜のとらえ方は術者によりまちまちであり，議論がかみ合わないことも少なくない．しかし順行性に直腸-前立腺間を剝離する場合は3層の剝離層があると想定し，目的に合わせて剝離層を使い分けるのが合理的と考えられる．精囊処理が終わり，直腸-前立腺間にまたがる膜状組織を切開すると，多くの場合前立腺側に1枚，直腸側に1枚膜を残した剝離面が展開される．最も疎な剝離層であり，直腸側にも膜が残るため安心感の高い剝離面である．なおこの剝離腔を囲むように直腸-前立腺間の膜状癒合組織が存在し，あたかも腔の存在を思わせるような閉鎖空間となっている（図1-47〜50）．

　このスペースを囲む直腸-前立腺間の膜状癒合組織は時に硬く強固に癒合している（前立腺全摘術ではその傾向が強く，おそらく生検の影響が少なくないと思われる）．直腸-前立腺間の剝離を行う際には精囊付着部（順行性アプローチ），前立腺側方（側方アプローチ），尿道裏（逆行性アプローチ）のいずれかで癒合している膜状組織を切開する必要がある．その際に強い力を加えたり，盲目的な操作を行ったりすると直腸損傷の危険が高くなる．

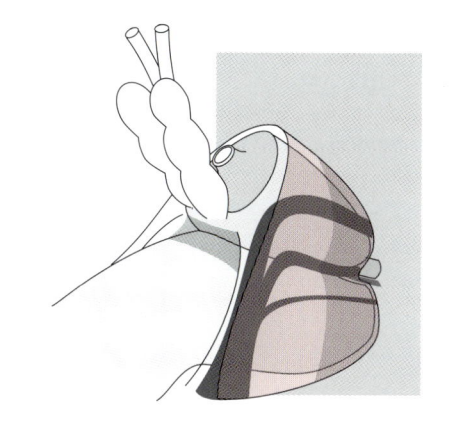

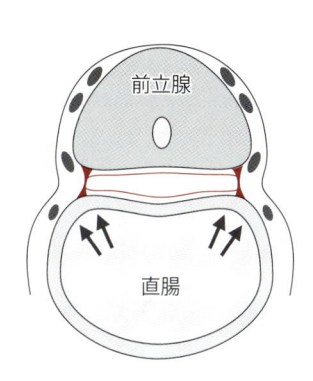

図1-47 直腸-前立腺横断像の概念図　直腸と前立腺はその両側で膜性に癒合（矢印）しているが，中央部は比較的疎な剝離腔となっている．

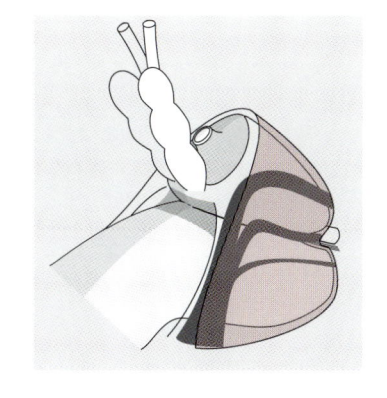

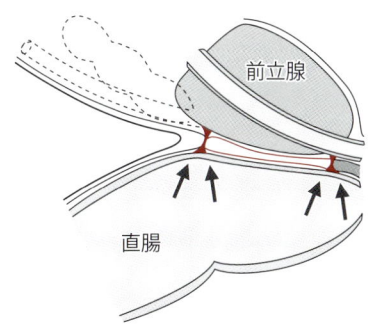

図1-48 直腸-前立腺縦断像の概念図　直腸と前立腺は精囊付着部および尿道裏で膜性に癒合（矢印）しているが，その間は比較的疎な剝離腔となっている．

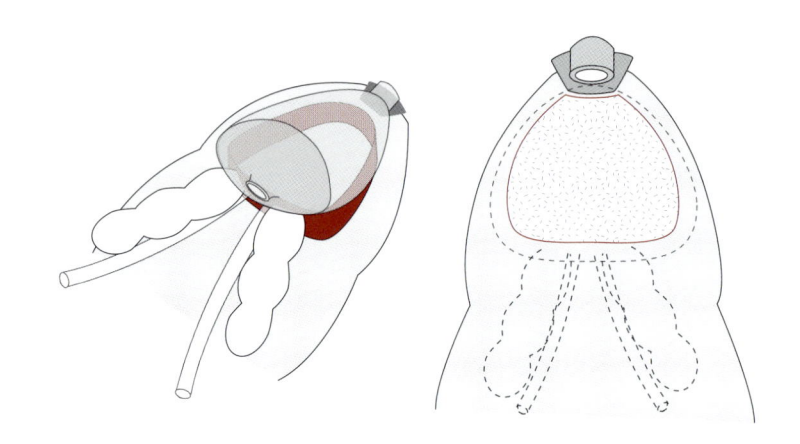

図 1-49 全体的にみると，直腸と前立腺が前立腺の辺縁に沿って膜性に癒合し，1つの閉鎖空間が形成されている．右は前立腺を取り去って上からみた概念図．前立腺の辺縁に沿った膜性癒合部を赤で示す．この膜性癒合部付近に強い力を加えると柔らかい直腸方向に力が向かい，直腸損傷の危険が高い．

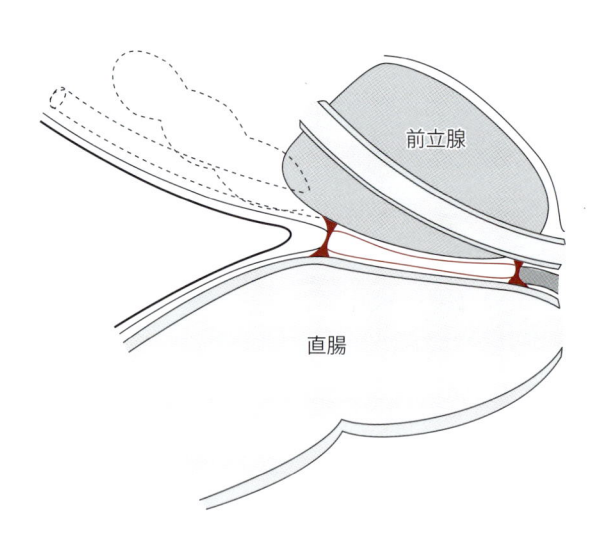

図 1-50 直腸-前立腺間の剝離は，目的により 3 つの層を使い分ける．

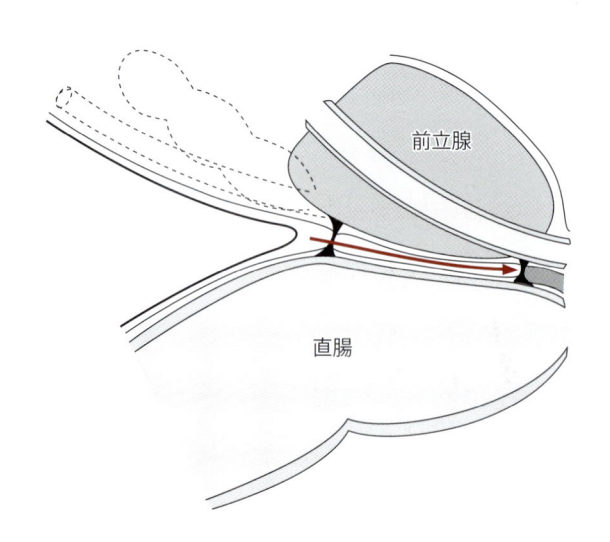

順行性アプローチ

　順行性前立腺全摘術においては，精嚢基部で直腸-前立腺間にまたがる膜状組織を切開して直腸-前立腺間の剝離腔に到達する．神経温存を意図しなければ，この層で一気に尿道裏まで剝離すればあとの操作は容易となる．ただし上で述べた理由から，前立腺側方の剝離を行う際には細心の注意が必要である．血管が走行しているコンパートメントが直腸から十分に剝離されないまま鉗子操作を盲目的に行うと，直腸損傷の危険が高まる（図 1-51, 52）．

図 1-51 神経温存を意図しない通常の前立腺全摘（順行性アプローチ）　精嚢付着部付近の膜性癒合部を切開して直腸-前立腺間の疎な剝離腔へと進んでいく．直腸側に 1 枚膜をつけたような剝離で，最も安心感の高い剝離となる．

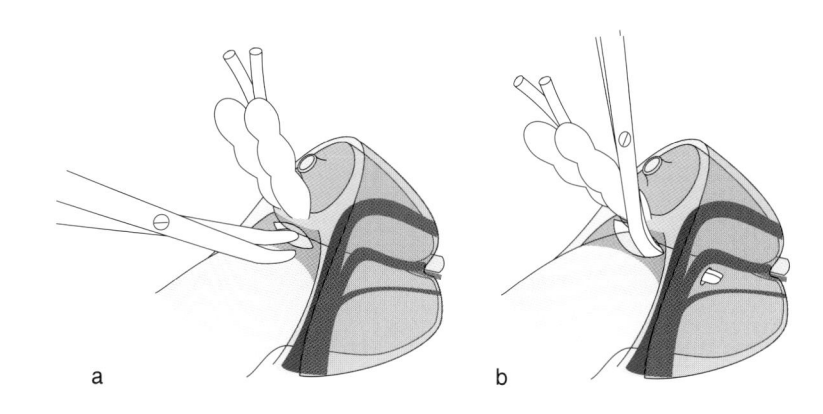

図 1-52 順行性アプローチでは，通常精嚢付着部付近の膜性癒合組織を切開して直腸-前立腺間の疎な剝離腔へ入り(a)，そこから前立腺側方に剝離を進めて鉗子を出し(b)，血管を処理する．この際，前立腺側方の膜性癒合組織を直腸から十分に剝離しておかないと鉗子を貫通させる際に直腸損傷の可能性がある．

側方アプローチ

　直腸-前立腺間には側方からアプローチすることもできる．lateral pelvic fascia を切開し，血管・神経を含むその下の脂肪組織を圧排して直腸表面を展開すると，直腸-前立腺間の膜状構造が同定できる．膀胱側からのアプローチと同様にしてこの膜を切開すると直腸-前立腺間の剝離層に到達することができる．ただし cT3 症例や炎症性の癒着がある場合は適切な部分に切開を加えることが困難な場合があり，直腸損傷を避けるため無理はしないほうが無難である．

　しかし側方からこのスペースに入ることができれば，のちの直腸-前立腺間の剝離は容易かつ安全になる．直腸側から前立腺側方に鉗子を通して血管を処理する場合でも，前立腺側方が展開されていれば直腸損傷の危険はほとんどなくなる．また精嚢周辺に癒着がある場合もこの側方アプローチに慣れておくと便利である(図1-53)．

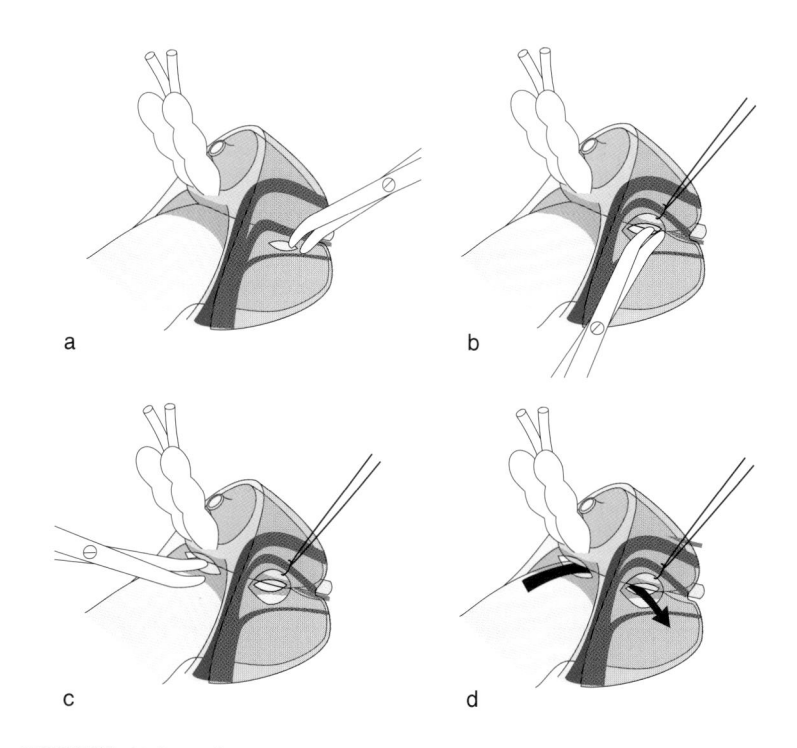

図 1-53 側方アプローチ　神経血管束の外側で血管を包む膜(この部位では lateral pelvic fascia)を切開し(a)，直腸-前立腺間の膜性癒合組織を展開，そこに切開を加えると疎な剝離腔へ達することができる(b)．同じ操作を精嚢付着部から行い(c)，直腸-前立腺間を展開すれば2つの切開孔は連絡する(d)．理論的にはこの方法が最も安全性が高いと考えられる．この考え方は，精嚢周辺が癒着して剝離しにくい場合などに応用できる．直腸-前立腺間の剝離腔に側方から到達することができれば，あとの操作が大変容易になる．

神経温存

神経温存の場合は，中間の剥離層で処理すると多くの神経線維が切除されてしまうため，一層前立腺寄りの剥離面（図1-54）を展開する必要がある．この層への到達には，一度中間層を展開してしまってから改めて前立腺基部で剥離層を取り直す方法（第2章☞146頁），直腸-前立腺間の膜構造を切開せず，鈍的剥離で最初から前立腺に近い剥離層に入ってしまう方法（第3章☞186頁）の2通りがある．

この層に入れば神経血管が走行するスペースが無傷で温存されることになり，性機能温存の成績の向上が期待される．

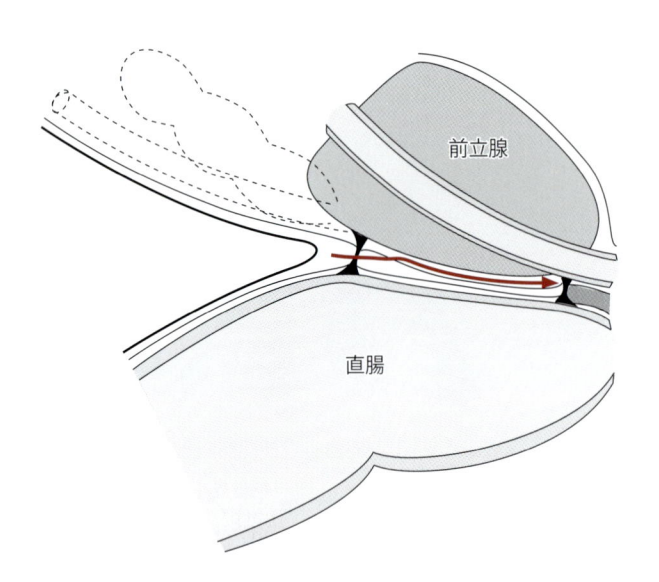

図1-54 神経温存を意図する場合は，一層前立腺寄りに剥離面を乗り換える必要がある．これにより神経血管が走行するスペースが無傷のまま温存されることになる．通常の剥離面に到達してから前立腺表面で薄い膜を切開し，光沢のある前立腺表面に沿った独特の剥離面を探す．

拡大手術

cT3症例などでより広範な切除マージンを確保したい場合は，一層直腸寄りに剥離面をとることになる（図1-55）．直腸の筋層を露出し，それに沿って剥離を進めることになり，十分な視野と操作スペースがないと直腸損傷の危険が高まる可能性がある．このような症例では根治性が第一の目標になると考えられるため，通常の開腹手術で十分な余裕をもって処理を行うのが望ましいと考えられる．

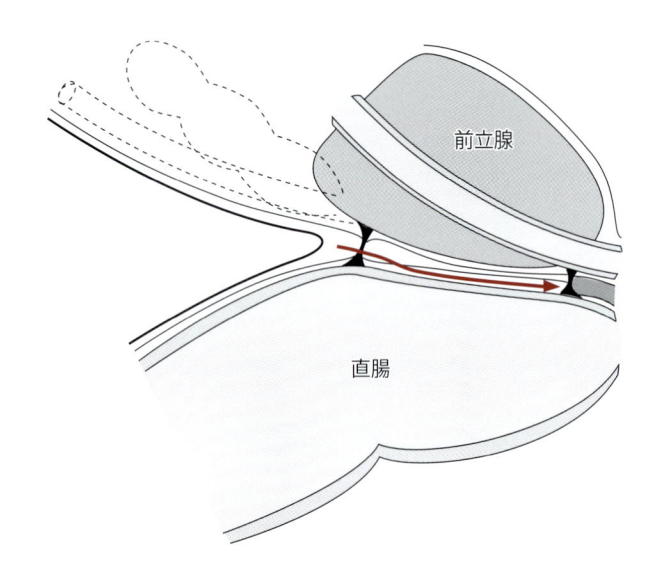

図1-55 局所浸潤例などでより広範な切除が必要な場合は，直腸側に一層近い層を剥離する．直腸の筋層が露出される剥離面となる．広い術野で直視下に行わないと難しく，直腸損傷の危険も比較的高い．

6 恥骨前立腺靱帯と肛門挙筋筋膜

Puboprostatic ligament and levator ani fascia

　内骨盤筋膜，恥骨前立腺靱帯，肛門挙筋筋膜は，連続した1つの膜構造と考えられる（図1-56）．骨盤底の筋層を被覆しており，骨盤内と骨盤壁を分ける境界とも考えられる．前立腺尖部，尿道，尿禁制に関係する筋束・支持構造は骨盤壁の中に存在している．最近の臨床解剖学的研究の知見では，内骨盤筋膜を切開せずに前立腺を周囲から剥離できることが示され，これに即した術式を取り入れている施設も少なくない．筆者らも術後の尿禁制改善を目指して可能な限り筋膜構造全体を温存する術式を採用してきた．しかしながら前立腺の形状，周囲の膜構造との関係は個人差が大きく，状況によっては思い通りに筋膜構造を温存できない場合も少なくない．

　ここでは，これまで経験した症例の処理パターンから，尿禁制の保持と根治性における筋膜構造温存の意義を考えてみたい．恥骨前立腺靱帯を意図的に切断するかどうか，内骨盤筋膜を切開せず肛門挙筋筋膜を温存するかどうか，により4つのパターンに分類できる．以下にそれぞれの手順とその結果を示す．

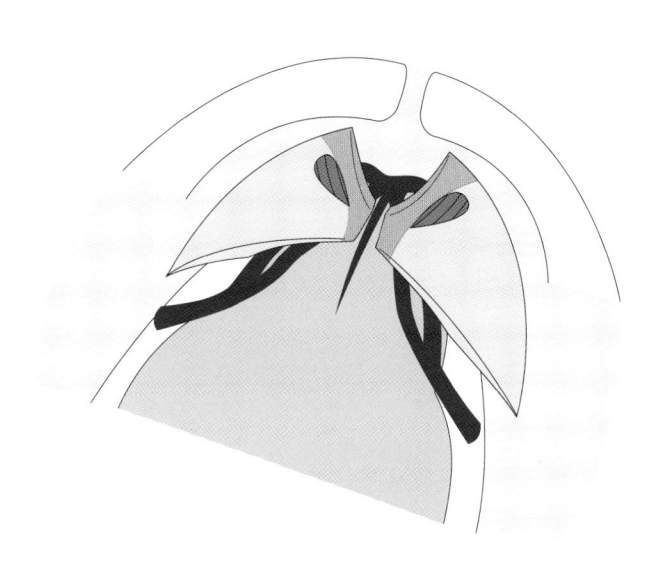

図1-56 恥骨前立腺靱帯は独立構造ではなく内骨盤筋膜，肛門挙筋筋膜と連続しており，膜構造が厚くなって靱帯様の構造を呈していると考えられる．最近は内骨盤筋膜を切開せず，肛門挙筋筋膜を温存する手技もよく行われているが，尿禁制の改善に寄与するかどうかはまだ議論の余地が多い．

> パターン①
> 恥骨前立腺靭帯切断，内骨盤筋膜切開
> （肛門挙筋筋膜温存なし）

　従来広く行われてきた標準的な方法であり，骨盤壁の中に入って前立腺尖部，尿道周辺の処理を行うことになる．背静脈群に切り込まないように恥骨前立腺靭帯を骨盤壁近くで切断する．これにより尖部・尿道の可動性は増し，その後の処理はきわめて容易となる．しかし裏を返せば，尿道の支持構造の一部が失われて尿道がブラブラになってしまい，術後の尿禁制の回復が悪くなる可能性がある．肛門挙筋筋束をみながら処理するため前立腺尖部の展開は良好で，尖部の形状の把握が容易となる．

　しかし，肛門挙筋筋束も尿道の支持・尿禁制に関係していると考えられ，尿禁制保持のためにはやや不利と考えられる．実際このパターンで処理された症例では，特に術後早期の尿禁制はあまりよくない印象がある（図1-57〜75）．

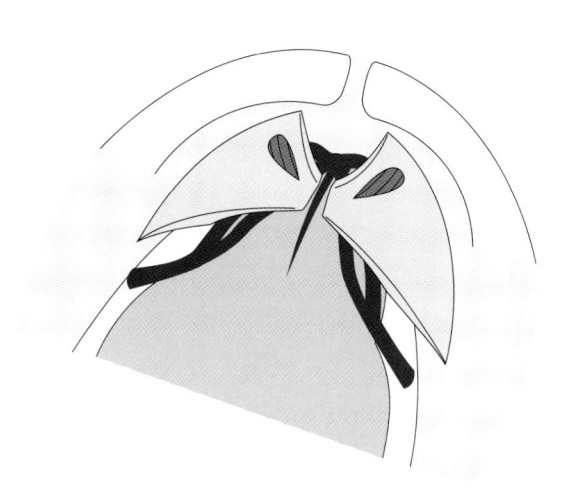

図 1-57 恥骨前立腺靭帯を温存せず，内骨盤筋膜を切開する方法（肛門挙筋筋膜非温存）の手順を示す．

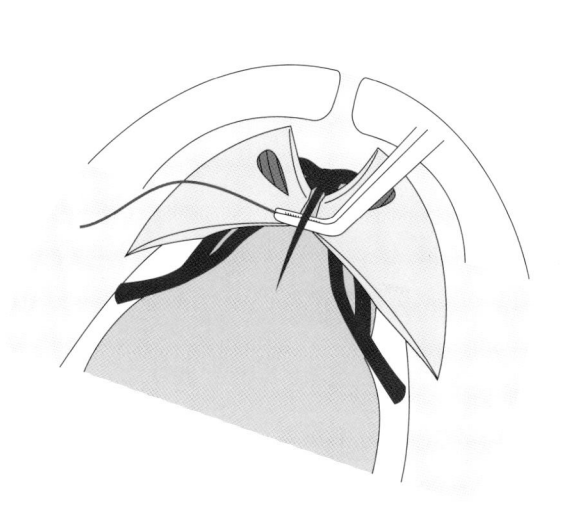

図 1-58 浅中心静脈を剥離し，結紮する．

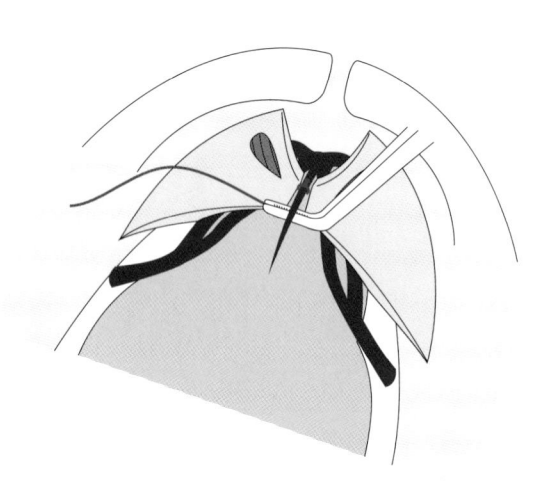

図 1-59 浅中心静脈を近位で再度結紮する．

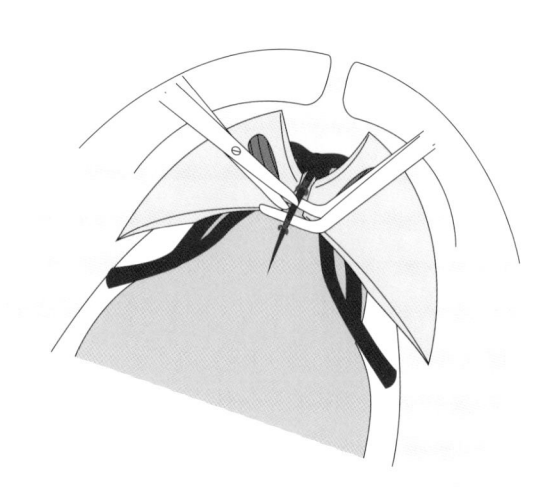

図 1-60 浅中心静脈を切断する．

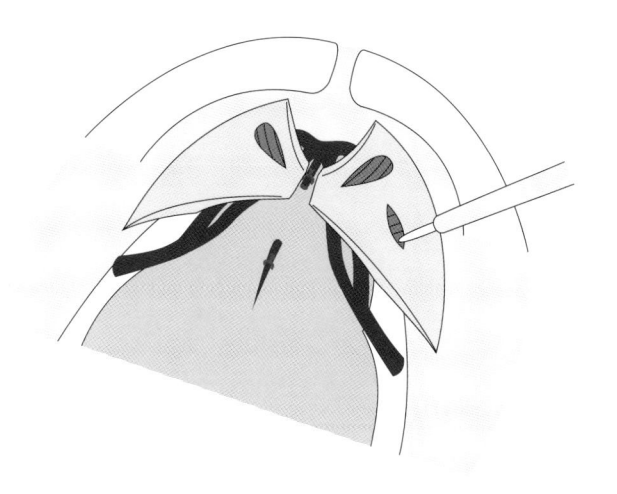

図 1-61 内骨盤筋膜を電気メスで切開する．

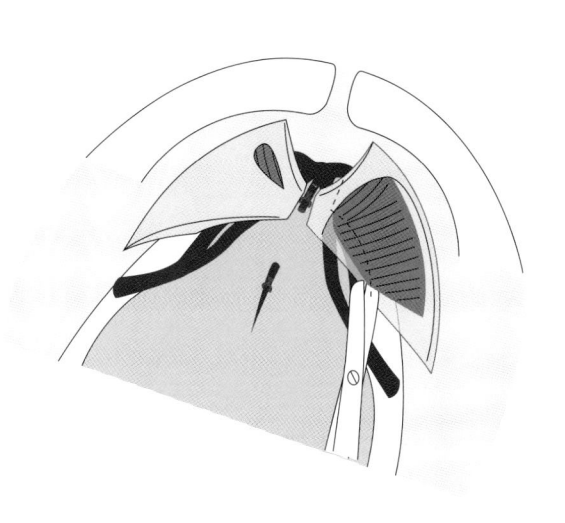

図 1-62 肛門挙筋筋束を前立腺側面より剝離する．

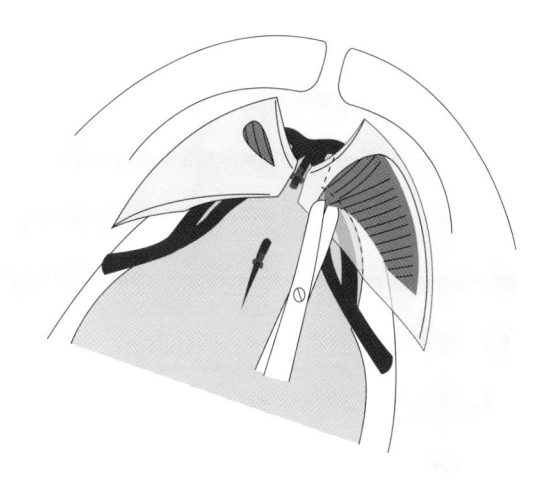

図 1-63 肛門挙筋の剝離を前立腺尖部へと進める．

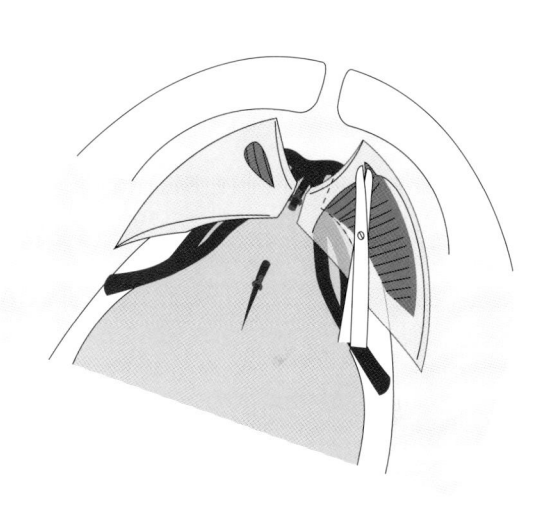

図 1-64 骨盤壁近くで恥骨前立腺靱帯を切断する．

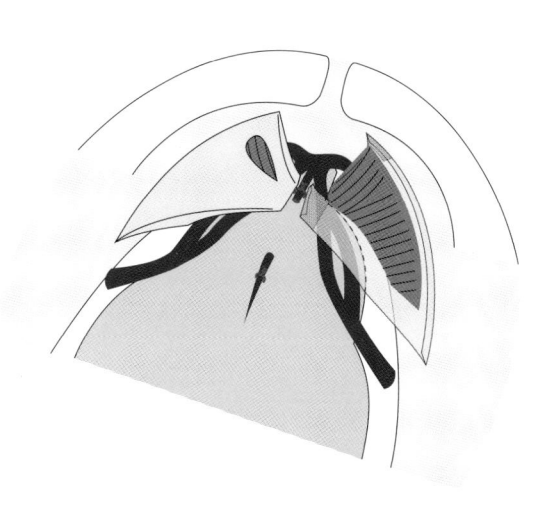

図 1-65 前立腺尖部の自由度が増し展開が容易になるが，尿道を吊り上げる支持構造としての恥骨前立腺靱帯のほとんどが消失する．

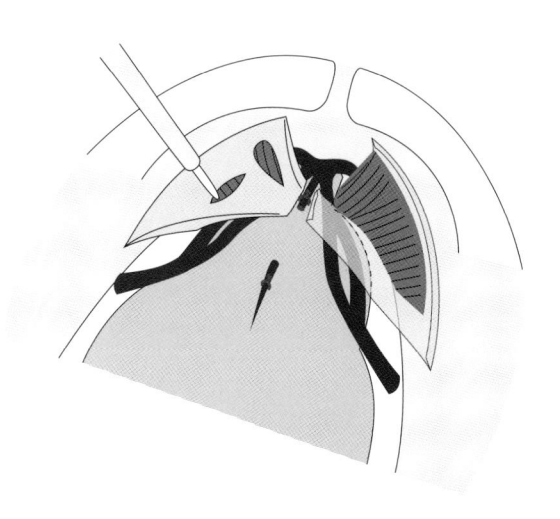

図 1-66 反対側の内骨盤筋膜を切開する．

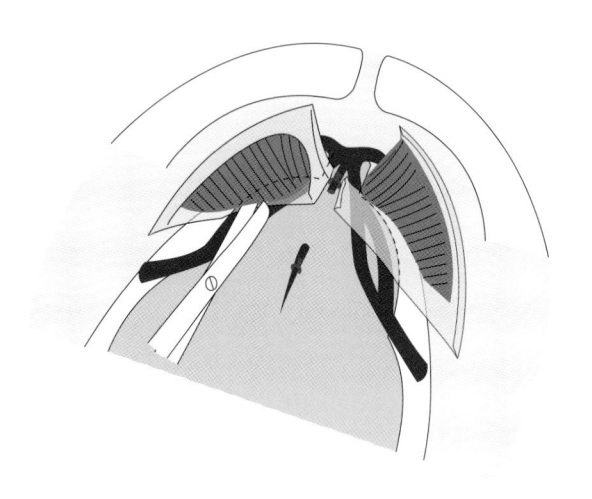

24　第1章　手術に役立つ臨床解剖

図1-67 右側と同様に肛門挙筋筋束を前立腺側面から剥離する．

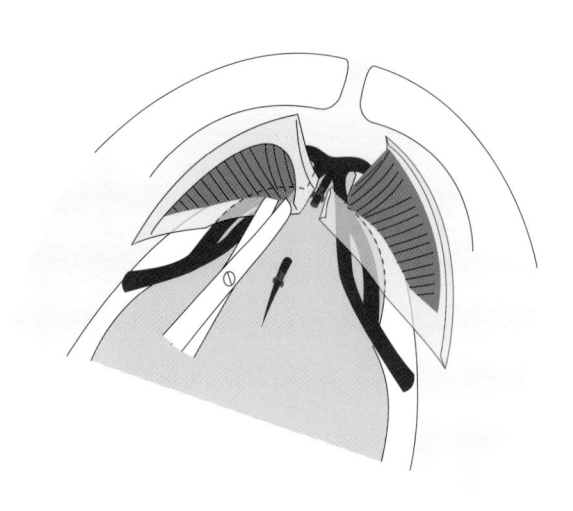

図1-68 肛門挙筋の剥離を前立腺尖部へと進める．

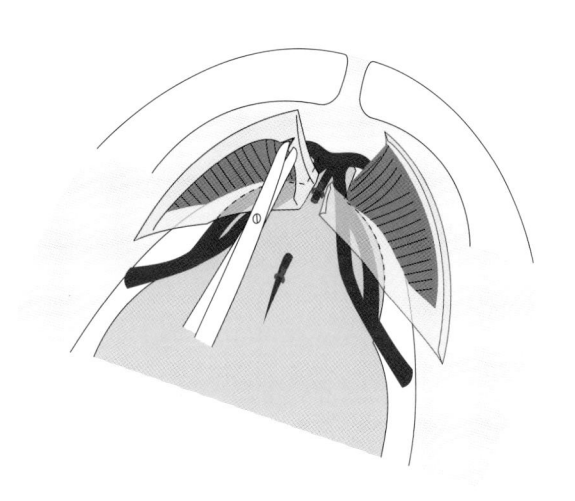

図1-69 骨盤壁近くで恥骨前立腺靱帯を切断する．

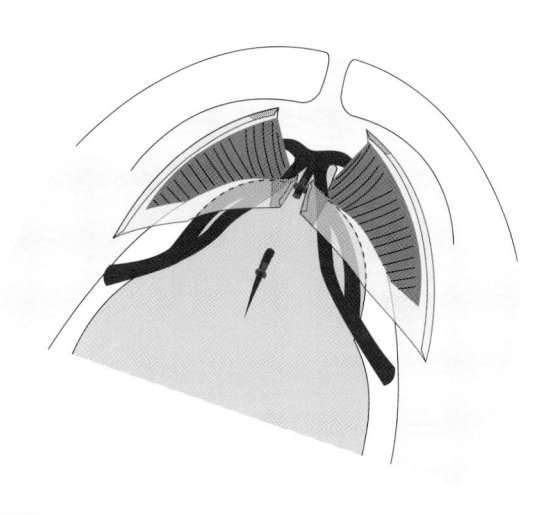

図1-70 尿道を引き上げる支持構造としての恥骨前立腺靱帯はほとんど消失する．

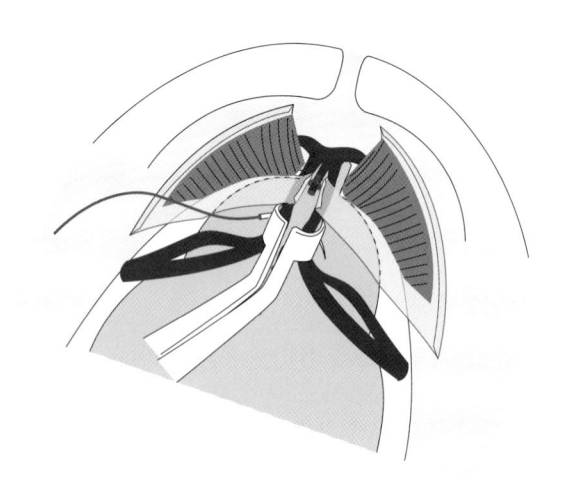

図1-71 前立腺背側の静脈群を収束結紮（bunching）する．

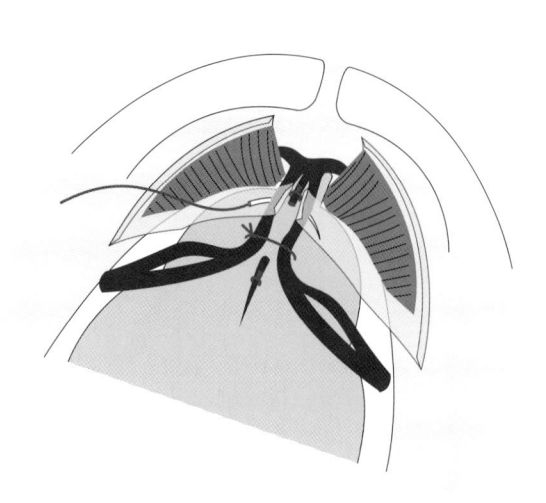

図1-72 収束結紮を尿道方向へ進める．

6 恥骨前立腺靱帯と肛門挙筋筋膜　25

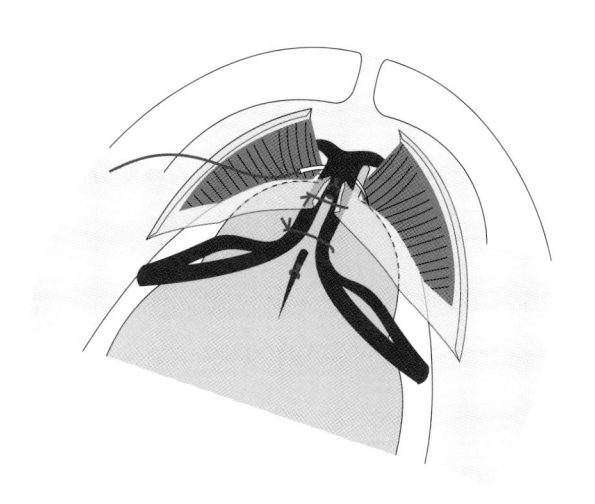

図1-73 尿道背側の静脈群を集束結紮する．恥骨前立腺靱帯の切断により前立腺尖部の可動性が増しているため操作は容易である．

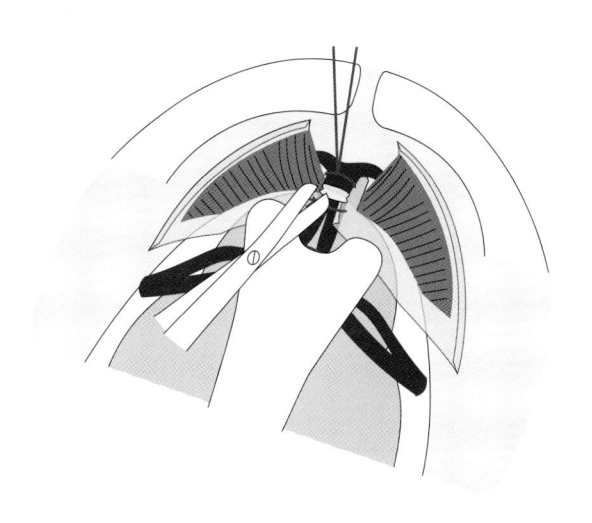

図1-74 前立腺を手前に牽引することで，十分なマージンをつけて尿道を切断することができる．

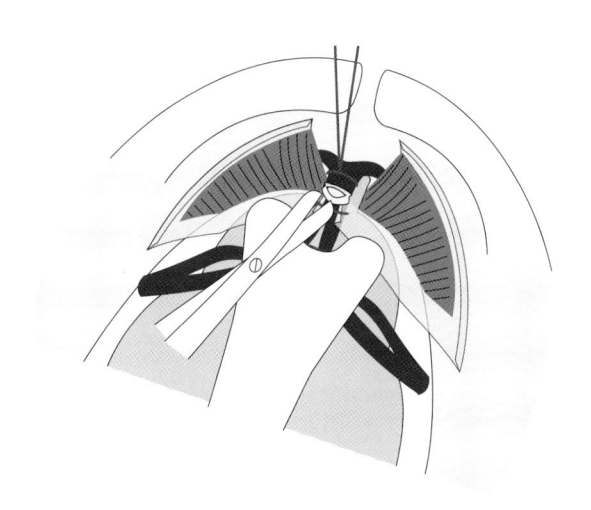

図1-75 尿道背側の静脈群を切開すると尿道が露出される．恥骨前立腺靱帯を切断し，肛門挙筋筋膜を温存しないこの方法では尖部のマージンを十分にとることができる．そのため根治性の面では理想的であるが術後の尿禁制はそれほどよくない．

> パターン②
> 恥骨前立腺靱帯切断，内骨盤筋膜切開なし
> （肛門挙筋筋膜温存）

　前立腺尖部背側に癌病巣の存在が想定される症例では，筋膜構造を残しながら，恥骨前立腺靱帯を意図的に前立腺尖部から離して単独で切断し，その後背静脈群を処理している．肛門挙筋筋束の大半は肛門挙筋筋膜で覆われたまま残ることになるが，尿道周辺では膜構造が壊れ，筋束が露出する．根治性の面では有利であるが，恥骨前立腺靱帯が尿道を上方に支える構造はほとんど消失し，尿道の可動性が高まる．よって肛門挙筋筋膜が温存されているにもかかわらず，術後の尿禁制はあまりよくない（図1-76〜91）．

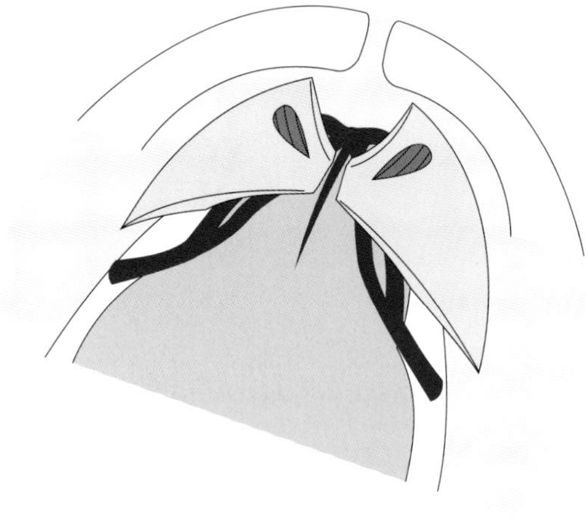

図1-76 恥骨前立腺靱帯を温存せず，内骨盤筋膜は切開しない方法（肛門挙筋筋膜温存）の手順を示す．

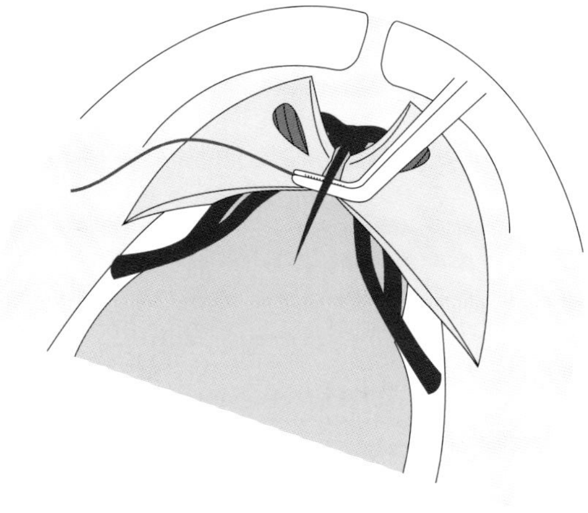

図1-77 浅中心静脈を剝離し結紮する．

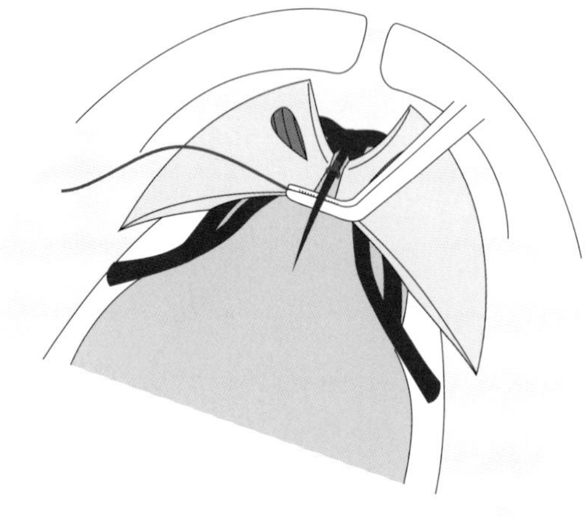

図1-78 浅中心静脈を近位で再度結紮する．

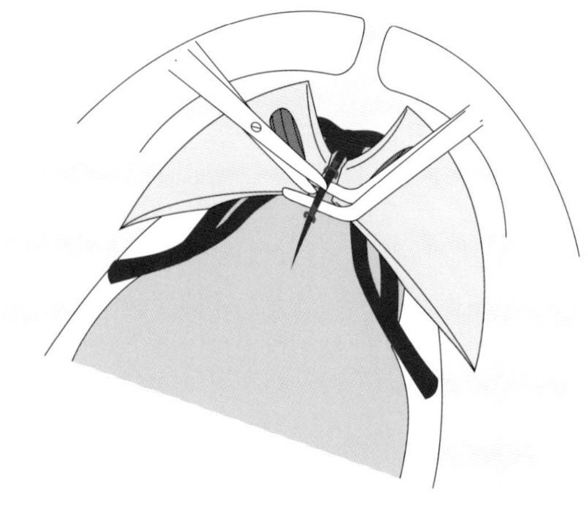

図1-79 浅中心静脈を切断する．

6 恥骨前立腺靱帯と肛門挙筋筋膜　27

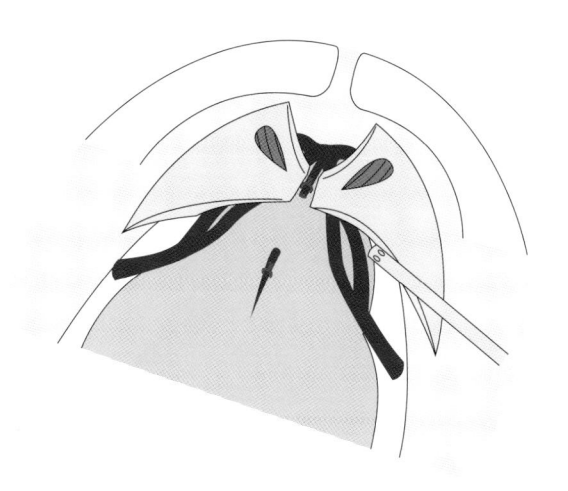

図 1-80 前立腺側方手前で肛門挙筋筋膜の折り返し点を同定．そこを尿道に向かって鈍的に圧迫することで，膜を裂くようにして肛門挙筋筋膜を前立腺からはがしていく．

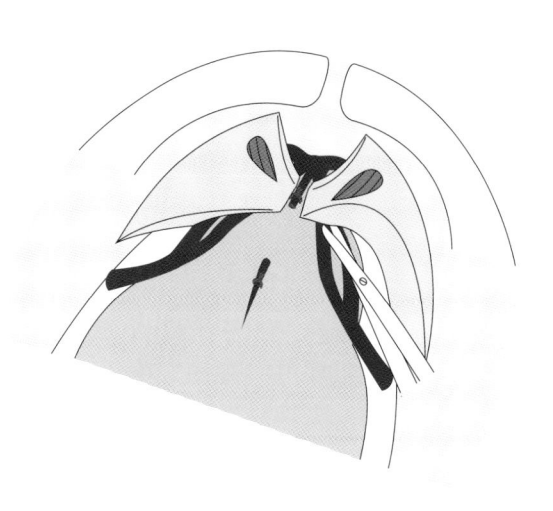

図 1-81 尖部では肛門挙筋筋膜と前立腺が強固に癒合していることがある．その場合は鋭的に剥離操作を進める．

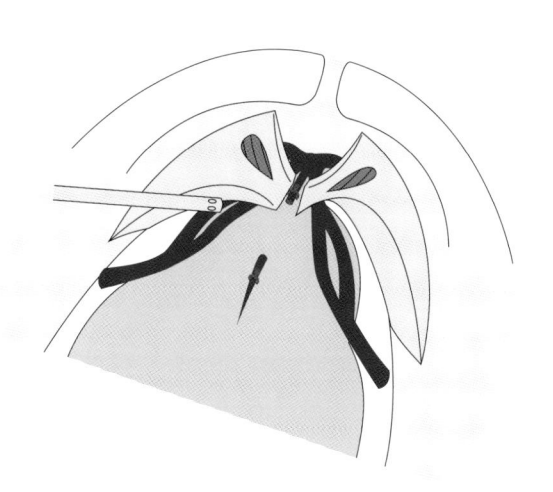

図 1-82 反対側も同様にして，肛門挙筋筋膜を前立腺から鈍的に剥離していく．

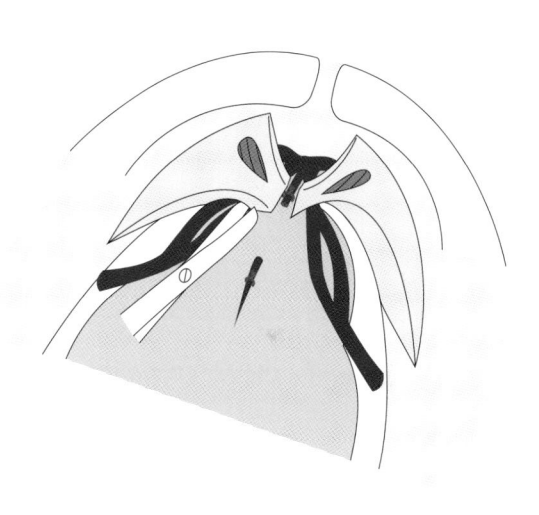

図 1-83 肛門挙筋筋膜と前立腺が強固に癒合している場合は，鋭的に剥離操作を進める．

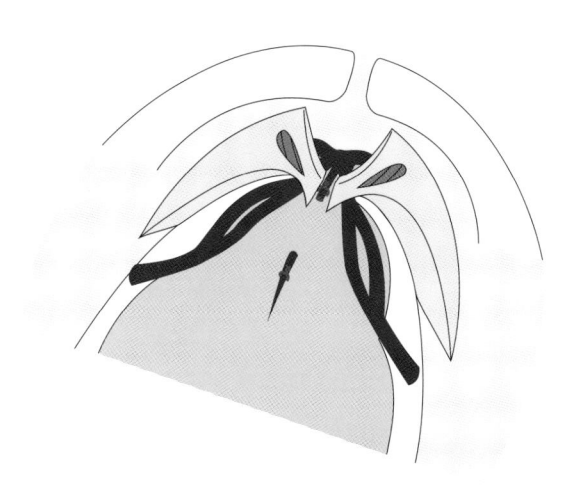

図 1-84 肛門挙筋筋膜と前立腺側面との剥離が終了したところ．

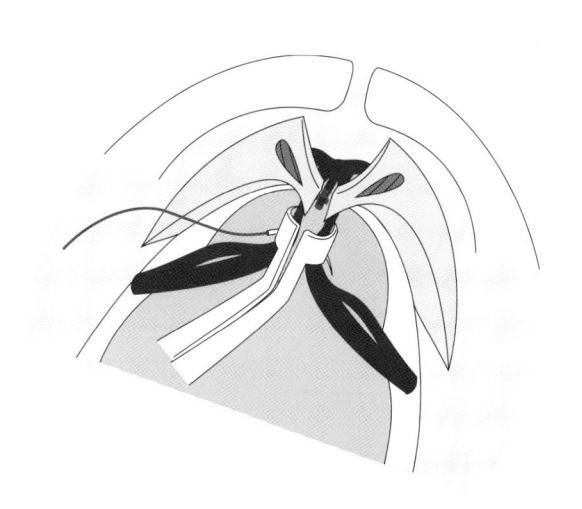

図 1-85 前立腺表面の静脈群を収束結紮する（bunching）．

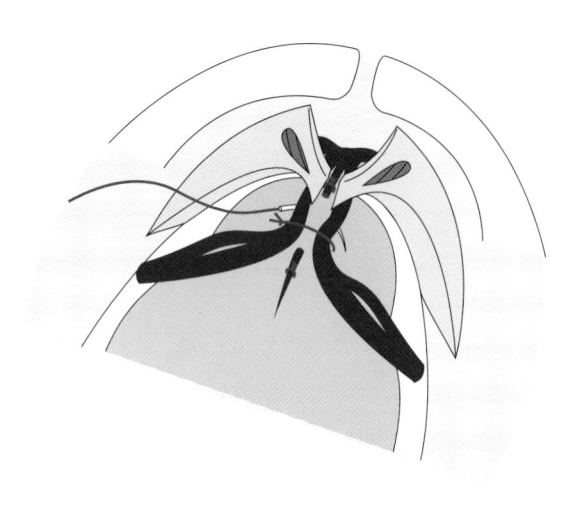

28　第1章　手術に役立つ臨床解剖

図1-86 収束結紮を尿道に近い部分に追加する．

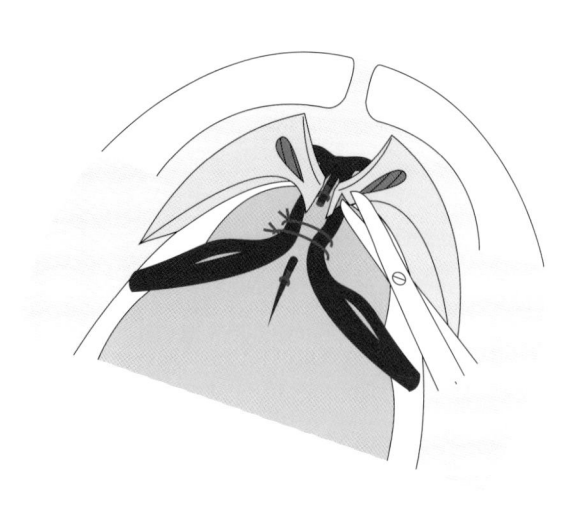

図1-87 恥骨前立腺靱帯の尿道-前立腺付着部を切開する．

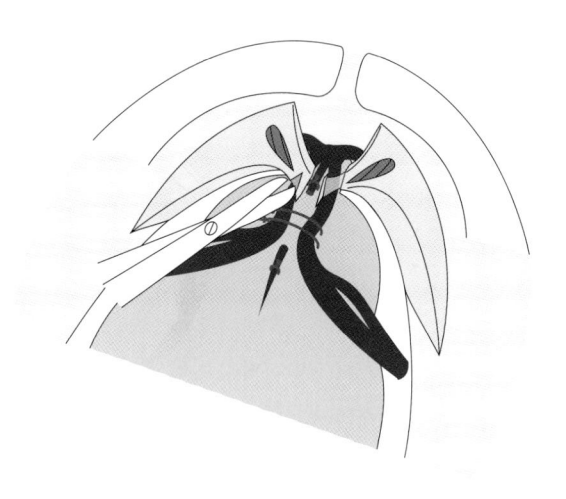

図1-88 反対側も同様に恥骨前立腺靱帯の尿道-前立腺付着部を切開する．これにより前立腺尖部の可動性が増し，尿道背面の展開・操作が容易になる．

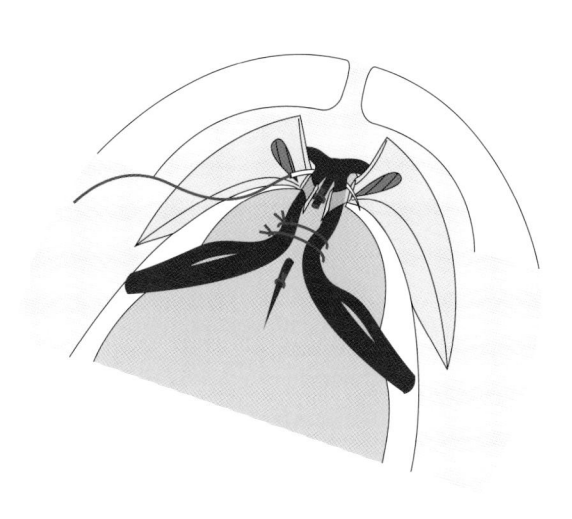

図1-89 背静脈群に縫合糸をかける．

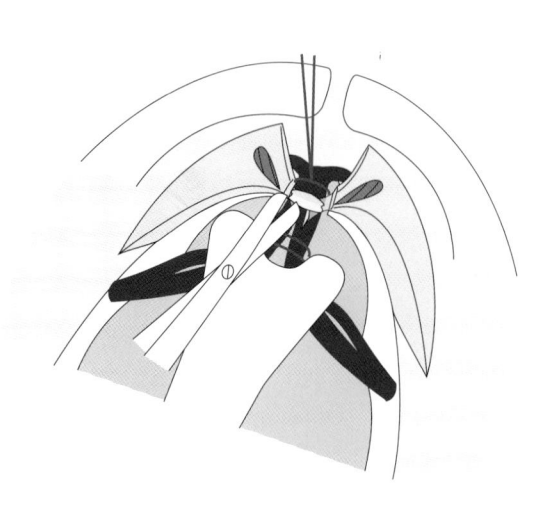

図1-90 背静脈群を切開する．

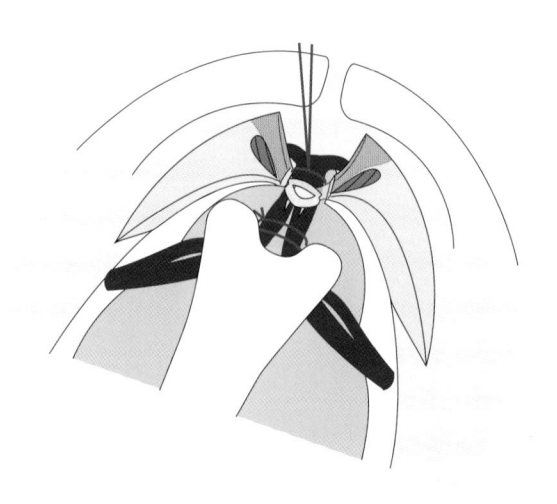

図1-91 恥骨前立腺靱帯は部分的に残存するが，尿道を吊り上げる支持構造はほとんど消失する．

パターン③
恥骨前立腺靱帯温存，内骨盤筋膜切開（肛門挙筋筋膜温存なし）

　内骨盤筋膜を切開し，肛門挙筋筋束をみながら前立腺尖部側方を展開剝離する．ただし，恥骨前立腺靱帯の温存を意図して，次に述べるパターン④と同様に恥骨前立腺靱帯は単独で処理せず，周囲の静脈群，膜構造とともに一括して縫合し，前立腺尖部近傍で切断する．恥骨前立腺靱帯が尿道を吊り上げる機転を残すことを目標にする．筋膜構造全体の温存を目指して手術を進めたものの肛門挙筋筋膜を前立腺から剝離することが困難で，やむを得ず肛門挙筋筋束がみえる層（骨盤壁の中）に入ってしまった場合がこれに相当する（約30％の症例では肛門挙筋筋膜を前立腺から剝離することができない）．

　恥骨前立腺靱帯の構造がうまく残せれば，術後の尿禁制は比較的良好である．尿禁制の観点からは恥骨前立腺靱帯の支持構造をいかに残すかが大切であり，肛門挙筋筋膜を単独で温存する意義はそれほど大きくないことをうかがわせる．

　次に述べるパターン④の場合と同様に，前立腺尖部背側の切開ラインが前立腺側に寄ってしまうため，その部位に癌病巣が存在する場合は断端陽性の危険性が増加する（図1-92～106）．

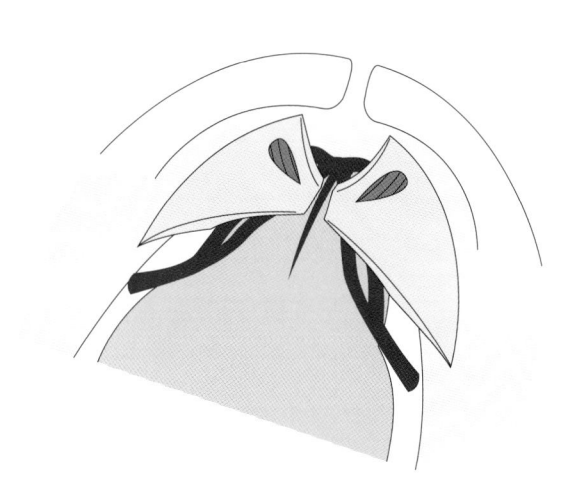

図 1-92　恥骨前立腺靱帯を温存し，内骨盤筋膜を切開する方法（肛門挙筋筋膜非温存）の手順を示す．

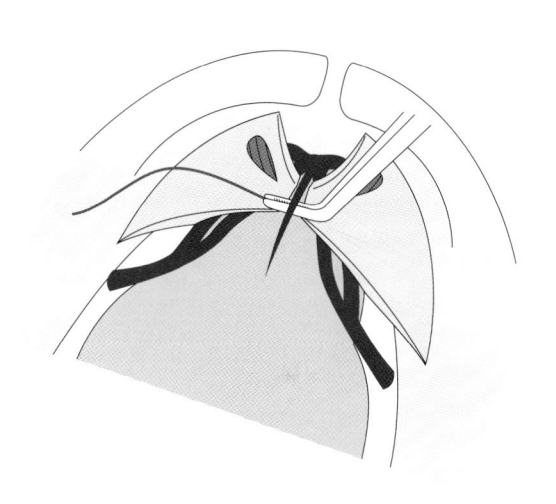

図 1-93　浅中心静脈を剝離し結紮する．

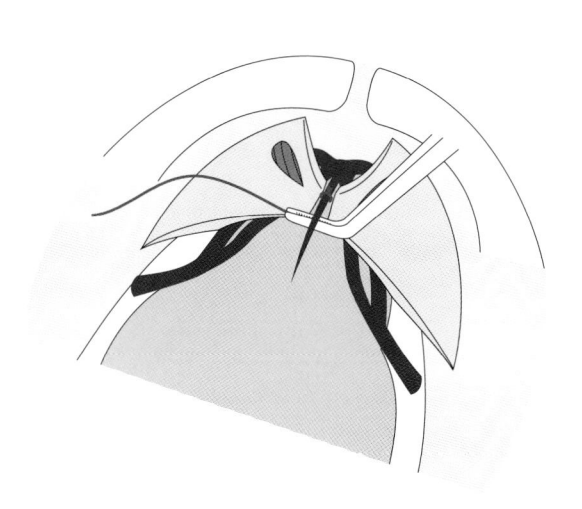

図 1-94　浅中心静脈を近位で再度結紮する．

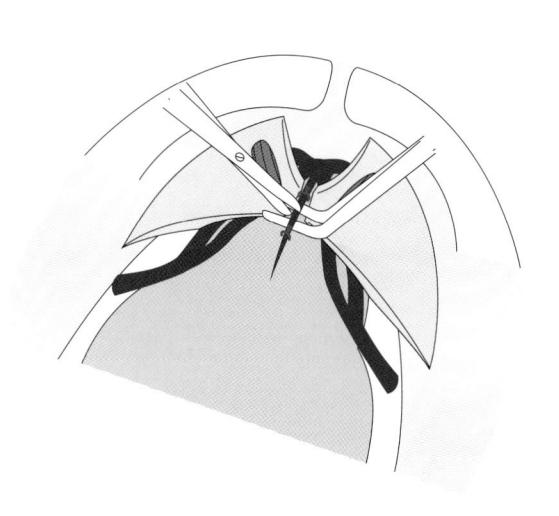

図 1-95　浅中心静脈を切断する．

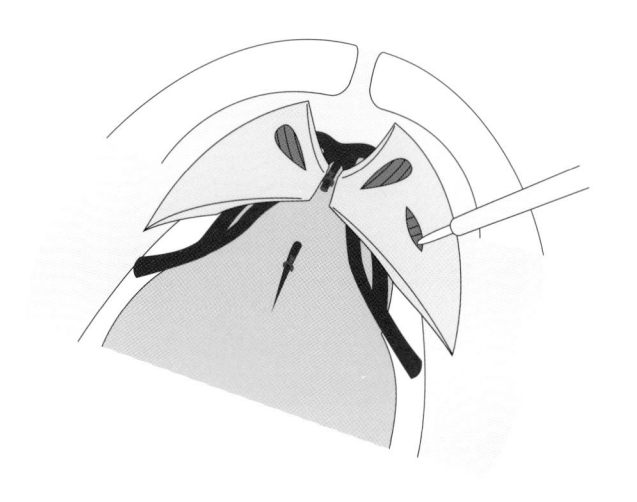

30　第1章　手術に役立つ臨床解剖

図 1-96 内骨盤筋膜を電気メスで切開する．

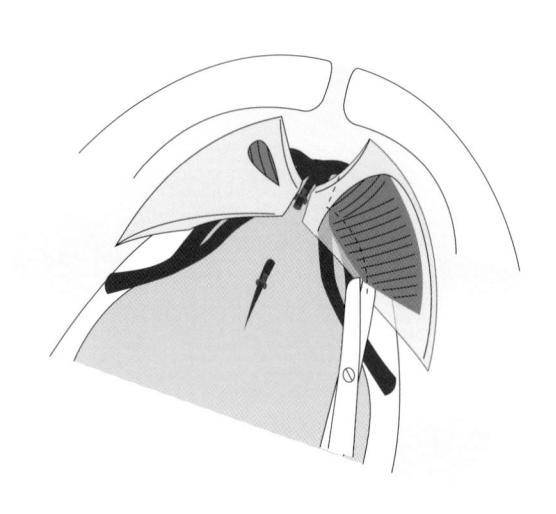

図 1-97 肛門挙筋を前立腺側面より剥離する．

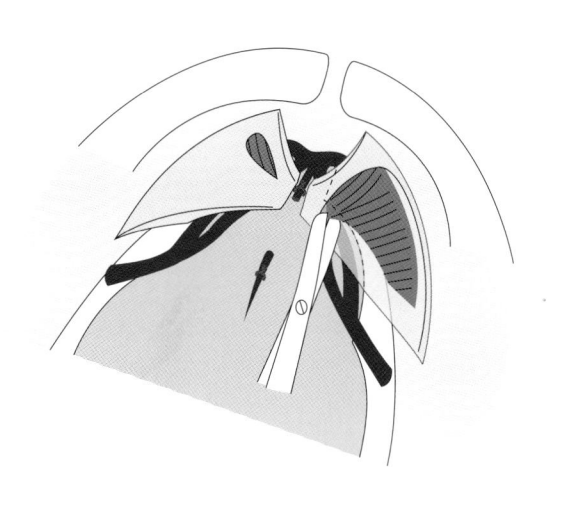

図 1-98 肛門挙筋の剥離を前立腺尖部へと進める．

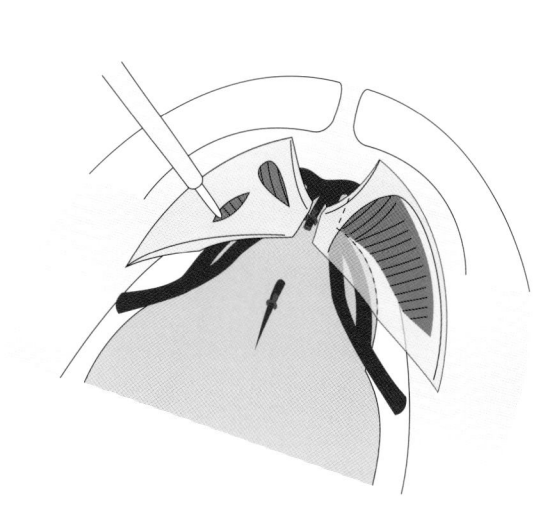

図 1-99 反対側も同様にして内骨盤筋膜を切開する．

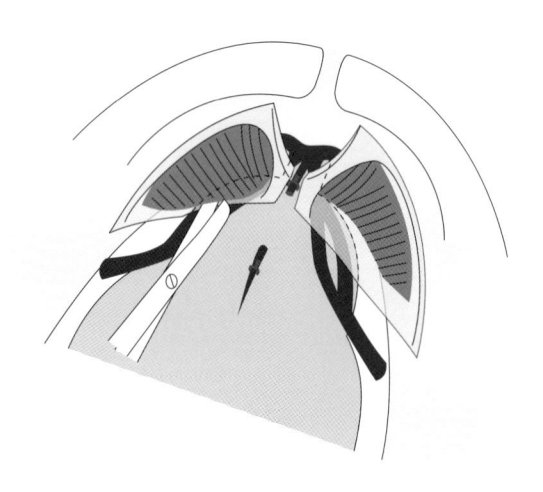

図 1-100 肛門挙筋筋膜を前立腺側面から剥離する．

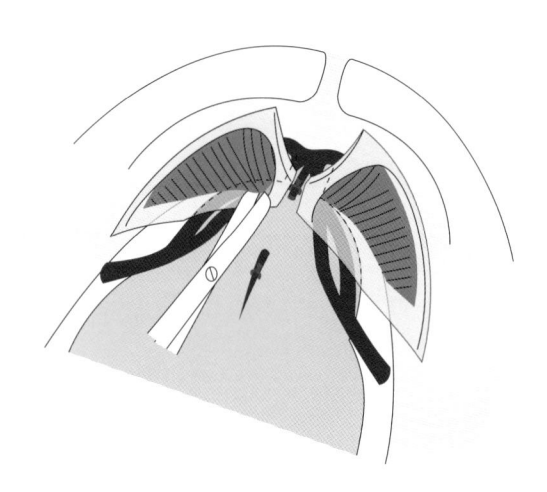

図 1-101 肛門挙筋筋束の剥離を尖部へと進める．

6　恥骨前立腺靱帯と肛門挙筋筋膜　31

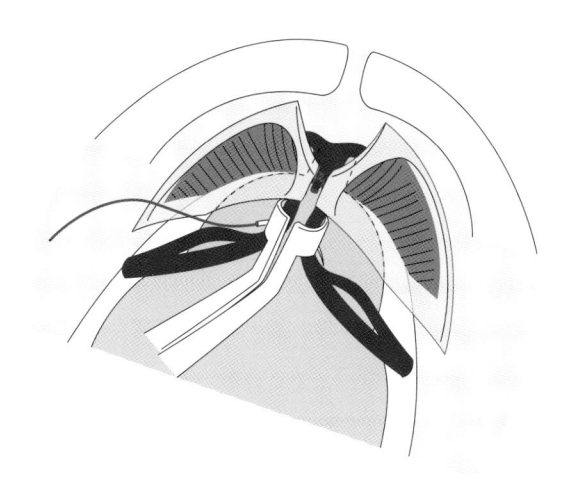

図 1-102 前立腺前面の血管群を収束結紮(bunching)する．

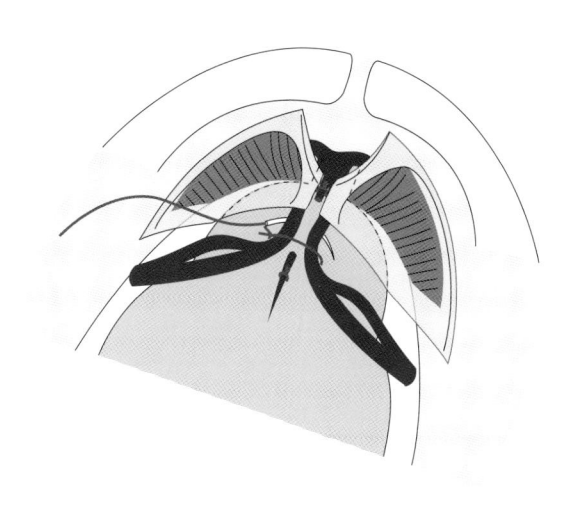

図 1-103 収束結紮を尿道方向に追加する．

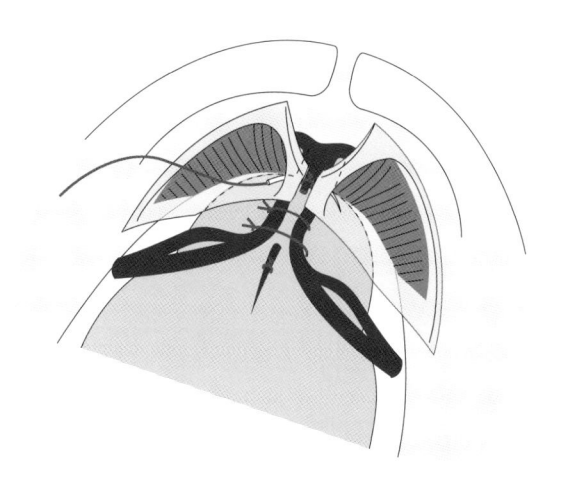

図 1-104 背静脈群に縫合糸をかける．恥骨前立腺靱帯が温存されているので前立腺尖部の可動性は少ないが，内骨盤筋膜が切開されているため比較的奥に運針することができる．

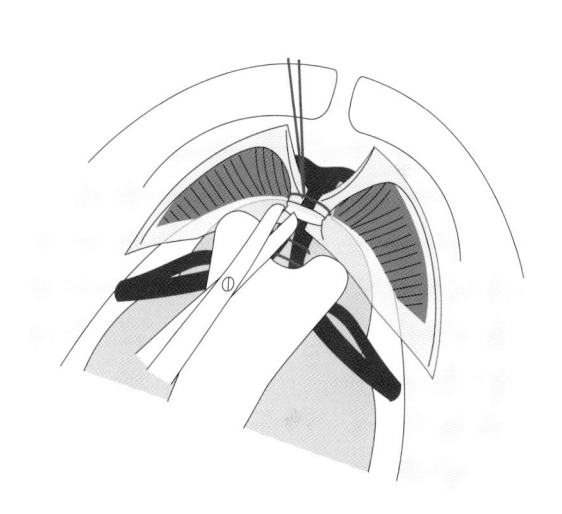

図 1-105 前立腺を牽引しつつ背静脈群を切開する．

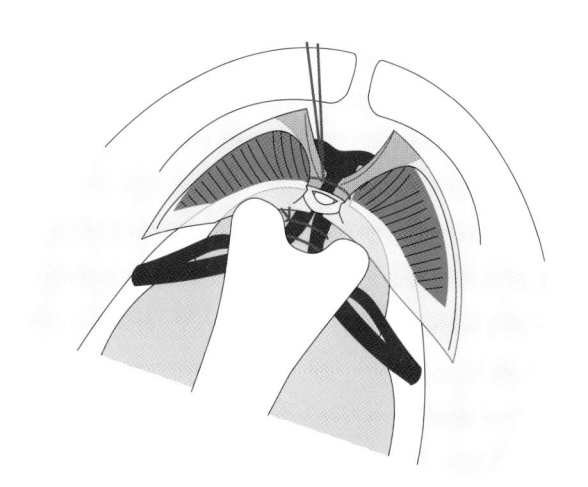

図 1-106 恥骨前立腺靱帯のほとんどが残存し，尿道を吊り上げる支持構造が残る．この場合も前立腺尖部切開ラインが前立腺寄りになり，根治性が損なわれる可能性がある．

パターン④
恥骨前立腺靱帯温存，内骨盤筋膜切開なし（肛門挙筋筋膜温存）

内骨盤筋膜を切開せず肛門挙筋筋膜を前立腺から剥離，その剥離ラインを維持したまま前立腺尖部の処理を行う方法である．恥骨前立腺靱帯は単独で処理せず，周囲の静脈群，膜構造とともに一括して縫合し前立腺尖部近傍で切断する．理想的に剥離が進めば，肛門挙筋の筋束をみることなく前立腺が摘出され，尿道周辺の支持構造が手術前に近い状態で温存されることになる．簡単にいえば骨盤壁の構造がそのまま保持されることになる．

術後早期から良好な尿禁制の回復がみられるが，前立腺尖部背側の切開ラインが前立腺側に寄ってしまうため，その部位に癌病巣が存在する場合は断端陽性の危険性が増加する（図1-107～121）．

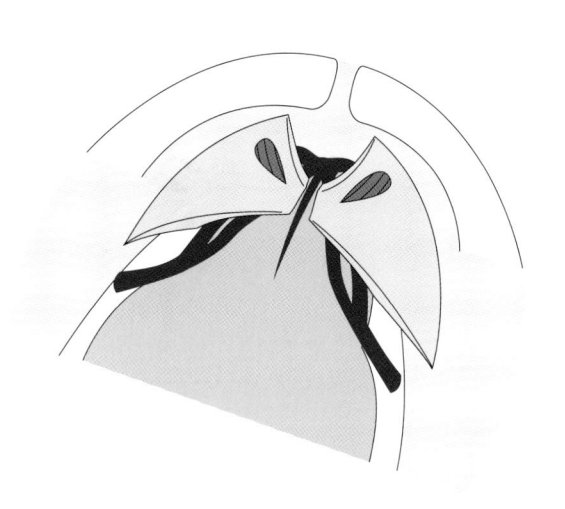

図 1-107 恥骨前立腺靱帯を温存し，内骨盤筋膜を切開しない方法（肛門挙筋筋膜温存）の手順を示す．

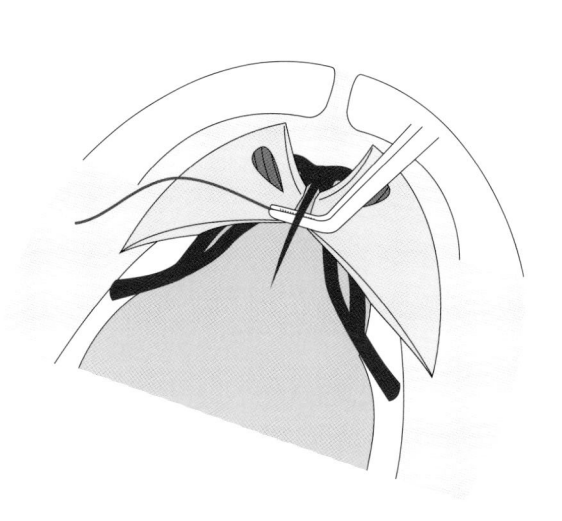

図 1-108 浅中心静脈を剥離し結紮する．

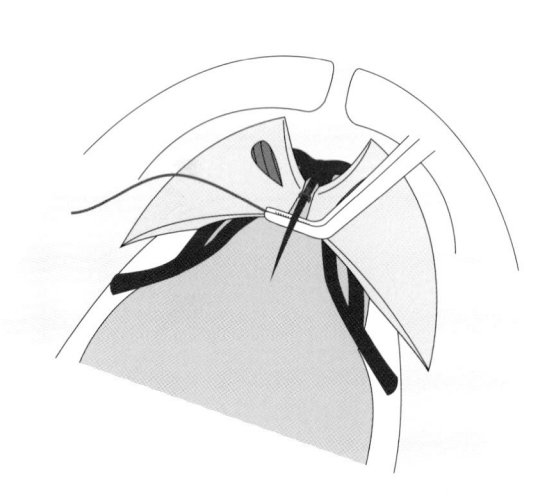

図 1-109 浅中心静脈を近位で再度結紮する．

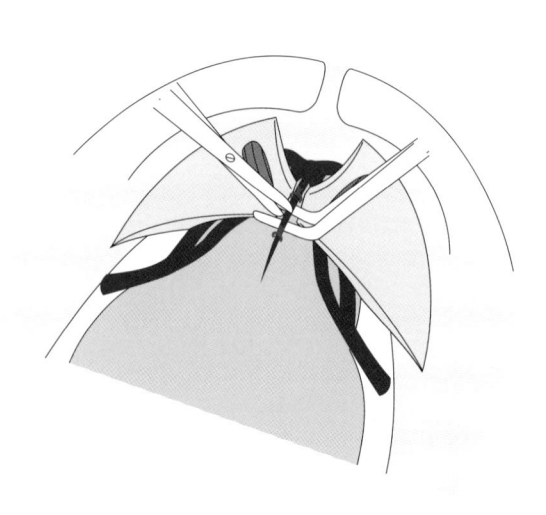

図 1-110 浅中心静脈を切断する．

6 恥骨前立腺靱帯と肛門挙筋筋膜

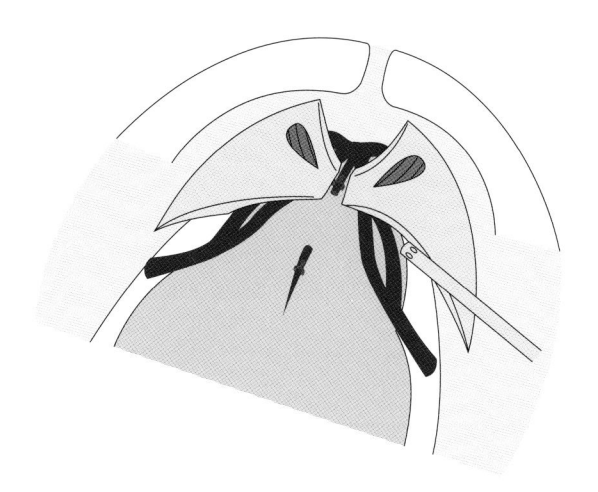

図 1-111 前立腺側方手前で肛門挙筋筋膜の折り返し点を同定する．そこを尿道に向かって鈍的に圧迫することで，膜を裂くようにして肛門挙筋筋膜を前立腺からはがしていく．

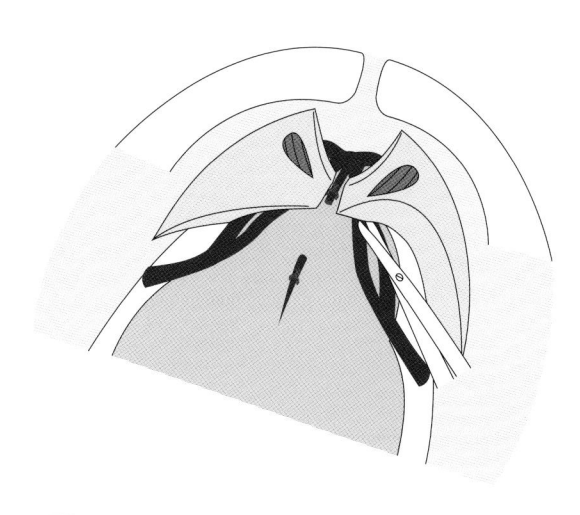

図 1-112 尖部では，肛門挙筋筋膜と前立腺が強固に癒合していることがある．その場合は鋭的に剥離操作を進める．

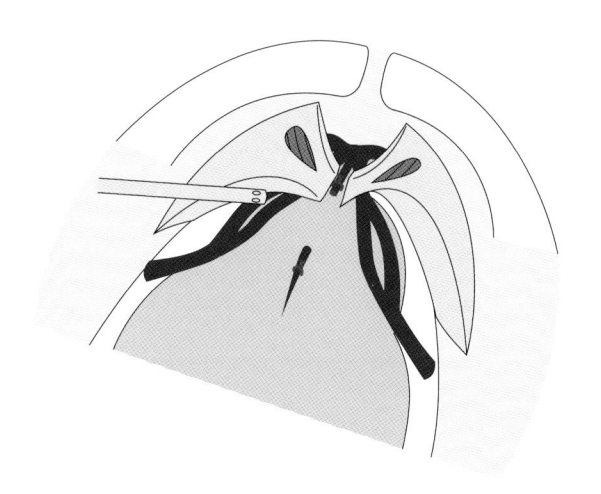

図 1-113 反対側も同様にして，肛門挙筋筋膜を前立腺から鈍的に剥離していく．

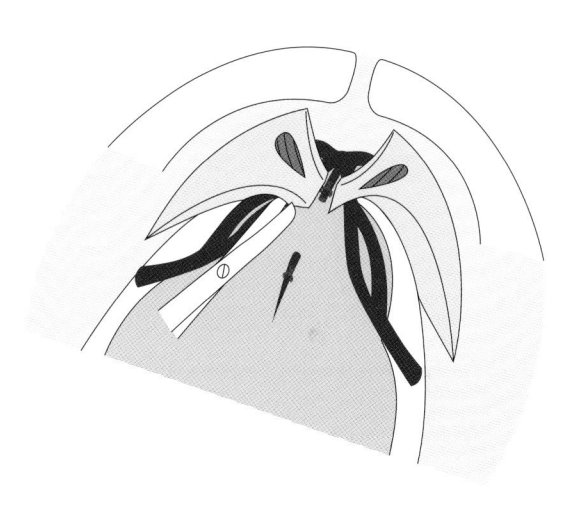

図 1-114 肛門挙筋筋膜と前立腺が強固に癒合している場合は，鋭的に剥離操作を進める．

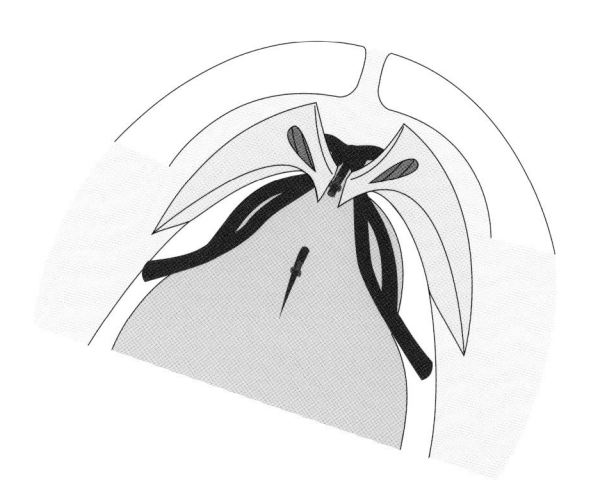

図 1-115 肛門挙筋筋膜と前立腺側面の剥離が終了したところ．

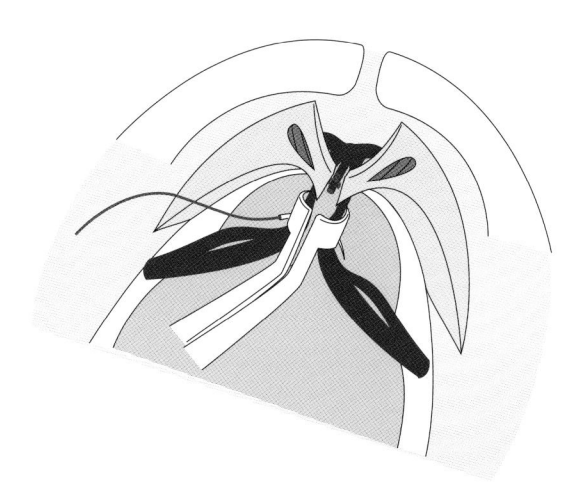

図 1-116 前立腺表面の静脈群を収束結紮する（bunching）．

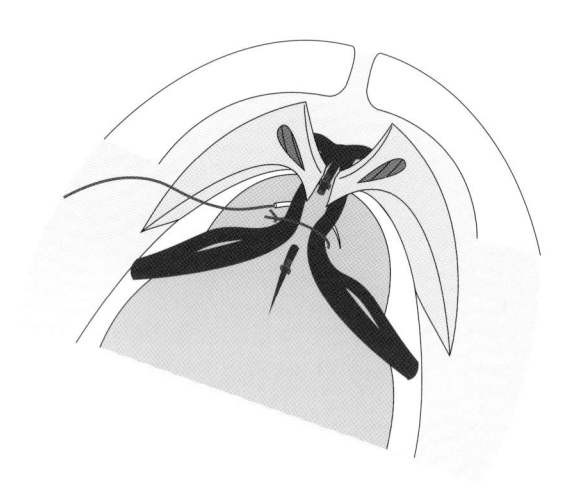

図1-117 収束結紮を尿道に近い部分に追加する．

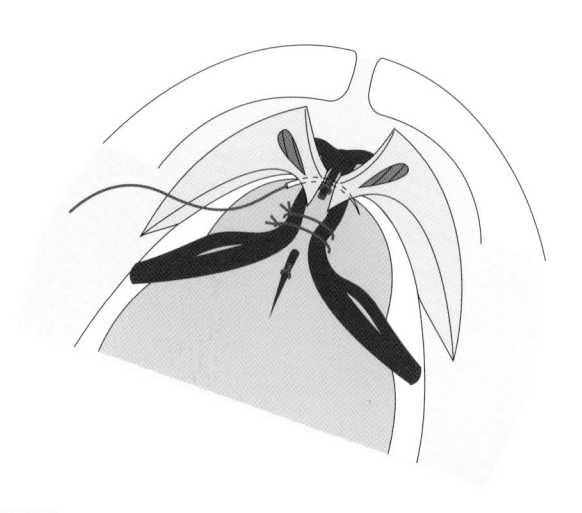

図1-118 恥骨前立腺靱帯付着部の下を潜らせるようにして，尿道背面の静脈群に縫合糸をかける．

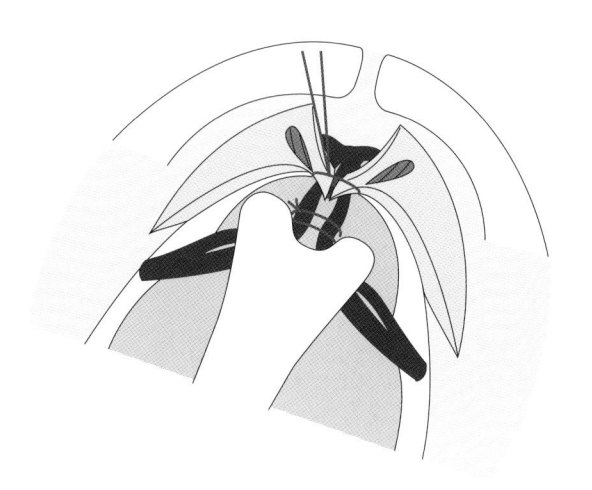

図1-119 背静脈群にかけた縫合糸を結紮する．硬い組織（恥骨前立腺靱帯）がまだ残っており，結紮により前立腺が骨盤側へ近づくことになる．

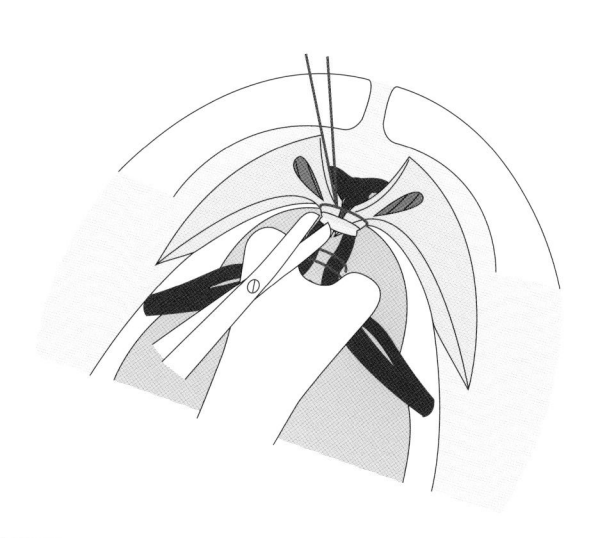

図1-120 縫合糸の手前で静脈群を少しずつ切開し，尿道へとアプローチする．恥骨前立腺靱帯を切断する場合に比べると切開ラインが前立腺寄りになり，前立腺に切り込んでしまう可能性が高くなる．特に図のように静脈群の遠位部を結紮してから切断すると前立腺組織が骨盤側に近づき，切開ラインは前立腺実質にさらに近づく危険性がある．

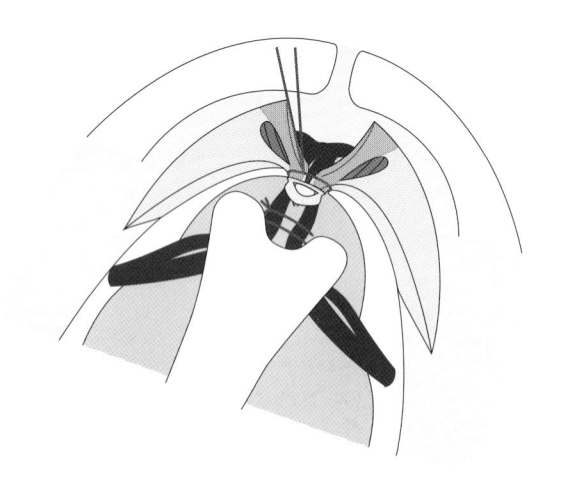

図1-121 この方法では恥骨前立腺靱帯の構造のほとんどが残ることになり，尿道の上方への支持構造が温存される．肛門挙筋の損傷もほとんどなく，尿道周辺の構造の大半が保持される．術後の尿禁制は良好であるが，前立腺尖部背側に腫瘍が存在する場合は断端陽性となる危険性が増加する．

表1-1 手術直後の尿禁制と根治性

	恥骨前立腺靱帯 （温存）	肛門挙筋筋膜 （温存）	尿禁制	尖部での断端確保
パターン①	−	−	△	◎
パターン②	−	＋	△	◎
パターン③	＋	−	○	△
パターン④	＋	＋	◎	△

4つの方法の尿禁制と根治性を比較した場合，恥骨前立腺靱帯を切断するかどうかが大きく影響する印象がある．肛門挙筋筋膜温存は，単独では尿禁制改善の意義は少ないが，恥骨前立腺靱帯とともに温存した場合は術後の尿禁制は良好である．

パターン②，③の結果からみると，やはり恥骨前立腺靱帯を中心とした尿道支持構造を残すことが最も重要であり，肛門挙筋筋膜温存の意義はそれほど大きくないと思われる．ただし，恥骨前立腺靱帯を温存する場合は切除断端陽性の危険性が高まると考えられ，個々の症例の状況に合わせて方法を変え，QOLと根治性のバランスをとることが大切である（表1-1）．

パターン④の変法

背静脈群にかけた縫合糸を結紮しないまま背静脈群を切断する方法を紹介する（図1-122〜125）．上平 修先生（小牧市民病院）が実践されており，尿禁制の改善を視野に入れつつ根治性を損なわないように配慮した優れた方法である．

恥骨前立腺靱帯を温存したまま尖部の処理を行う際に，背静脈群にかけた縫合糸を結紮してしまうと前立腺が予定切開部に引き寄せられて，切除縁を十分確保することが困難になる．縫合糸を結紮せず糸を軽く牽引するだけでも背静脈群からの出血のコントロールは可能であり，また背静脈群の構造をあまり変形させないまま切断することができる．これにより切除縁をより多く確保することができるため根治性の改善が期待される．

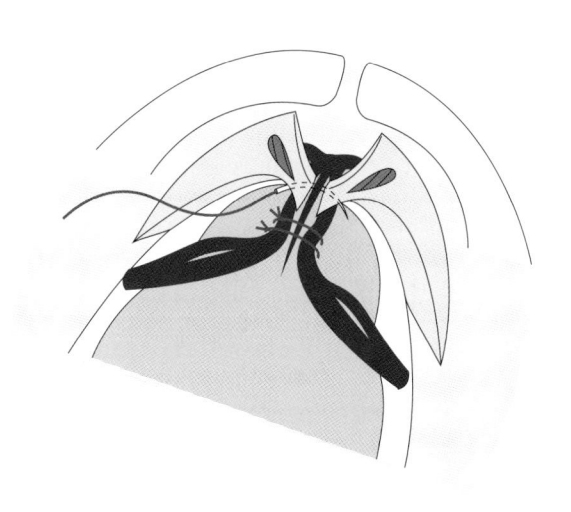

図1-122 恥骨前立腺靱帯・肛門挙筋筋膜を温存すると同時に，尖部の根治性を高める手技を紹介する．上平 修先生（小牧市民病院）が実践されている方法を参考にした．bunching終了後，尿道前面および前立腺尖部を覆う恥骨前立腺靱帯の下を潜らせるようにして背静脈群に縫合糸をかける．

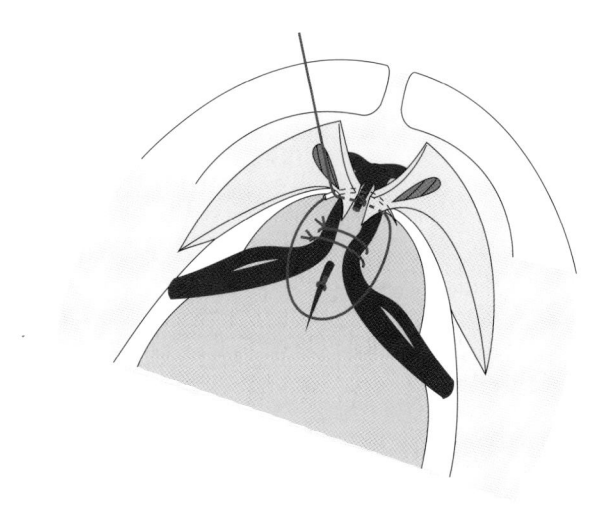

図1-123 縫合糸は結紮せず，もう一度同じ場所に運針する．

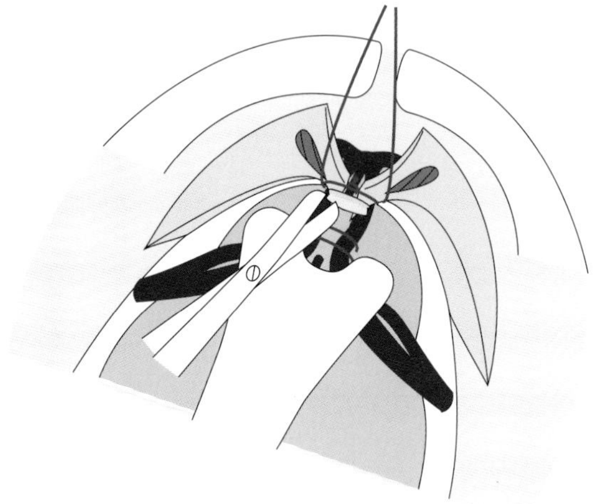

図1-124 糸は結紮せず，助手が上方に牽引する．これにより出血を抑えつつ尖部の構造をあまり変形させずに静脈群を切開することができる．

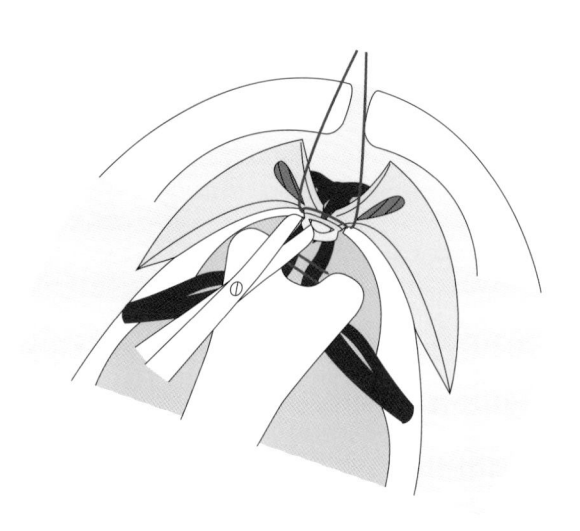

図1-125 静脈群の切開が終了し，尿道が露出したところ．

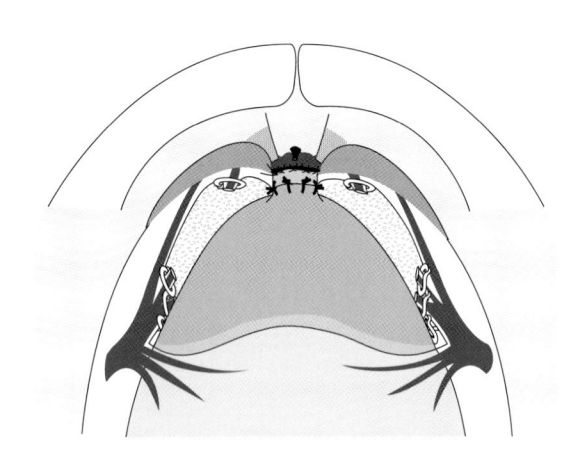

恥骨前立腺靭帯再建

恥骨前立腺靭帯を切断した場合は，膀胱-尿道吻合後にその断端を膀胱壁に縫合する恥骨前立腺靭帯再建が行われることもある（図1-126～132）．理論的には物理的支持構造が回復し，尿禁制の保持に貢献する可能性がある．これは後述するデトルーザーエプロン構造の再建にもつながる可能性がある（⇒38頁）．

図1-126 恥骨前立腺靭帯の物理的構造を再建する方法を示す（尿道前面の層構造の再建の一例）．恥骨前立腺靭帯と膀胱壁を寄せる．

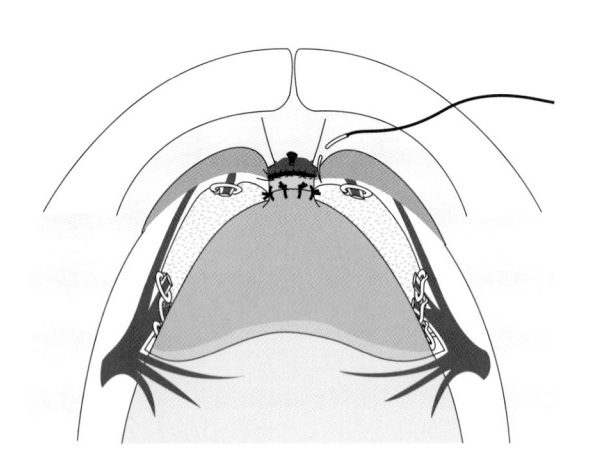

図1-127 恥骨前立腺靭帯の断端に運針する（右）．

6 恥骨前立腺靱帯と肛門挙筋筋膜   37

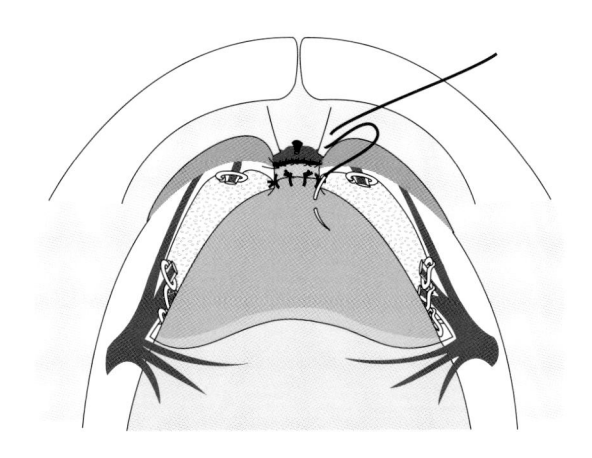

図 1-128 膀胱壁に運針する(右).

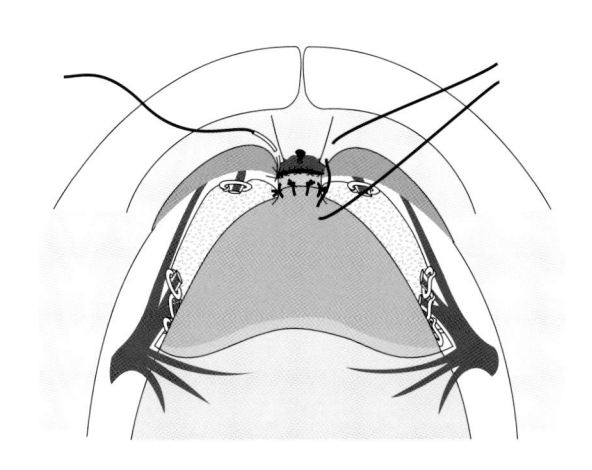

図 1-129 恥骨前立腺靱帯断端に運針する(左).

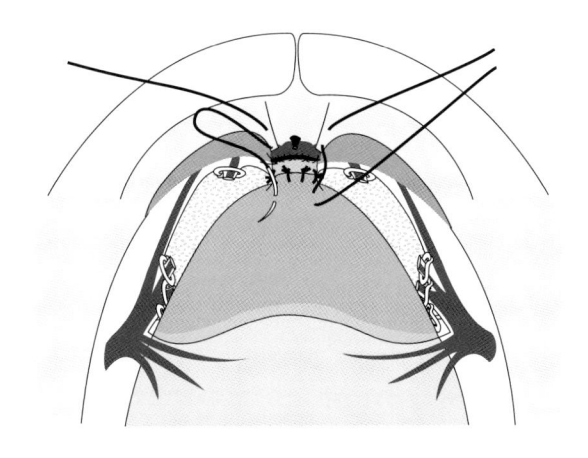

図 1-130 膀胱壁に運針する(左).

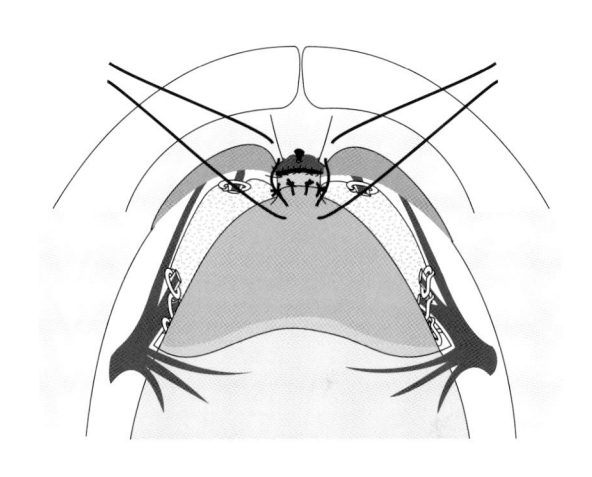

図 1-131 つづき.

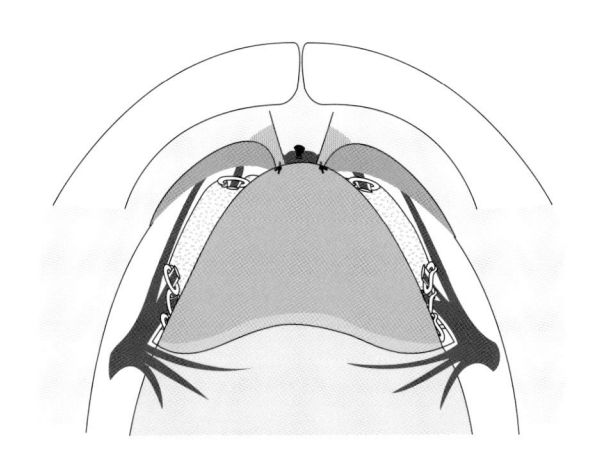

図 1-132 糸を結紮することで，もとの構造に近い状況をつくることができる．

7 デトルーザーエプロンと尿道後壁補強

Detrusor apron and Rocco stitch

ロボット支援手術の普及に伴い,前立腺摘出後に尿道周辺の構造を再建する方法が脚光を浴びつつある.膀胱表面の縦走筋が尿道まで連続しており,エプロン様の構造で膀胱-前立腺の前面を覆っているという考え方が,従来から提唱されている.最近は,この縦走筋の層が膀胱-前立腺全体を覆っているという考え方も出てきており,特に精囊と膀胱頸部との間の部分をposterior detrusor apron と呼ぶ場合がある.順行性アプローチで膀胱後壁を切断しても,すぐには,精囊は露出されず,比較的厚い膜構造を切開しなければならない.この膜構造がposterior detrusor apron である(この膜構造はDenonvillier筋膜と呼ばれていたこともある).detrusor apron は尿道周辺の括約筋構造に密接に関連していると思われ,膀胱-尿道吻合の外側で detrusor apron を再建することで,もとの構造に近い状況をつくることができると考えられる(図1-133～142).

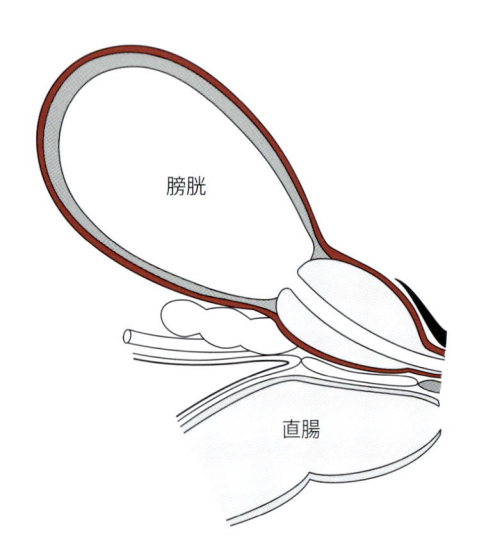

図 1-133 膀胱から尿道-前立腺全体の表面を覆う縦走筋の層(赤)の存在を想定すると,尿道周辺の支持構造の修復を理解しやすい.

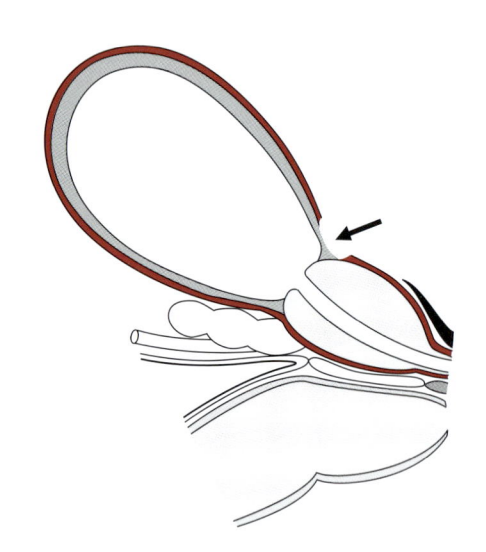

図 1-134 逆行性の開放前立腺全摘術の場合,まず膀胱頸部で縦走筋を切開する.

7 デトルーザーエプロンと尿道後壁補強　39

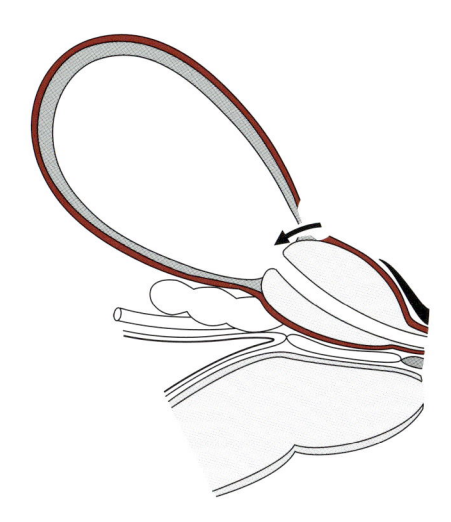

図 1-135 さらに膀胱の壁を切開し，膀胱内腔へ入る．

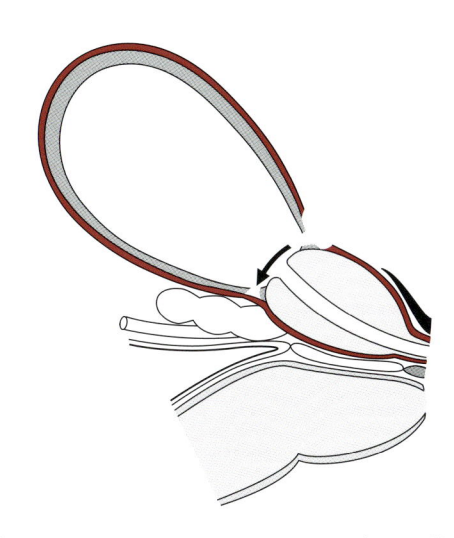

図 1-136 膀胱壁を後ろ側で切開する．その下に厚い膜状構造が残る．これを posterior detrusor apron と呼ぶ場合がある．detrusor apron は，本来，膀胱-前立腺前面の縦走筋層を指した用語であるが，この図のように全体を包む構造としてとらえると理解しやすい．

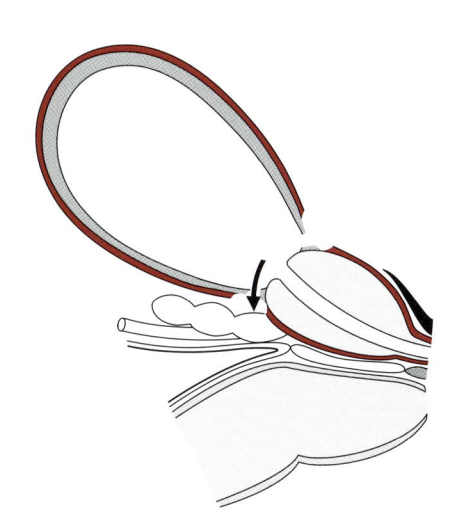

図 1-137 精囊は，この posterior detrusor apron を切開して初めて展開することができる．

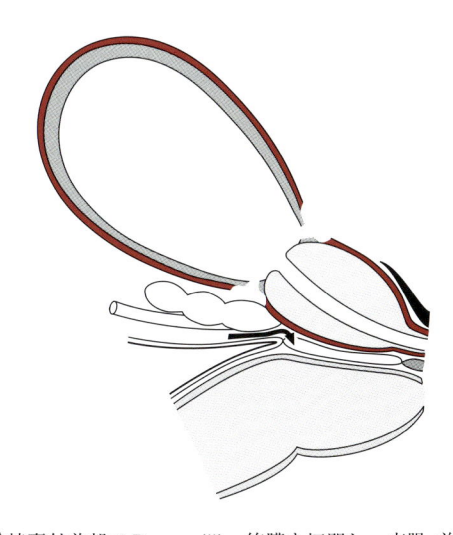

図 1-138 精囊付着部で Denonvillier 筋膜を切開し，直腸-前立腺間へ入る．

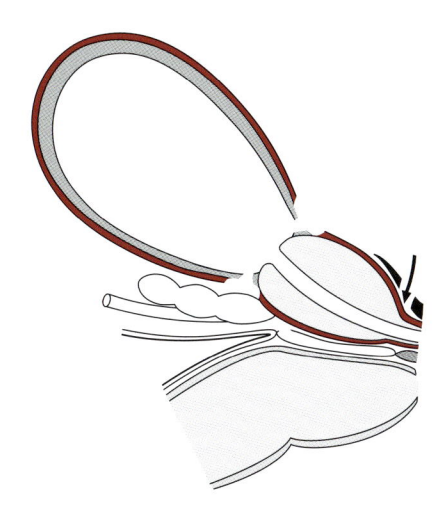

図 1-139 尿道背側の静脈群を切断し，尿道-前立腺移行部前面を展開する．

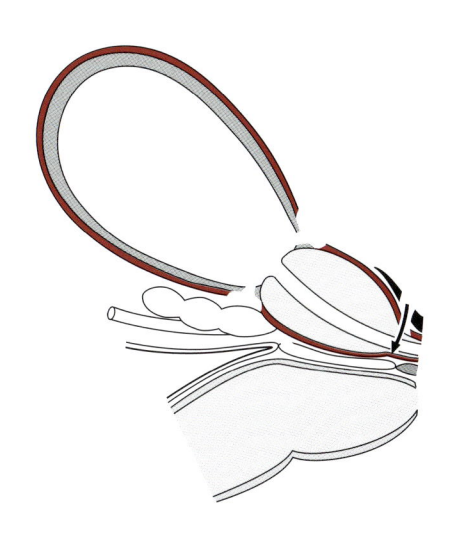

図 1-140 筋層を切開し，尿道を切断する．

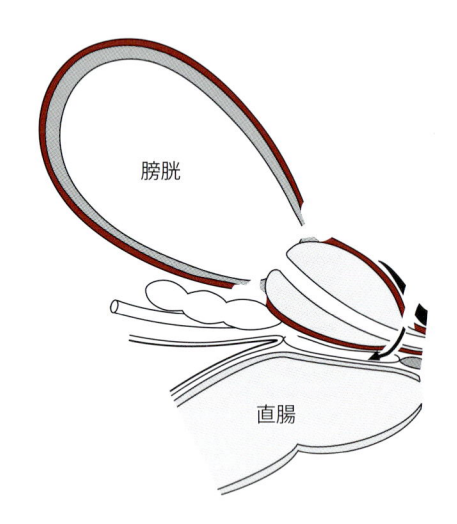

図 1-141 尿道後方の厚い組織を切開すると，直腸-前立腺間へ到達する．

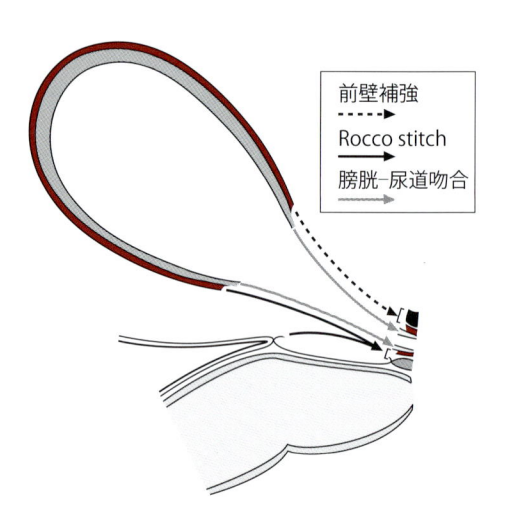

図 1-142 前立腺摘出後．通常は膀胱壁と尿道を吻合するが，吻合部の一層外にある detrusor apron の層を縫合することで尿道周囲の構造が回復する．後ろ側の再建は一般的に Rocco stitch と呼ばれている．さらに前面で層構造を再建する前壁補強が行われることもある．

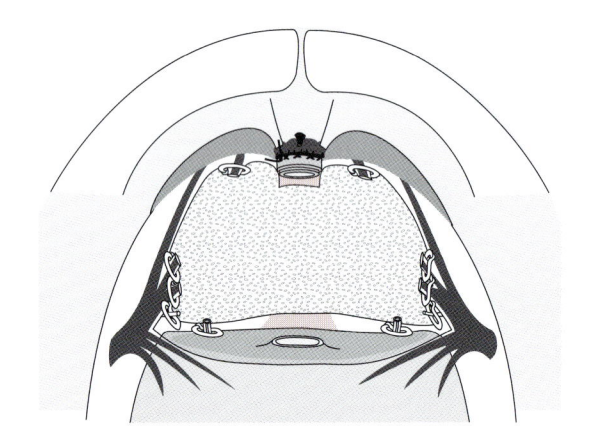

図 1-143 後壁補強の位置 Denonvillier 筋膜に連続していた膜構造同士を寄せるのが基本である．膀胱壁も補強することがある．

Rocco stitch

　detrusor apron を含めた尿道裏の支持組織の再建としては Rocco stitch がよく知られている（第2章☞111頁）．これは尿道裏の組織と膀胱裏の膜状組織（Denonvillier 筋膜の切離縁）との連続性を回復させ，尿道後壁を補強する方法である（図 1-143〜149）．この際に detrusor apron を意識して膀胱壁にも運針することがある．また同じ考え方を尿道前側にも当てはめ，背静脈群断端と detrusor apron の断端を縫合する場合もある．これらの尿道周辺構造の再建が尿禁制にどの程度貢献するかは今後の検討課題であるが，少なくとも膀胱-尿道吻合部にかかる緊張は軽減し，吻合部からの尿漏出などの合併症の危険が減ると思われ，意義は少なくないと考えられる．

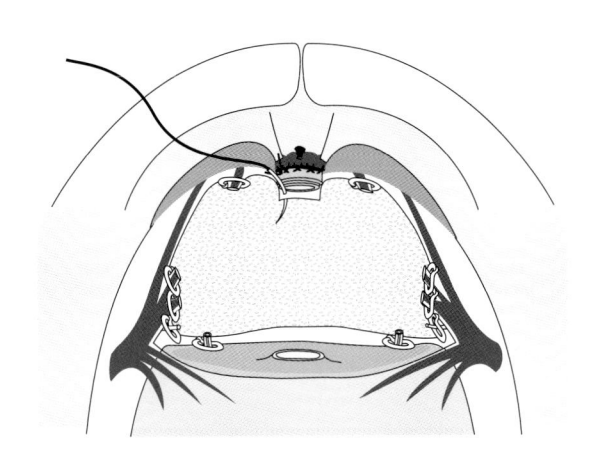

7 デトルーザーエプロンと尿道後壁補強　41

図 1-144 尿道裏の組織に運針する(左).

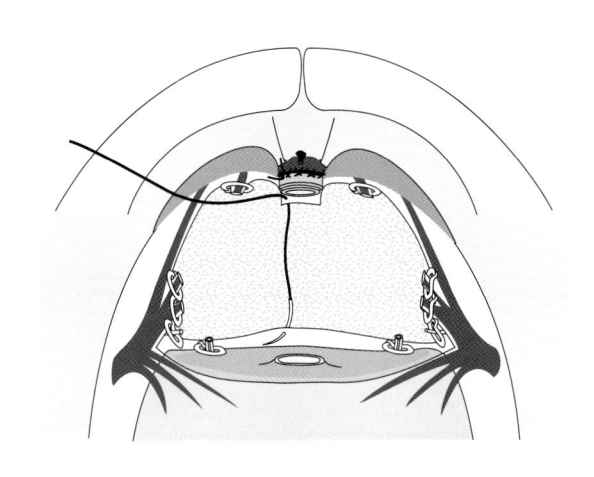

図 1-145 膀胱裏の膜構造に運針する(左).

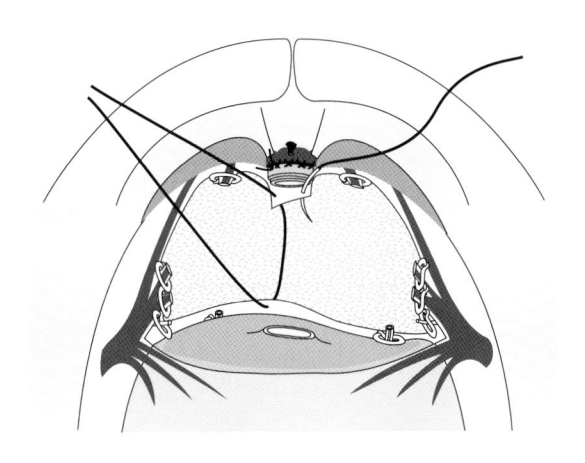

図 1-146 尿道裏の組織に運針する(右).

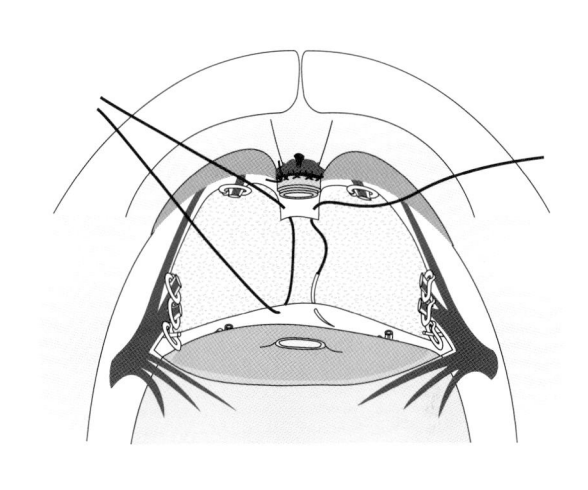

図 1-147 膀胱裏の膜構造に運針する(右).

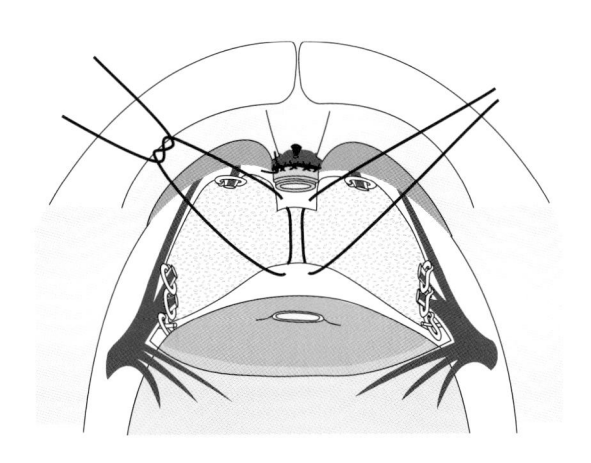

図 1-148 糸を結紮して膜構造同士を寄せる.

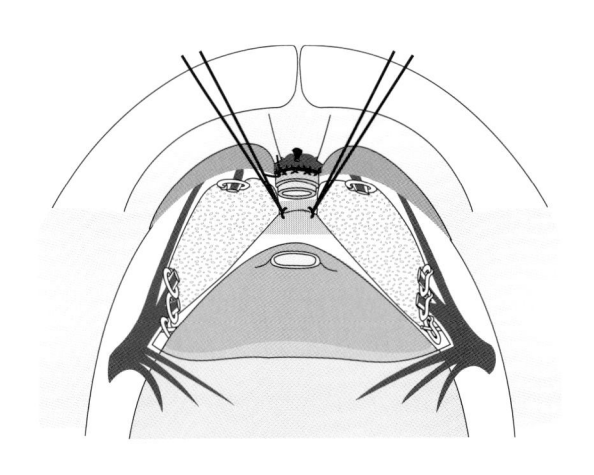

図 1-149 尿道裏の層構造が回復する.

2

ダ・ヴィンチを用いた
ロボット支援前立腺全摘術

Robot-assisted radical prostatectomy

　本章は吉岡邦彦先生（東京医科大学教授・泌尿器科，ロボット手術支援センター）からご提供いただいた手術の動画をもとに描き，吉岡先生とのディスカッションを通して加筆・修正したものです．

　吉岡先生は，諸外国に比較して導入が遅れがちであったロボット支援手術に早い時期から取り組んでこられました．ロボット支援前立腺全摘術の大家であるDr. Patelのもとで十分な研鑽を積んだうえで，地道に症例数を重ねて今日に至っています．先生の努力によりロボット支援前立腺全摘術の健康保険収載が実現したといっても過言ではありません．

　吉岡先生は単に新しい技術を導入するだけではなく，ご自分の手術結果を常に検証し，改善すべき点は改善し，また治療結果の改善につながると思われる手技を積極的に取り入れておられます．いつお会いしても謙虚で物静かですが，よりよい手術を追い求める強い熱意をおもちです．患者さんに最高の手術を提供するためにできる限りのことをし，また妥協しないその姿勢は今回ご紹介した先生の手術手技をみればよくわかると思います．私自身も吉岡先生の手術手技から多くのヒントをいただき，実際に自分の手術に応用しています．

　吉岡先生は研究会，学会，手術指導できわめて忙しい毎日を送られていますが，今回この企画に快く賛同いただき，貴重な時間を割いて細かい点をご指導くださいました．平面でしか描けないイラストには限界がありますが，真のエキスパートである吉岡先生がどのようなイメージをもってどのような手順で手術を進めているかを少しでも読者の皆さんに伝えることができればと思っています．手術手技を超えた外科医の真髄が伝わることを祈っています．

（影山幸雄）

留意点と心構え

- ダ・ヴィンチは多関節アームを採用しているため鉗子の動きは自由度が高い．これにより縫合操作を自分の手に近い感覚で自然に行うことができる．腹腔鏡下前立腺全摘術の場合に最も難易度が高い膀胱-尿道吻合も比較的容易に行える．
- 一方，触覚がないという他の手術にはない欠点を抱えている．このため不用意な鉗子操作を行うと想定外の強い力が加わり，臓器・組織を損傷してしまう危険性がある．この欠点を補うためにはビデオなどを用いたイメージトレーニングを十分に行い，視覚情報からどれくらいの距離を牽引しているか，どの程度の牽引力がかかっているかを把握できるようにしておく必要がある．
- 触覚が使えないため剝離操作も基本的に視覚情報のみに頼って行うことになる．このため目的とする臓器，構造物のアウトライン，位置関係をあらかじめ頭の中にイメージしておき，剝離の指標となる構造を見逃さないようにする必要がある．
- ダ・ヴィンチを用いたロボット支援手術において，繊細な鉗子の動きを生かすためには最適な拡大率を設定しなければならない．拡大率が適切でないと細かい操作が困難となる場合がある．良好な拡大率は術者が考えるよりも大きい場合が多い．また理想的な拡大率は術者によって異なるため，試行錯誤で自分にあった拡大率がどの程度であるか把握しておく必要がある．
- 前立腺を摘出する手順は他の手術とほとんど変わりがないが，他の手術にはない上記の特徴により，時として剝離面を誤ったり，操作が困難となったりする場合も少なくない．まずはロボット支援手術に習熟した術者の手術手技を真似て，それを十分身につけたうえで自分なりの応用を加えていくのが安全であると思われる．
- 気腹下の手術に共通することであるが，腹腔内の圧上昇は全身の循環動態に少なからず影響を及ぼす．したがって麻酔科医との十分な連携が必須であり，手術中は進行状況について情報を十分に共有できるように配慮する必要がある．特に気腹圧を変更したり，気腹を解除したりする場合は，循環動態の変化に対応できるように十分な準備をしておく必要がある．
- 最後に，ロボット支援前立腺全摘術の平均的な成績を示す（表2-1）．

表2-1　平均的な成績

- 平均的手術時間（コンソール時間）：2時間15分
- 平均的出血量：200 mL
- 飲水開始：1 POD
- 食事開始：2 POD
- カテーテル抜去：6 POD（造影下）
- 退院：10 POD

（吉岡邦彦）

準備

図2-1 体位，機器の配置，スタッフの位置
脚はレビテーターを用いて開脚位とし，ダ・ヴィンチ本体が入る脚の間に70cm以上の間隔をとる．離被架は機器との干渉を避けるため，あごの高さに設置する．両肩にスポンジを置いて保護するが肩が圧迫されないように留意する（神経麻痺の防止のため）．頭低位とするため患者が滑り落ちないようにベッドの頭側に側板を設置する．腕と胸はスポンジなどで保護する．なお術前腸管準備はニフレック®のみである．筋弛緩が不十分だと鉗子の動きが悪くなる場合がある．短時間作用型の筋弛緩薬（エスラックス®など）を持続静注し，1時間おきにボーラスで静注するのも1つの方法である．

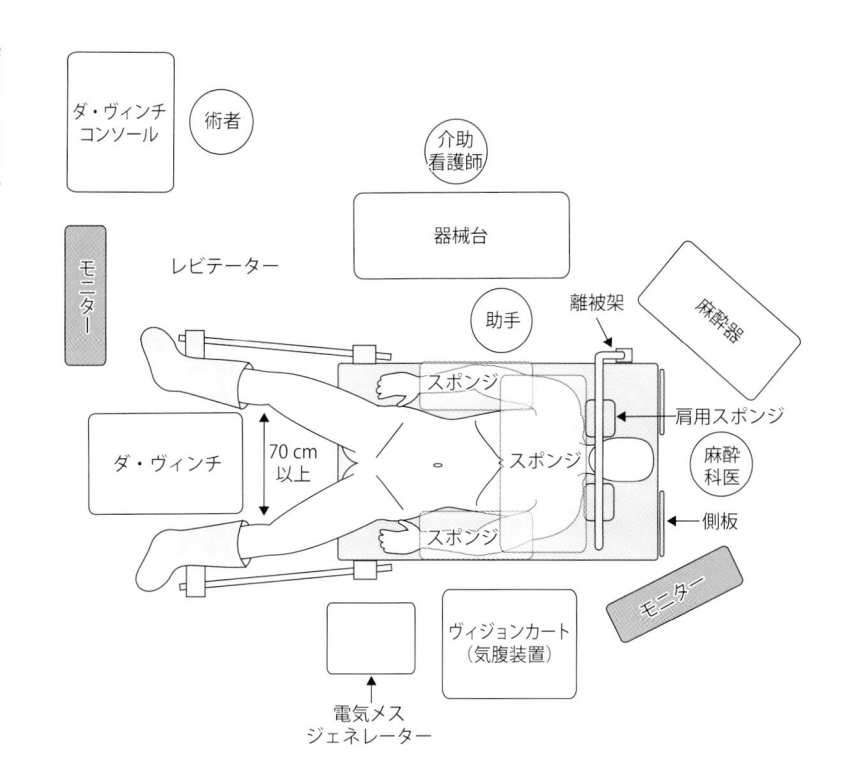

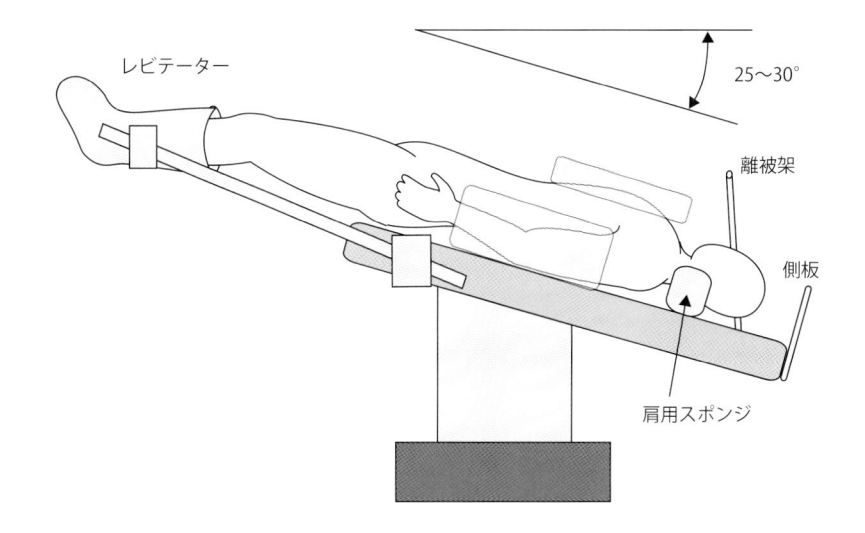

図2-2 横からみた体位 25〜30°の頭低位とする．身体はほぼ水平とする．滑落防止のためマジックベッドなどを使用し，ベッドの頭側に側板を設置する．離被架は機器との干渉を避けるためあごの高さに設置する．両肩にスポンジを置いて保護するが肩が圧迫されないように留意する（神経麻痺の防止のため）．腕と胸はスポンジなどで保護する．

図2-3 ダ・ヴィンチコンソールのフットペダルの配置 右側に凝固・切開の操作ペダル．左にはカメラと鉗子の操作ペダルが並び，中央に画像の焦点調節用ペダルが設置されている．clutchは，working armの選択，鉗子・手の位置の変更に使用する．このほか，左手脇に五段階のデジタルズームボタンが設置されているが，ほとんど使うことはない．なおデジタルズームは術者の手の動きでも調節可能である．

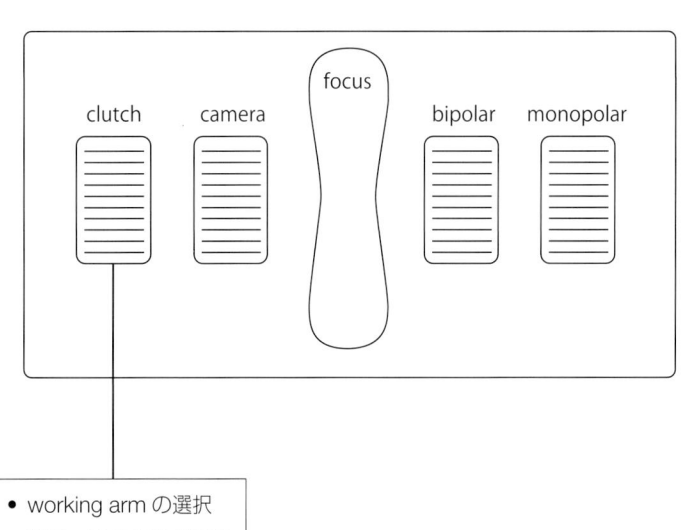

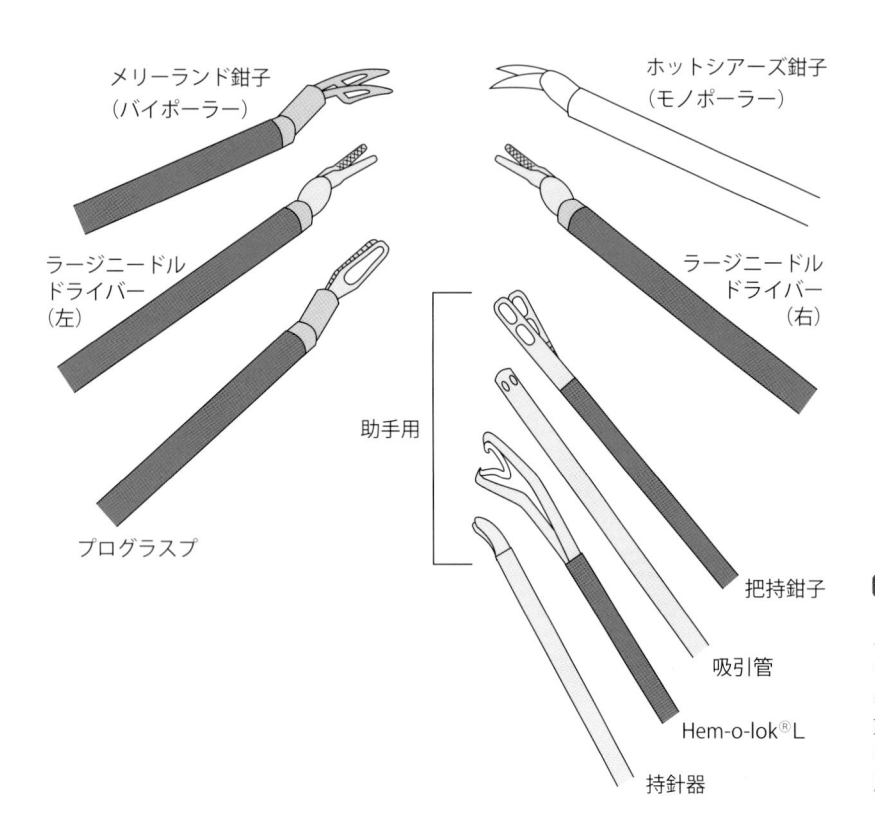

図2-4 使用する鉗子類 剝離操作はメリーランド，ホットシアーズを用いて行う．縫合操作はラージニードルドライバーを用いる．組織牽引用にはプログラスプ使用する．助手は患者の右サイドに設置されたポートを用い，組織の把持（把持鉗子），吸引（吸引管），Hem-o-lok®による止血（Hem-o-lok®L）を担当して術者をサポートする．神経温存の場合はHem-o-lok®MLを用いる場合がある．

ポートの設置

図 2-5 ポートの位置　臍上にカメラポート（12 mm）を置き，臍の高さで 8 cm 間隔で左右対称に助手用ポート（12 mm）とダ・ヴィンチポート（8 mm）を 4 か所に置く．さらにカメラポートの右側でカメラポートから約 2 cm 頭側でカメラポートと右のダ・ヴィンチポートの中間（恥骨結節に向かう線上）に吸引ポート（5 mm）を 1 か所設置する．

● カメラポート（12 mm）
● ダ・ヴィンチポート（8 mm）
● 助手用ポート（12 mm）
● 吸引ポート（5 mm）

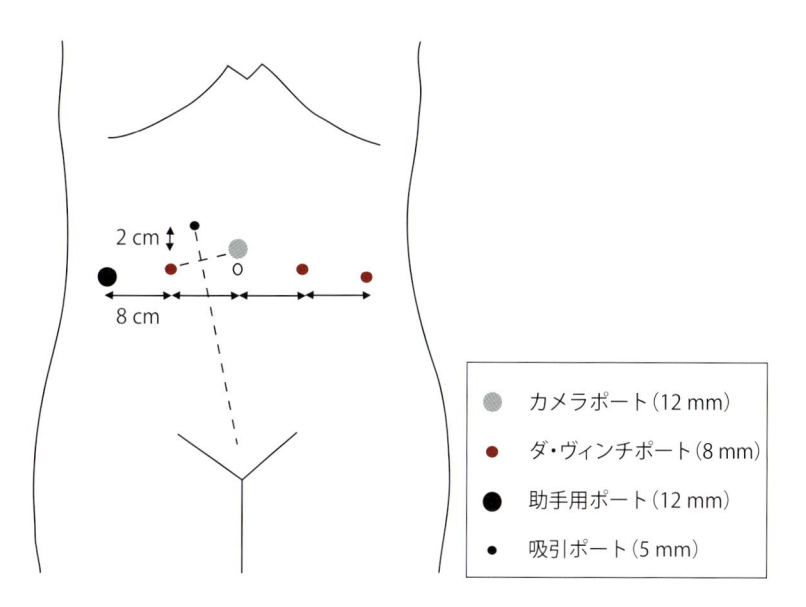

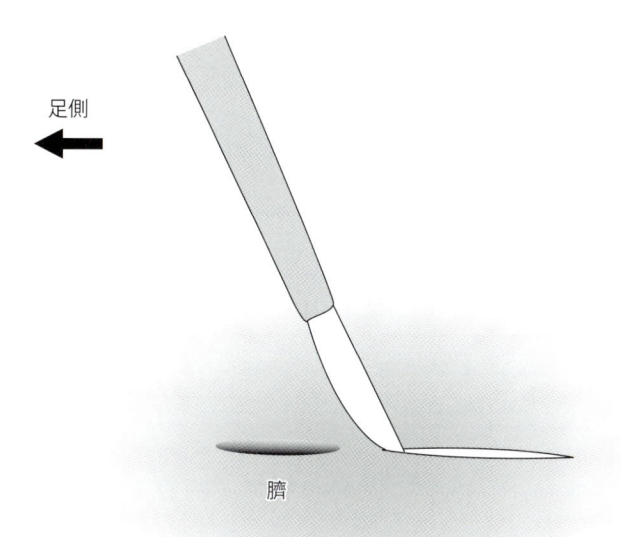

図 2-6 臍上に小さな縦切開を置く．

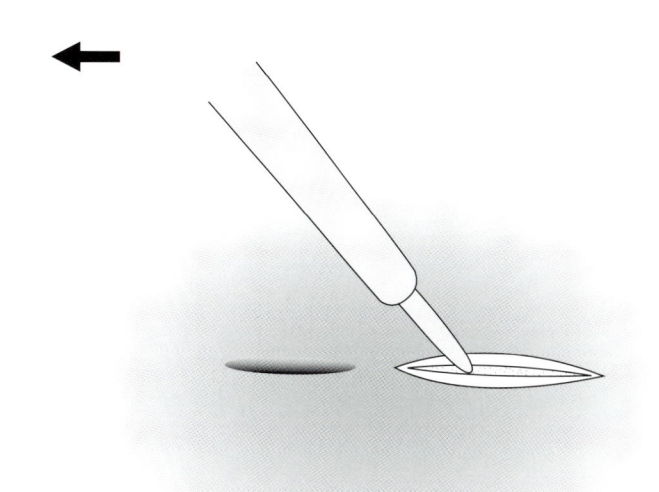

図 2-7 皮下脂肪組織を露出させる．

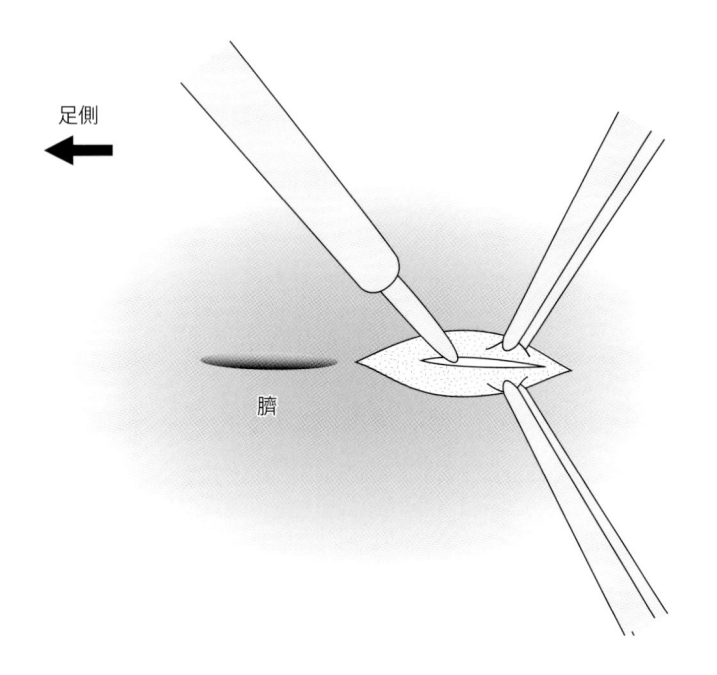

48　第2章　ダ・ヴィンチを用いたロボット支援前立腺全摘術

足側

臍

図2-8 浅腹筋膜（皮下組織が厚く筋膜状になった部分）を切開し，腹直筋膜を露出する．

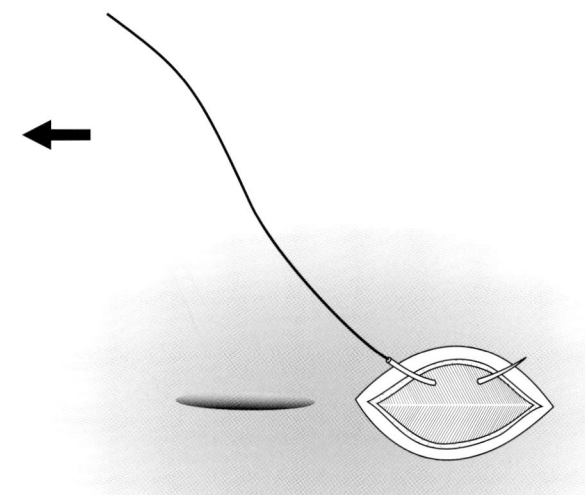

図2-9 腹直筋膜に牽引糸として吸収性縫合糸〔2-0 Vicryl™（強彎）〕をかける（右）．

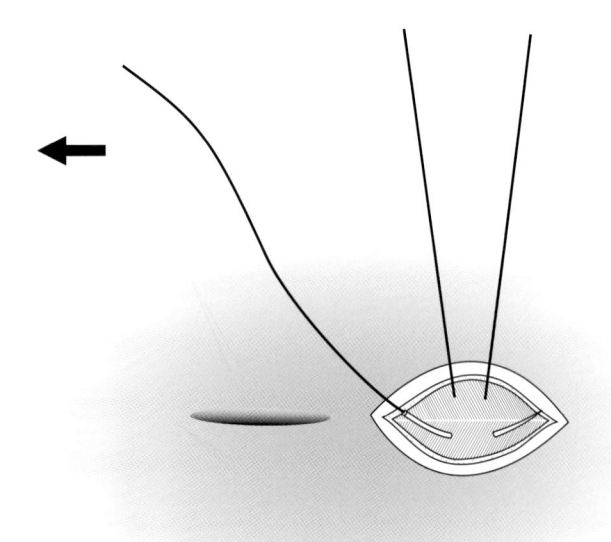

図2-10 腹直筋膜に牽引糸として吸収性縫合糸〔2-0 Vicryl（強彎）〕をかける（左）．

ポートの設置　49

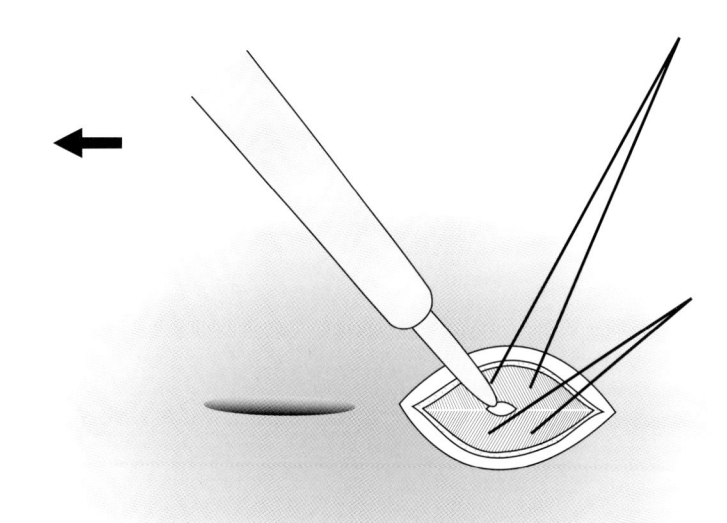

図 2-11 腹直筋膜を正中(白線上)で小さく切開する.

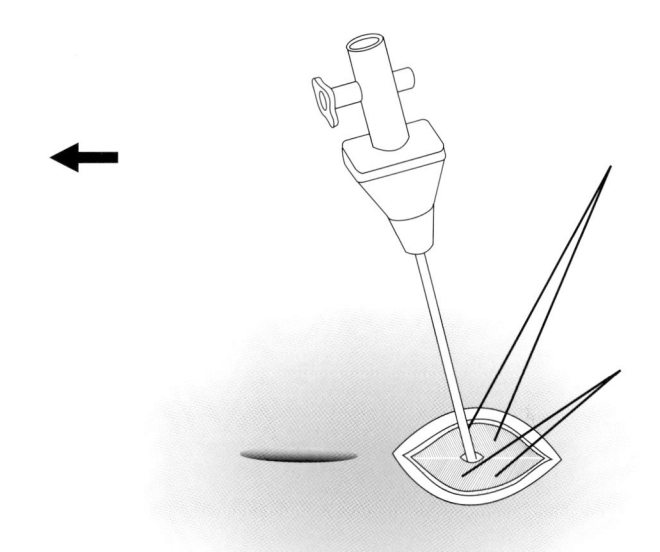

図 2-12 筋膜の切開部から気腹針(veress needle)を挿入する.

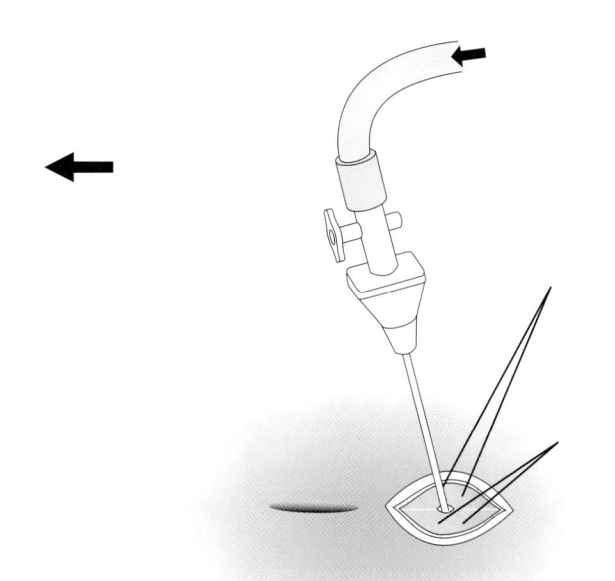

図 2-13 炭酸ガスを注入し, 十分に気腹する(気腹圧 12 mmHg).

足側
臍

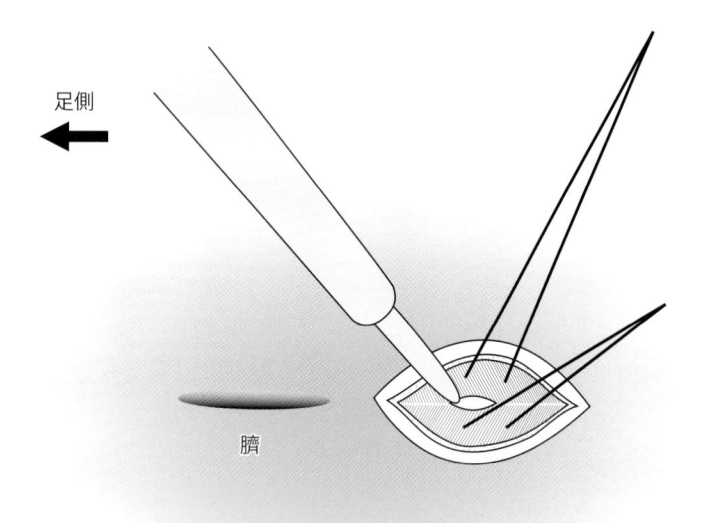

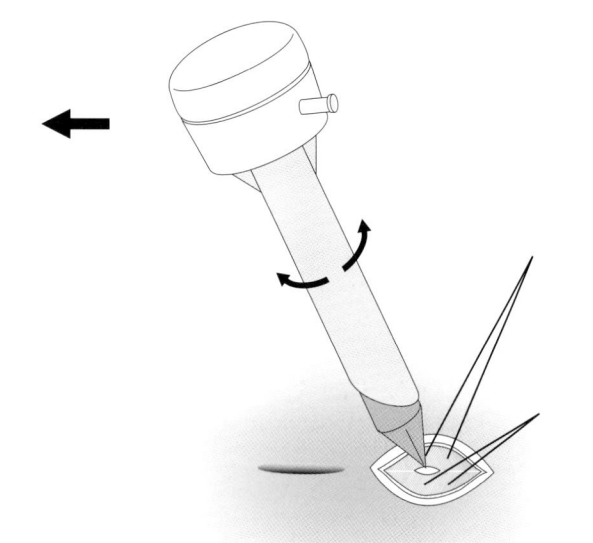

図 2-14 気腹針を抜去し，筋膜の切開を延長する．

図 2-15 カメラポートを回転させながら腹腔内へと進める．

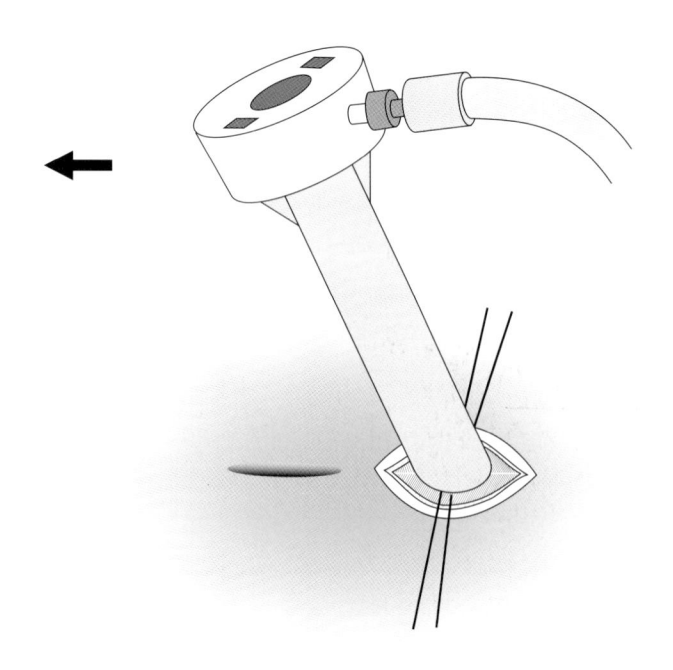

図 2-16 炭酸ガスのチューブを取りつける．他のポートはカメラで観察しながら同様の手順で順次挿入する．

骨盤後腹膜腔の展開

図 2-17 腹腔内からみた骨盤の様子　気腹圧 12 mmHg で手術開始．腹腔内を観察する．ヒダ状の構造を呈する側臍靭帯の走行部を確認する．癒着があれば必要に応じて剥離する．

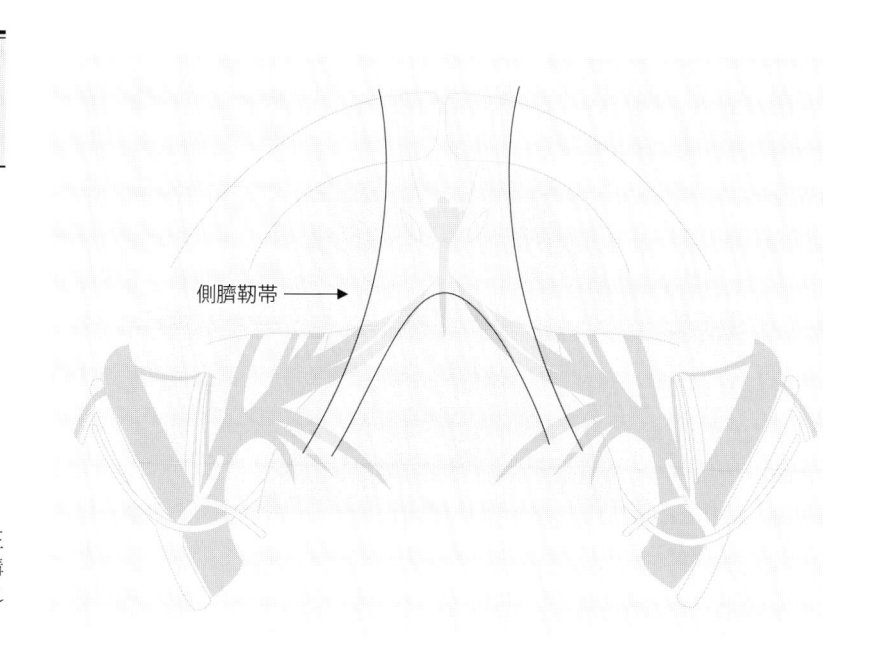

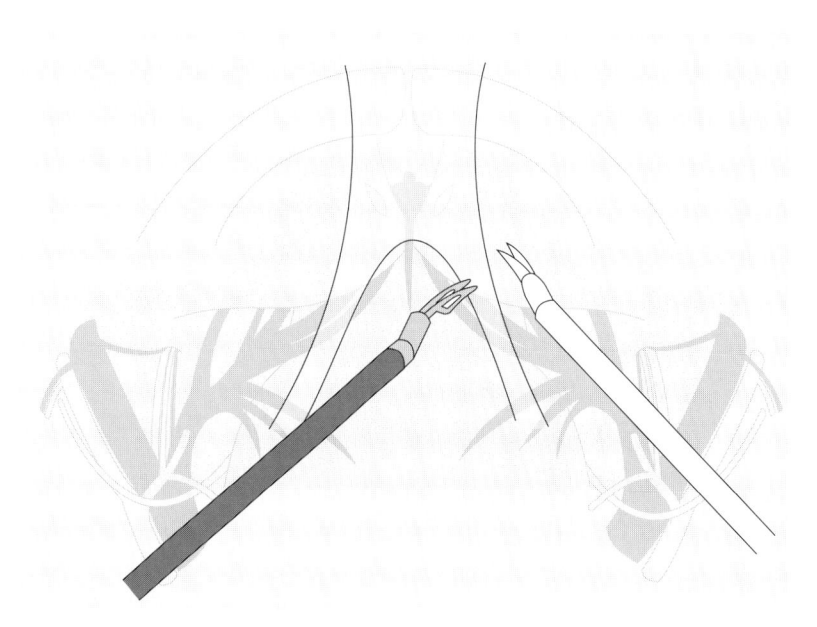

側臍靭帯

図 2-18 ヒダ状の部分の外側（右）で腹膜の切開を開始する．

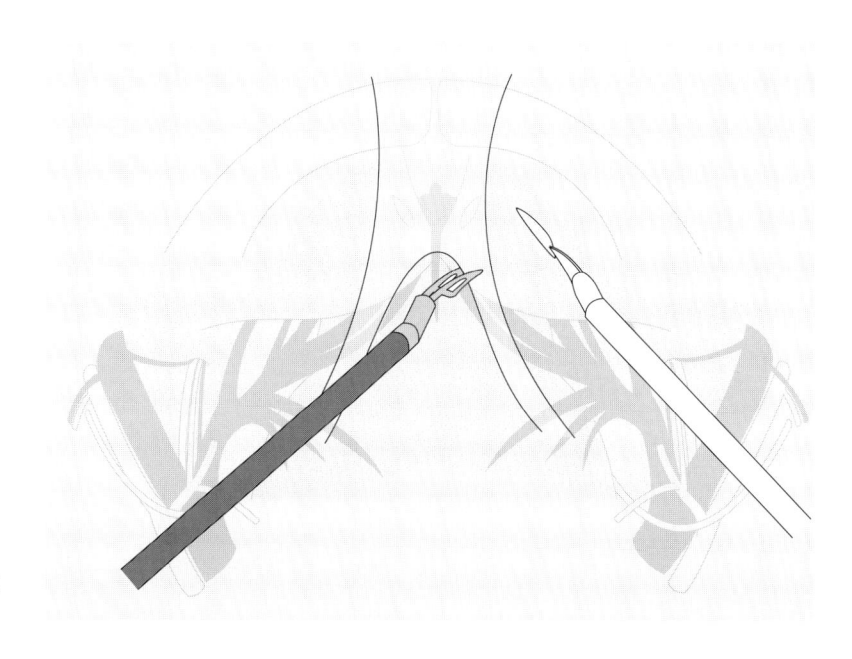

図 2-19 メリーランドにより腹膜を牽引しながら腹膜を切開する．

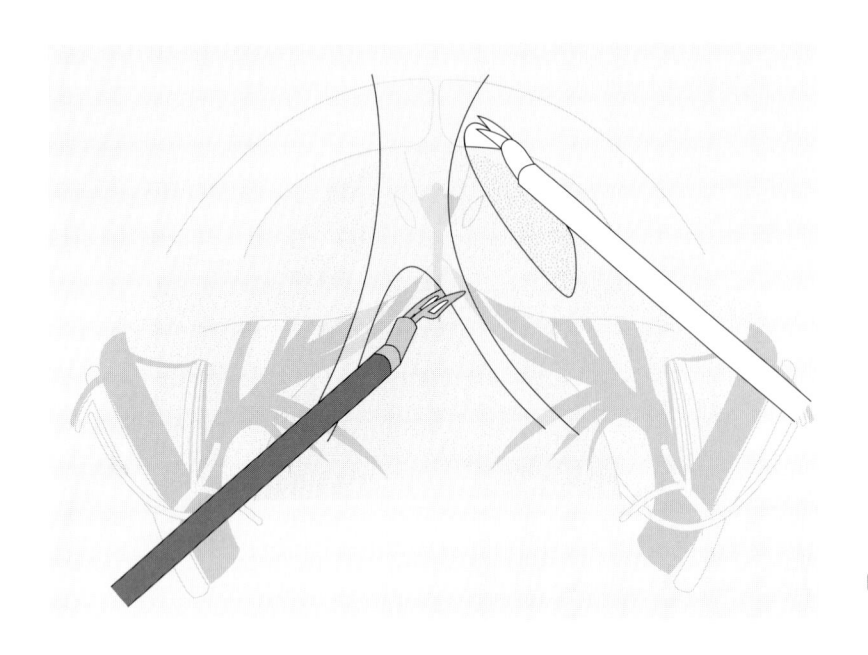

図 2-20 機械的・電気的な切開を併用して切開を延長する．

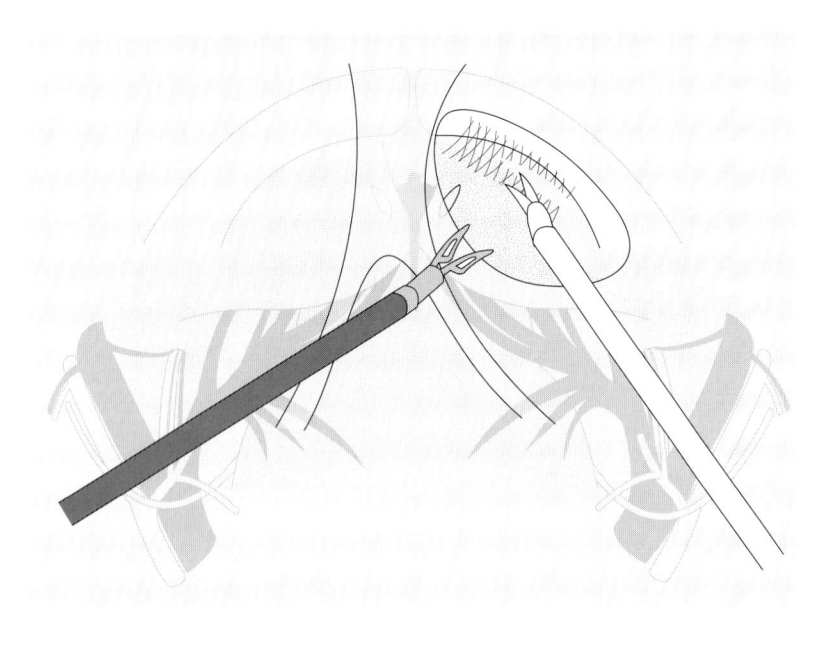

図 2-21 トラクションをかけながら腹膜下の疎な結合組織を切開する．泡状の組織をホットシアーズを用い機械的・電気的になでるように切開する．

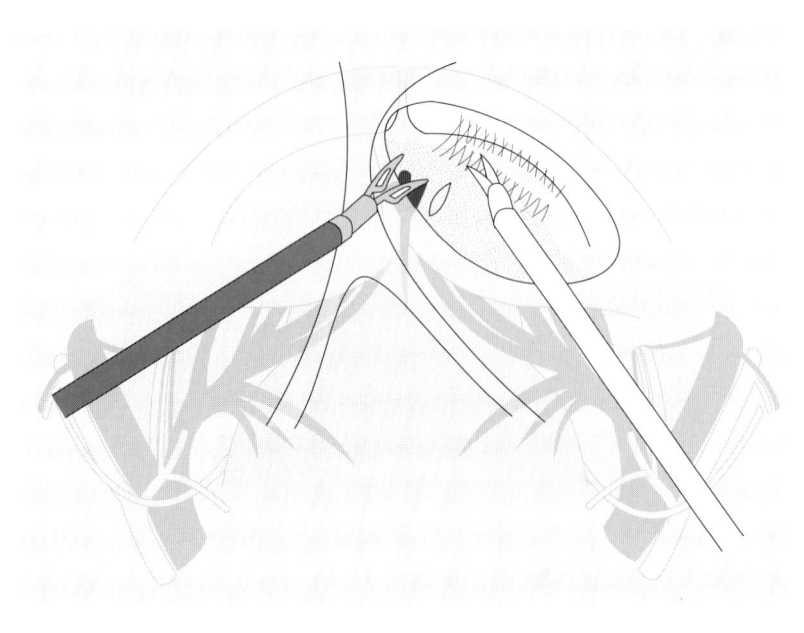

図 2-22 恥骨結合の対側まで十分に剥離しておくと，その後の剥離操作が容易となる．

骨盤後腹膜腔の展開　53

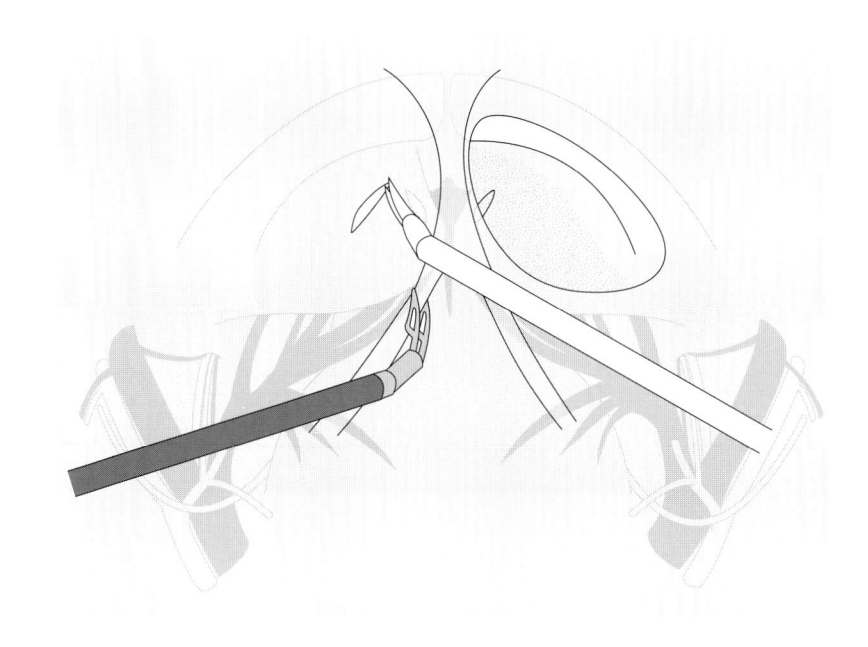

[図2-23] 反対側(左)で腹膜を切開する．

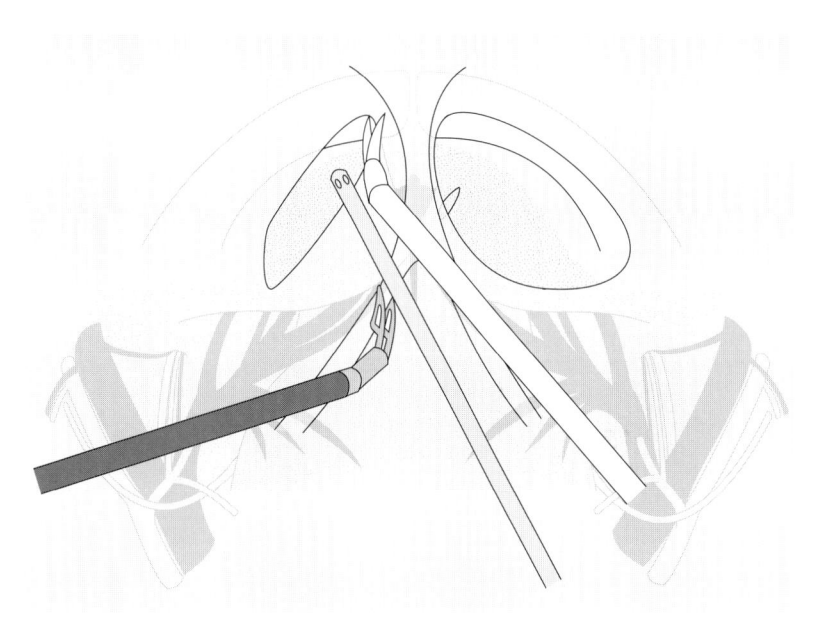

[図2-24] 腹膜の切開を延長する．

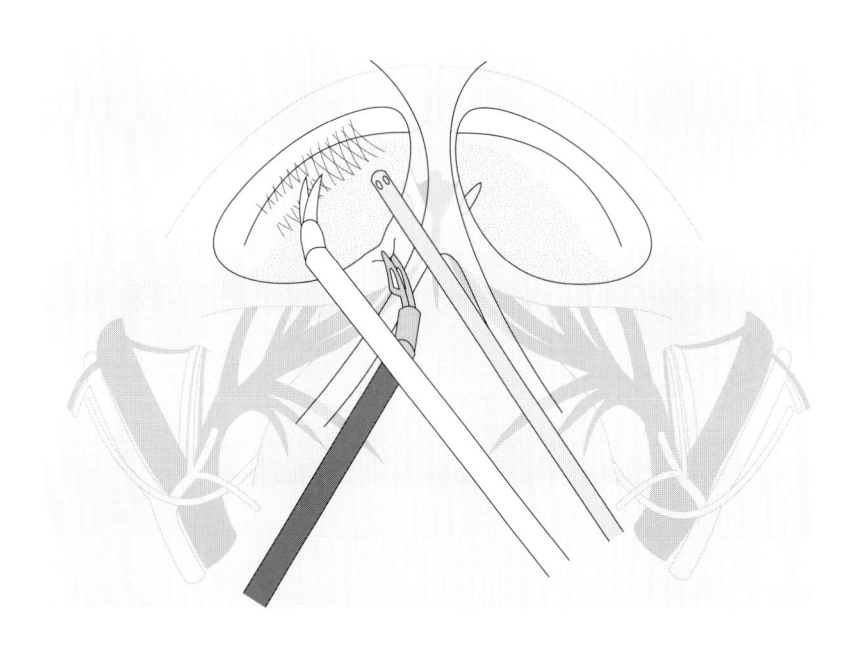

[図2-25] 右と同様にトラクションをかけて疎な結合組織を切開する．

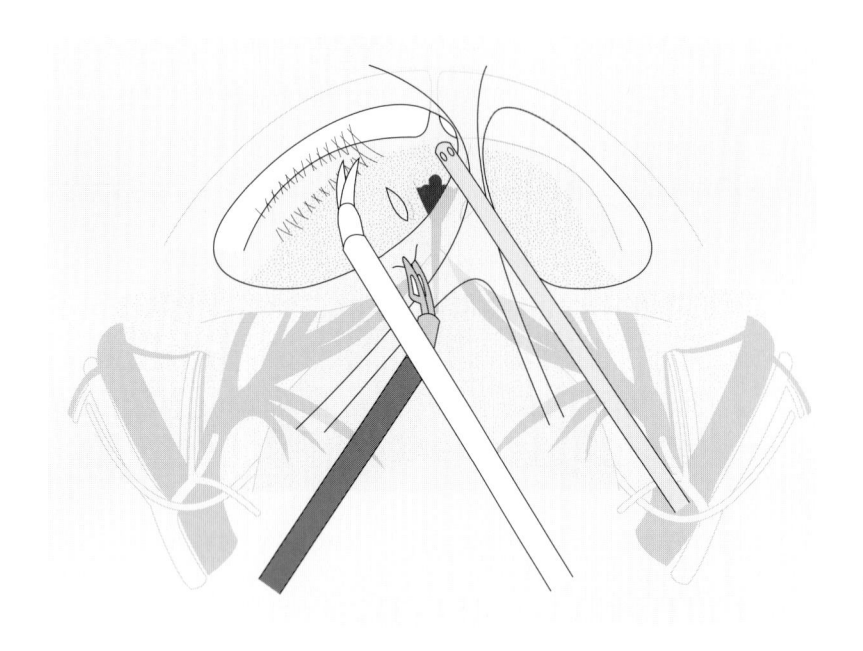

図2-26 左も恥骨結合の対側に向けて十分に剝離しておくと，その後の剝離操作が容易となる．

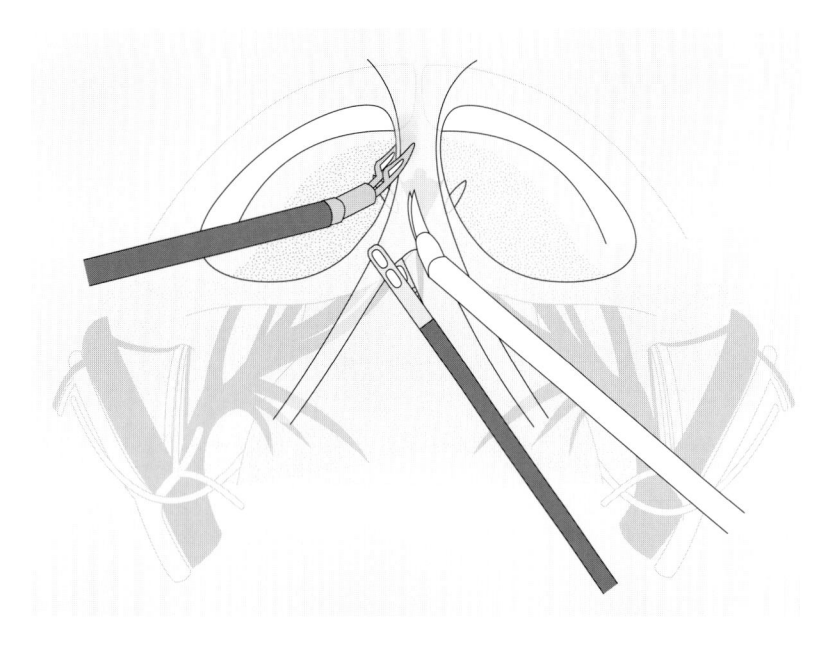

図2-27 側臍靱帯(左)をメリーランド(バイポーラー)で凝固する．

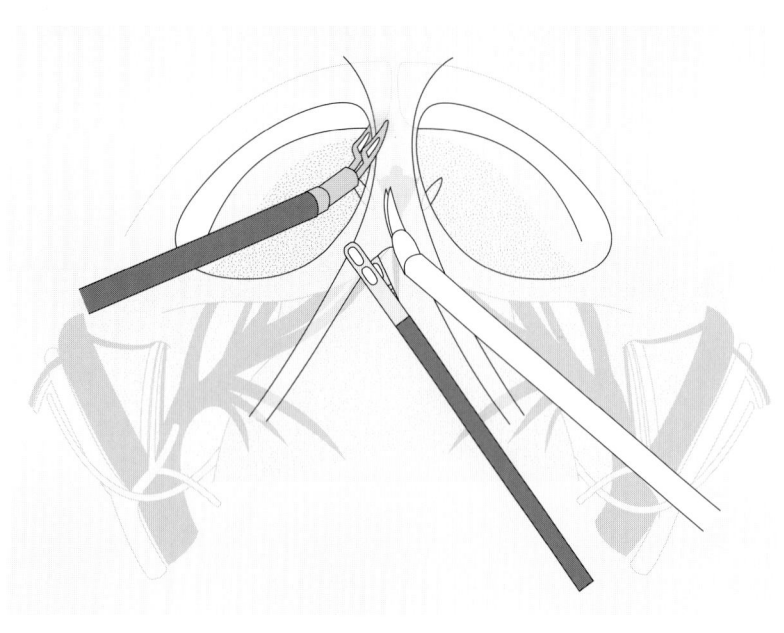

図2-28 必要に応じて側臍靱帯の凝固を繰り返す．

骨盤後腹膜腔の展開 55

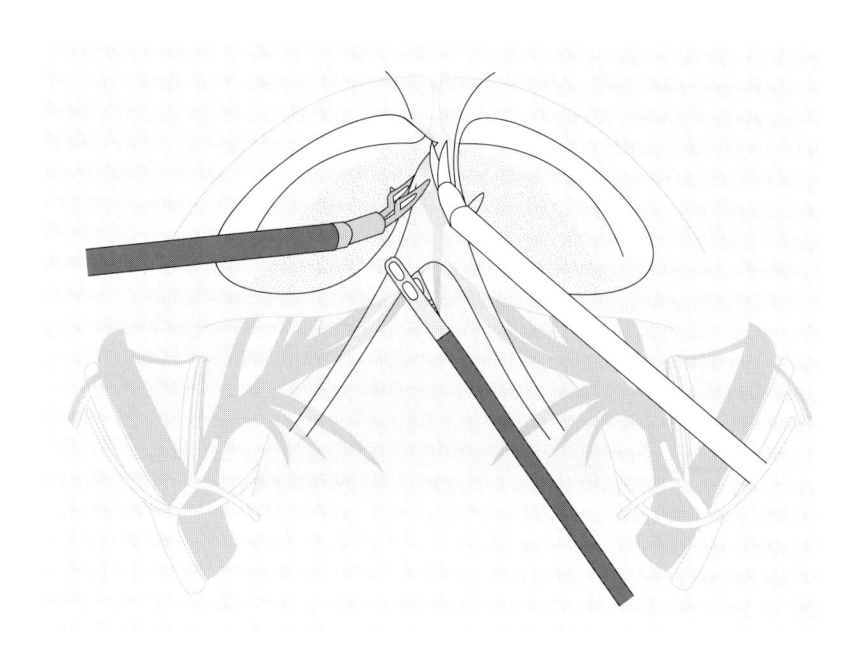

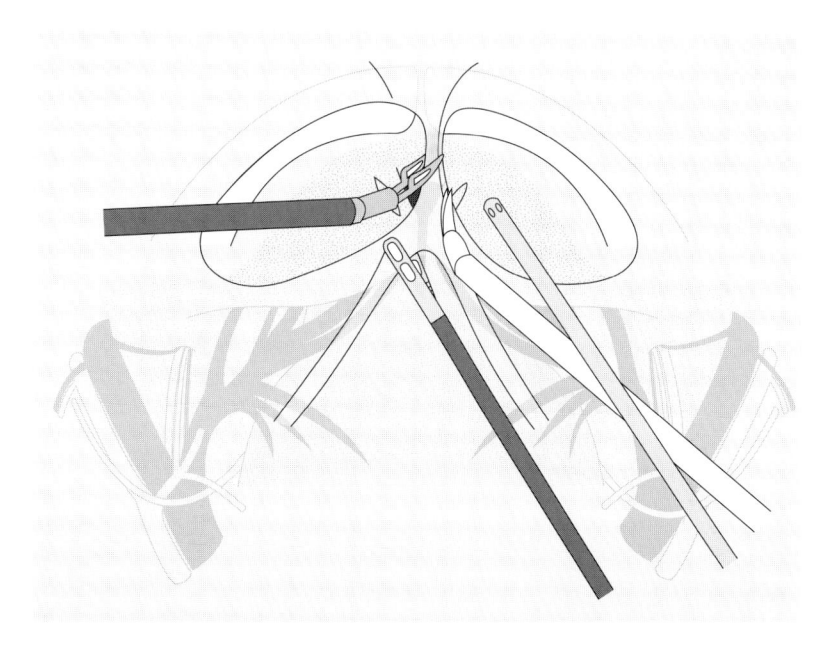

図 2-29 凝固した部分を切開する．

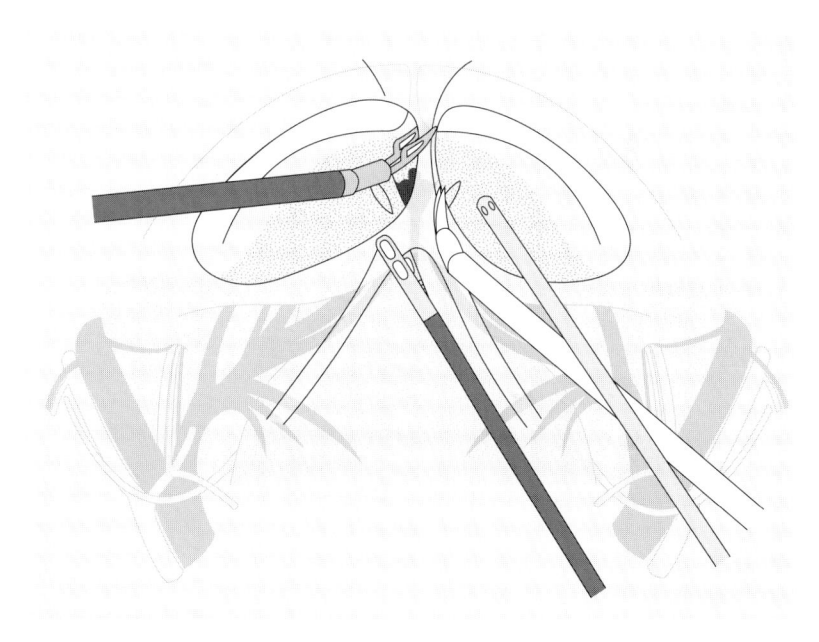

図 2-30 側臍靭帯を凝固する（右）．

図 2-31 必要に応じて側臍靭帯の凝固を繰り返す．

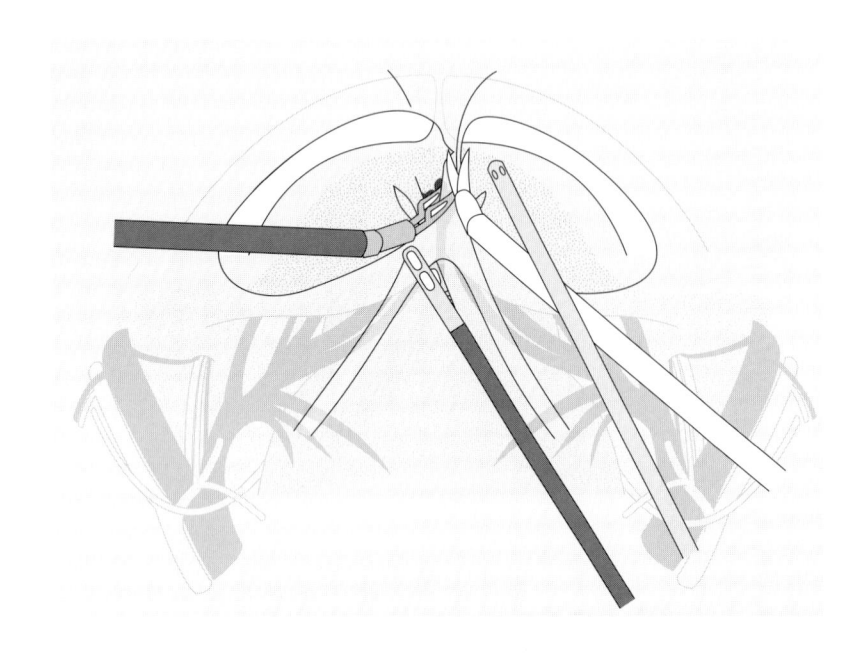

図 2-32 凝固した部分を切開する．

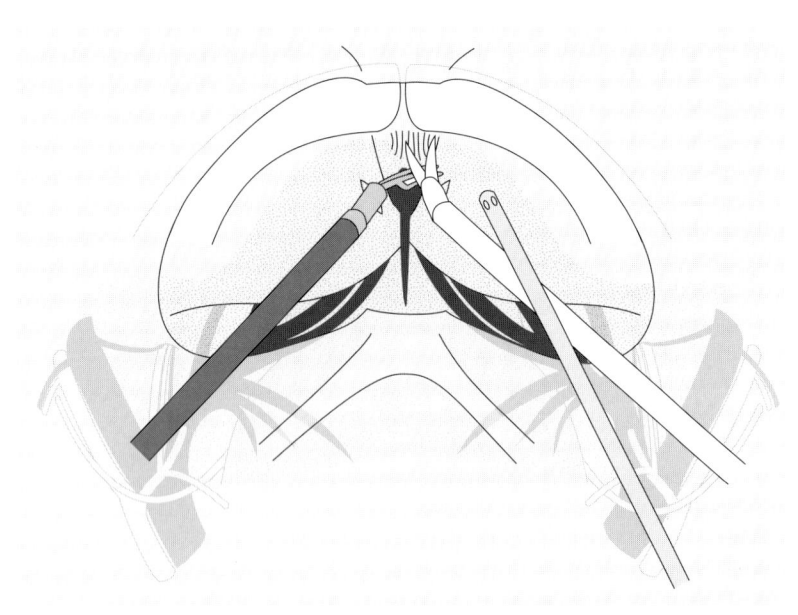

図 2-33 前立腺を下に押さえながら，恥骨-前立腺間の疎な結合組織をホットシアーズ（モノポーラー）で凝固しながら切開する．

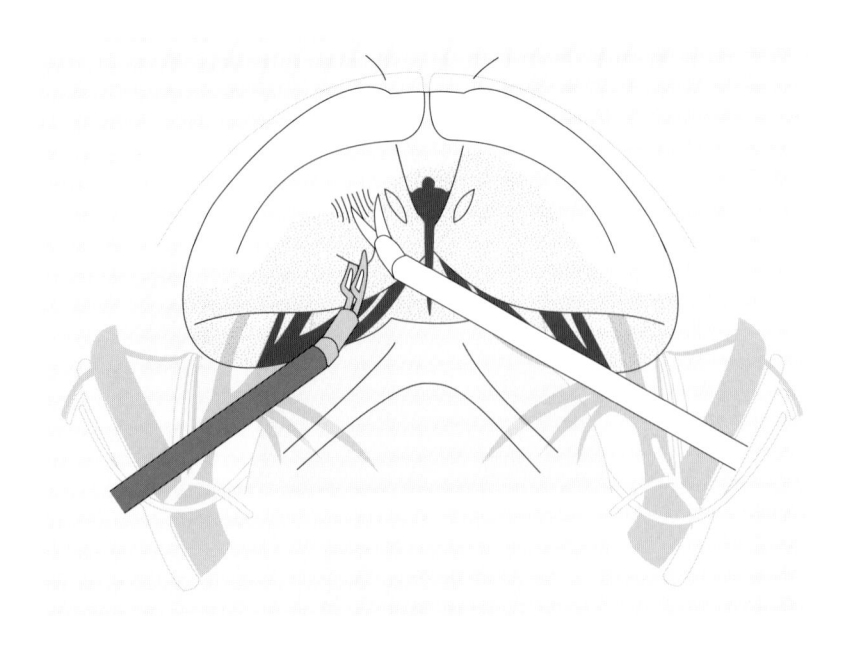

図 2-34 内骨盤筋膜表面を覆う脂肪組織を剝離する（左）．

骨盤後腹膜腔の展開 57

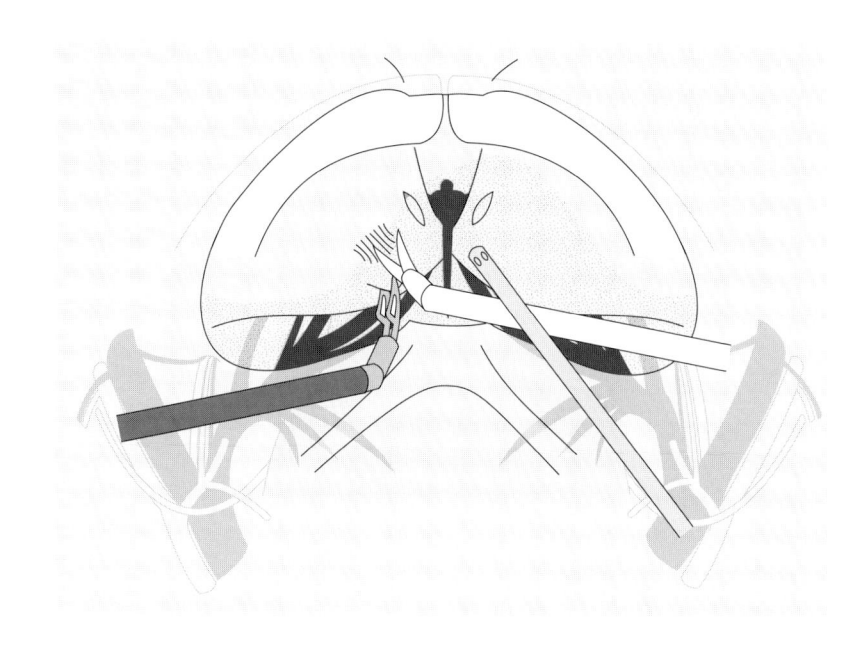

図 2-35 脂肪組織を手前に剝離する.

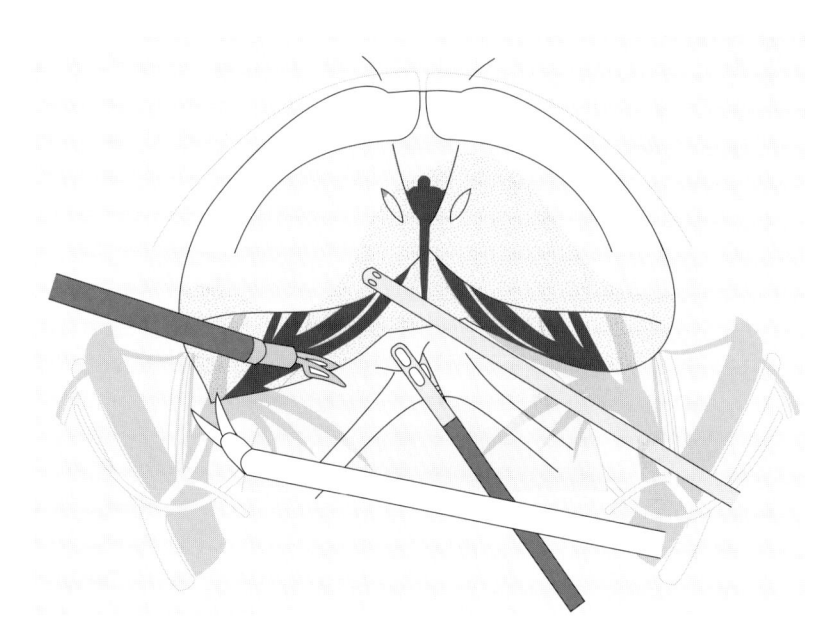

図 2-36 腹膜の切開を手前へ(精管の走行部まで)延長する.

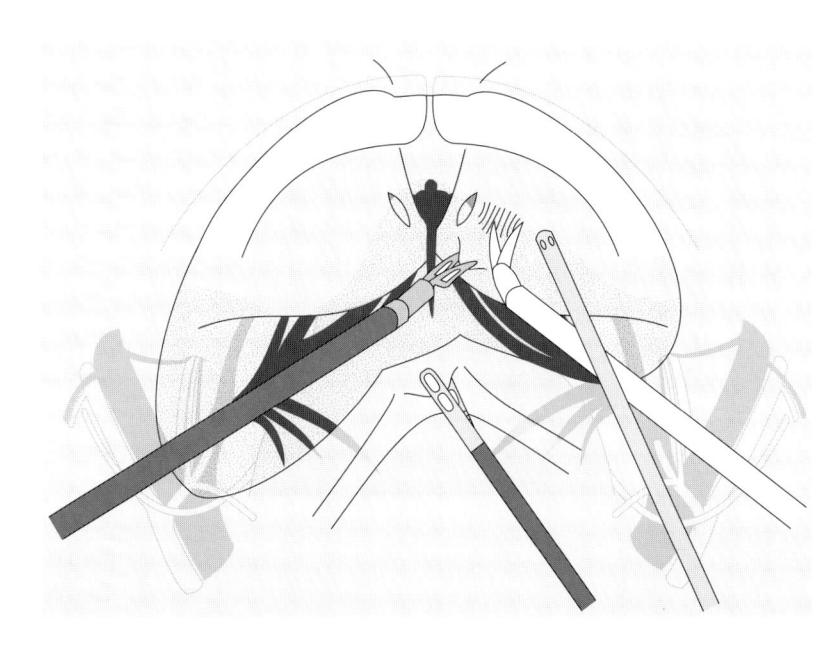

図 2-37 内骨盤筋膜表面を覆う脂肪組織を剝離する(右).

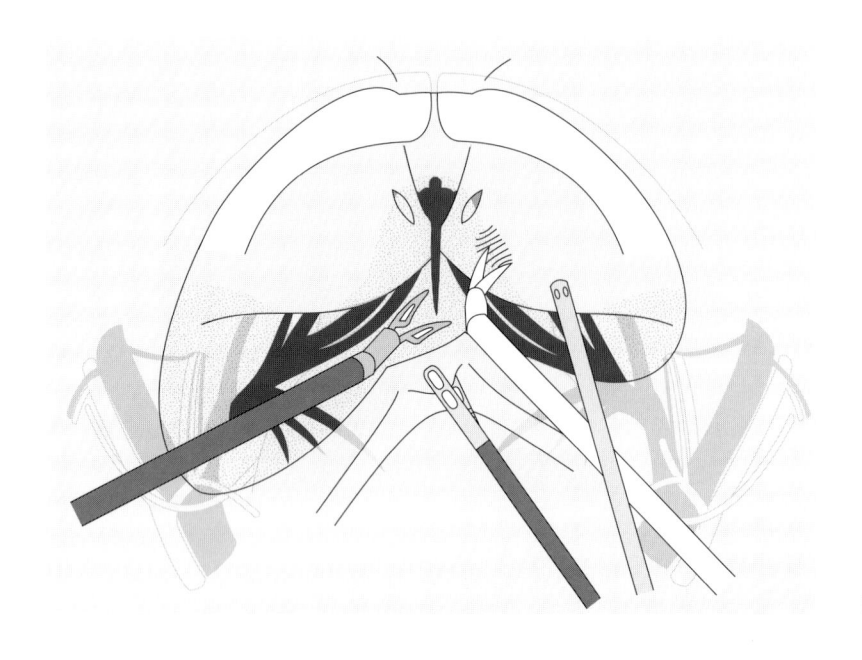

図 2-38 脂肪組織を手前に剝離する．

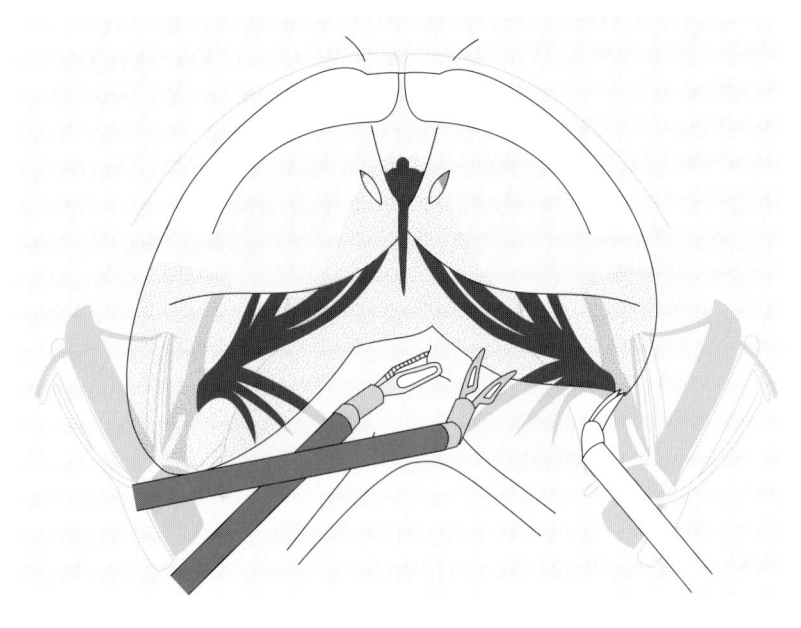

図 2-39 腹膜の切開を手前へ（精管の走行部まで）延長する．

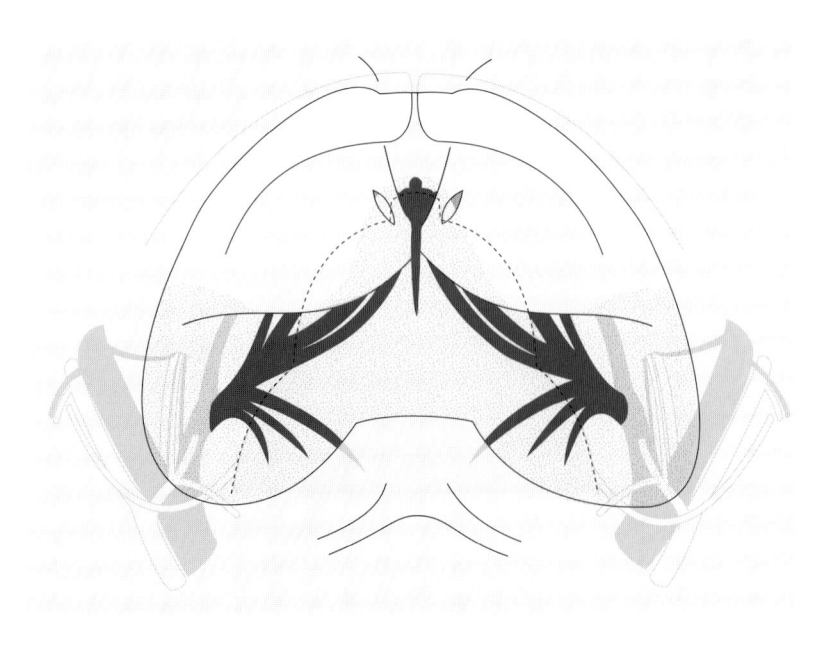

図 2-40 前立腺表面の展開が終了．逆U字状の腹膜切開で精管の方向に向けて剝離することで，前立腺前面が十分露出される．膀胱-前立腺の大まかなアウトラインを想定する．膀胱頸部がよくみえるように展開することが重要である．

骨盤後腹膜腔の展開　59

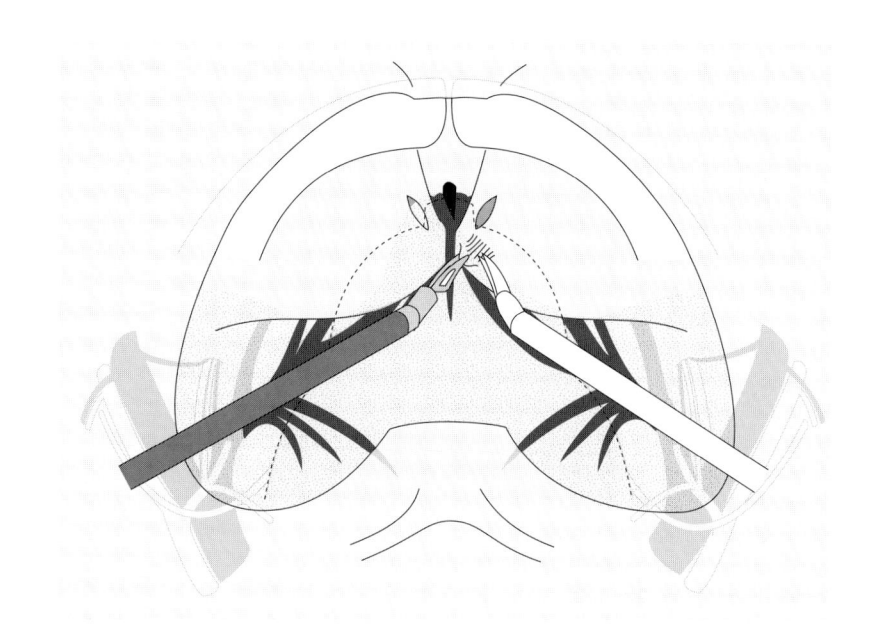

図 2-41　浅中心静脈周囲(右)を剝離する．

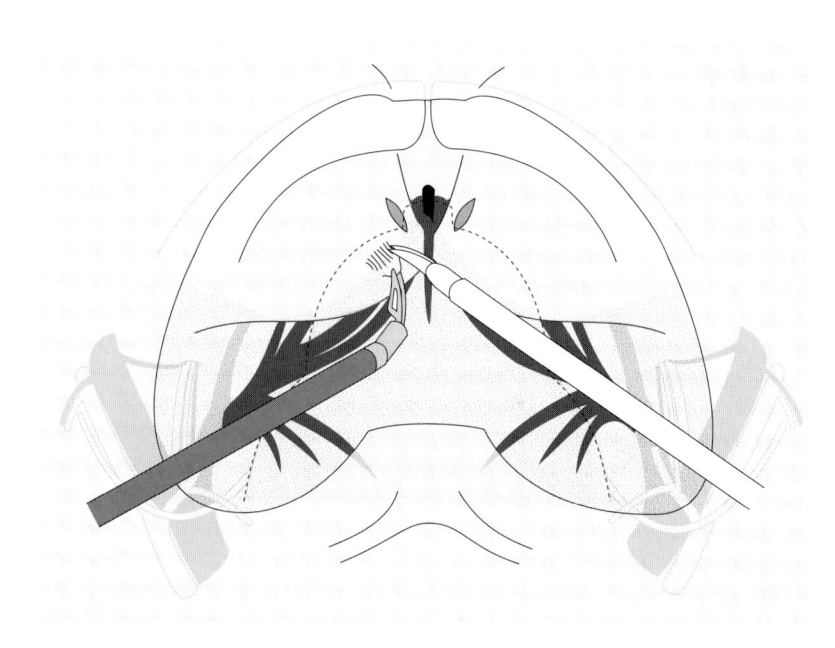

図 2-42　浅中心静脈周囲(左)を剝離する．

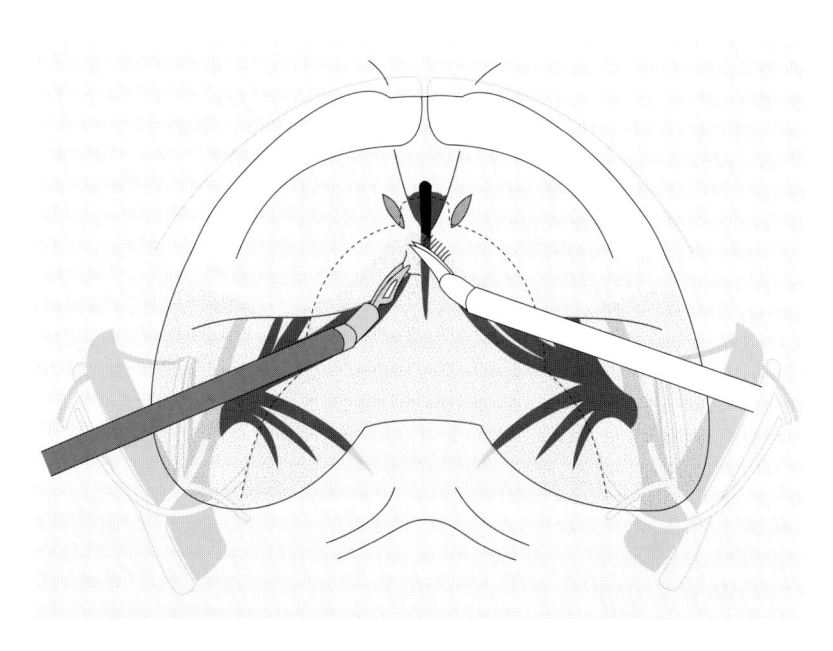

図 2-43　浅中心静脈周囲を露出させるように剝離(右)を進める．

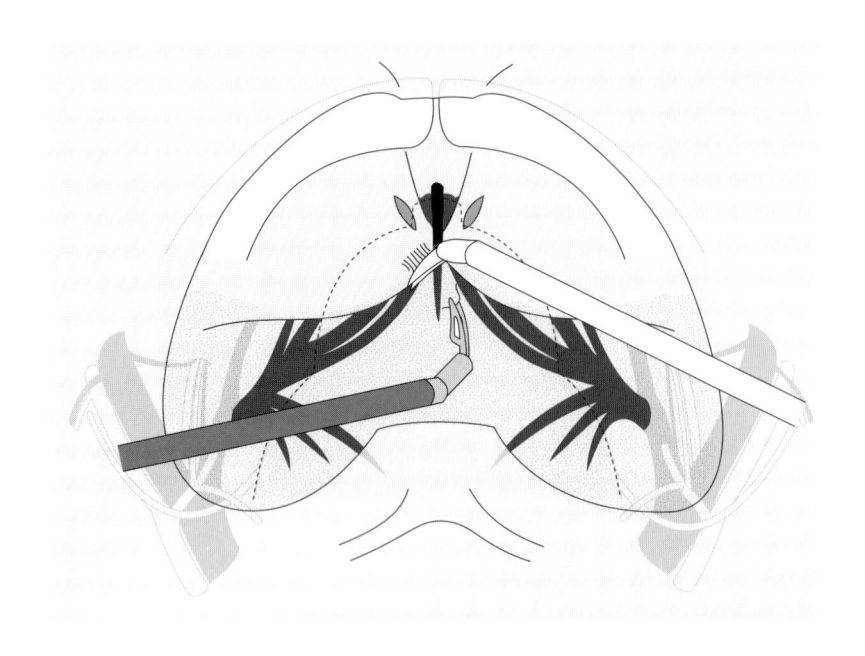

図 2-44 浅中心静脈周囲を露出させるように剝離(左)を進める.

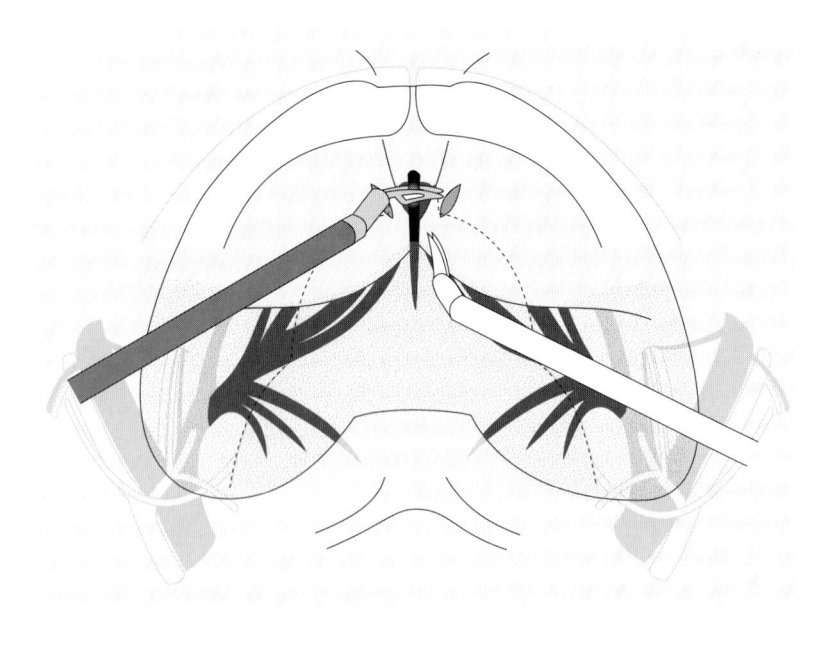

図 2-45 浅中心静脈をメリーランド(バイポーラー)で凝固する.

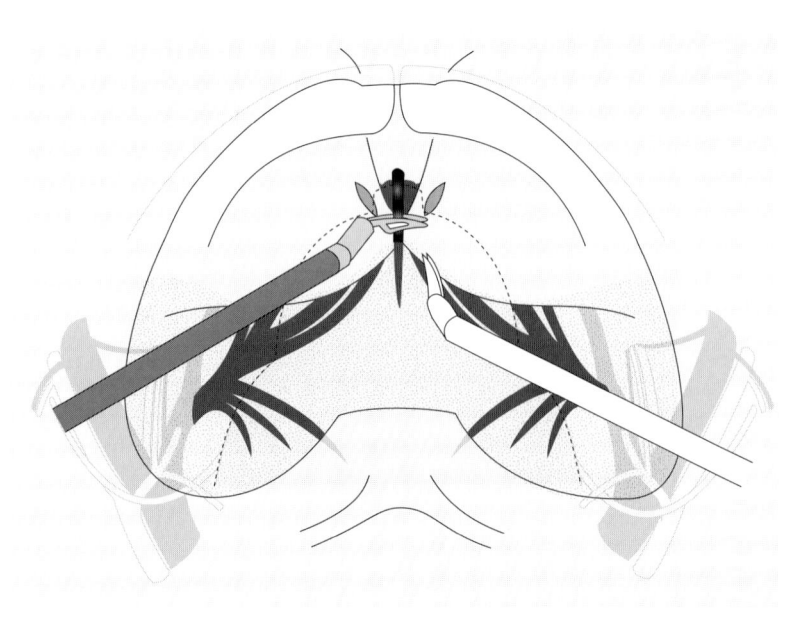

図 2-46 浅中心静脈の凝固を繰り返す.

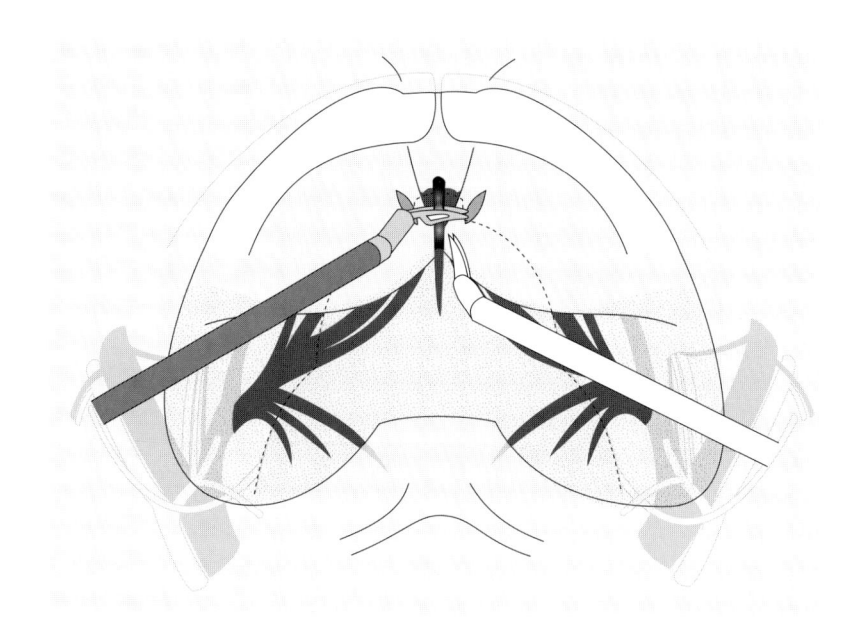

図 2-47 つづき

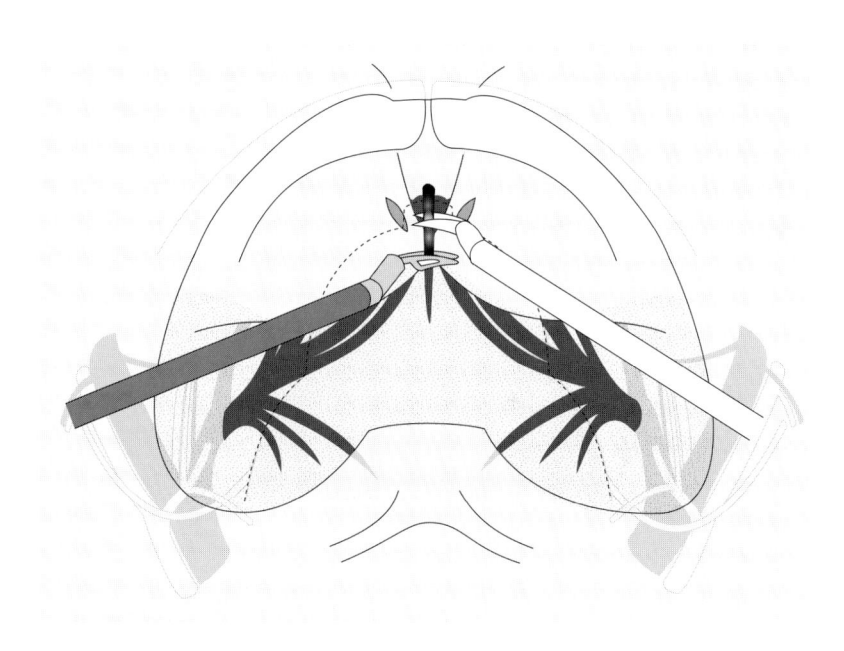

図 2-48 凝固した浅中心静脈周囲を切断する．

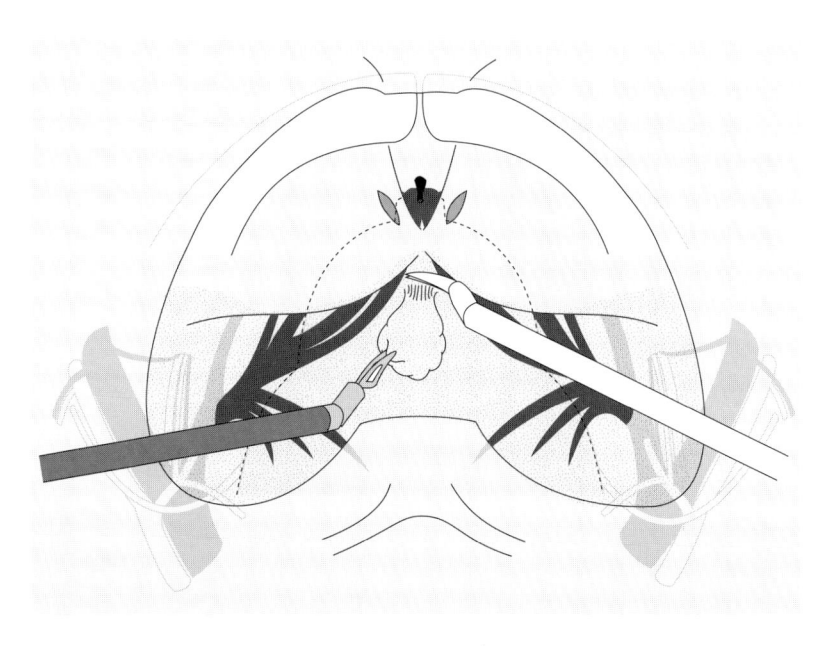

図 2-49 前立腺前面を覆う脂肪組織を剥離する．

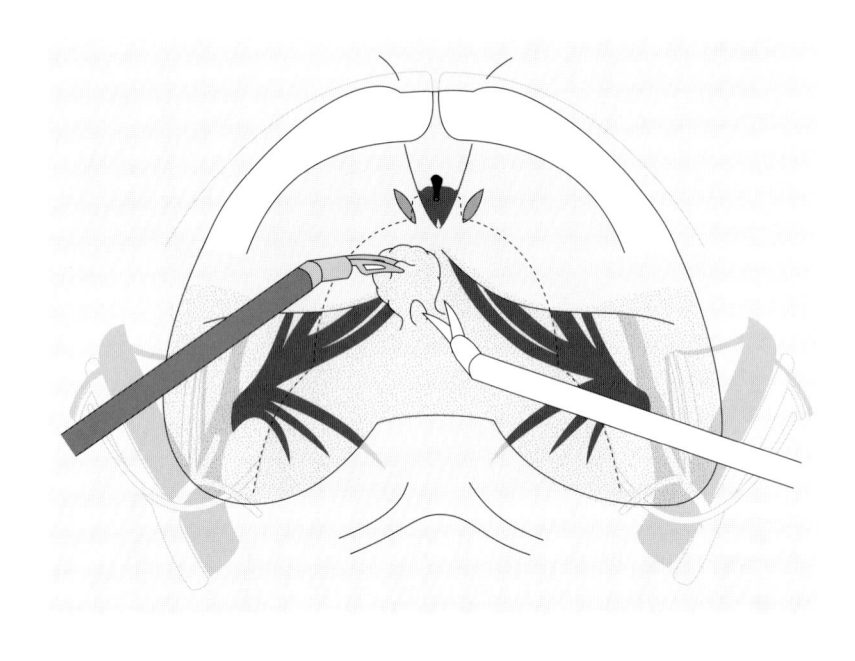

図 2-50 剝離した脂肪組織を切除する．

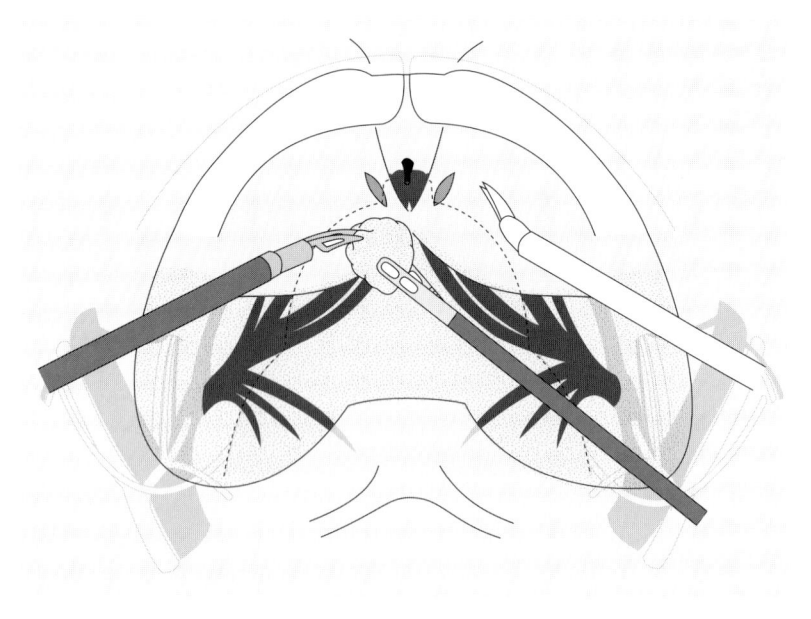

図 2-51 切除した脂肪組織を把持鉗子で把持する（助手）．

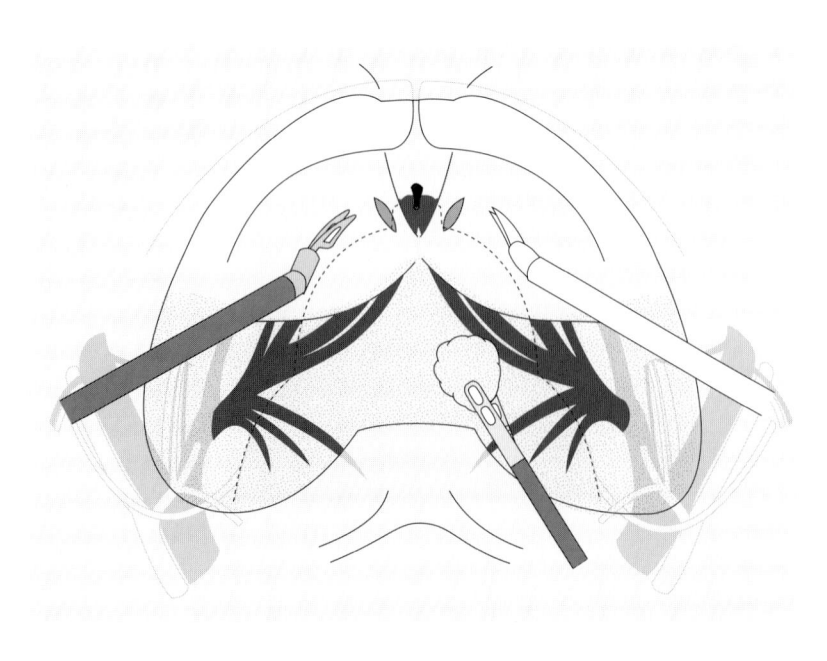

図 2-52 切除した脂肪組織を体外へ取り出す（助手）．

前立腺側方の展開

▶動画あり

図 2-53 内骨盤筋膜を切開する（右）．切開というよりも鉗子で分け入るという感じで操作する．

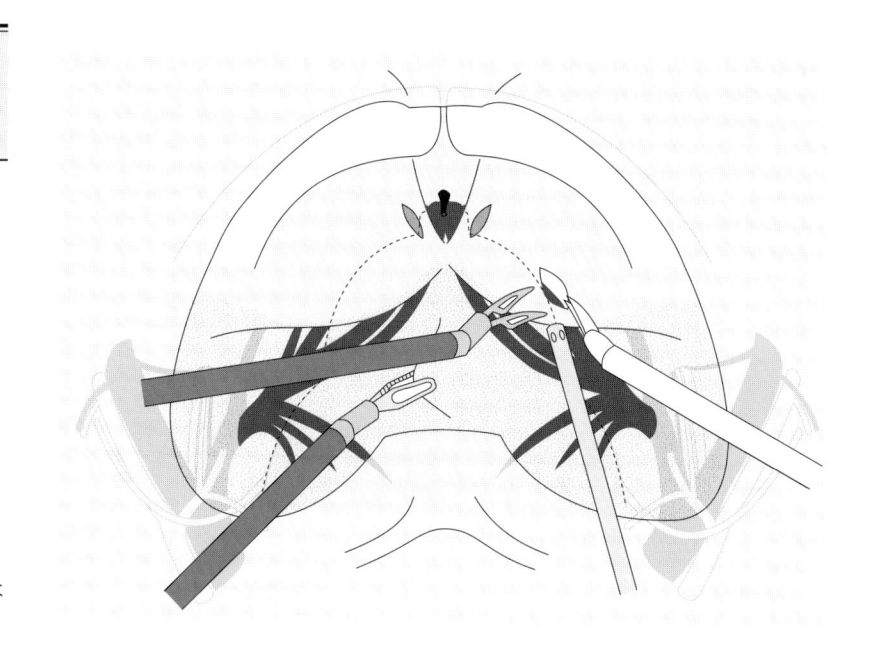

図 2-54 鉗子でトラクションをかけながら内骨盤筋膜の切開を延長する（右）．

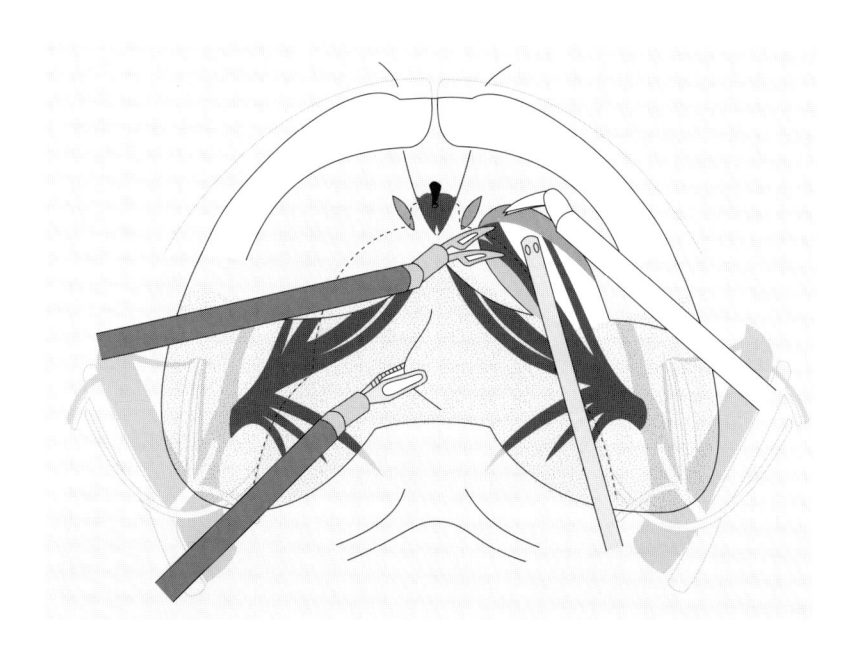

図 2-55 内骨盤筋膜の切開を尿道方向に進め，肛門挙筋前立腺付着部を確認する（右）．

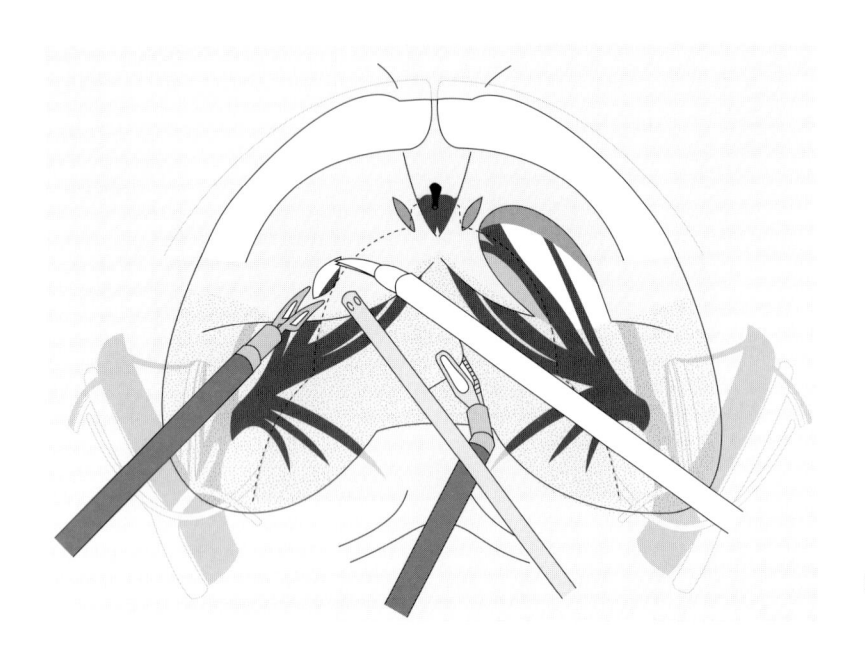

図 2-56 内骨盤筋膜を切開する(左). ホットシアーズで筋膜を縦方向になでるようにして切開する.

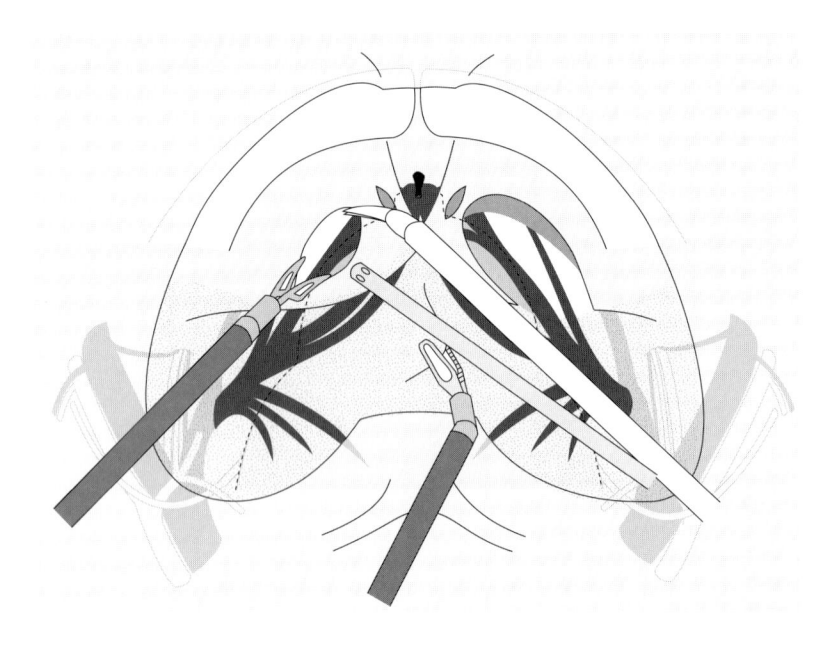

図 2-57 鉗子でトラクションをかけながら内骨盤筋膜の切開を延長する(左).

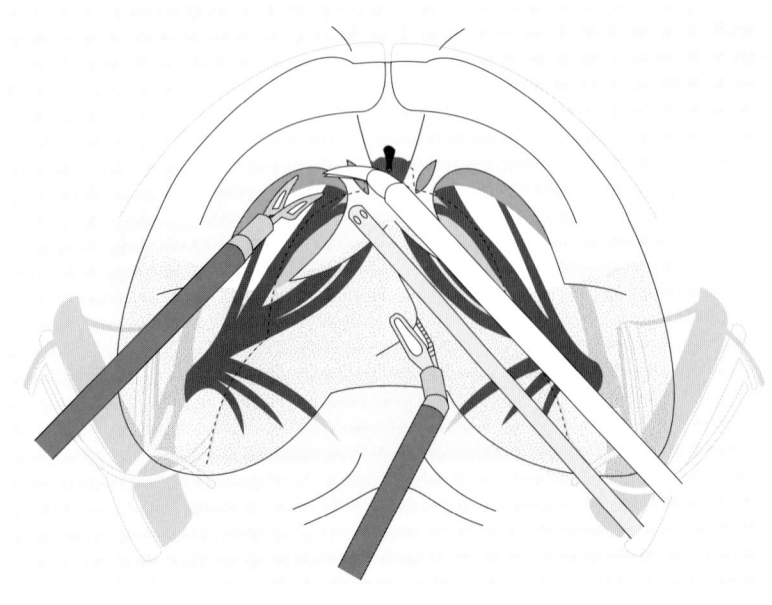

図 2-58 内骨盤筋膜の切開を尿道方向に進め, 肛門挙筋前立腺付着部を確認する(左).

膀胱-前立腺間の処理
（側方アプローチ）

側方アプローチを選択する基準を以下に示す．

- 前立腺容積 40 mL 以上
- 前立腺容積にかかわらず，生検で基部から癌が検出された症例
- 前立腺容積にかかわらず，中葉肥大があり膀胱内突出が著明な症例

▶ 動画あり（図 2-59〜71）

図 2-59 尿道よりバルーンカテーテルを挿入し，膀胱頸部のおおよその位置を確認する．

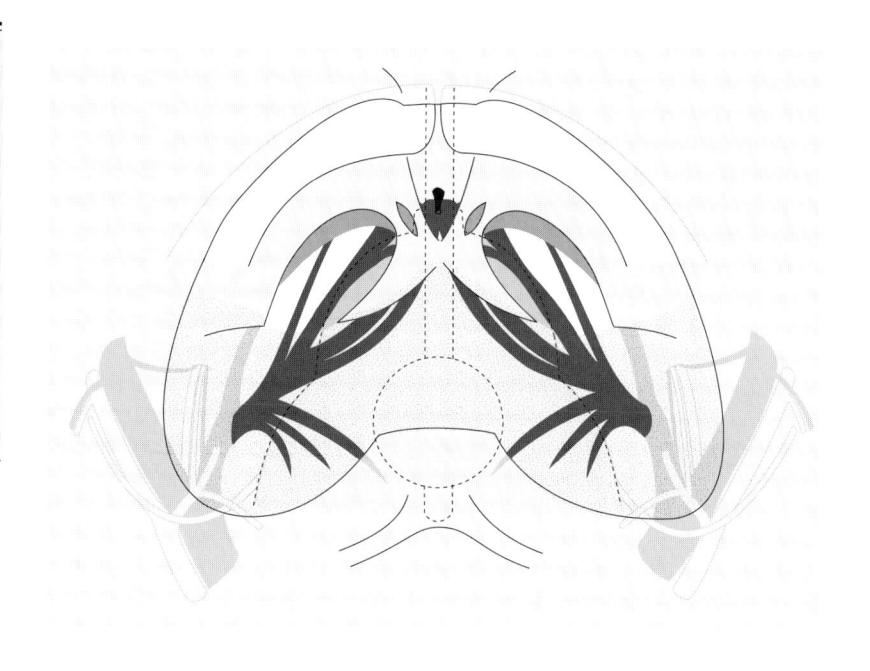

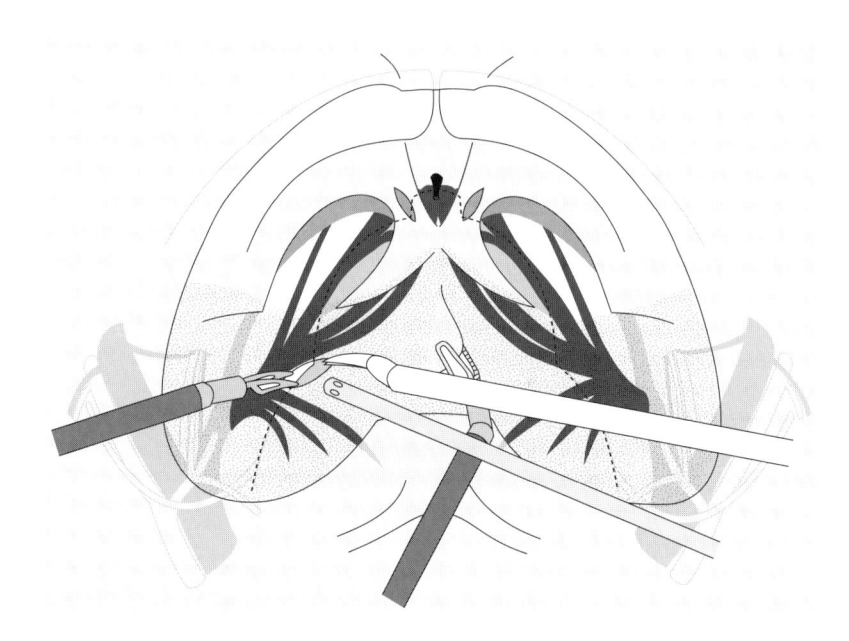

図 2-60 側方から前立腺へと向かう血管群の内側で，膀胱-前立腺移行部を露出する（左）．

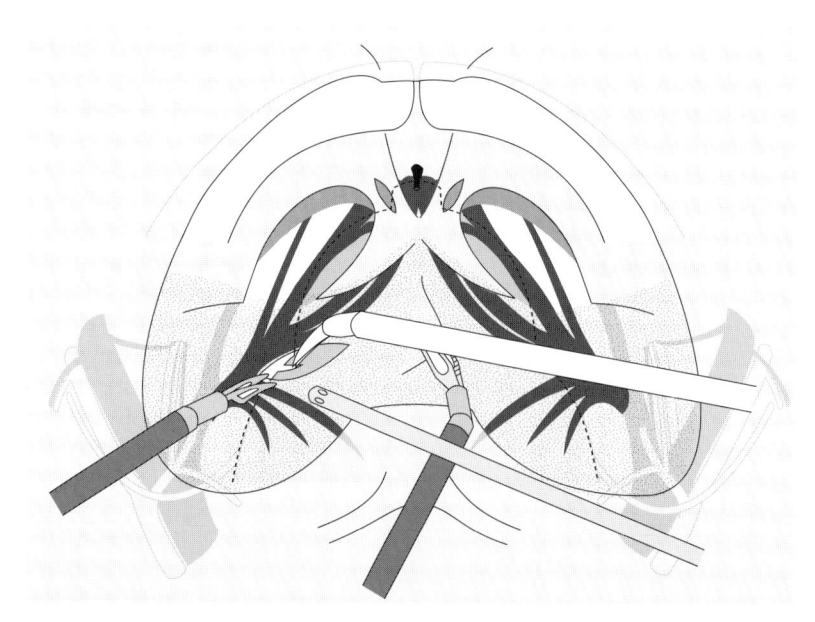

図 2-61 想定される膀胱-前立腺境界の約 1 cm 頭側で膀胱-前立腺間の切開を開始する．

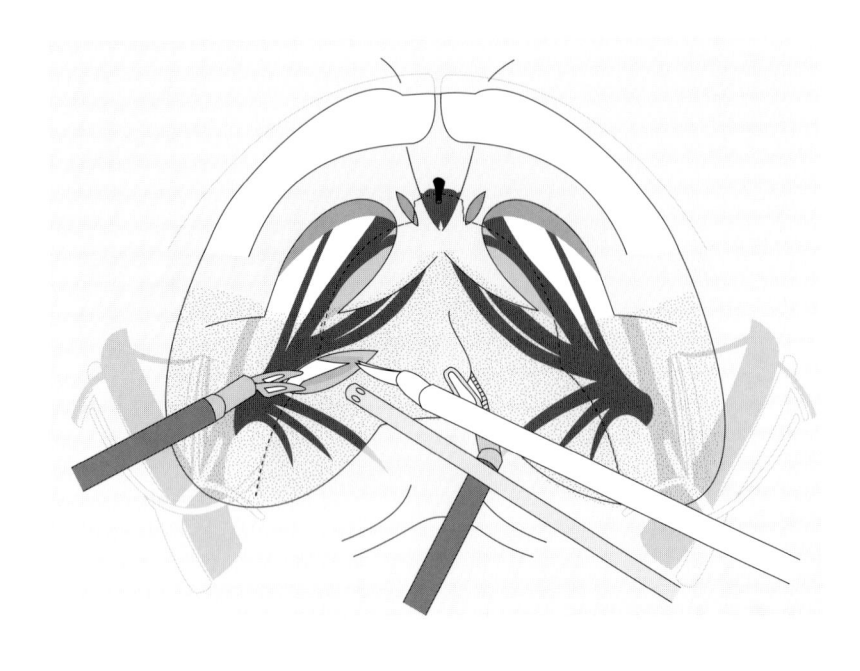

図 2-62 膀胱-前立腺間の切開(縦走筋切開)を，少しずつ尿道方向へと進める(左).

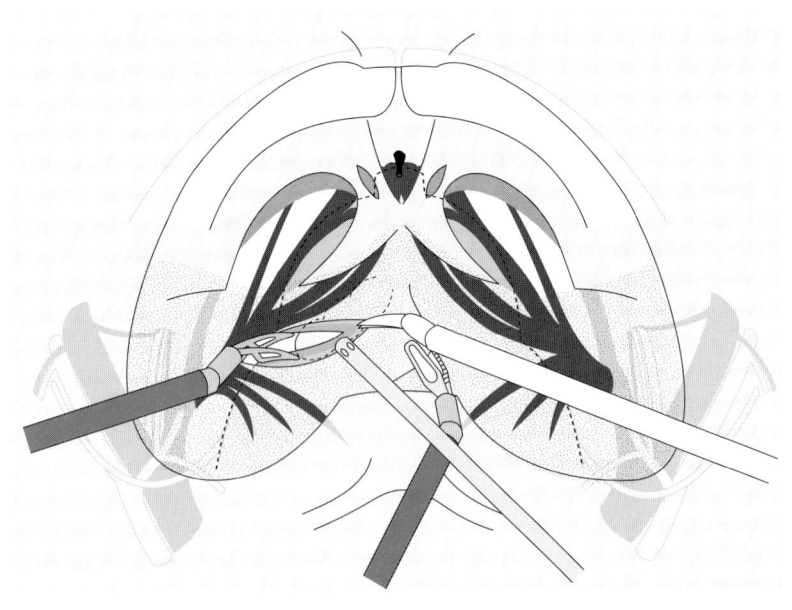

図 2-63 膀胱-前立腺間の切開をさらに進めて精嚢を露出する(左).尿道の下に潜り込んで反対側の精管がみえるくらいまで切開しておくと，あとの操作が容易になる.

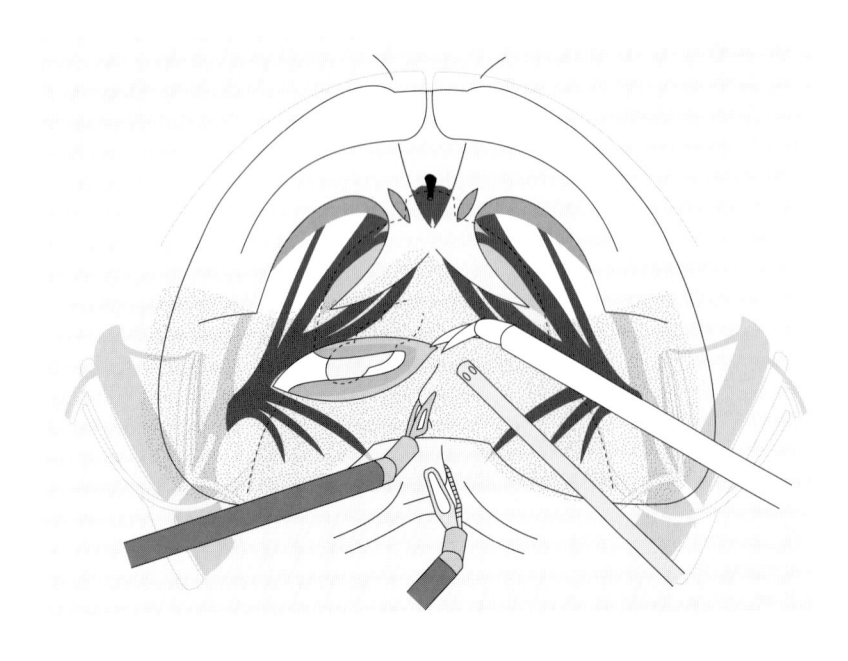

図 2-64 膀胱-前立腺間切開を尿道近傍まで進める(左).

膀胱-前立腺間の処理（側方アプローチ） 67

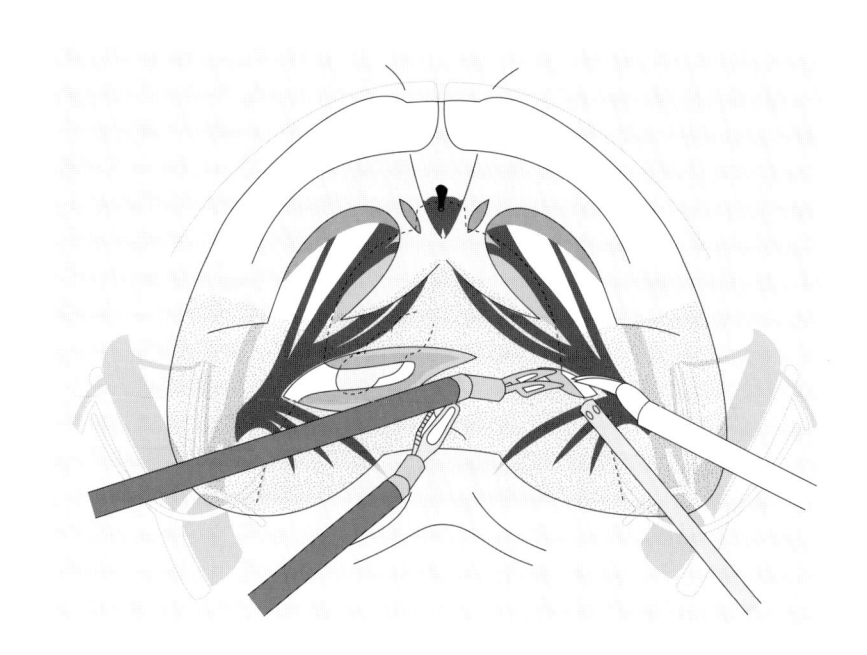

図 2-65 側方から前立腺へと向かう血管群の内側で，膀胱-前立腺移行部を露出させる（右）．

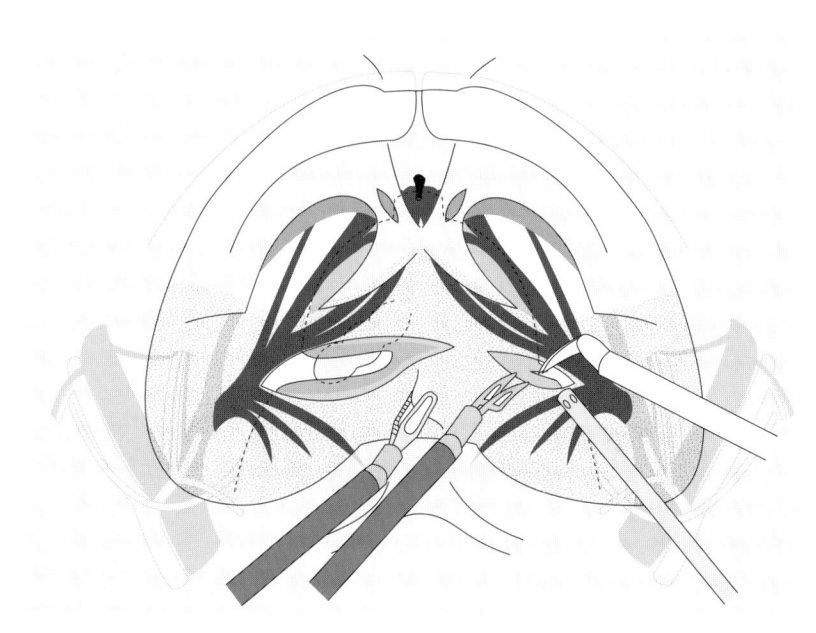

図 2-66 想定される膀胱-前立腺境界の約 1 cm 頭側で，膀胱-前立腺間の切開を開始する．

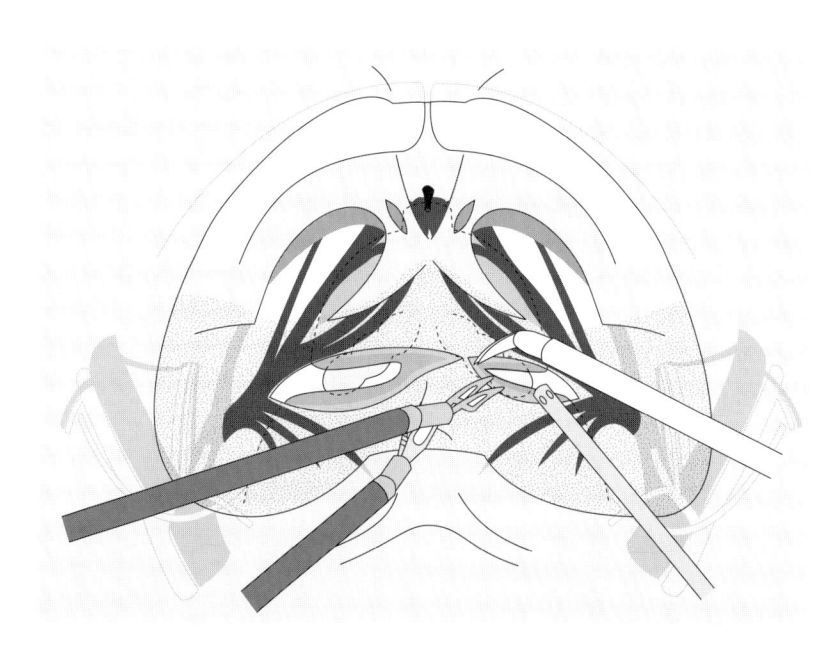

図 2-67 膀胱-前立腺間の切開を進めて精囊を露出させる（右）．

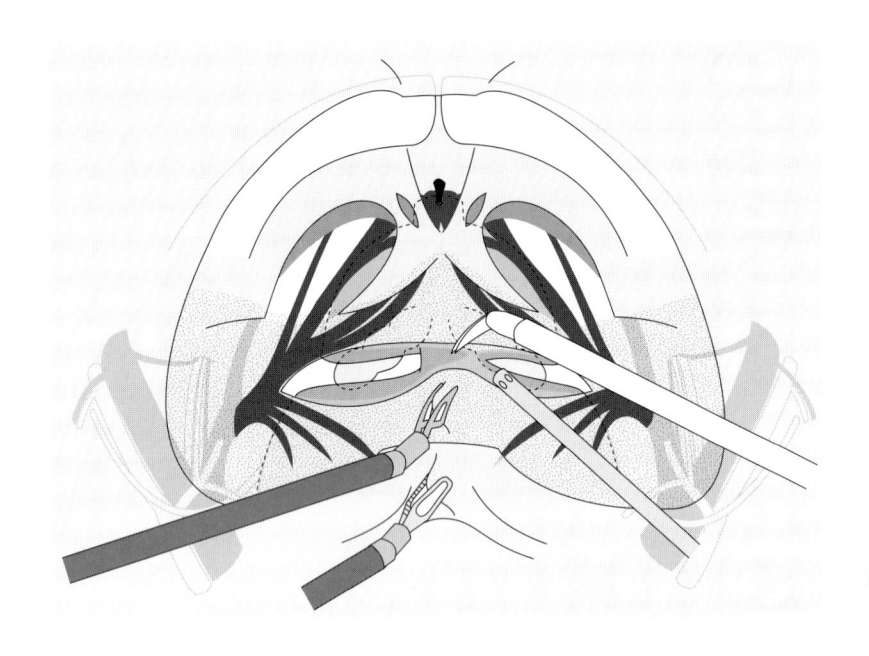

図 2-68 膀胱-前立腺間の切開を進め，尿道のみで連続した状態にする．

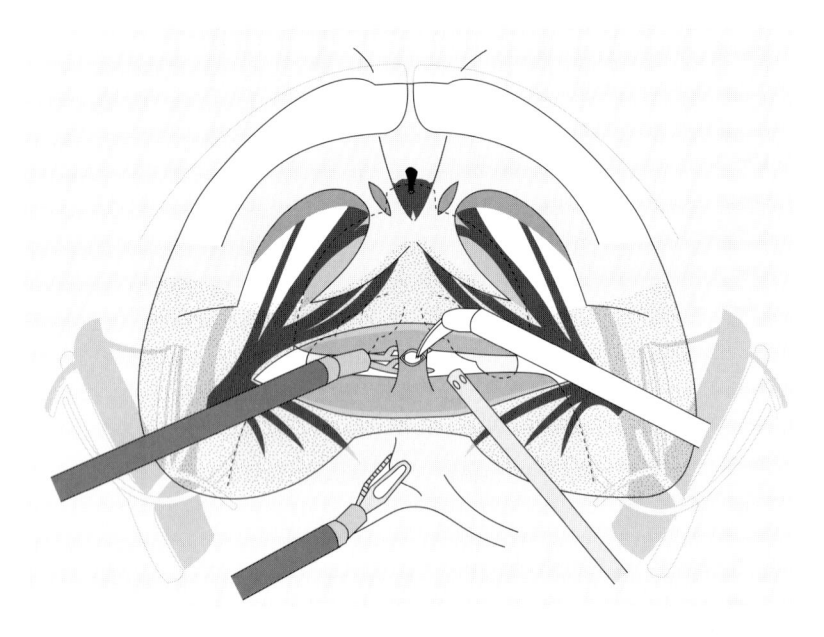

図 2-69 尿道前壁を切開する．

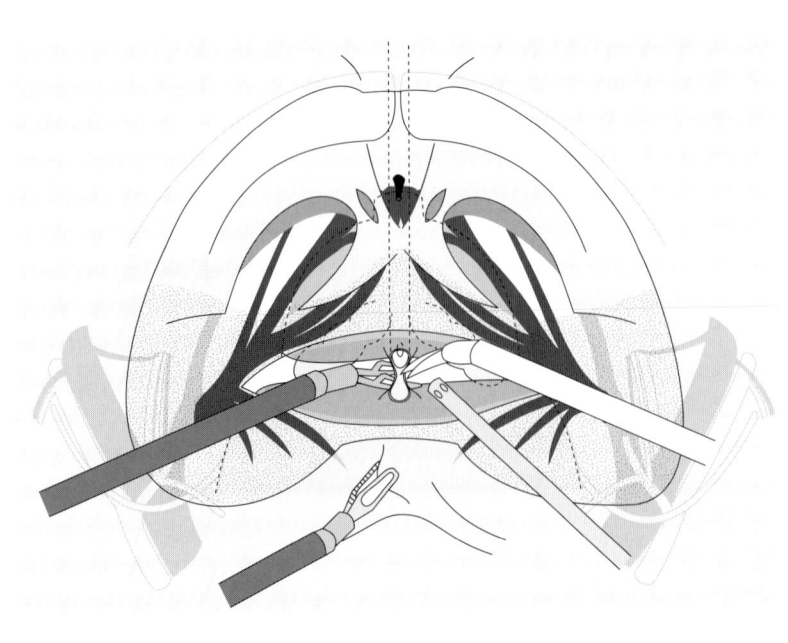

図 2-70 尿道を切断する．

膀胱-前立腺間の処理(側方アプローチ) 69

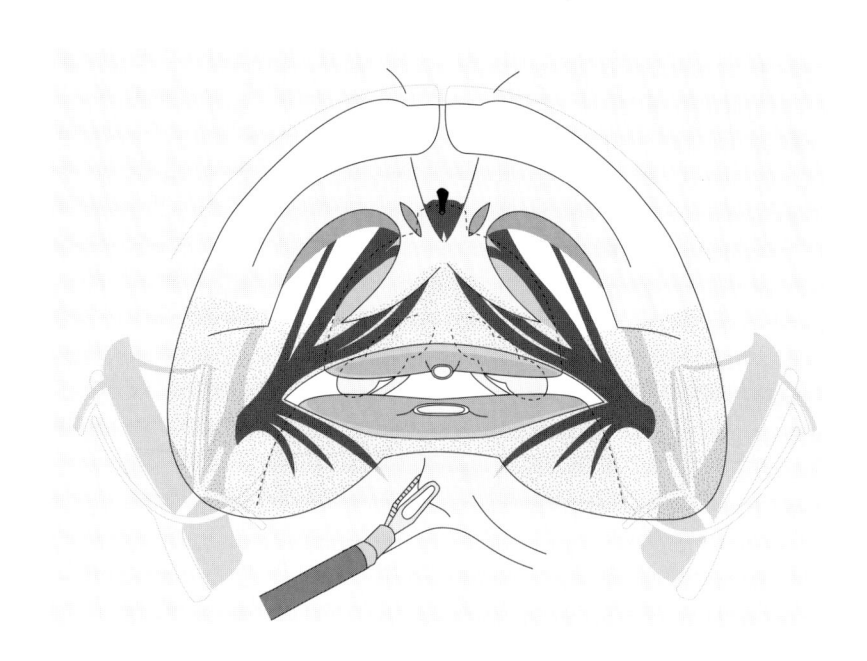

図 2-71 膀胱-前立腺間の処理がほぼ終了.

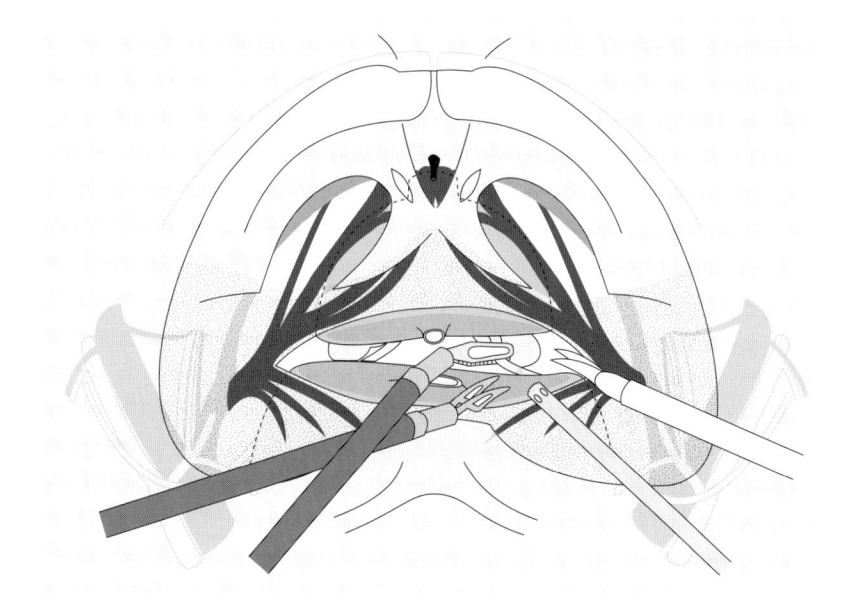

図 2-72 精管・精嚢は面として展開するようにする. 精管が同定できたら周囲組織を含めて精管をプログラスプで把持し, 精管の内側より精嚢周辺の剥離を開始する(右). 精管のみを把持しようとするとちぎれてしまうことが少なくない. 精嚢の尖端を出すことを目標にする.

▶ 動画あり(図 2-72〜96)

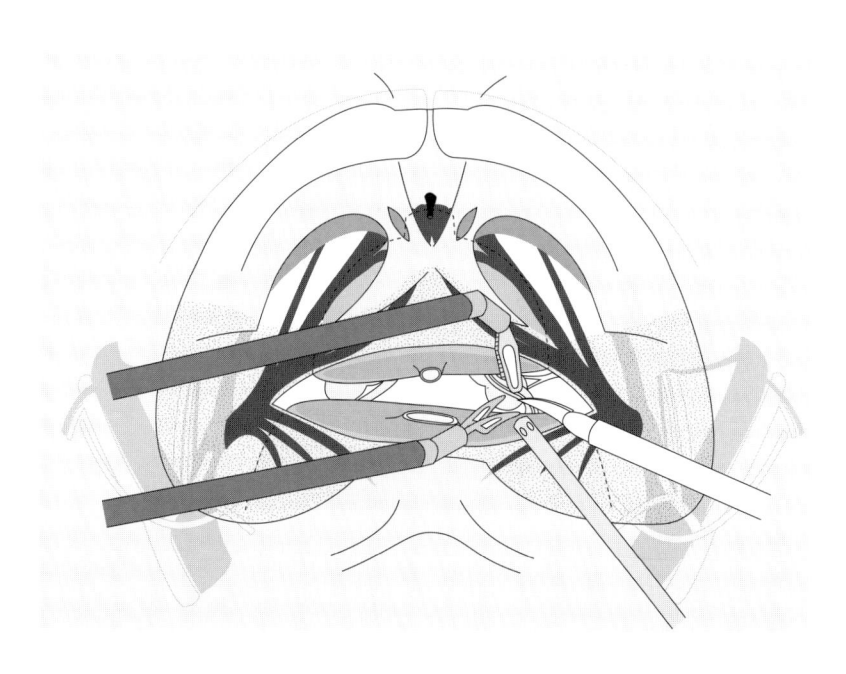

図 2-73 精嚢の尖端を意識しながら, 精管に伴行する動脈を含めて精管を剥離する(右).

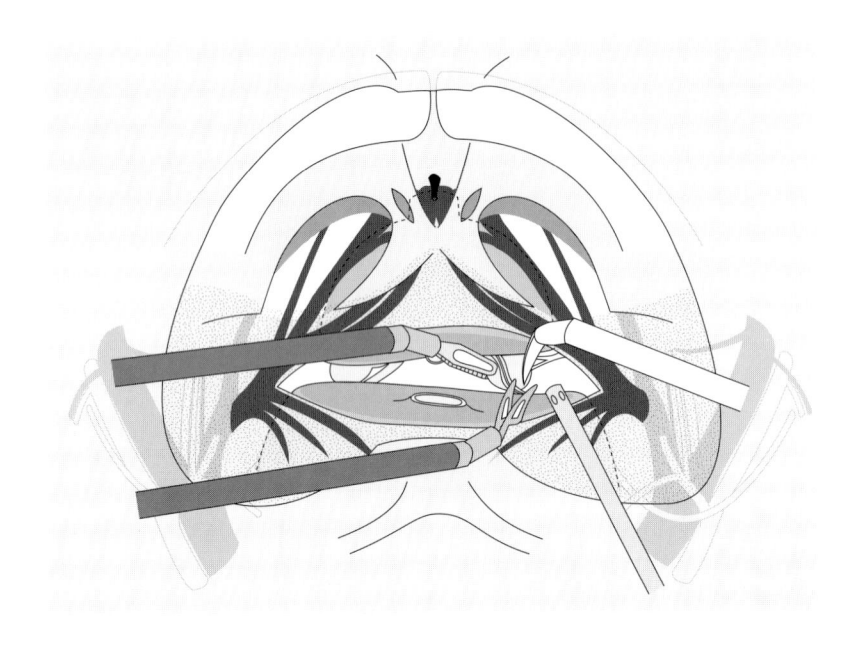

図 2-74 精囊の尖端を十分に剝離する（右）．

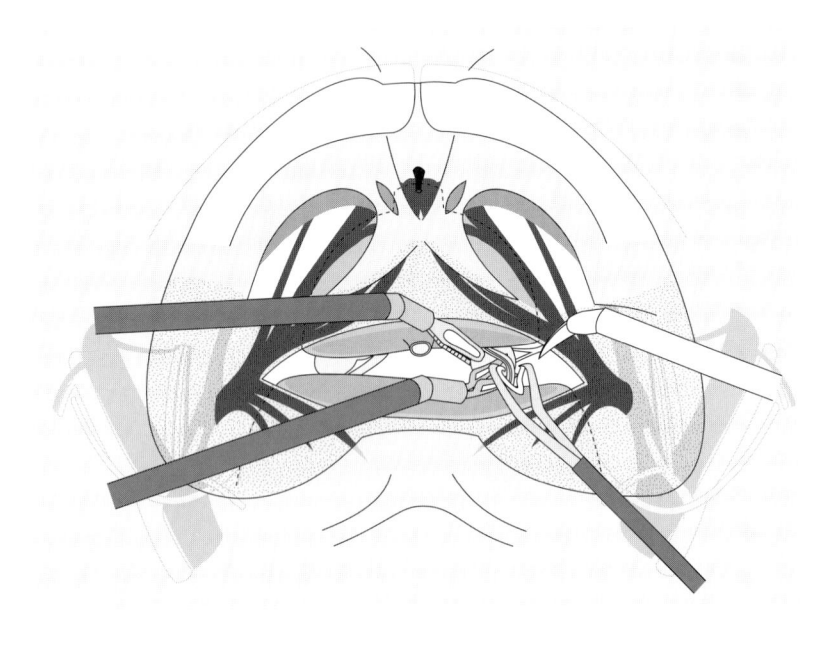

図 2-75 精囊を精管の内側に引き出し，精囊尖端部の組織とともに精管に Hem-o-lok® L をかける（右）．これにより精囊尖端周辺の血管を Hem-o-lok® のみで（焼灼せずに）効率よく処理できる．精囊の尖端を出してそこに Hem-o-lok® をかけるようにする．

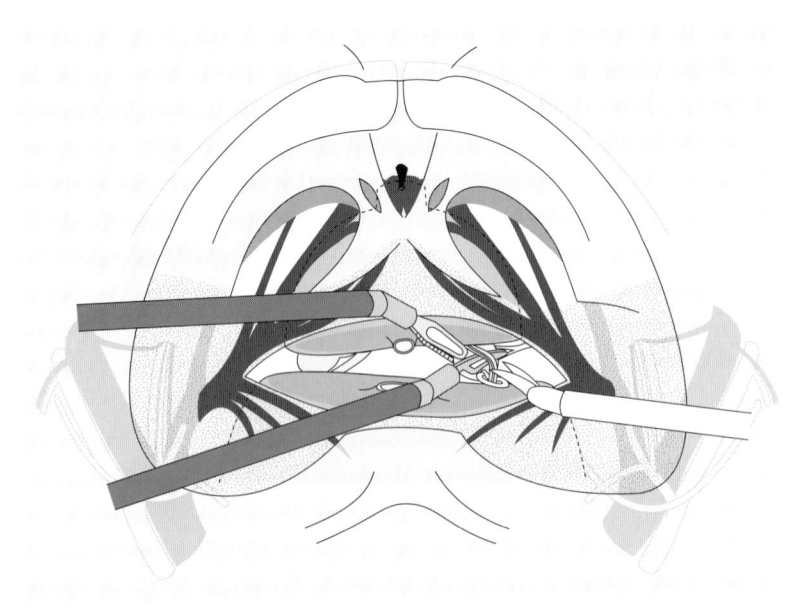

図 2-76 精囊尖端部の組織とともに精管を切断する（右）．精管が前立腺側に長く残るようにしておくと，あとで前立腺を牽引する際に役に立つ．

膀胱-前立腺間の処理（側方アプローチ） 71

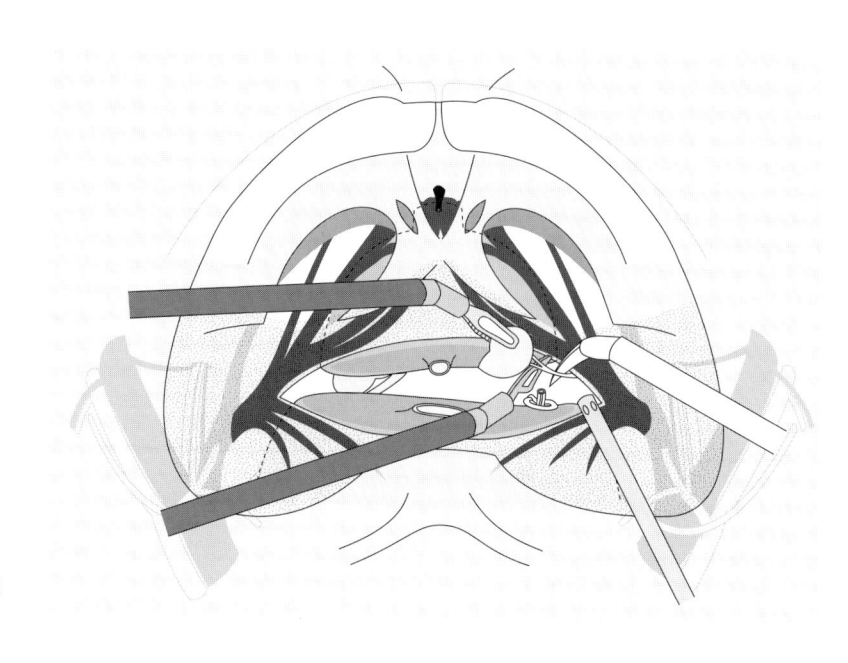

図 2-77 精嚢を引き出し，精嚢動脈とその周辺組織を剝離する（右）．

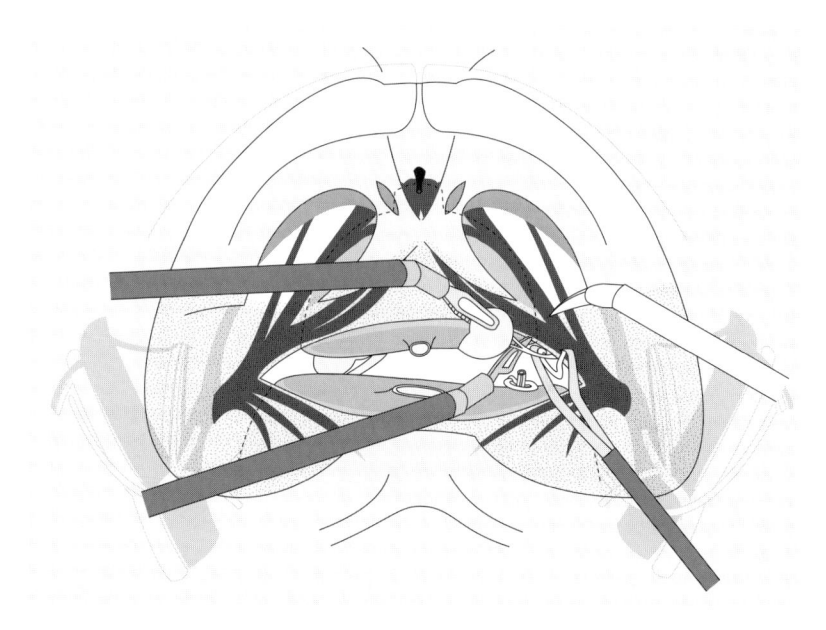

図 2-78 精嚢動脈に Hem-o-lok®L をかける（右）．

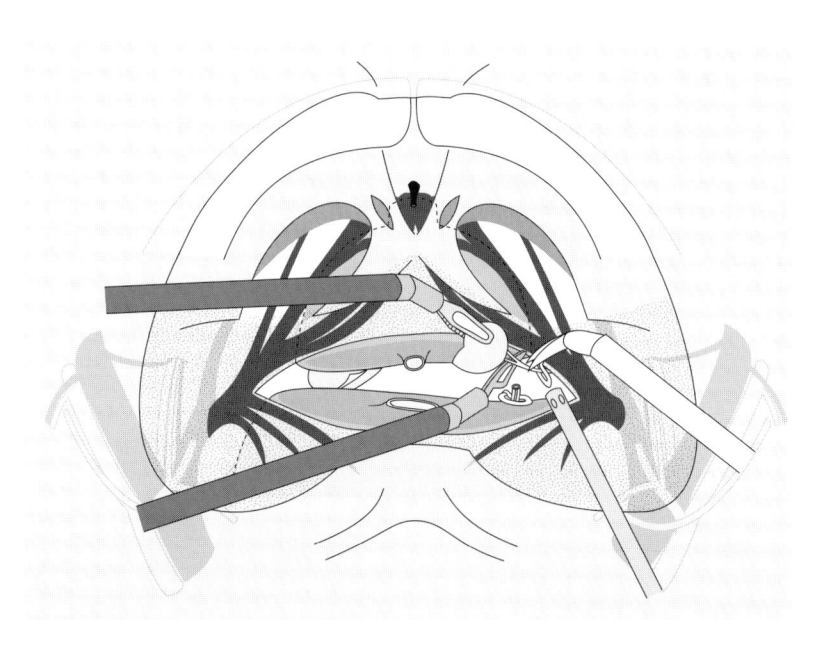

図 2-79 精嚢動脈を切断する（右）．

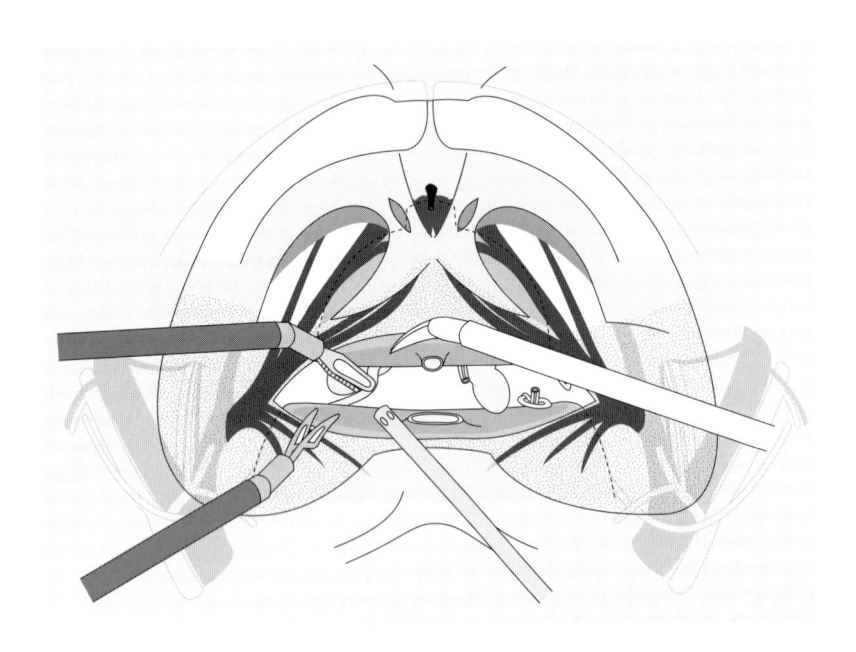

図2-80 右側と同様に精管・精嚢は面として展開するようにする．精管が固定できたら周囲組織を含めて精管をプログラスプで把持し，精管内側より精嚢周辺の剥離を開始する(右)．精管のみを把持しようとするとちぎれてしまうことが少なくない．精嚢の尖端を出すことを目標にする．

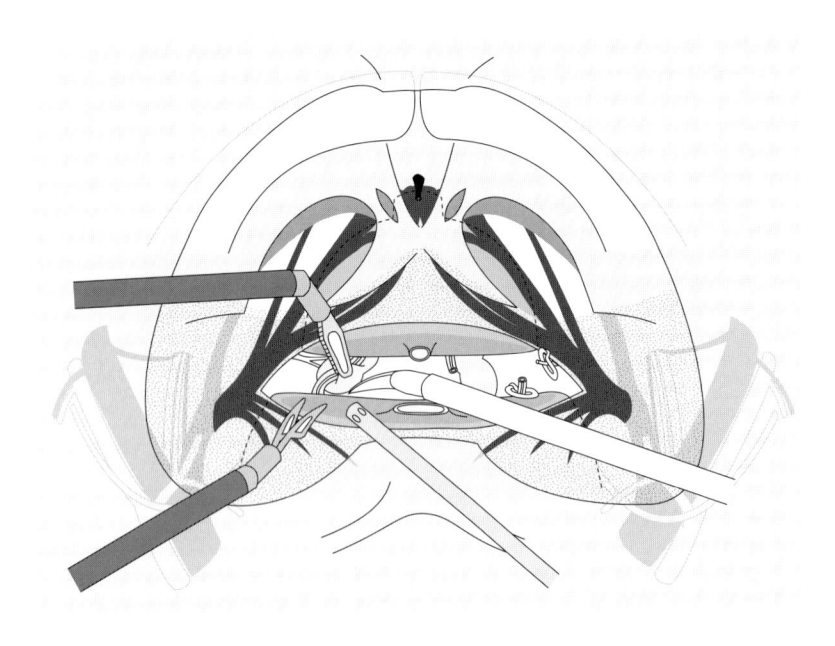

図2-81 精嚢を精管の内側から引き出し，精嚢の内側を剥離する(左)．

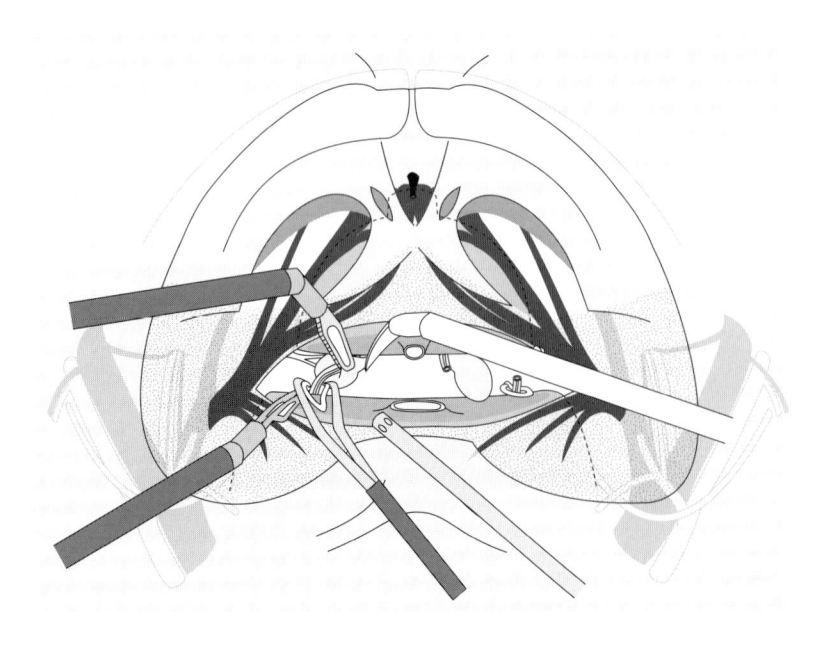

図2-82 精嚢を精管の内側に引き出したまま，精嚢尖端部の組織とともに精管にHem-o-lok®Lをかける(左)．これにより，精嚢尖端周辺の血管をHem-o-lok®のみで(焼灼せずに)効率よく処理できる．精嚢の尖端を出してそこにHem-o-lok®をかけるようにする．

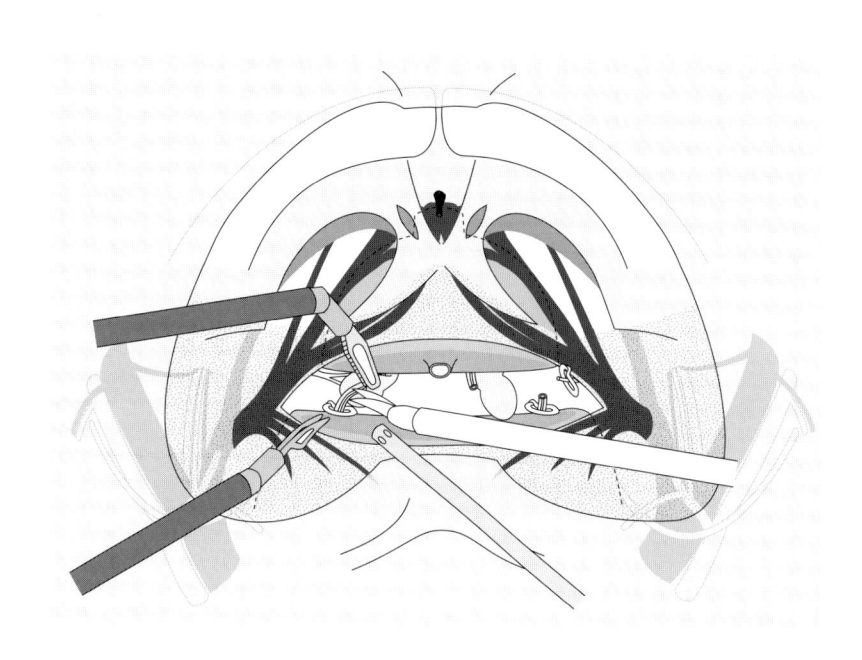

膀胱-前立腺間の処理(側方アプローチ) 73

図 2-83 精囊尖端の組織とともに精管を切断する(左). 精管が前立腺側に長く残るようにしておくと,あとで前立腺を牽引する際に役に立つ.

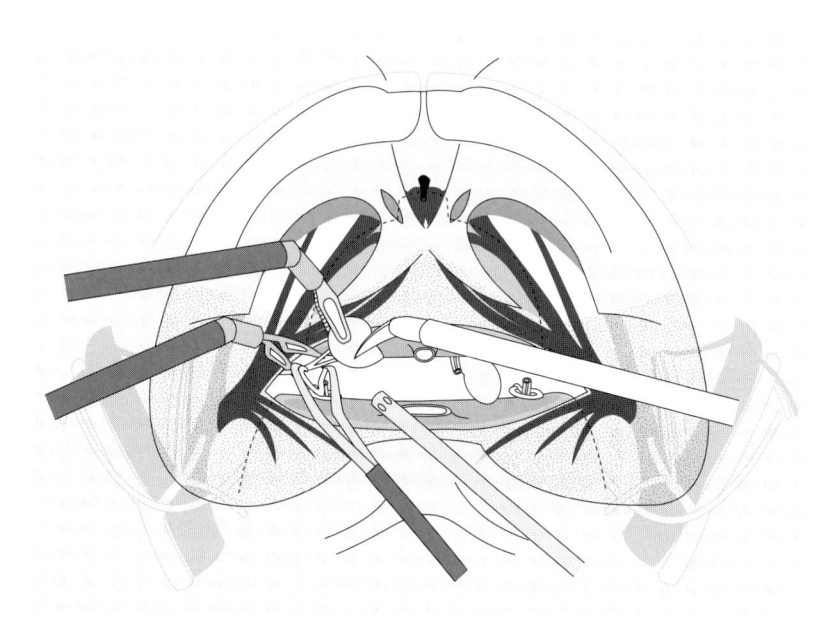

図 2-84 精囊動脈とその周辺組織を剝離し,精囊動脈に Hem-o-lok® L をかける(左).

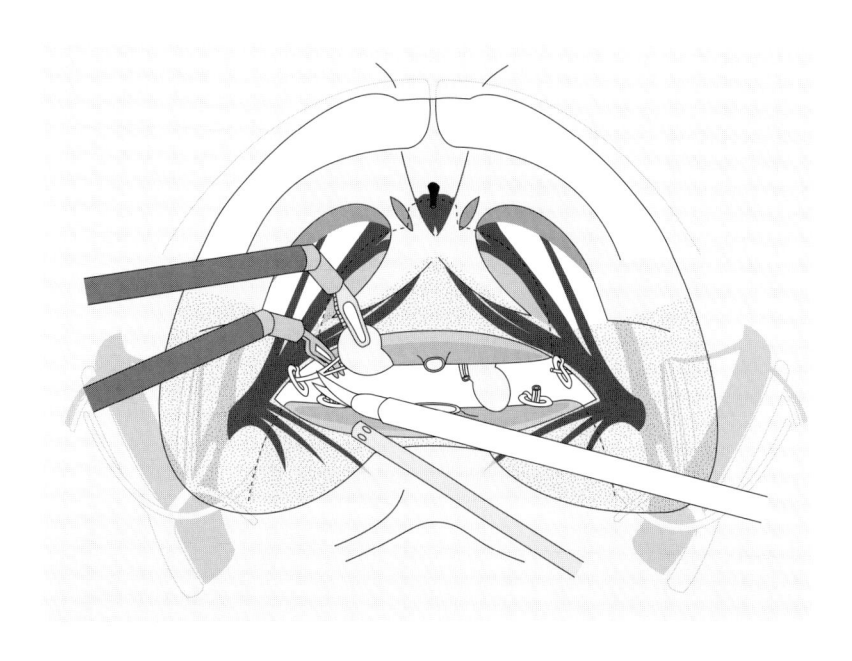

図 2-85 精囊動脈を切断する(左).

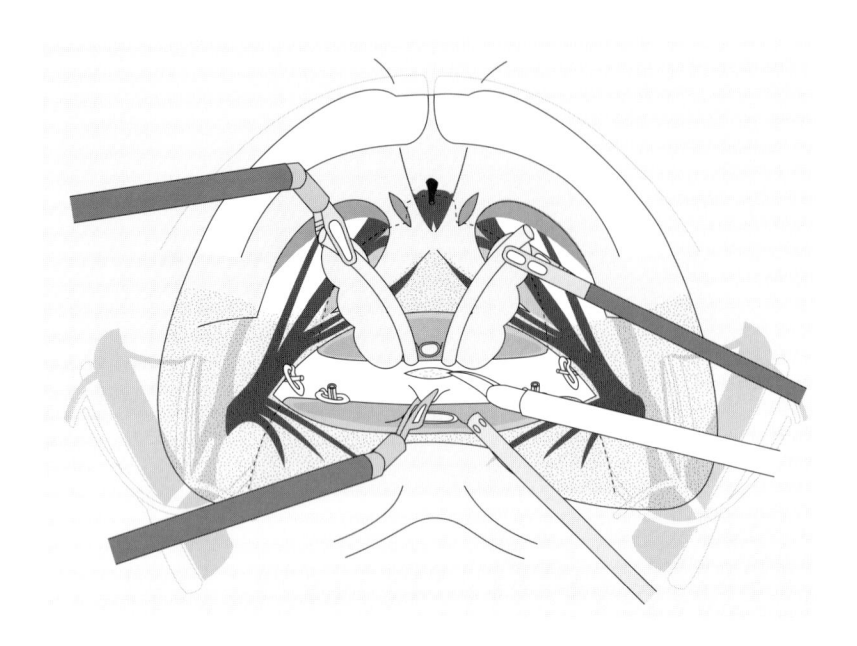

直腸-前立腺間剥離

▶ 動画あり

図 2-86 精嚢をプログラスプと把持鉗子で腹側，やや前立腺側へ牽引し，その状態で Denonvillier 筋膜を切開する．牽引は精管直上，やや前立腺寄りに引くようにする．Denonvillier 筋膜の折り返しラインの1～2 mm 背側を横切開して直腸周囲脂肪に1枚膜がかぶさった状態の剥離層に入る．

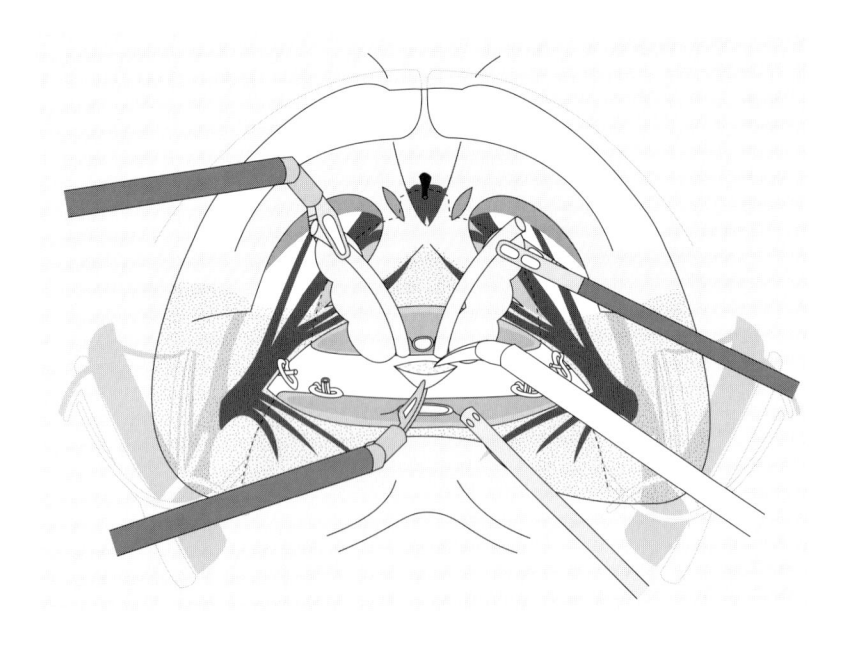

図 2-87 直腸表面を露出させる．

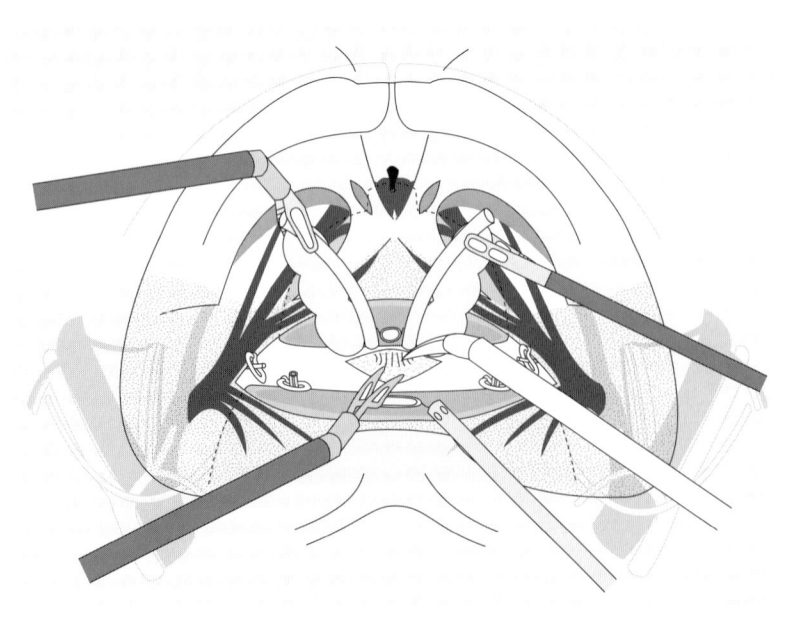

図 2-88 直腸を下に押さえながら直腸-前立腺間の疎な結合組織を切開する．

直腸-前立腺間剥離　75

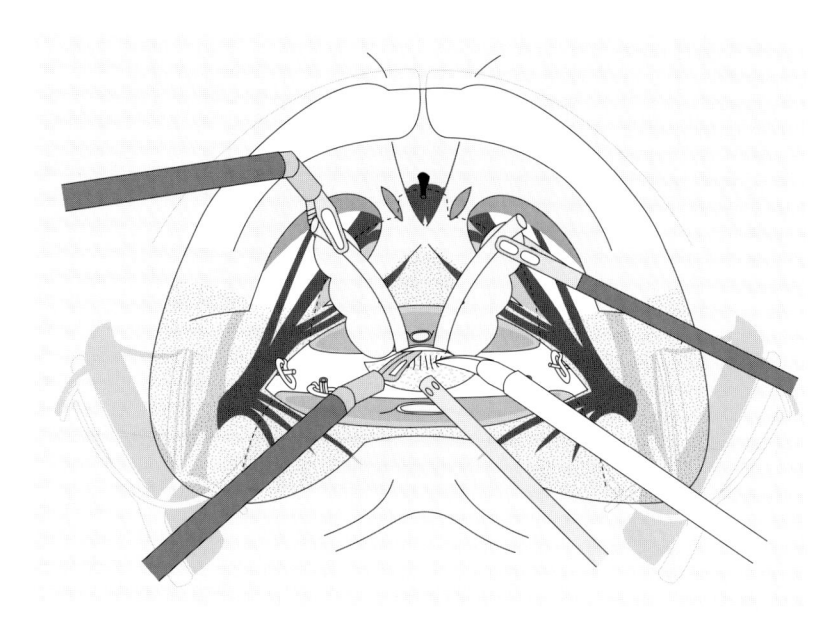

図 2-89 直腸表面に沿って，直腸-前立腺間の疎な結合組織を剥離する．鉗子で前立腺を挙上しながら，剥離を尿道裏近傍まで進める．

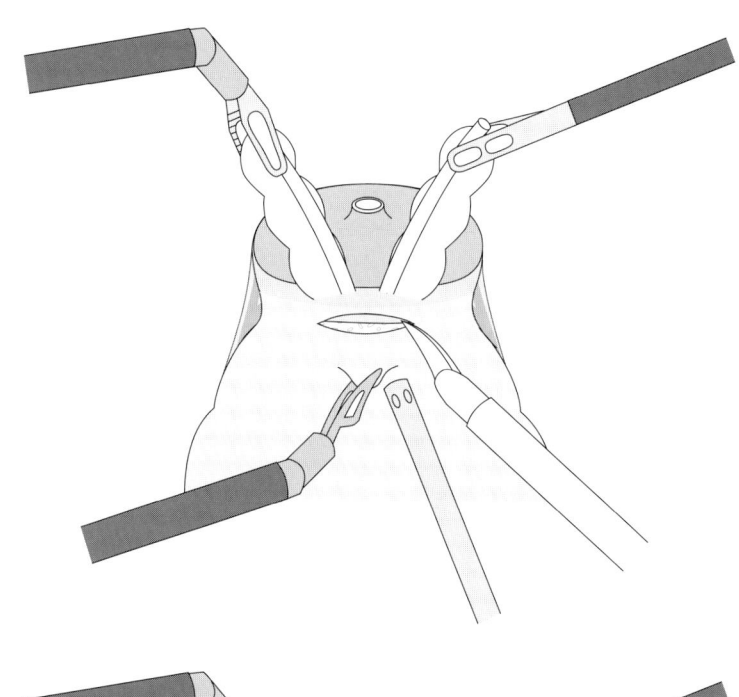

図 2-90 頭側からみた場合の術野(Denonvillier 筋膜切開)．Denonvillier 筋膜の折り返しラインの 1〜2 mm 背側を横切開して直腸周囲脂肪に 1 枚膜がかぶさった状態の剥離層に入る．

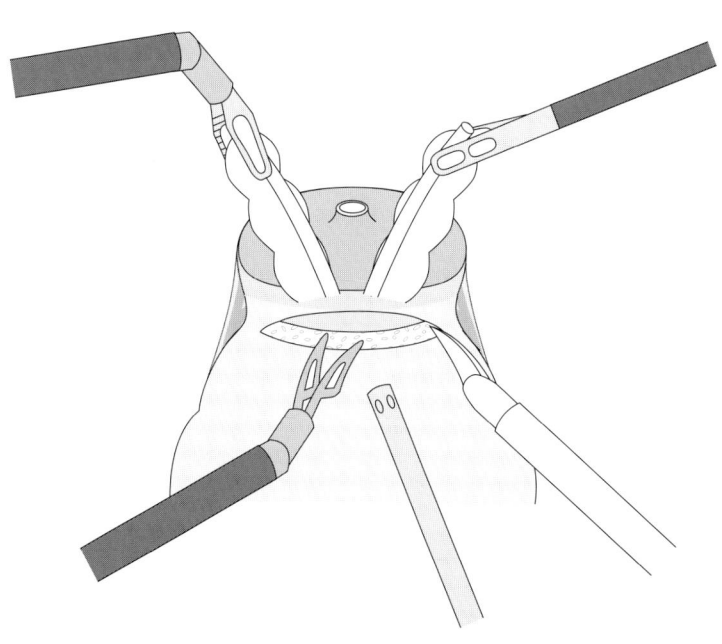

図 2-91 頭側からみた場合の術野(直腸-前立腺間剥離：近位)．Denonvillier 筋膜を lateral wing 内側で縦切開し，できるだけ脂肪を側方へ寄せておくようにする．

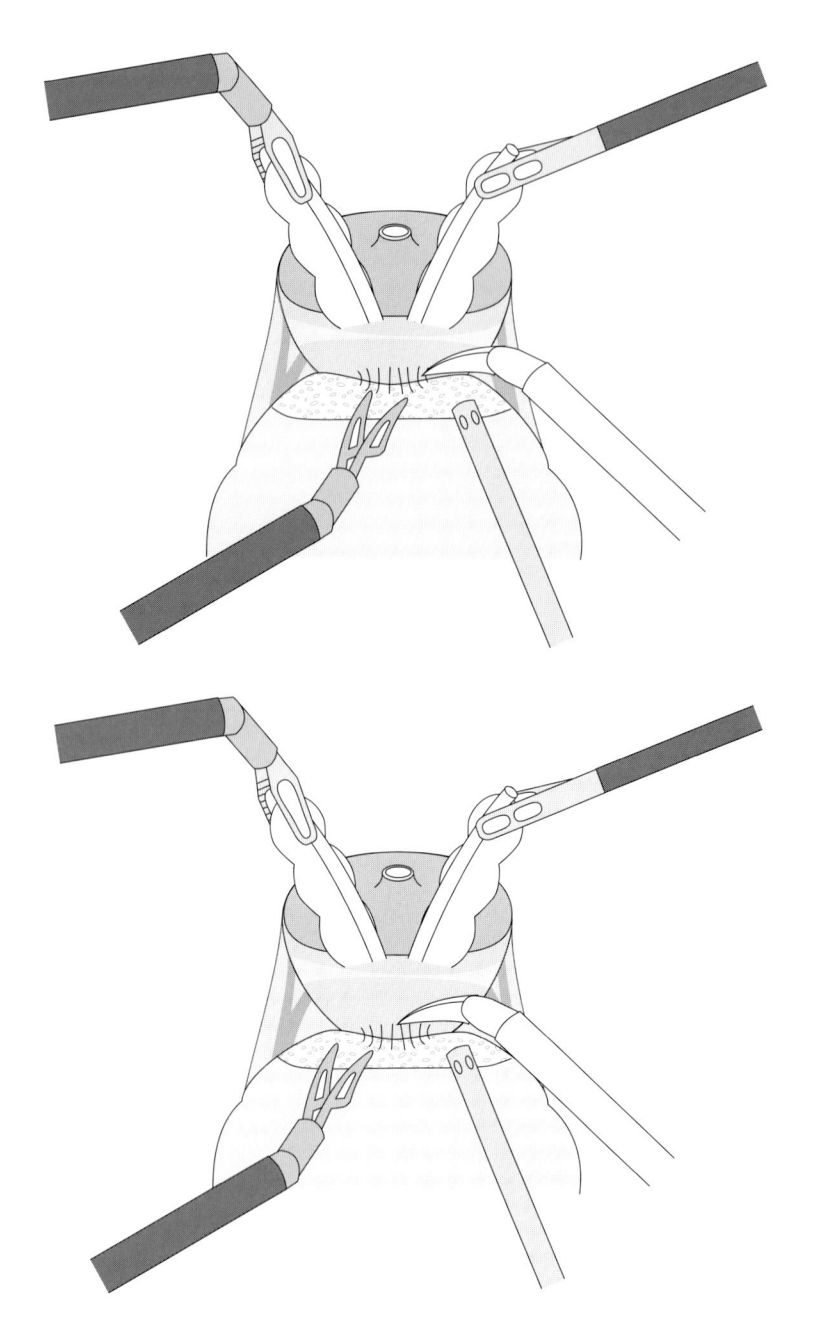

図 2-92 頭側からみた場合の術野(直腸-前立腺間剥離：中間部).

図 2-93 頭側からみた場合の術野(直腸-前立腺間剥離：尿道近傍). 尿道近傍まで十分剥離する.

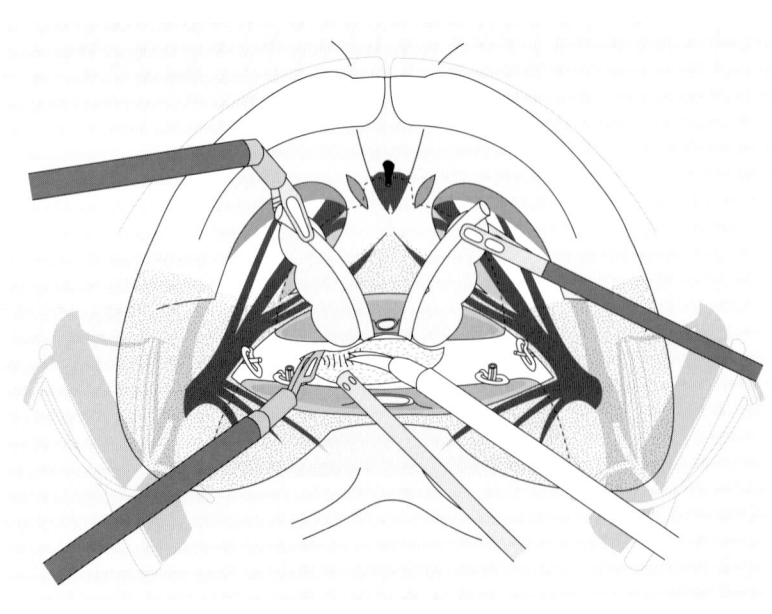

図 2-94 直腸-前立腺間の剥離を左側へ進める.

前立腺側方血管処理（神経非温存） 77

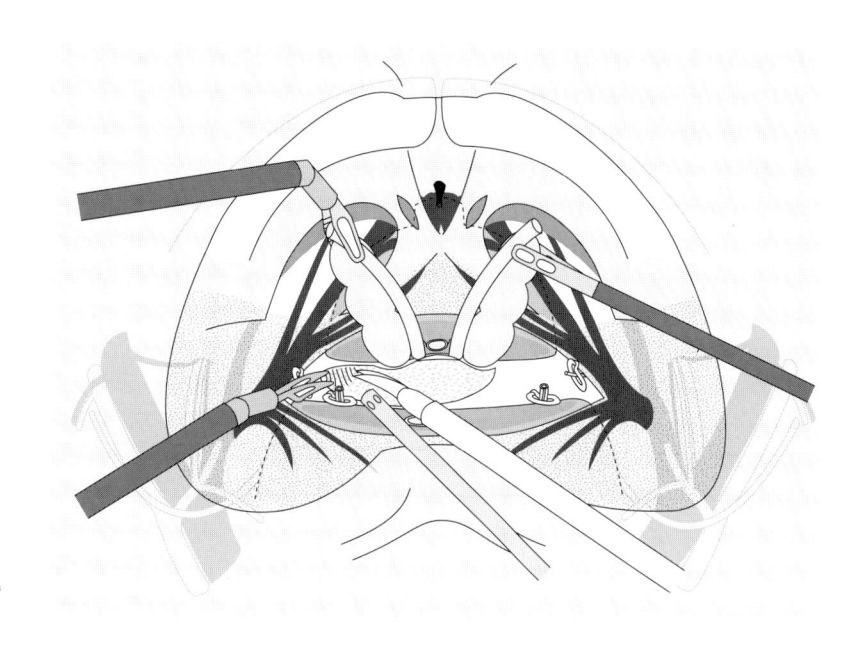

図 2-95 直腸-前立腺間の剝離をさらに左奥へと進め，左側方から前立腺へ流入する血管群を同定する．

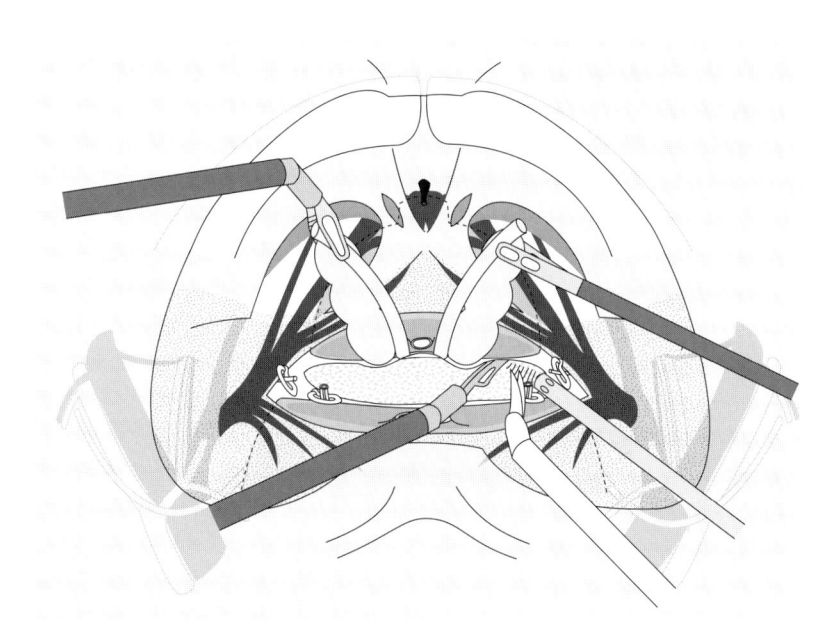

図 2-96 直腸-前立腺間の剝離を右奥へと進め，右側方から前立腺へ流入する血管群を同定する．

前立腺側方血管処理（神経非温存）

▶ 動画あり

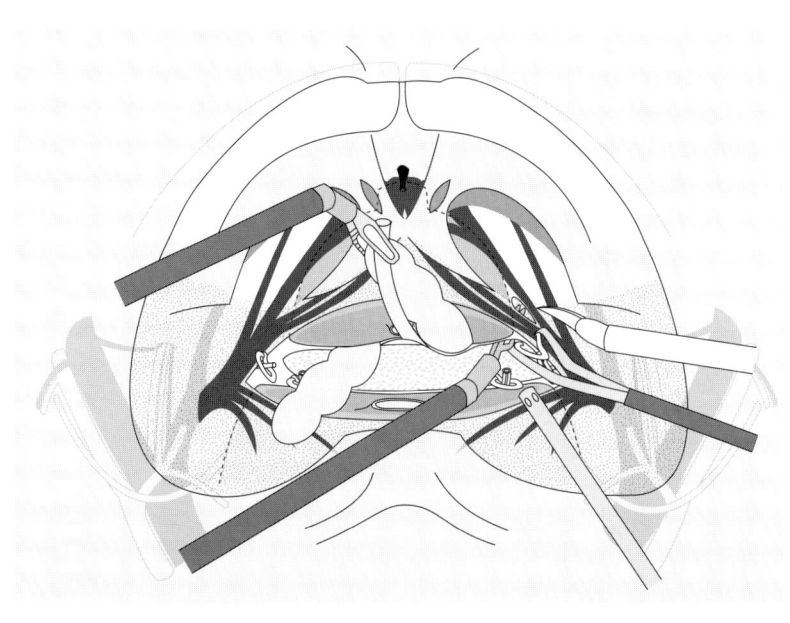

図 2-97 精管と精嚢をプログラスプで腹側対側へ牽引する．あらかじめ前立腺側面を剝離しておき，前立腺血管群の基部（主に前立腺表面に向かう血管群）を剝離し，Hem-o-lok® L をかける（右）．

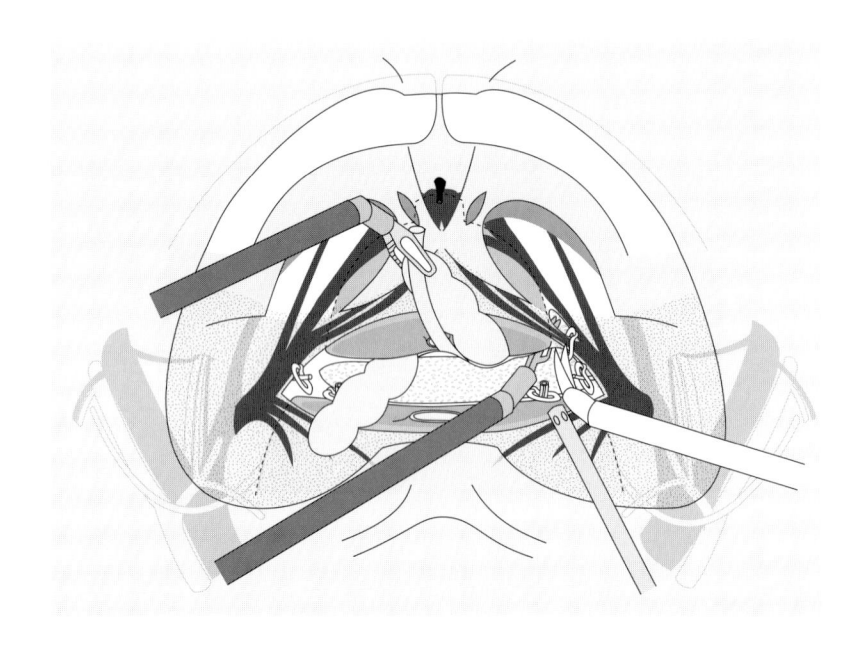

図 2-98 血管群の基部(主に前立腺表面に向かう血管群)を切断する(右).

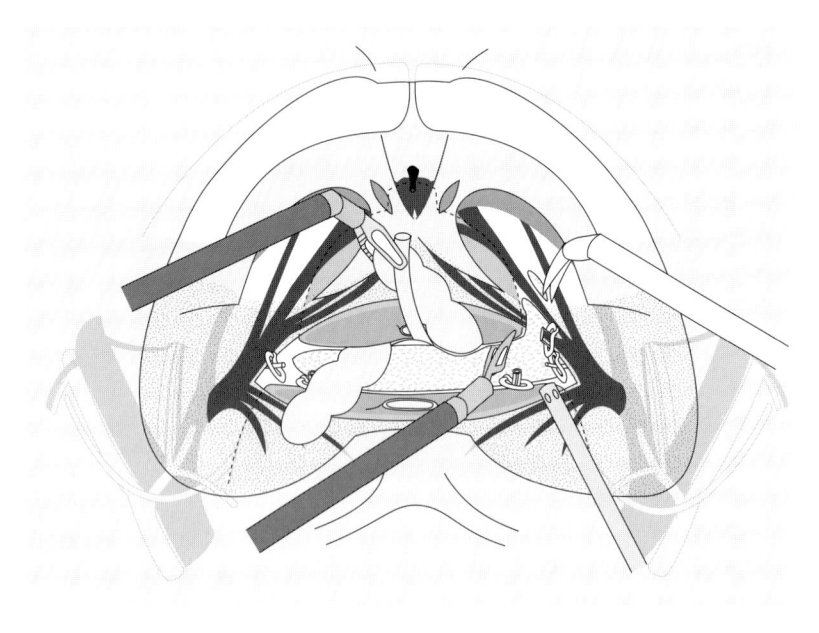

図 2-99 同様にして神経血管束の近位部を剝離する(右).

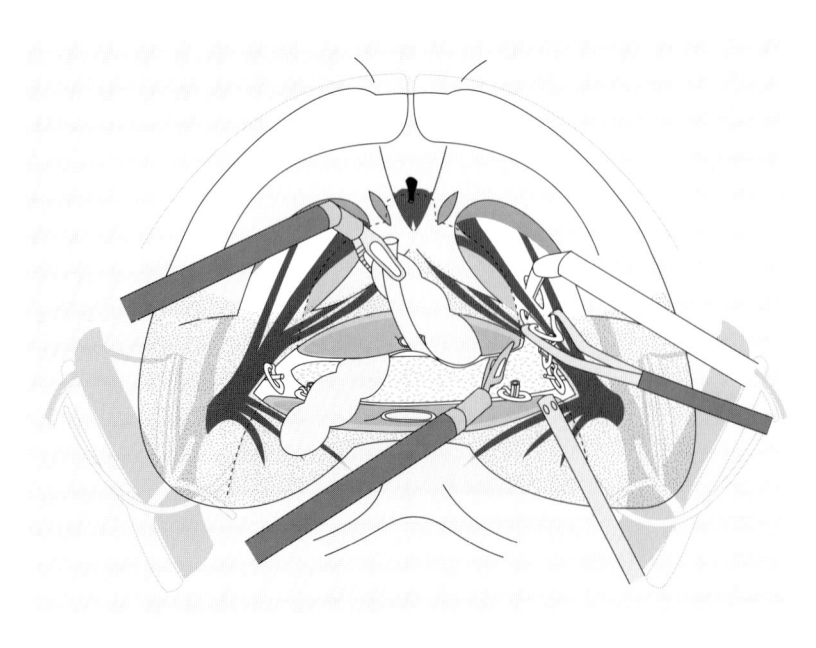

図 2-100 神経血管束の近位部を剝離し,Hem-o-lok® L をかける(右).

前立腺側方血管処理（神経非温存）

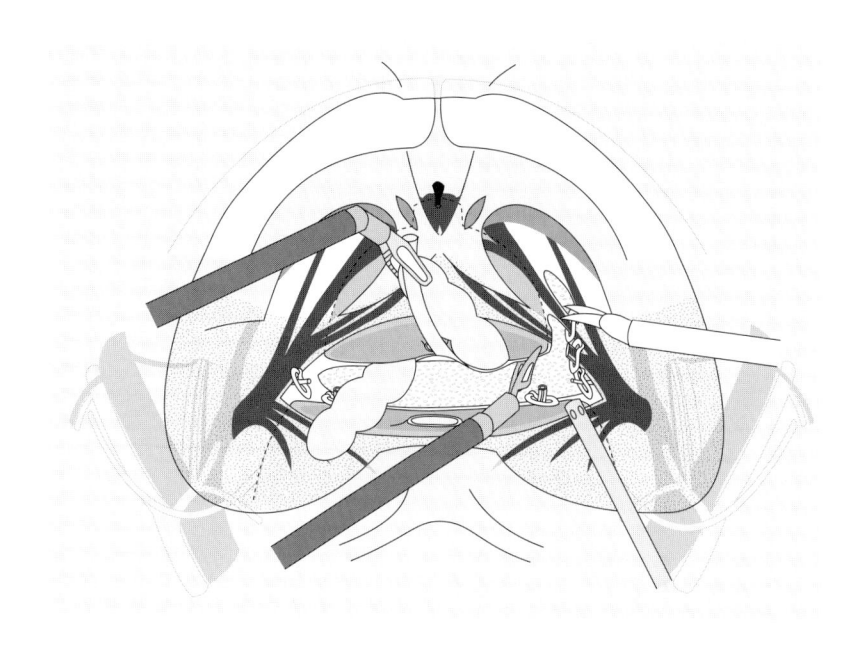

図 2-101 神経血管束の近位部を切断する（右）．

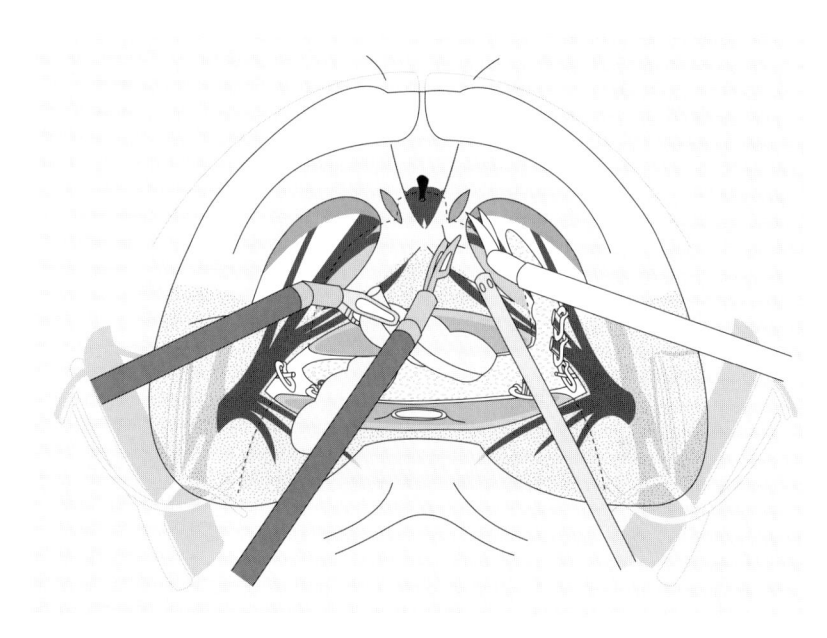

図 2-102 前立腺を左側へ牽引しながら内骨盤筋膜の切開を奥へと進め，肛門挙筋が前立腺尖部へ付着する部分を展開する（右）．

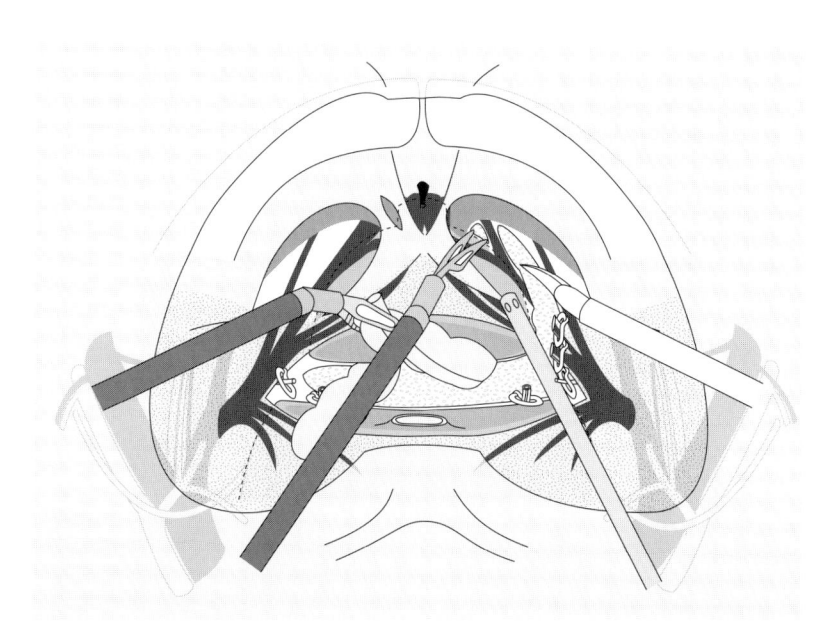

図 2-103 神経血管束の遠位端を剥離する（右）．

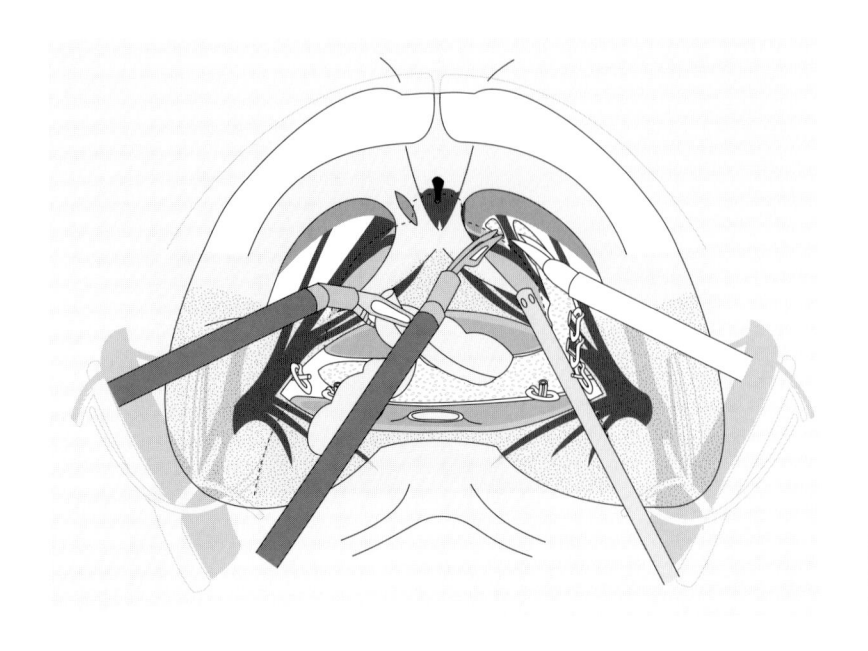

図 2-104 神経血管束の遠位端を切断する（右）．切断端は前立腺摘出後に縫合する．尿道周辺の処理には，原則として Hem-o-lok®やクリップは使用しない．

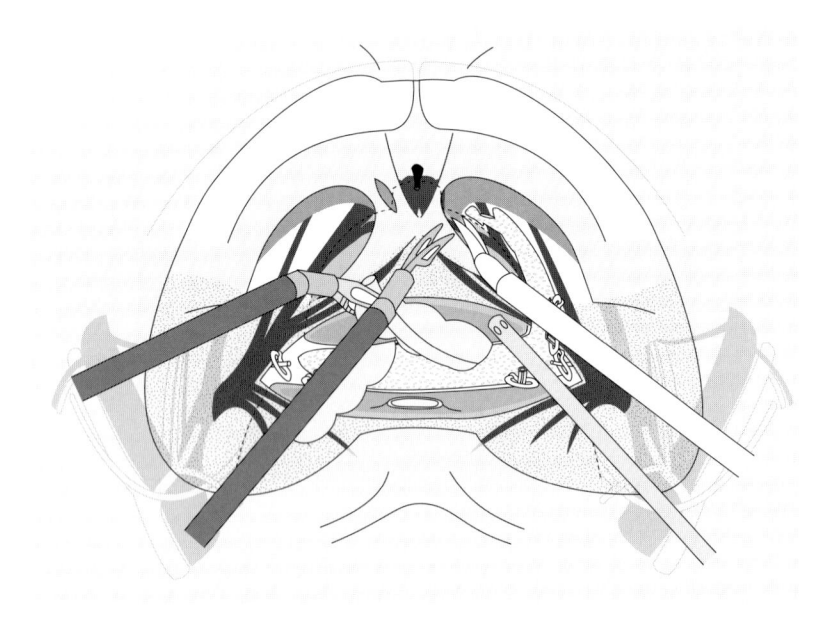

図 2-105 肛門挙筋を前立腺尖部から切離する（右）．

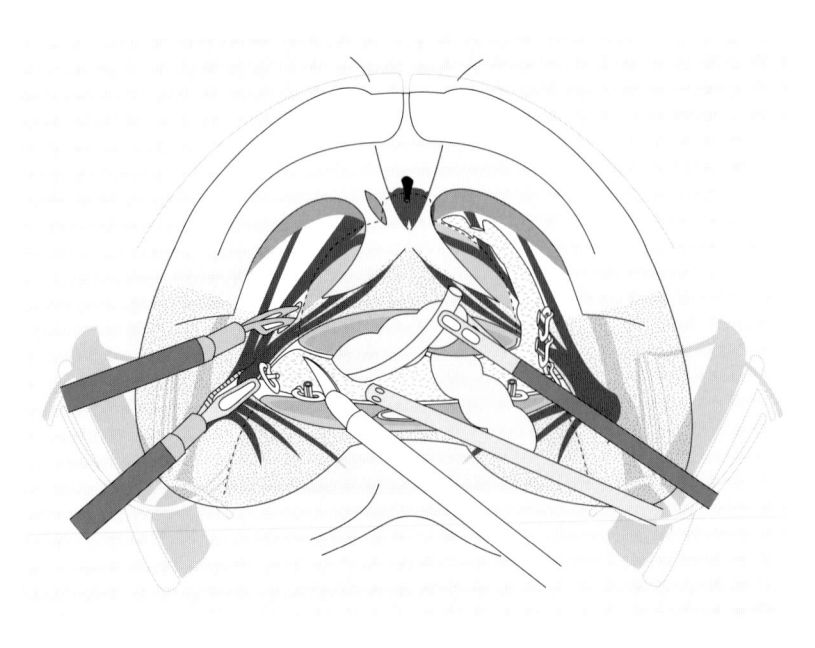

図 2-106 精管と精囊をプログラスプで腹側対側へ牽引する．あらかじめ前立腺側面を剝離しておき，血管群の基部（主に前立腺表面に向かう血管群）を剝離する（左）．

前立腺側方血管処理（神経非温存）　81

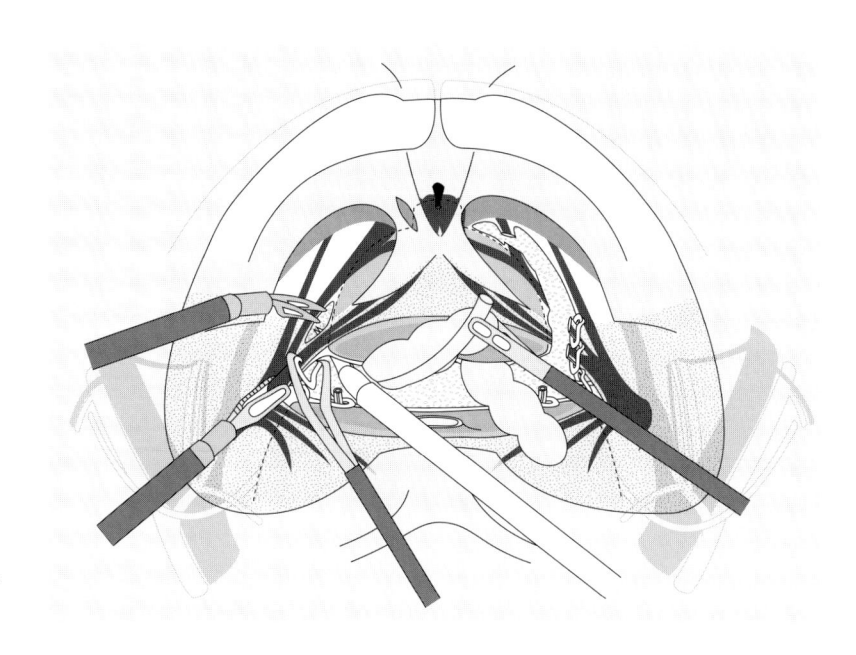

図 2-107 血管群の基部（主に前立腺表面に向かう血管群）に Hem-o-lok® L をかける（左）.

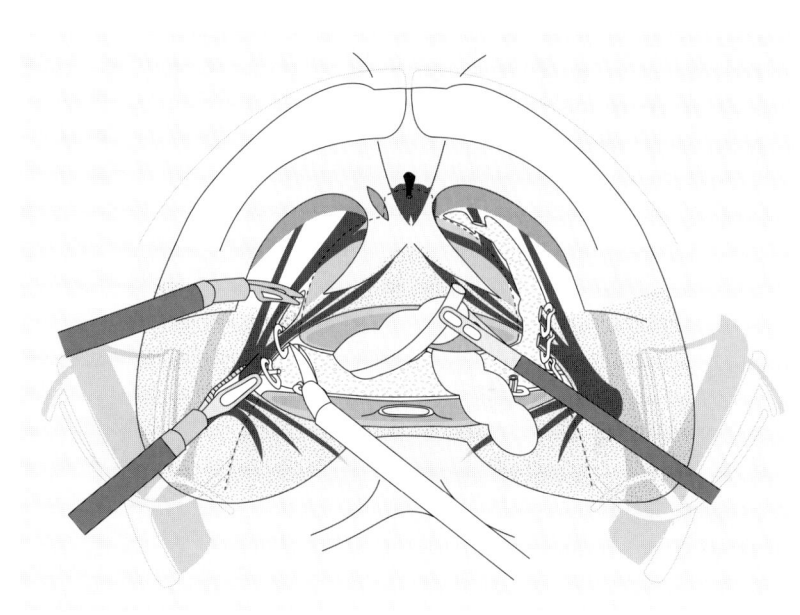

図 2-108 血管群の基部（主に前立腺表面に向かう血管群）を切断する（左）.

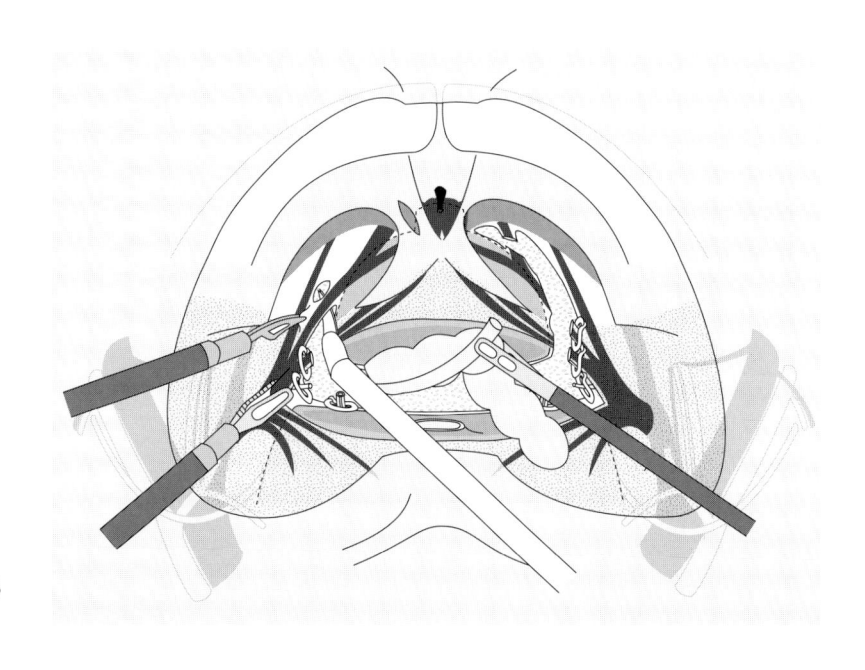

図 2-109 同様にして神経血管束の近位部を剝離する（左）.

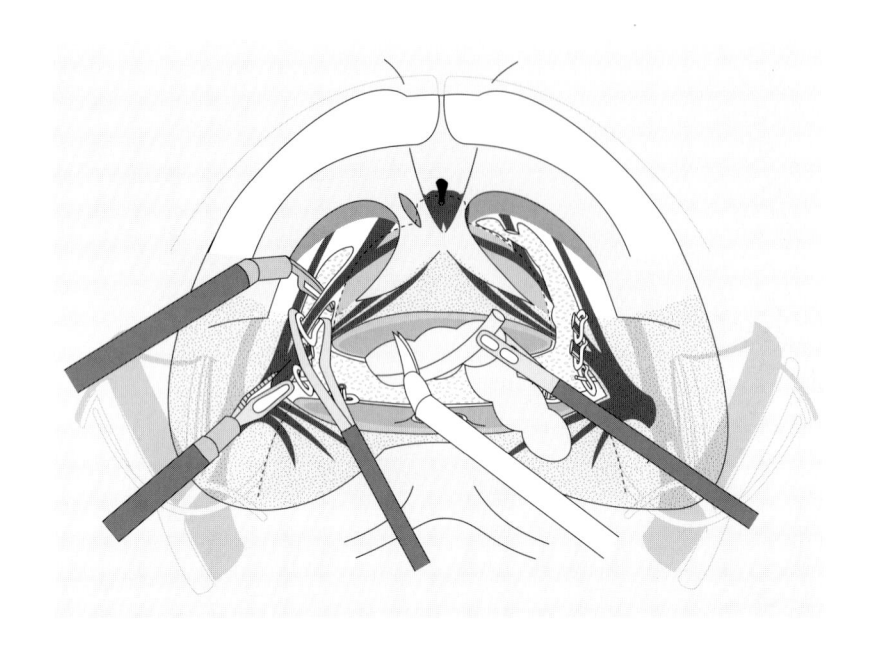

図2-110 神経血管束の近位部を剝離しHem-o-lok® Lをかける(左).

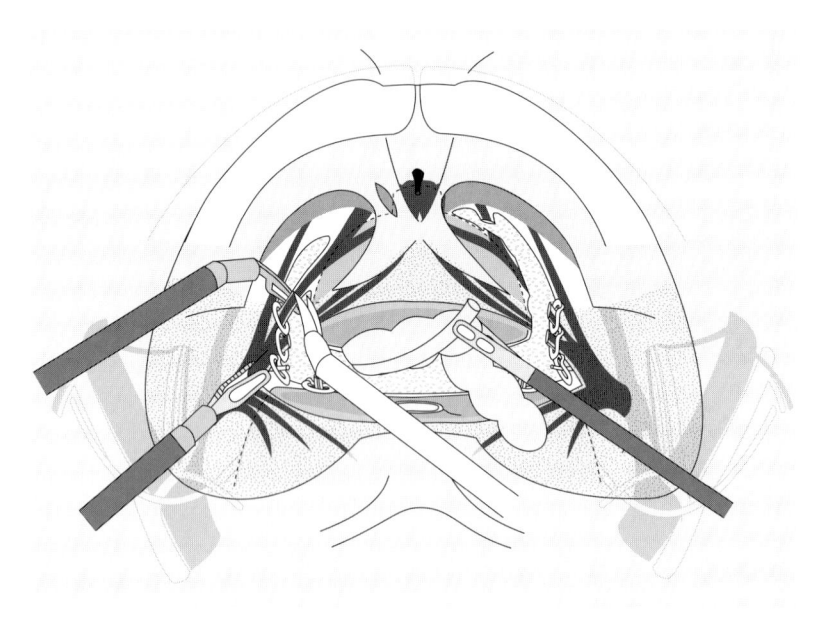

図2-111 神経血管束の近位部を切断する(右).

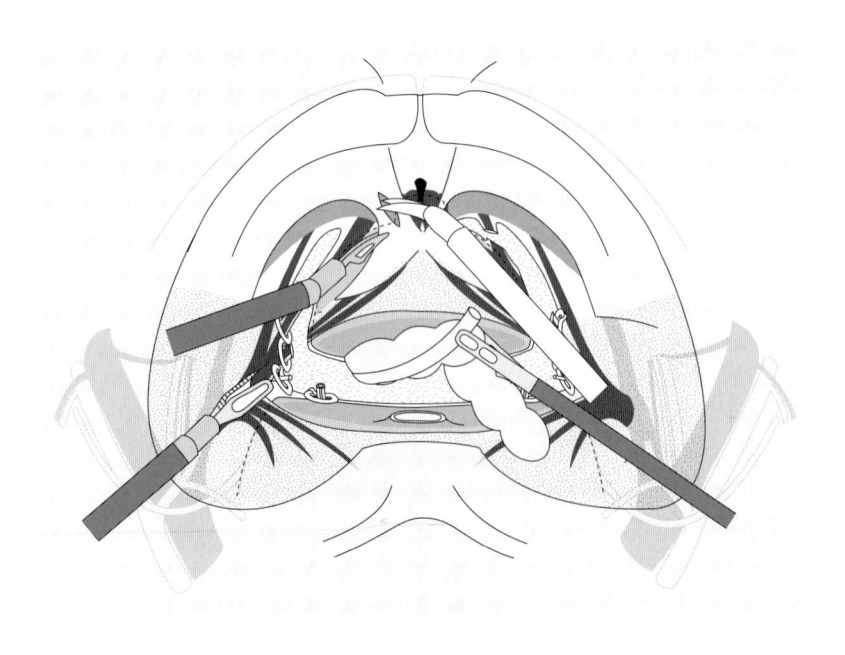

図2-112 前立腺を右側へ牽引しながら内骨盤筋膜の切開を奥へと進め,肛門挙筋が前立腺尖部へ付着する部分を展開する(左).

前立腺側方血管処理（神経非温存）

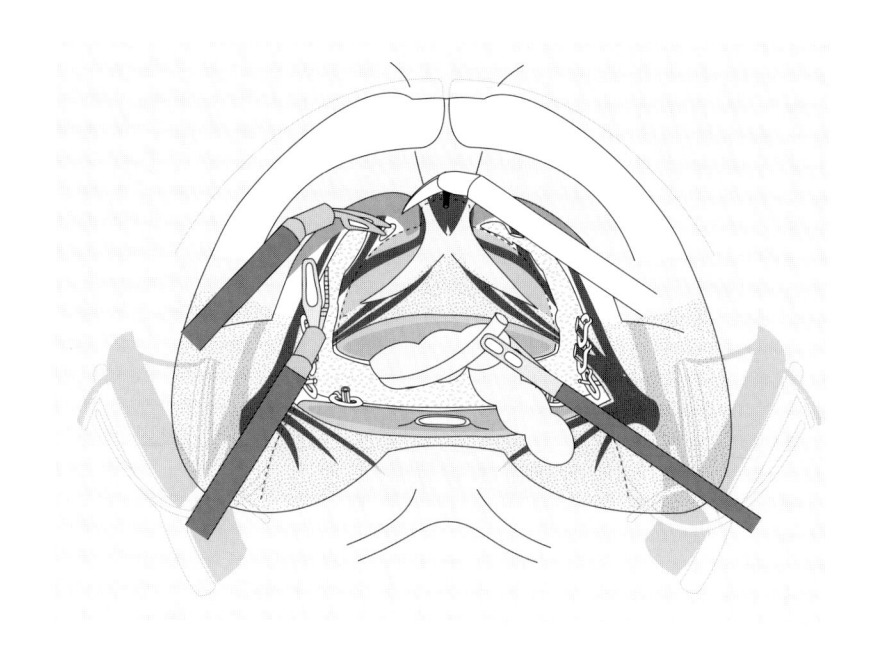

図 2-113 神経血管束の遠位端を剝離する（左）．

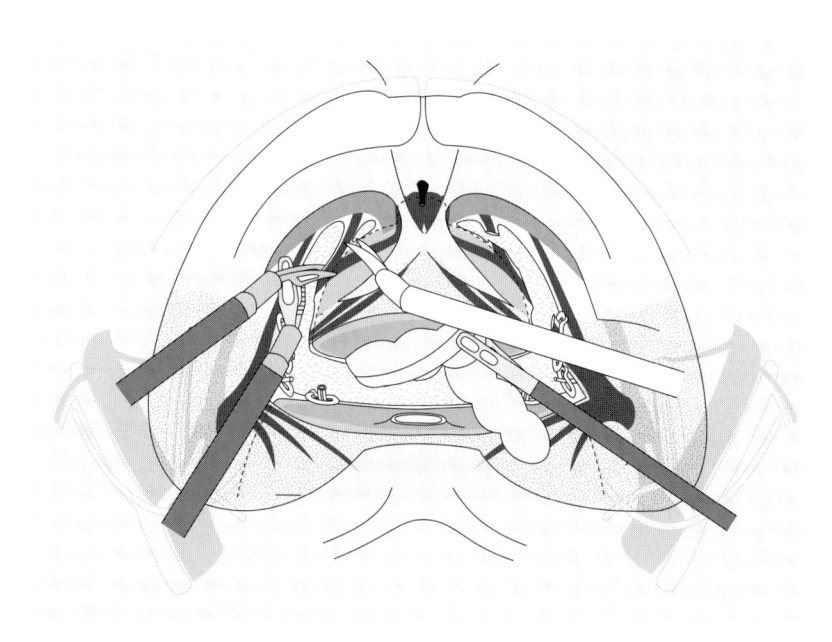

図 2-114 神経血管束の遠位端を切断する（左）．切断端は前立腺摘出後に縫合する．尿道周辺の処理には，原則として Hem-o-lok® やクリップは使用しない．

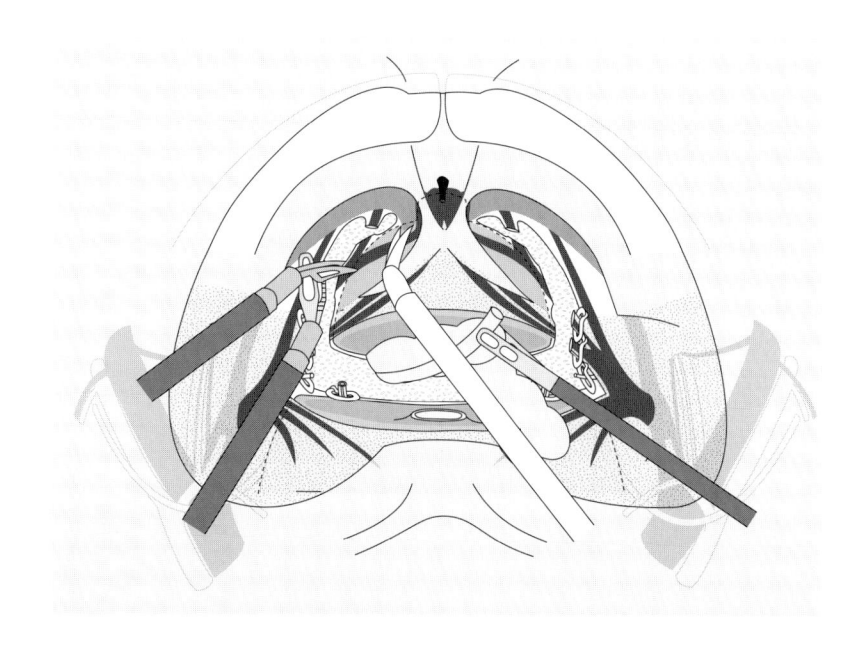

図 2-115 肛門挙筋を前立腺尖部から切離する（左）．

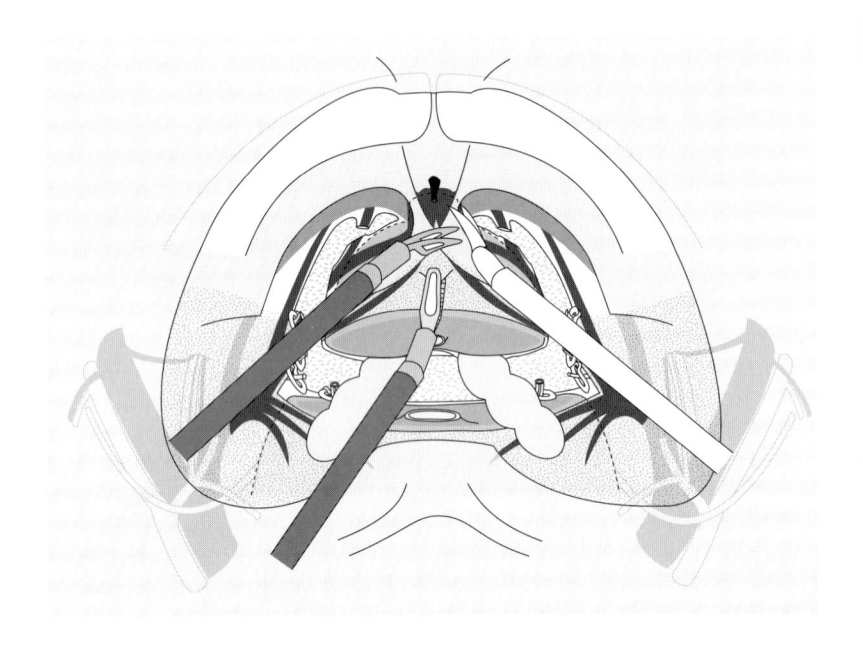

背静脈群の処理

▶ 動画あり

図 2-116 背静脈群の処理に入る前に，気腹圧を 15 mmHg に上げる．前立腺を牽引し，下に押さえつけながら恥骨前立腺靱帯と背静脈群を右側から鋭的に切開する．出血が邪魔になる場合は，送水管で水をかけながら操作するときれいな術野が得られる．動脈性の出血のみ，モノポーラーでピンポイントに止血する．

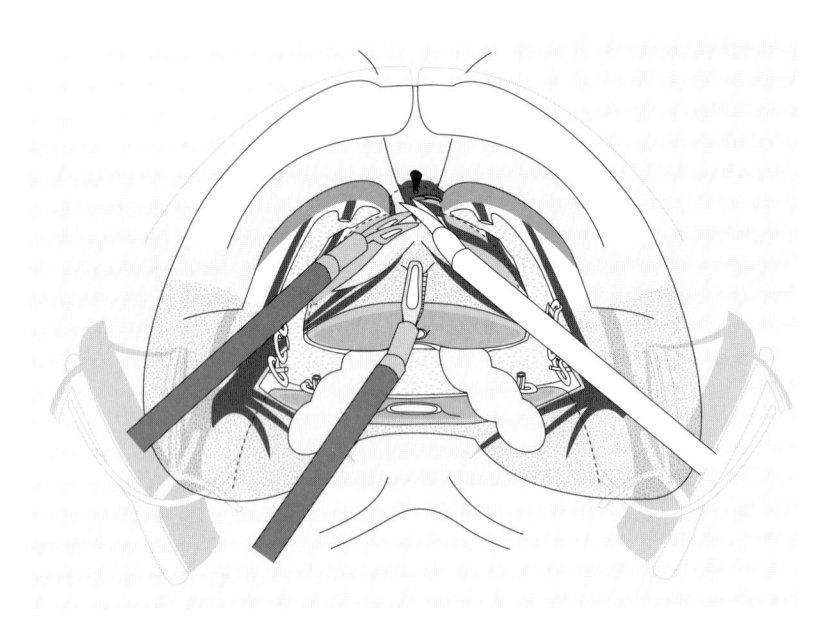

図 2-117 恥骨前立腺靱帯と背静脈群の切開を左側へと進める．

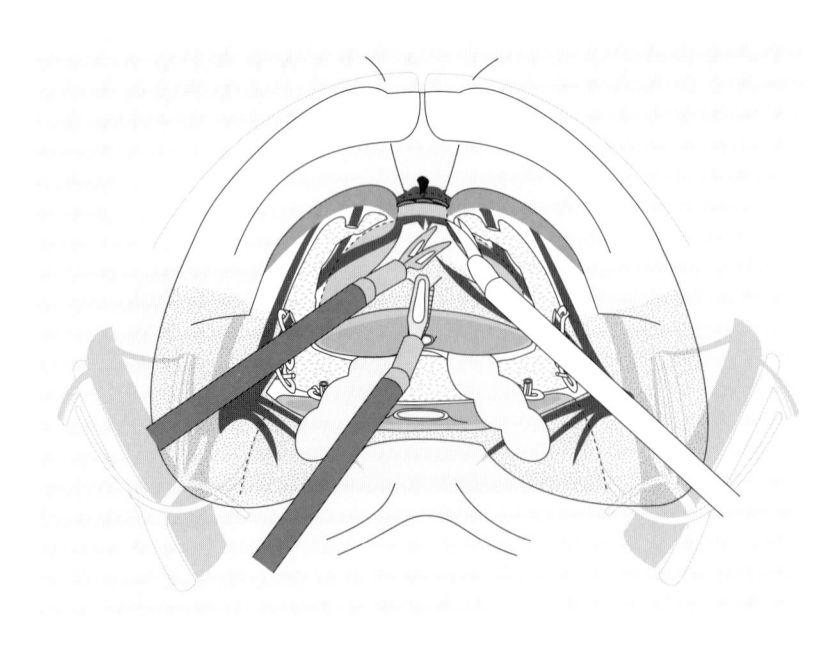

図 2-118 恥骨前立腺靱帯と背静脈群の切開が終了したら，尿道周辺組織と尿道括約筋を切開する．

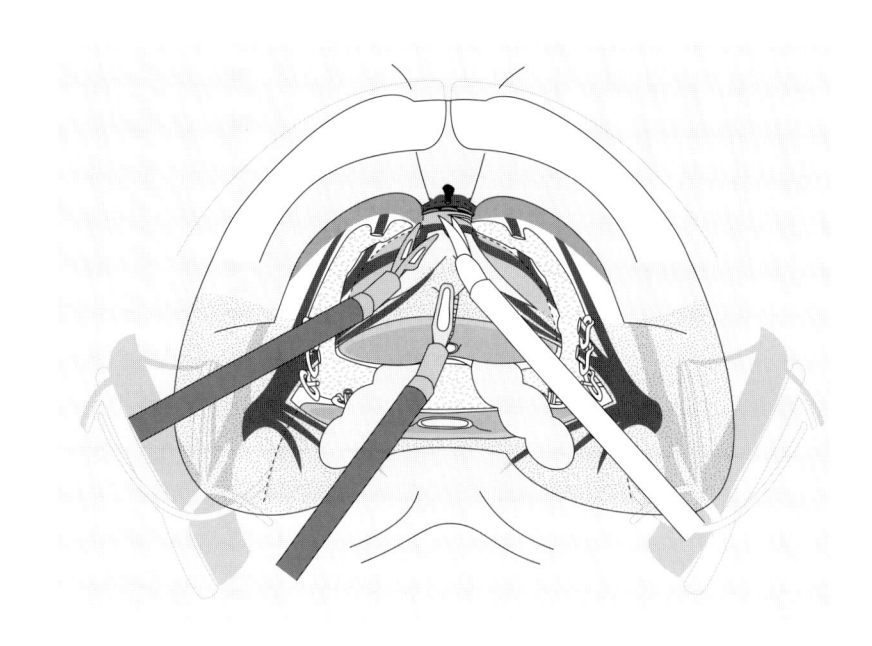

図 2-119 尿道括約筋の切開を左へと進める.

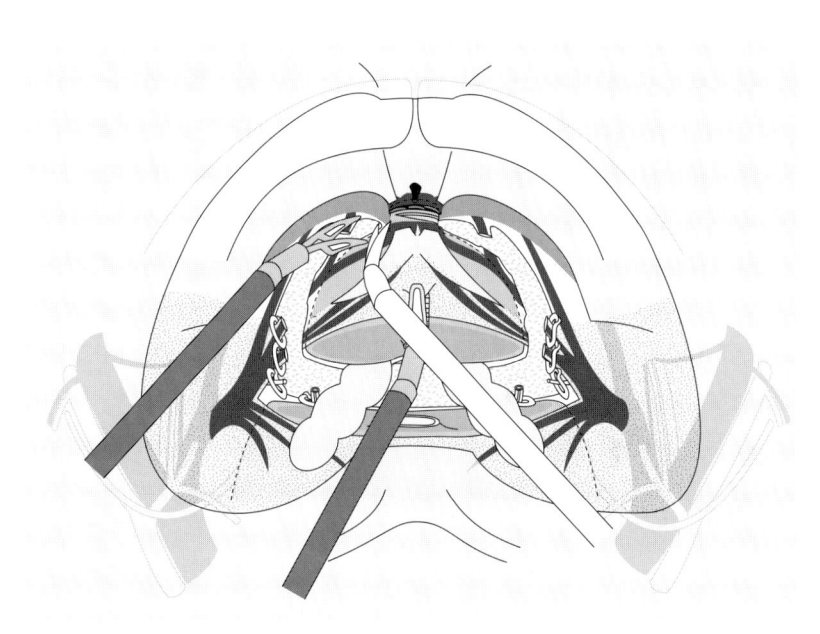

図 2-120 左から尿道周辺組織と尿道括約筋を切開する.

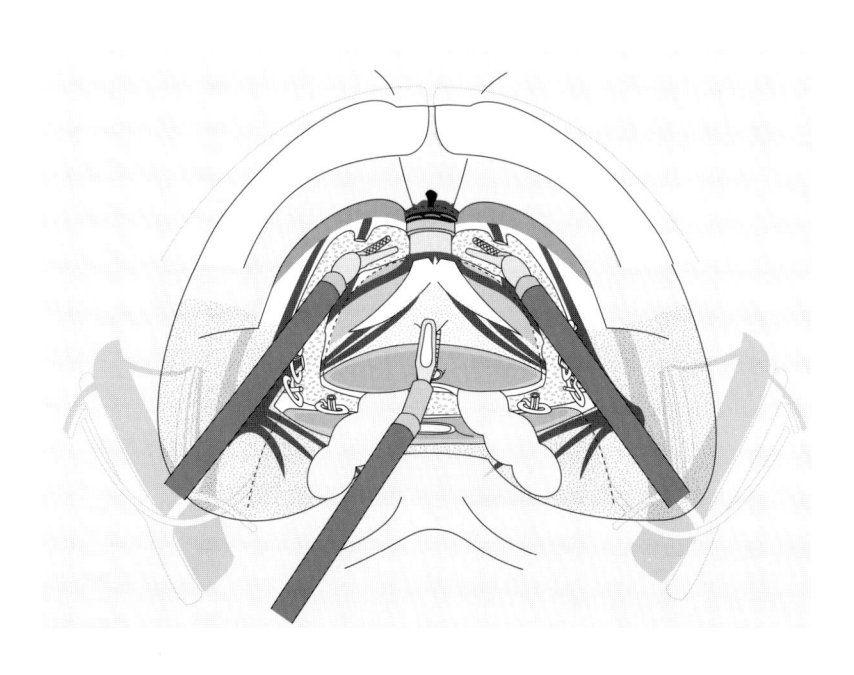

図 2-121 尿道が十分露出したら,アームをラージニードルドライバーに交換する.

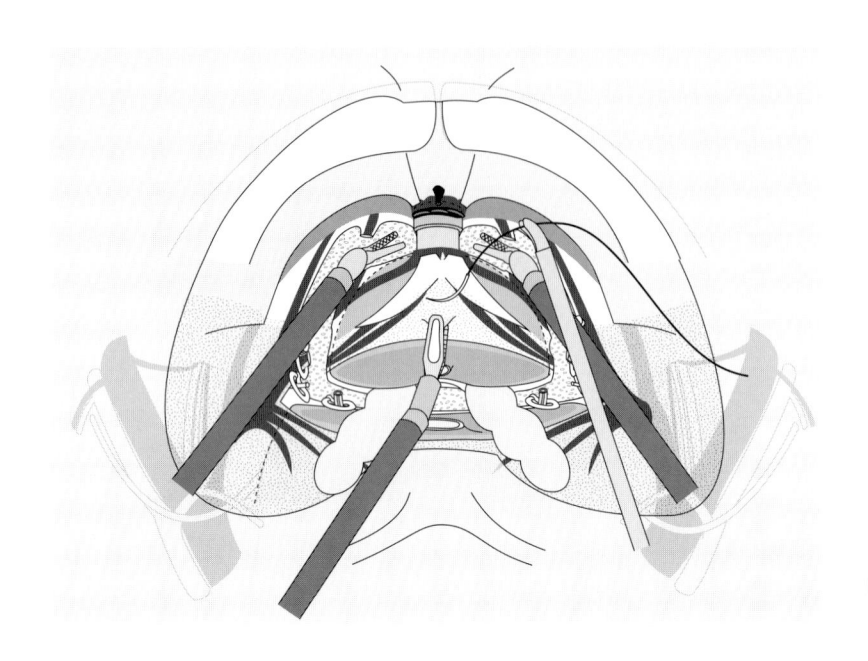

図 2-122 背静脈群縫合用の針糸(3-0 Monocryl™)を術野に挿入する.

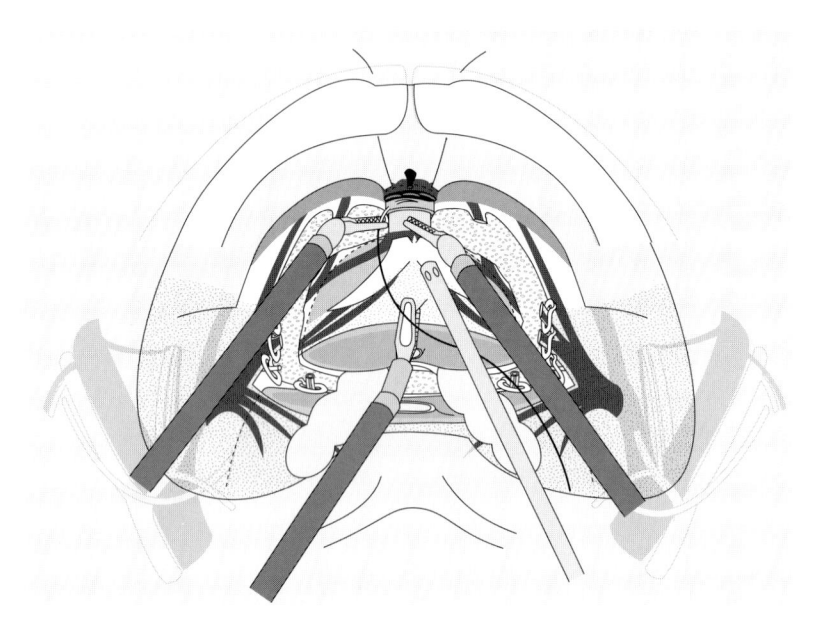

図 2-123 背静脈群の周辺組織(左)に針糸をかける.

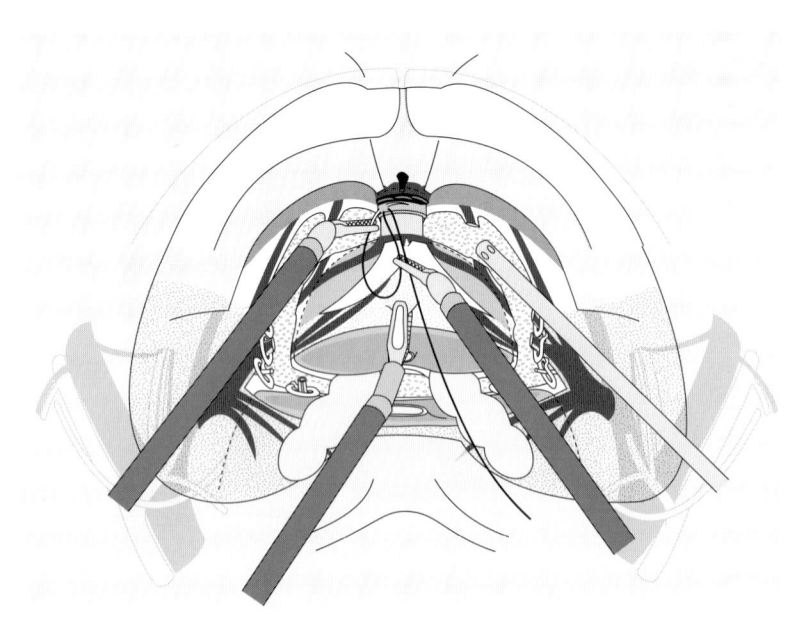

図 2-124 糸を牽引しながらもう一度同じ部位に針糸をかける.

背静脈群の処理　87

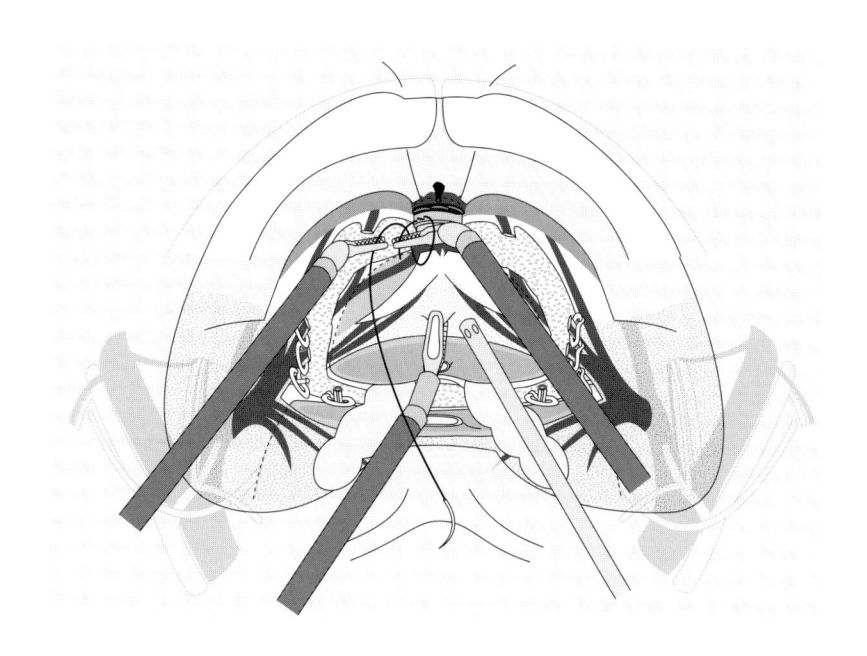

図 2-125 縫合糸を結紮する.

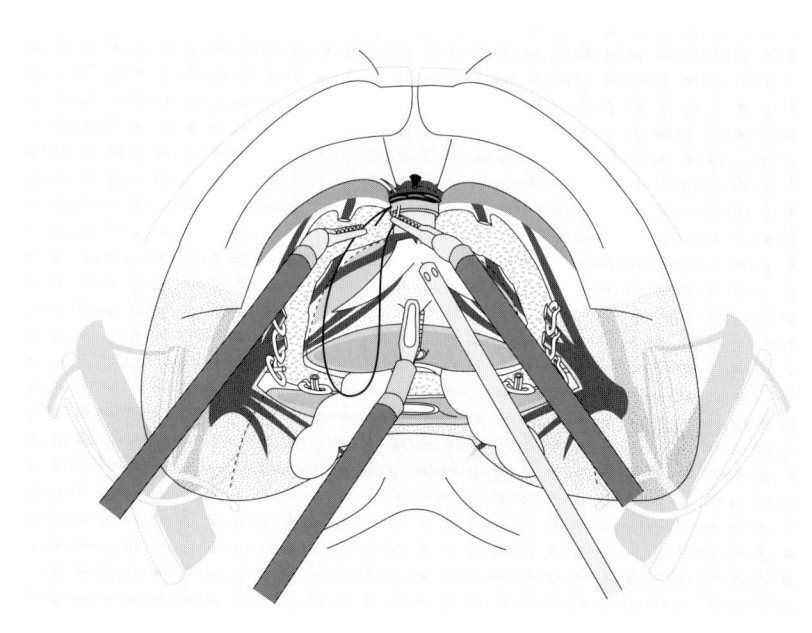

図 2-126 背静脈群断面の連続縫合を開始する.

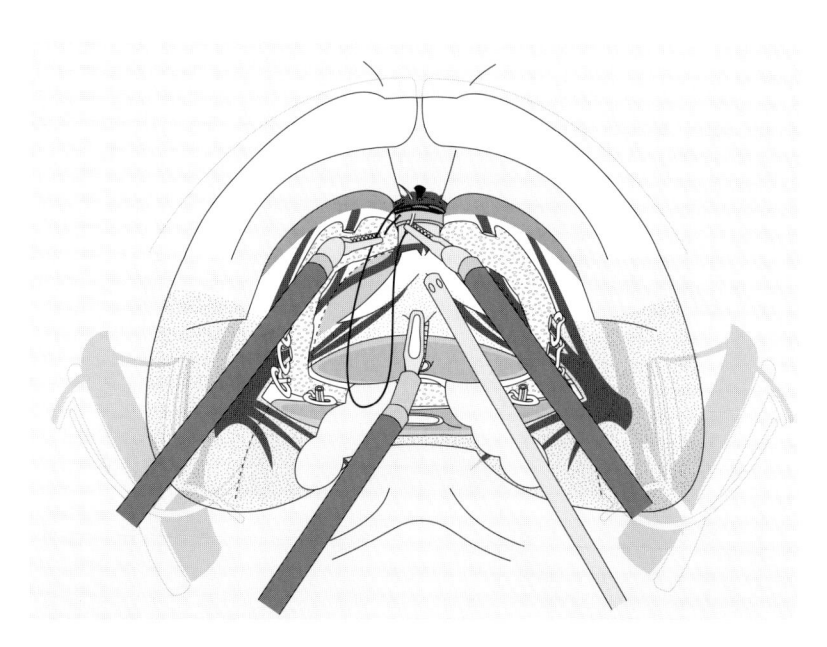

図 2-127 背静脈群断面の連続縫合を右へと進める.

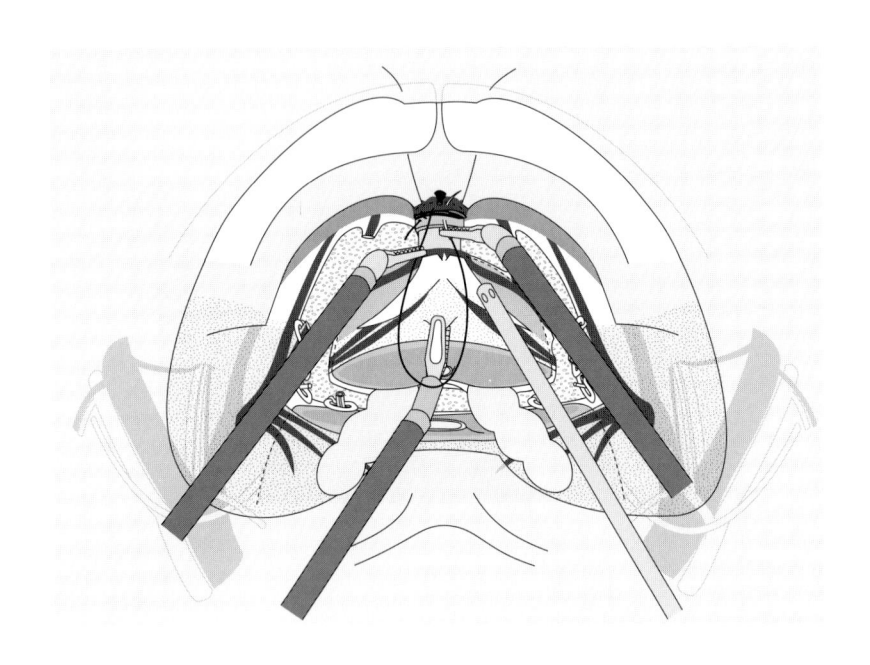

図 2-128 背静脈群断面の連続縫合をさらに右へと進める．

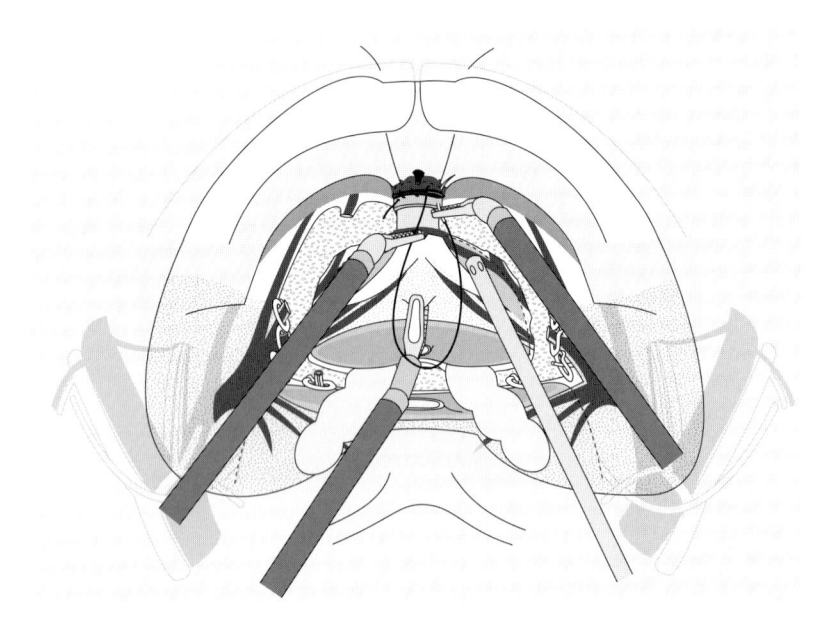

図 2-129 つづき

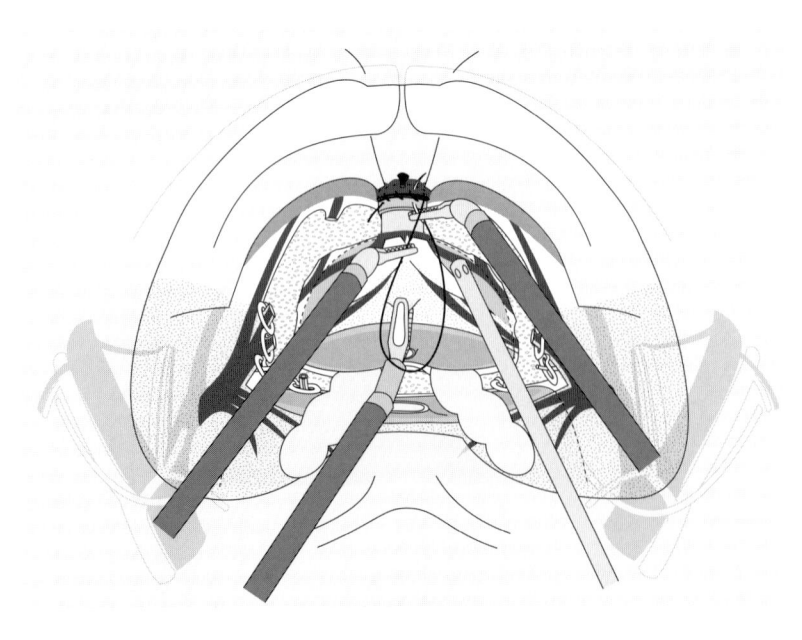

図 2-130 背静脈群断面の右端の縫合が終了したら，今度は左へ向かって連続縫合する．

背静脈群の処理 89

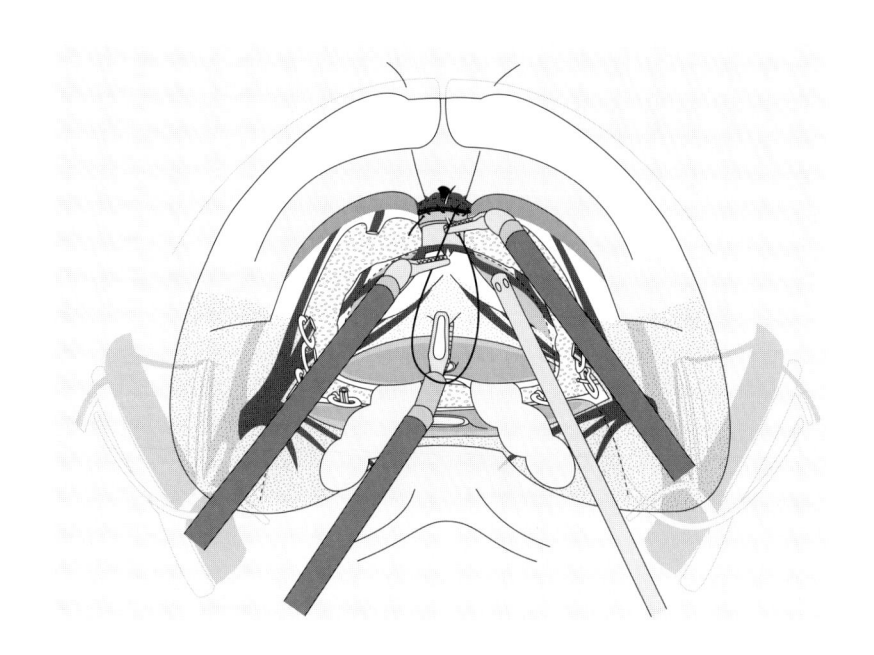

図 2-131 背静脈群断面の連続縫合を左へ進める.

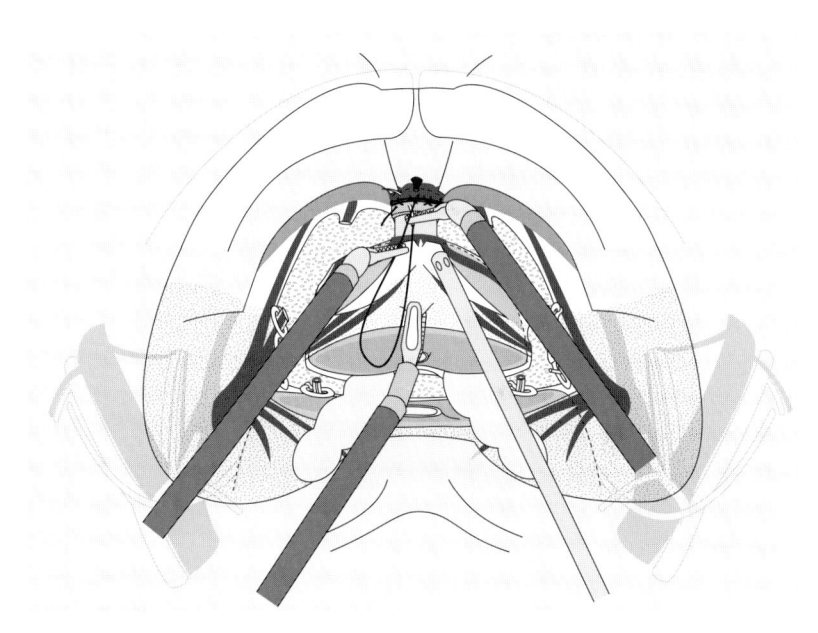

図 2-132 背静脈群断面の連続縫合をさらに左へ進める.

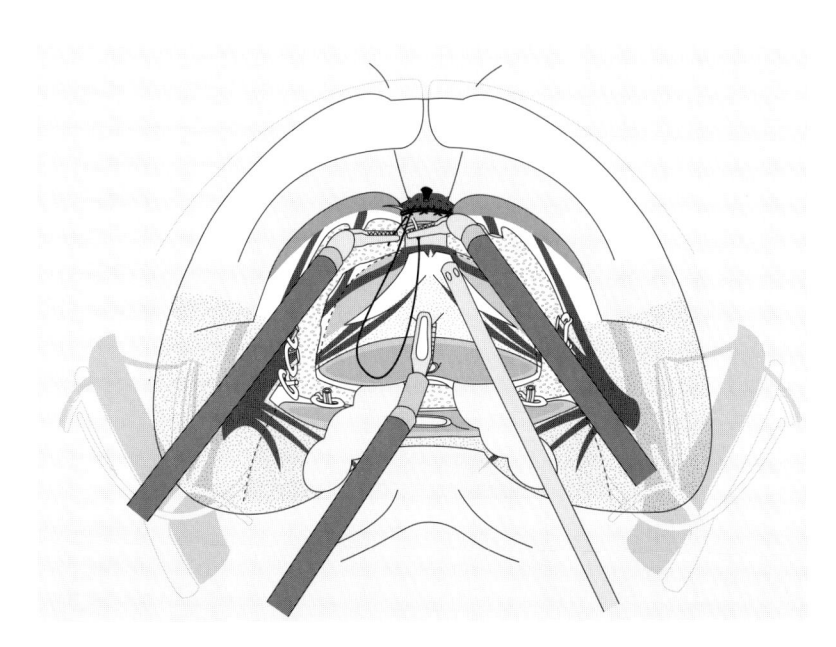

図 2-133 つづき

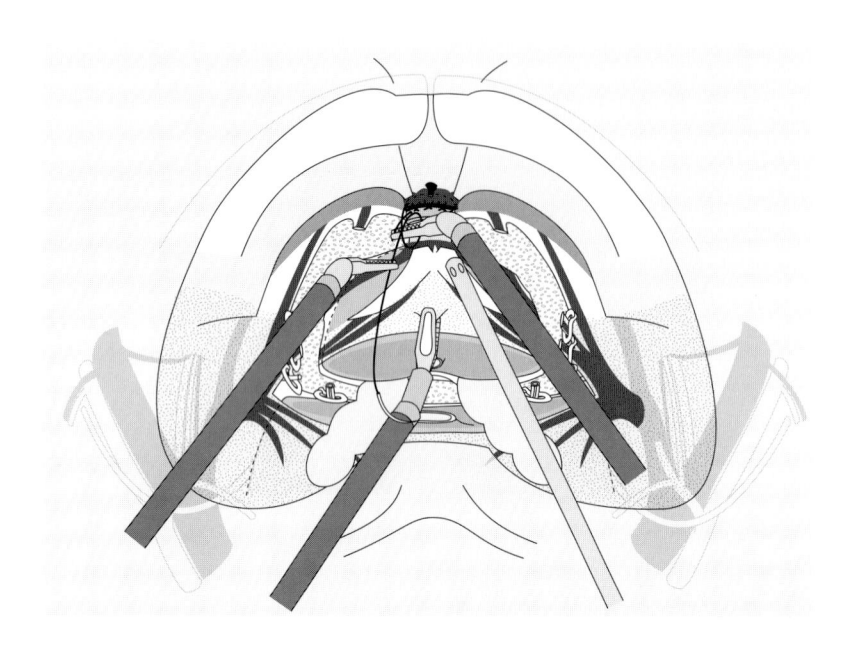

図 2-134 縫合糸を結紮する(1回目).

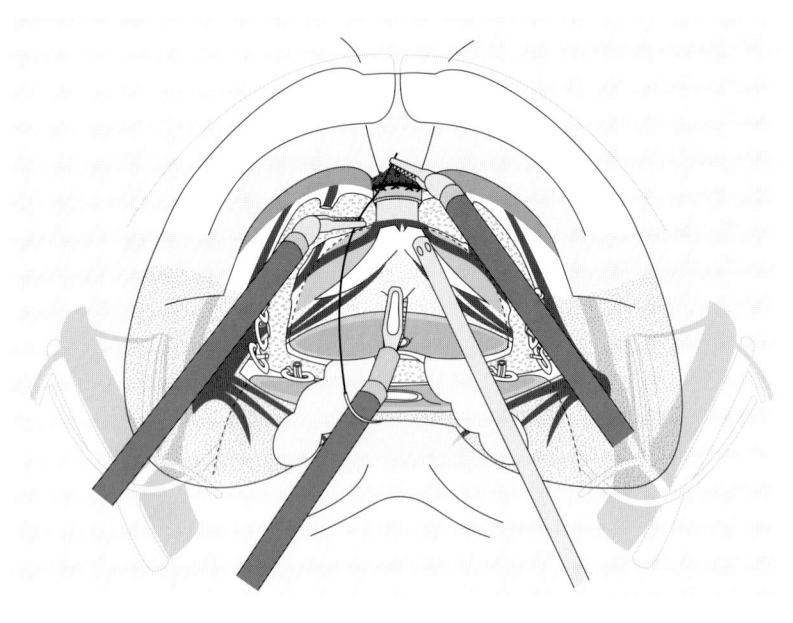

図 2-135 つづき

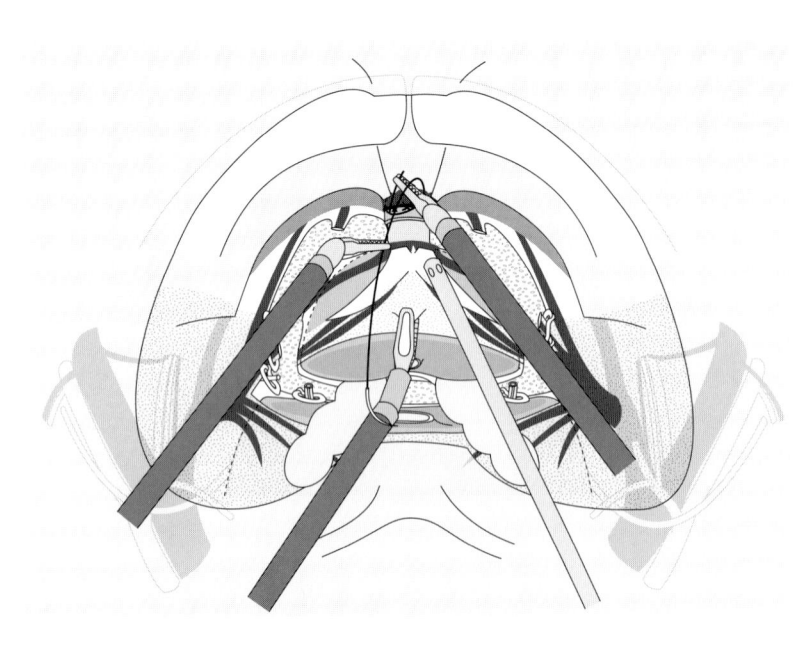

図 2-136 縫合糸を結紮する(2回目).

背静脈群の処理　91

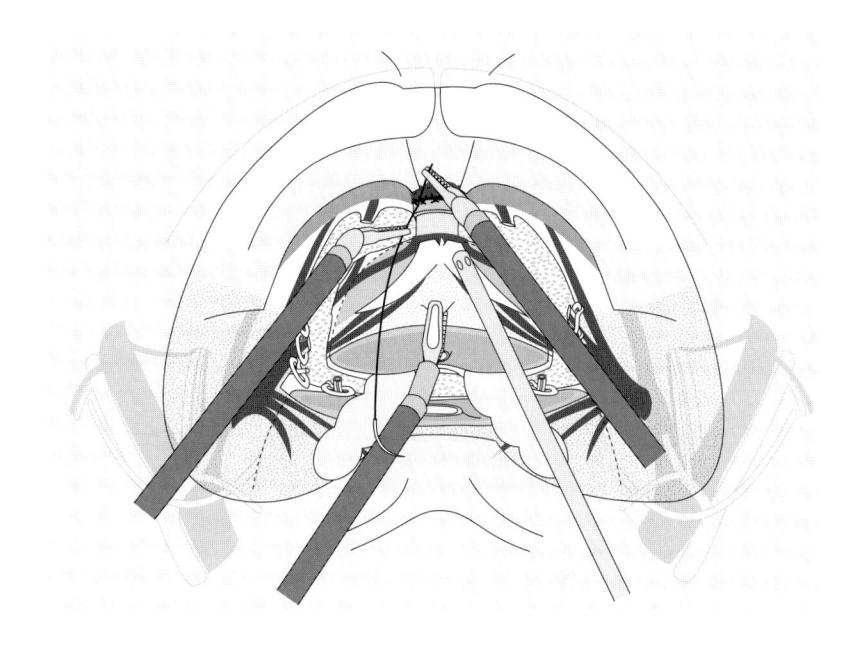

図 2-137 つづき

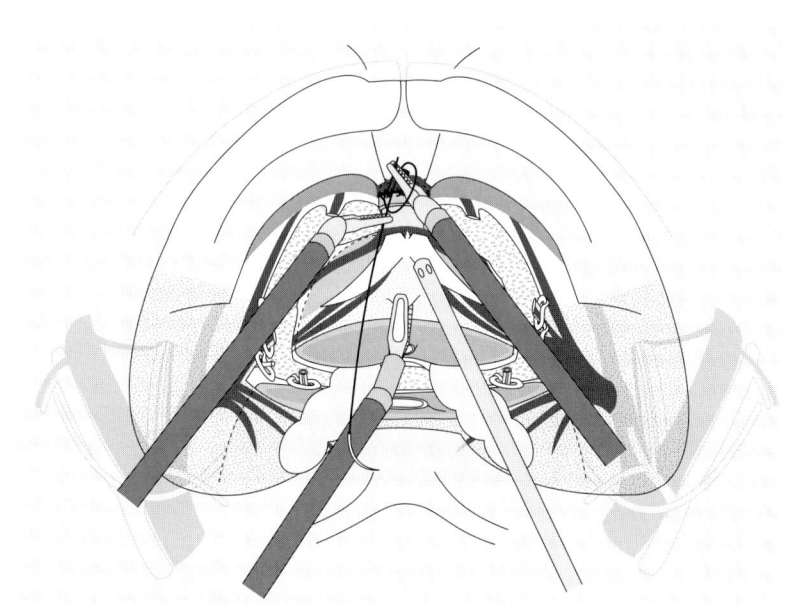

図 2-138 縫合糸を結紮する（3回目）．

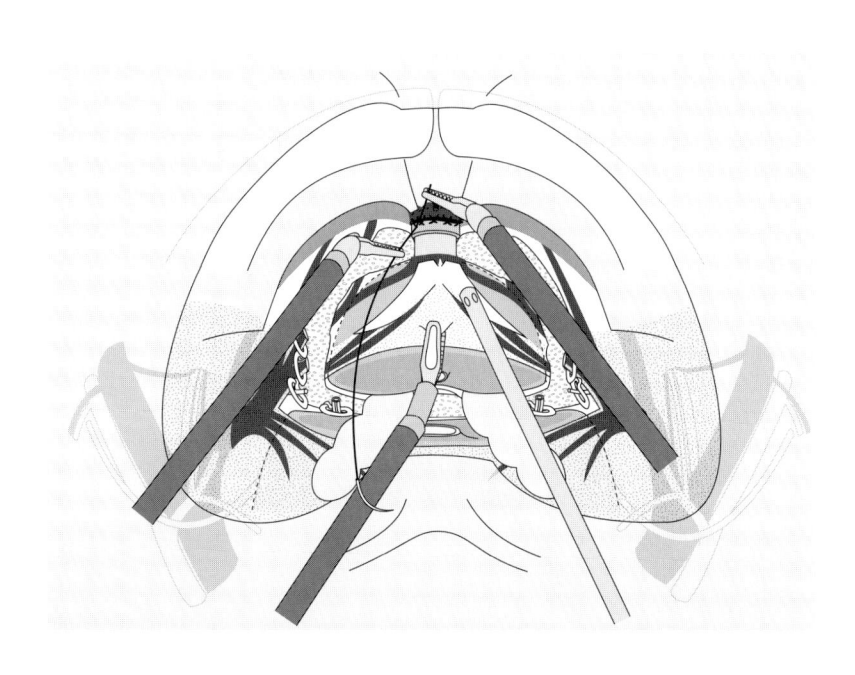

図 2-139 つづき

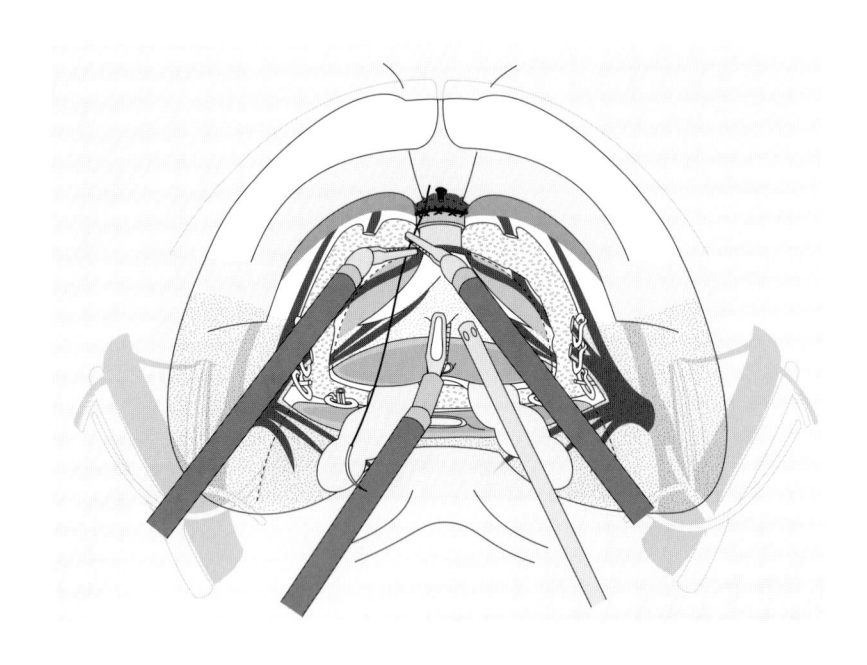

図 2-140 左右のラージニードルドライバーで糸を把持する．

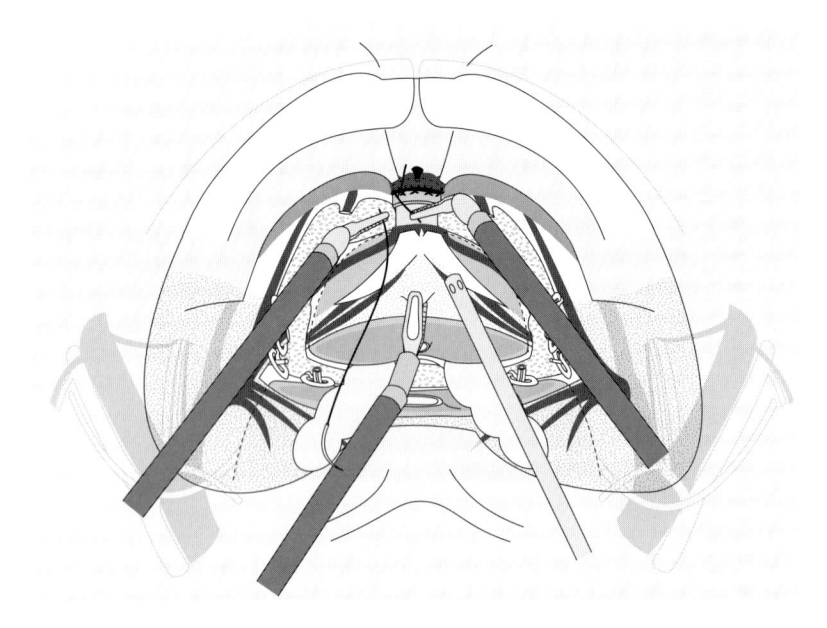

図 2-141 ラージニードルドライバーを用い，機械的に縫合糸を切断する．

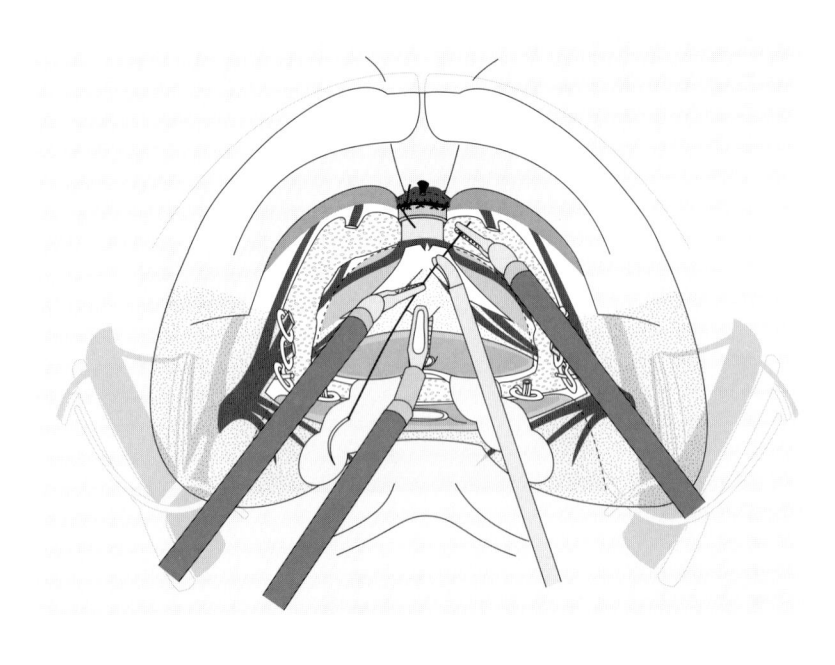

図 2-142 針糸を術野の外に出す．背静脈群の縫合が終了したら一時的に気腹圧を 6 mmHg に下げて，十分に止血されているかどうか確認する．止血に問題がなければ気腹圧を 12 mmHg に戻す．

尿道切断

▶ 動画あり

図 2-143 尿道前面を切開する．

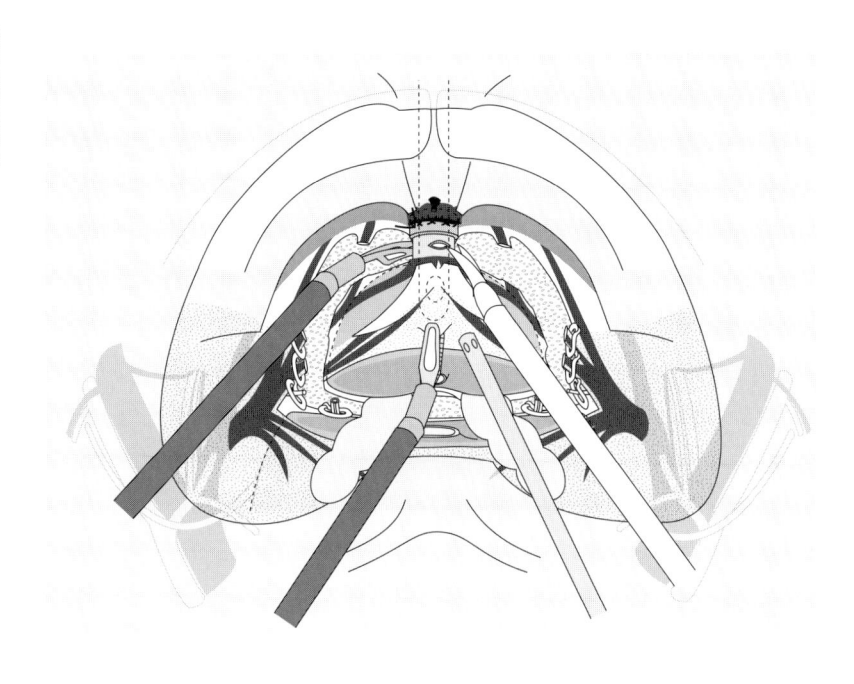

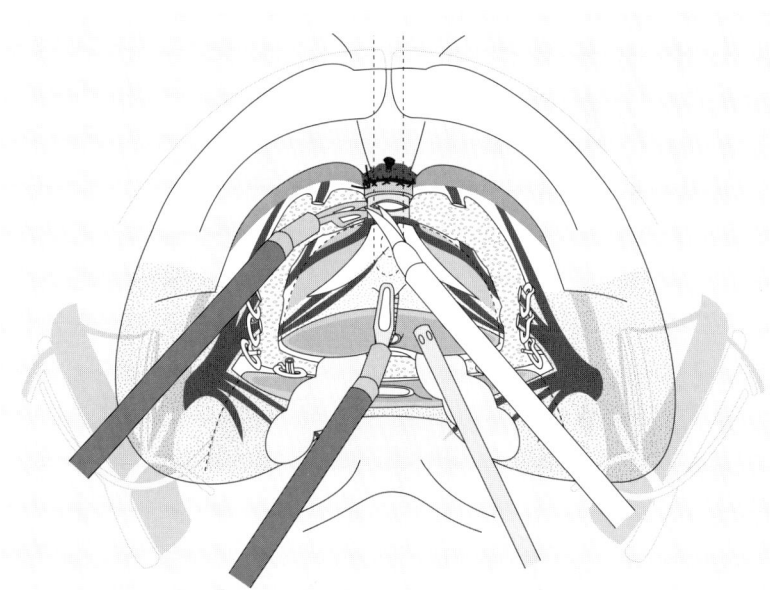

図 2-144 尿道前面の切開を進める．

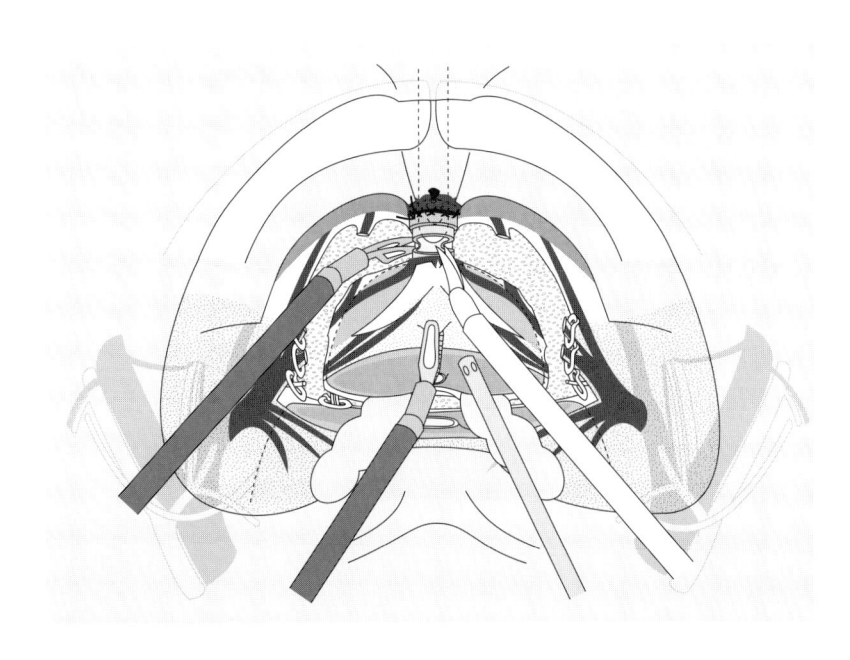

図 2-145 留置カテーテルの先端を確認し，尿道後面を切断する．

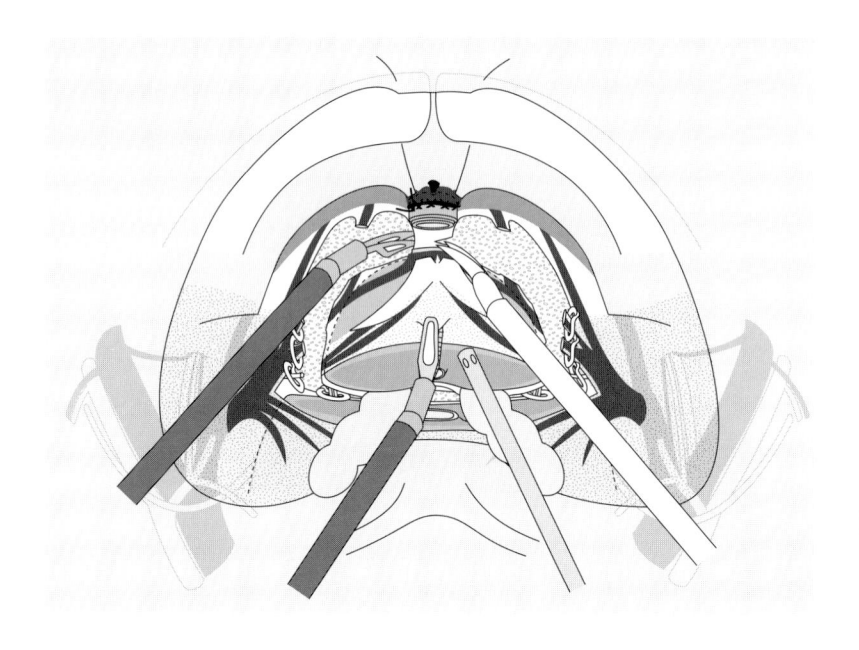

図 2-146 尿道後方の厚い組織(recto-urethral fascia)を cold cut で切開する．あとの尿道後面組織の修復(Rocco stitch)を容易にするため，ここではホットシアーズ(モノポーラー)を用いることもある．

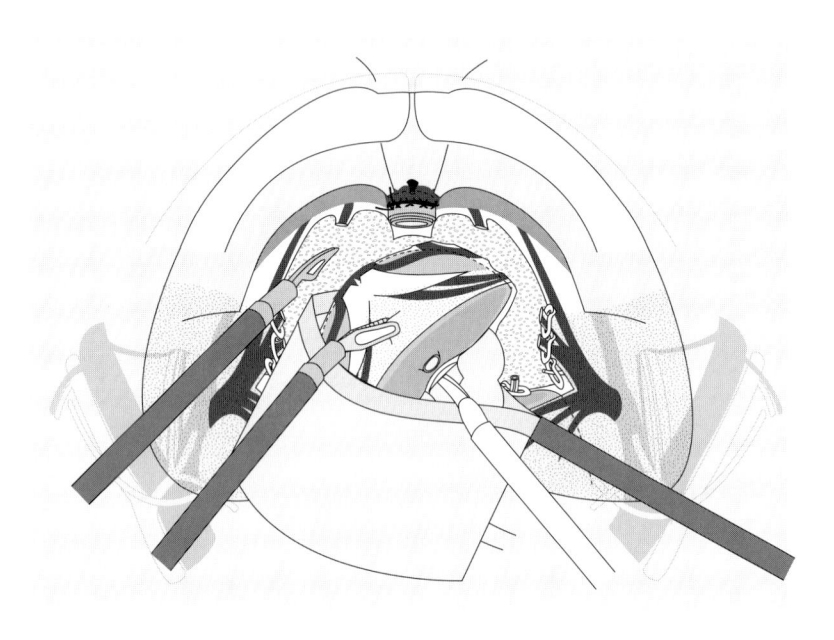

図 2-147 遊離された前立腺をエンドキャッチに収納する．

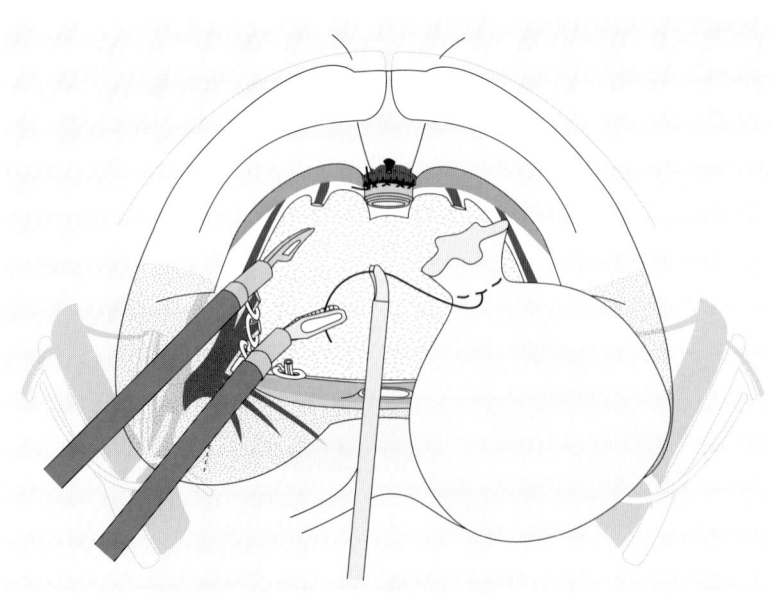

図 2-148 エンドキャッチの口を閉めた糸をカメラポートから創外に引き出す．収納された前立腺は術野の邪魔にならない部分に置いておき，手術終了時に取り出す．

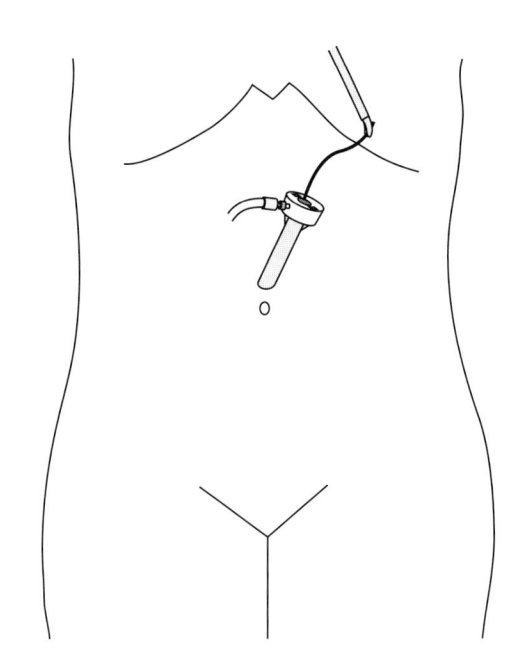

神経血管束断端の縫合止血

図 2-149 カメラポートから創外に引き出したエンドキャッチの糸．

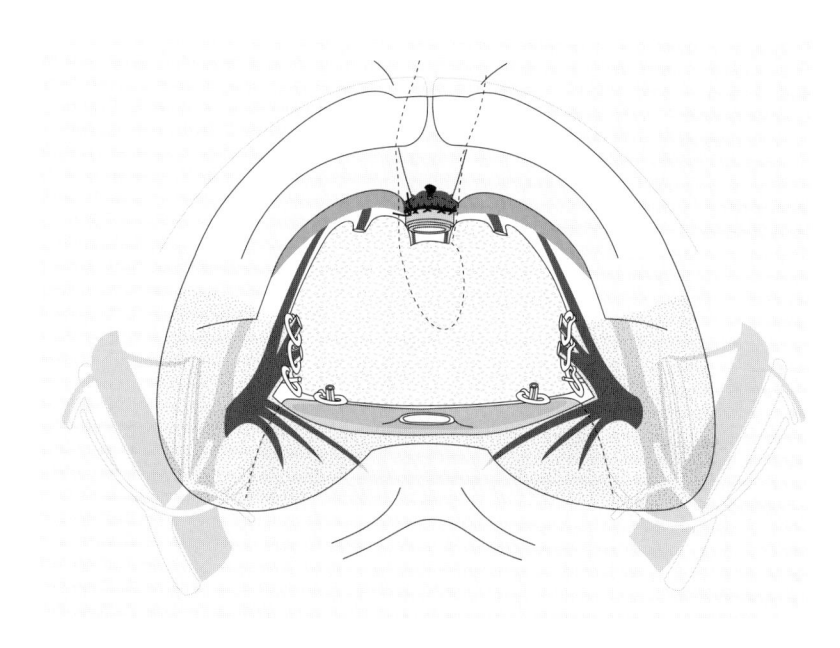

図 2-150 直腸から指を挿入し，直腸損傷の有無を確認する．術野の観察とともに指に血がついていないかを確認する．

神経血管束断端の縫合止血

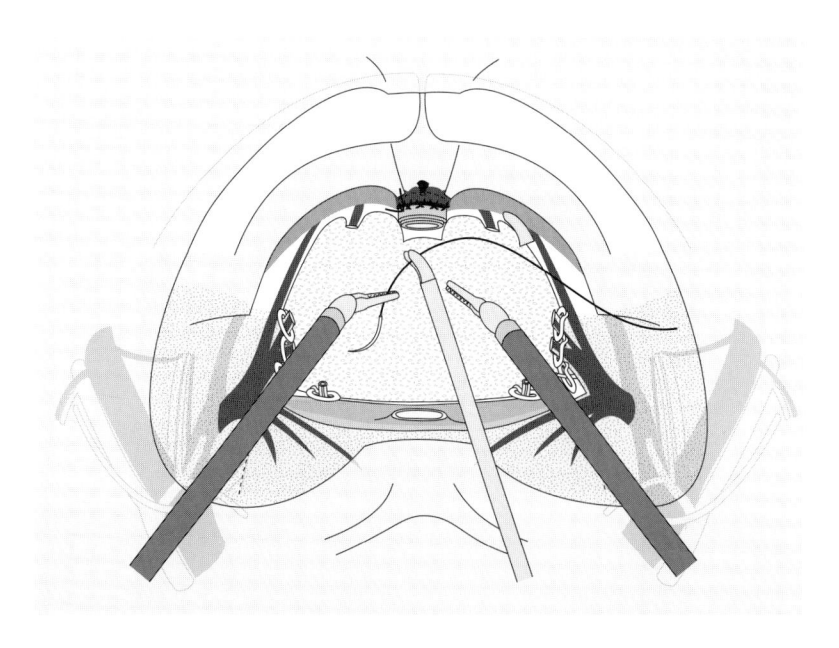

図 2-151 針糸(3-0 Monocryl)を術野に挿入する．

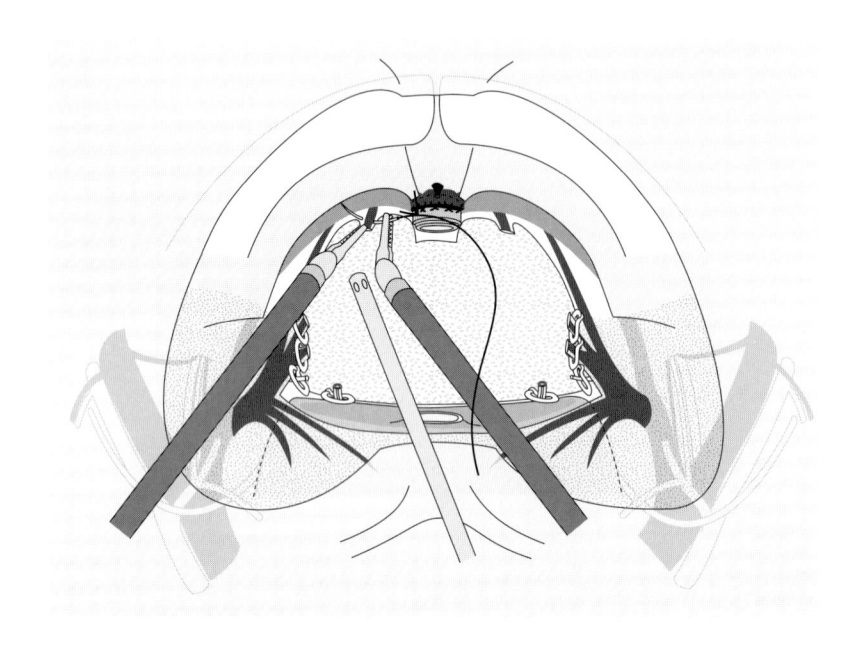

図 2-152 神経血管束断端に運針する(左).

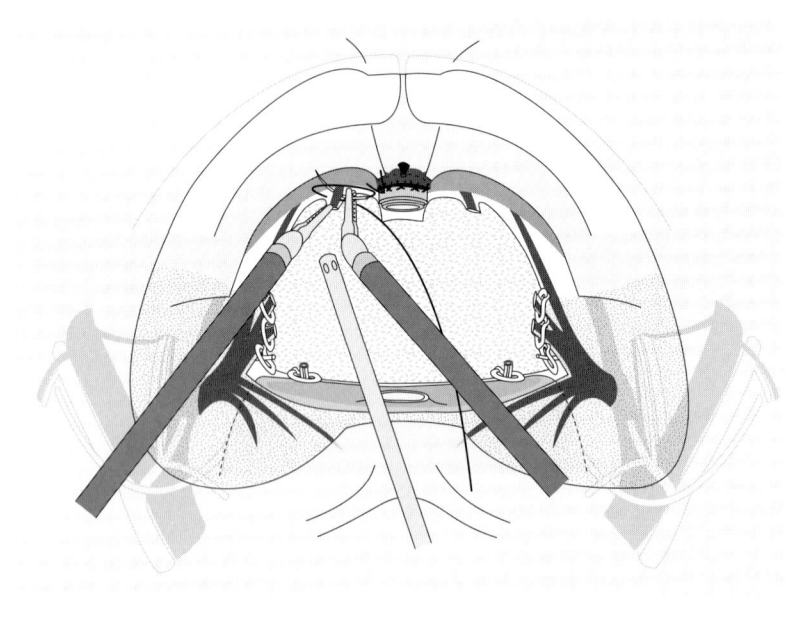

図 2-153 神経血管束断端にもう一度運針する(左).

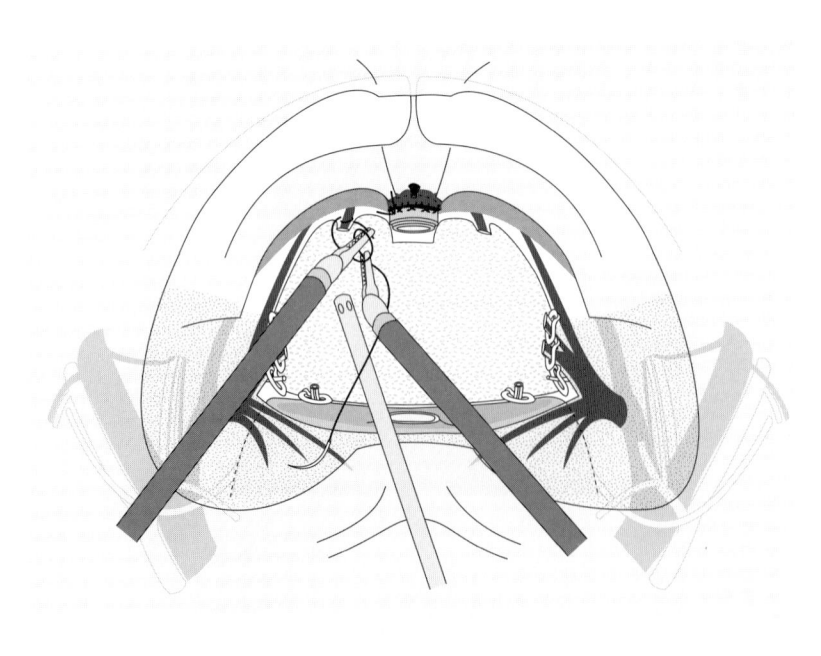

図 2-154 神経血管束断端を縫合する(左, 1回目).

神経血管束断端の縫合止血 97

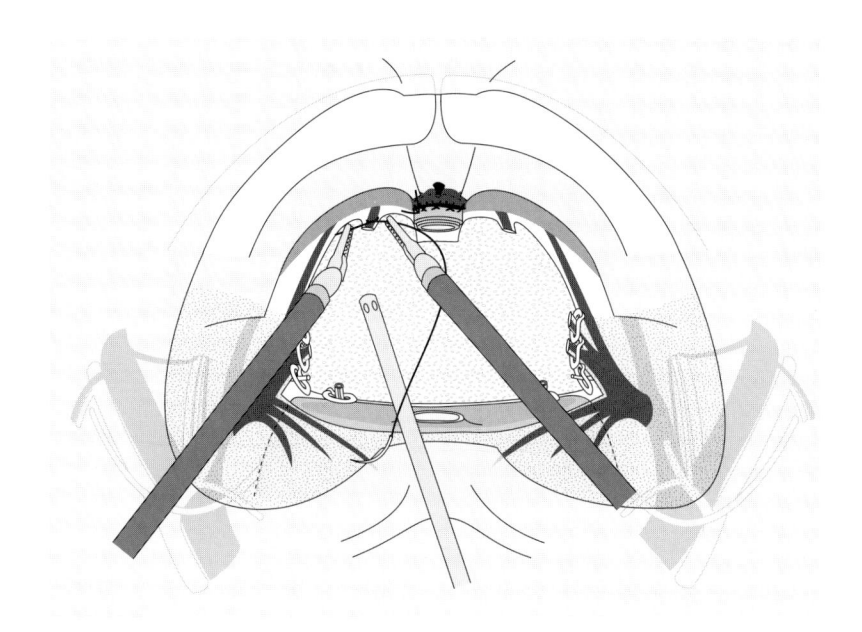

図 2-155 つづき

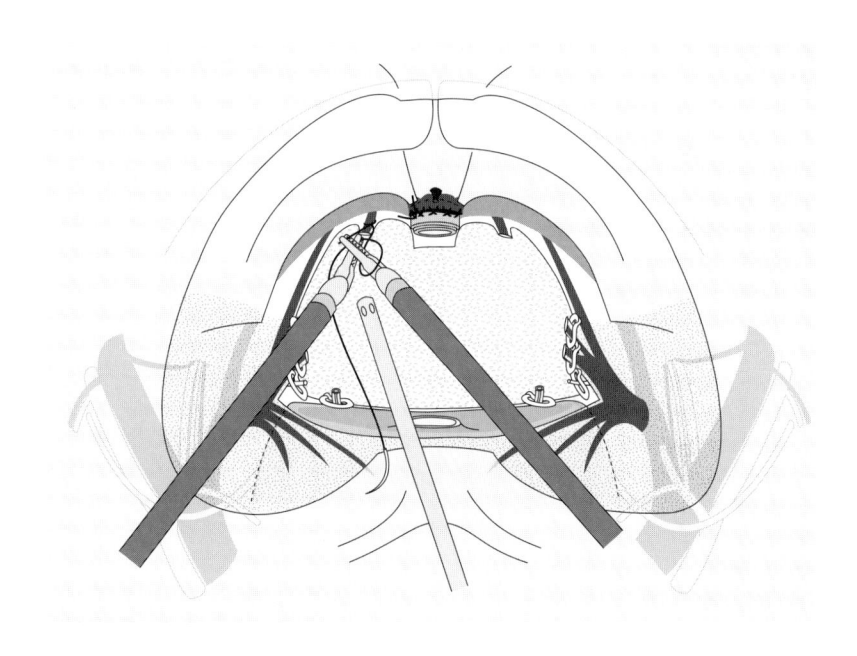

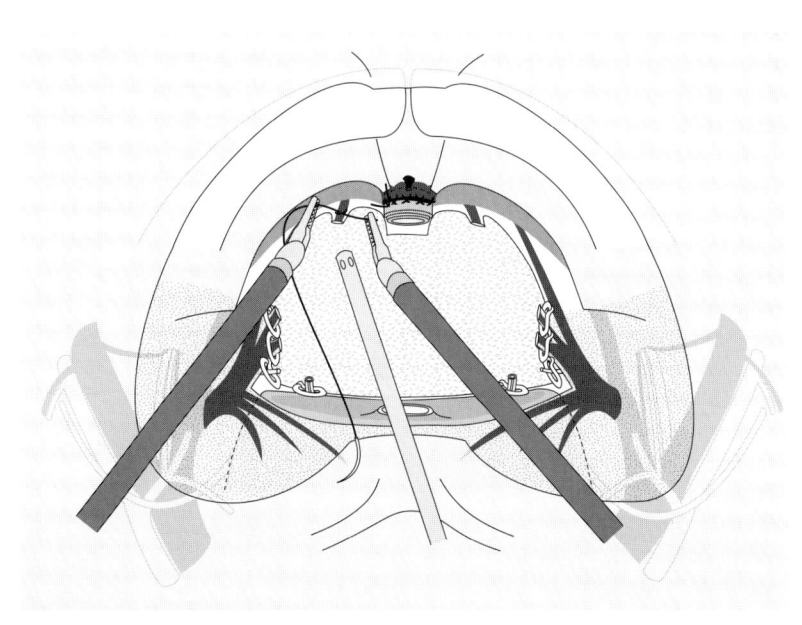

図 2-156 神経血管束断端を縫合する(左, 2 回目).

図 2-157 つづき

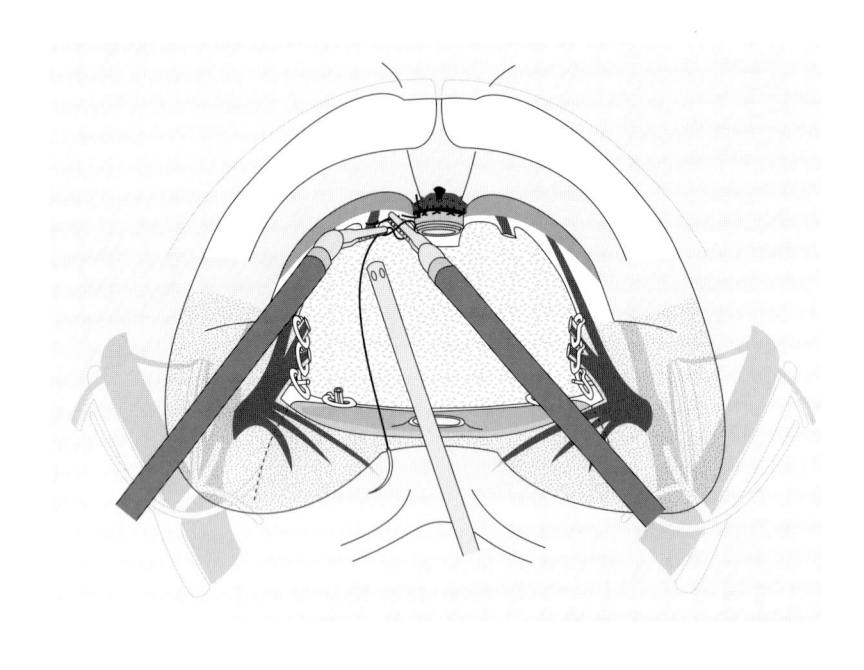

第2章 ダ・ヴィンチを用いたロボット支援前立腺全摘術

図 2-158 神経血管束断端を縫合する(左, 3回目).

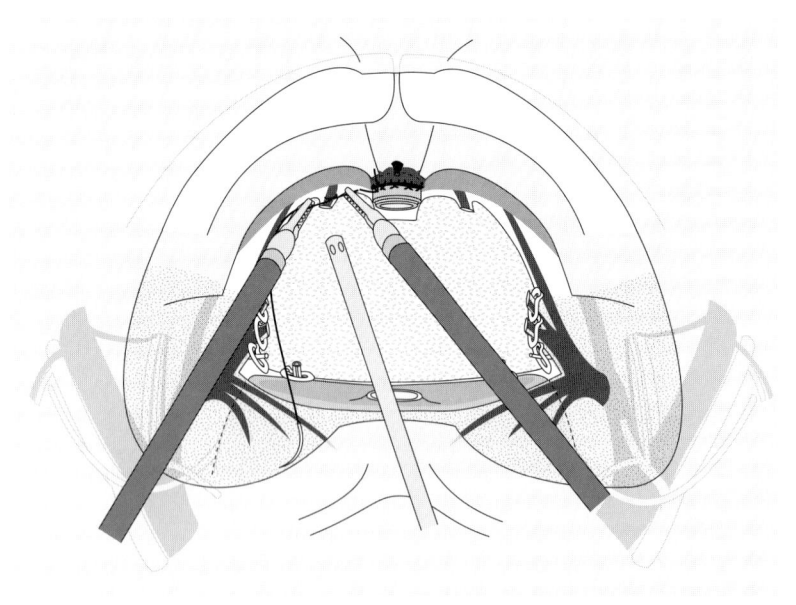

図 2-159 つづき

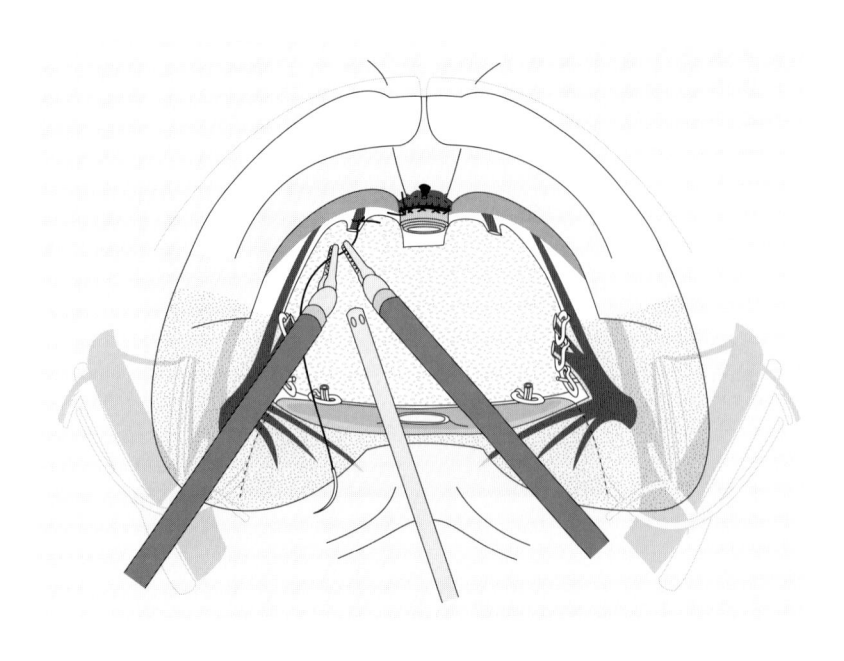

図 2-160 両側のラージニードルドライバーを用い, 機械的に縫合糸を切断する(左).

神経血管束断端の縫合止血　99

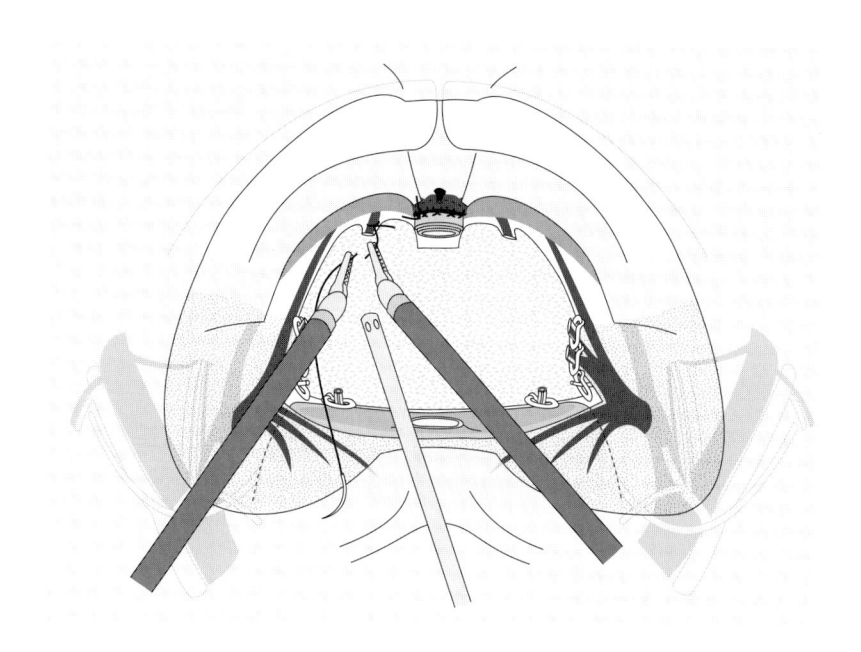

図 2-161 つづき

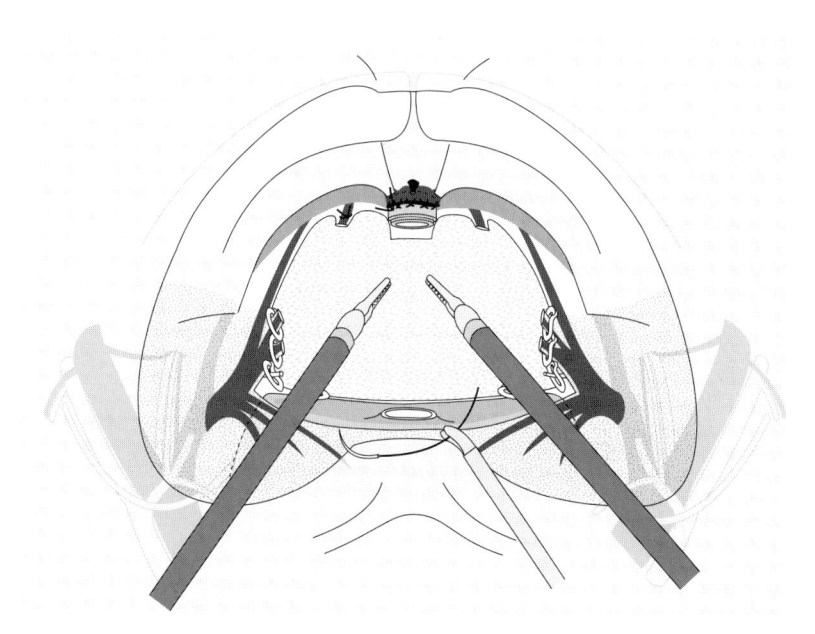

図 2-162 縫合糸を取り出す．

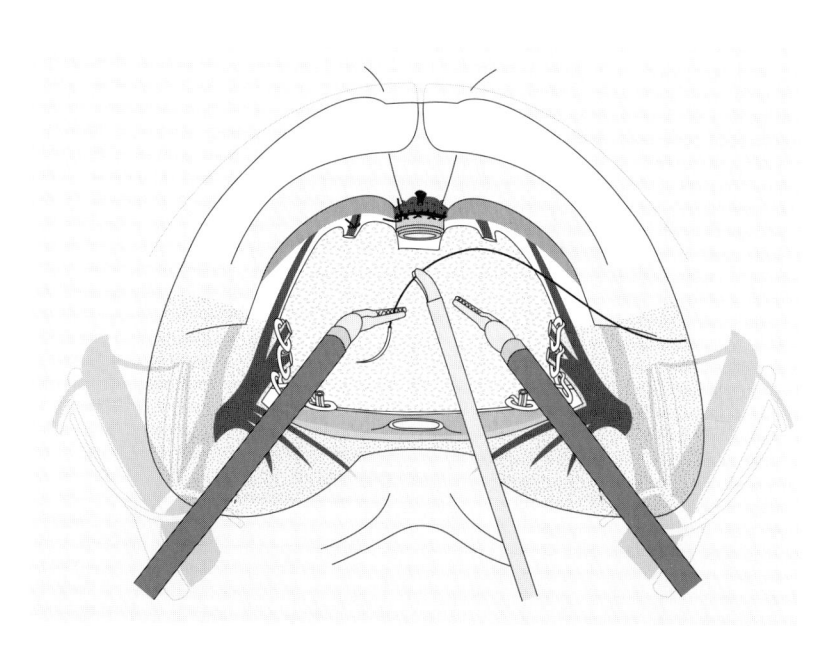

図 2-163 新しい針糸(3-0 Monocryl)を術野に挿入する．

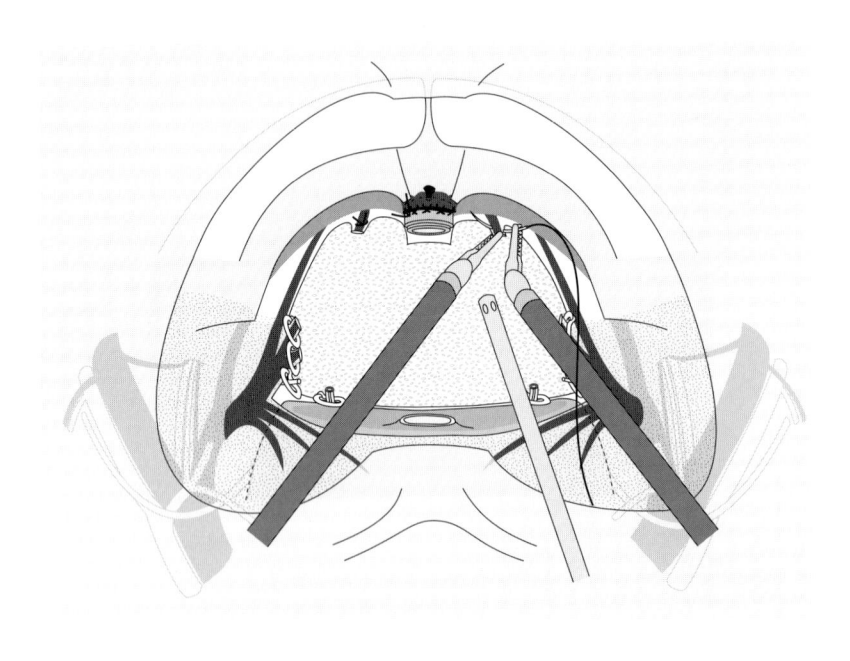

100 第2章 ダ・ヴィンチを用いたロボット支援前立腺全摘術

図 2-164 神経血管束断端に運針する(右).

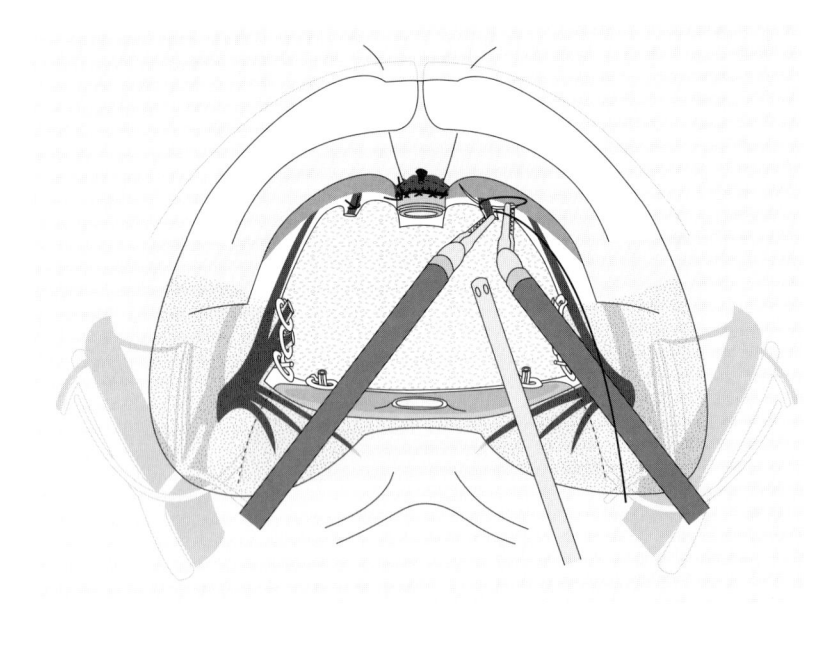

図 2-165 神経血管束断端にもう一度運針する(右).

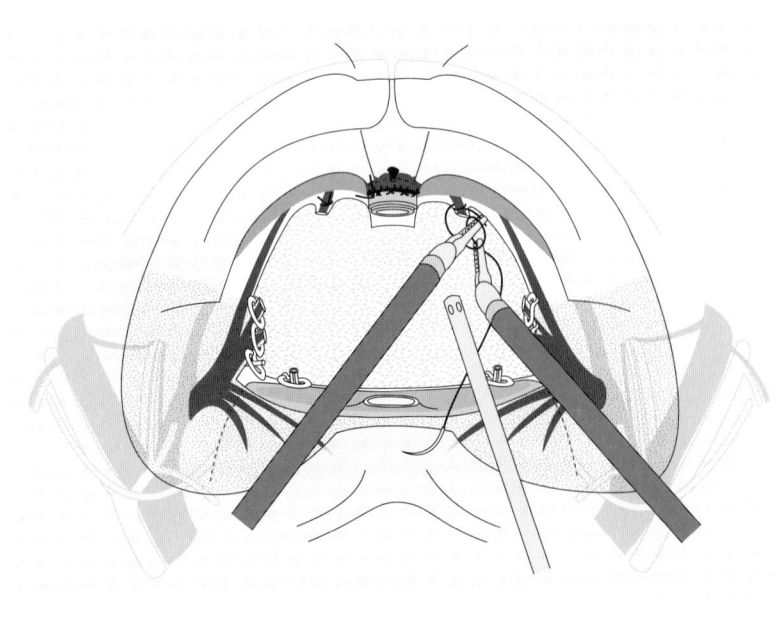

図 2-166 神経血管束断端を縫合する(右,1回目).

神経血管束断端の縫合止血　　101

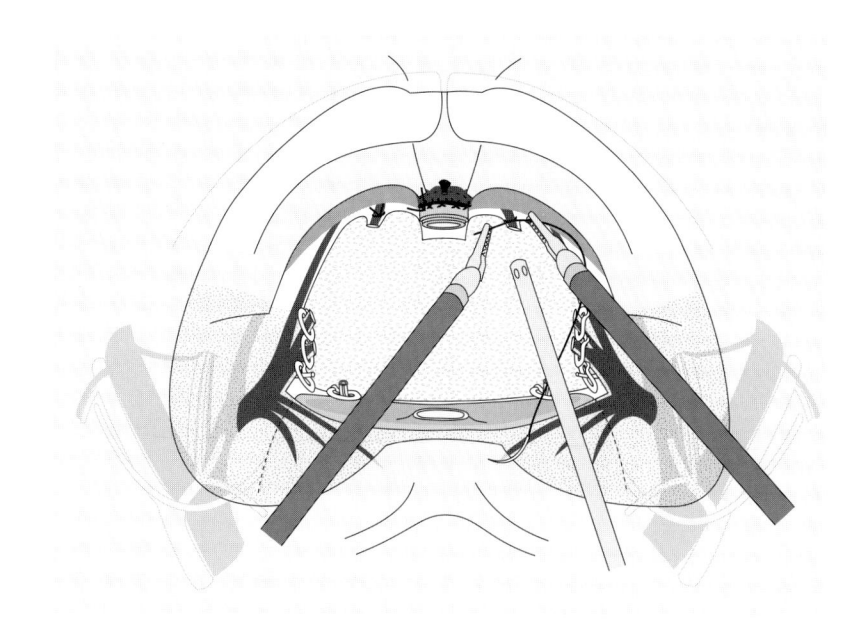

図 2-167 つづき

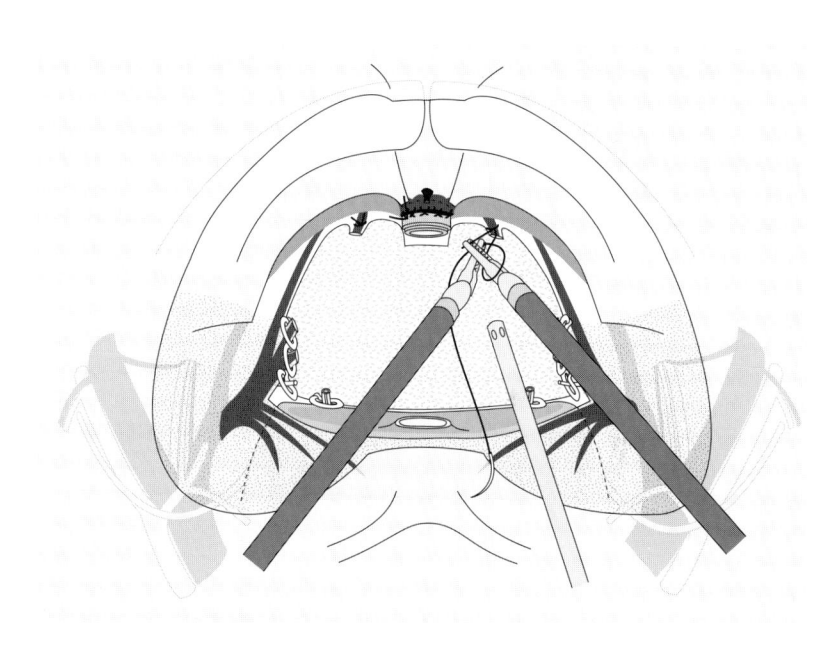

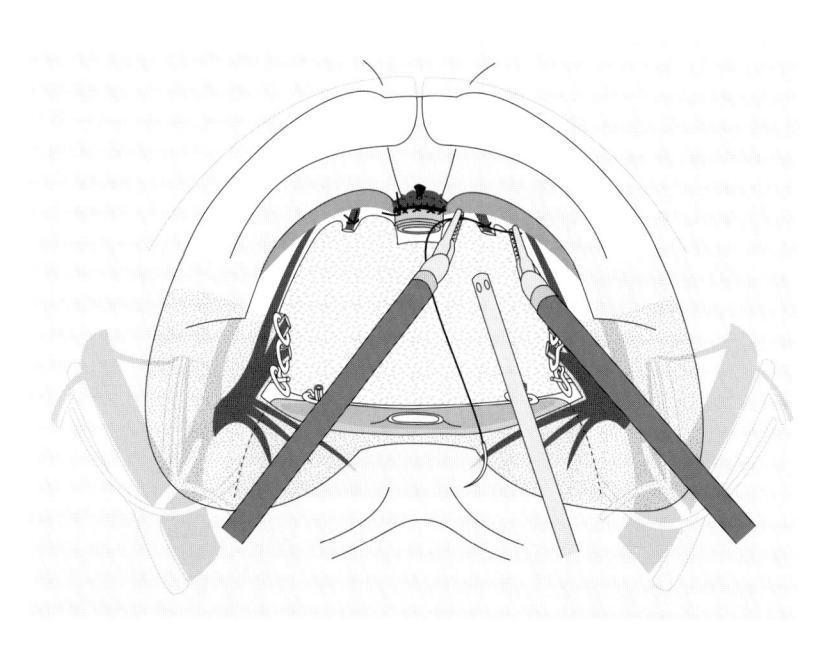

図 2-168 神経血管束断端を縫合する（右，2回目）．

図 2-169 つづき

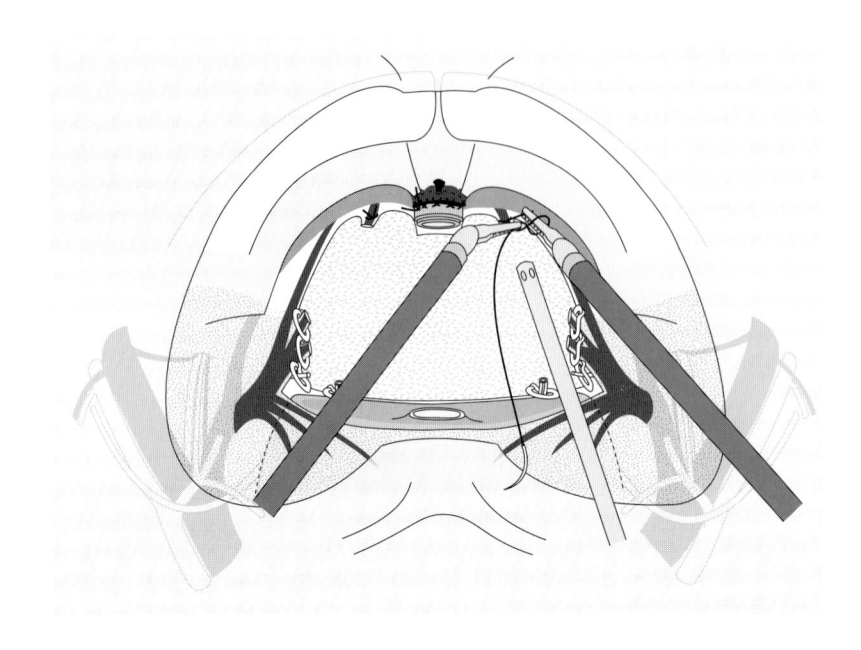

図 2-170 神経血管束断端を縫合する(右,3回目).

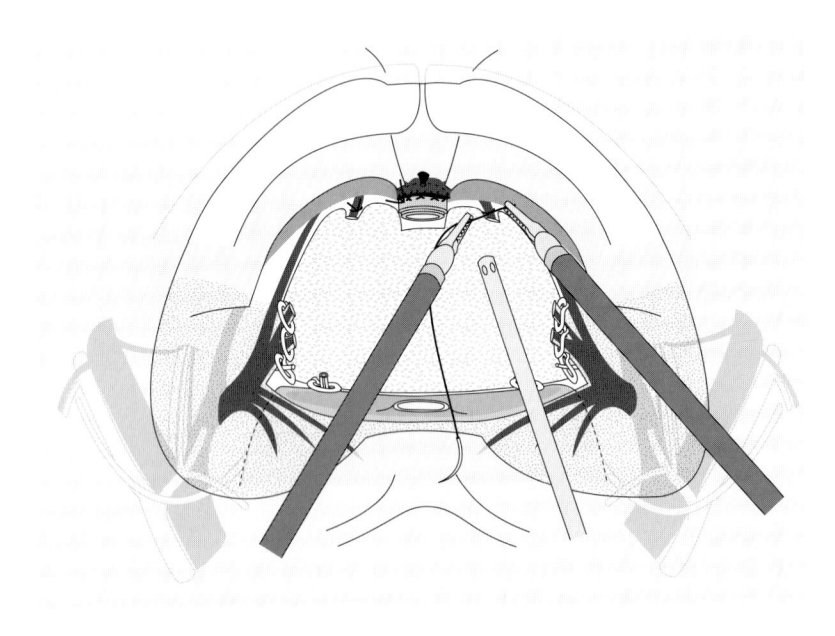

図 2-171 つづき

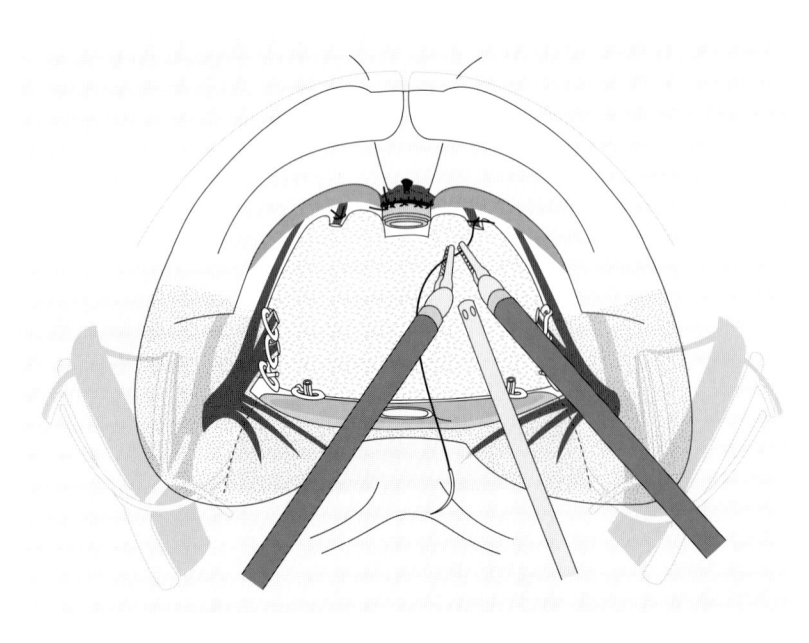

図 2-172 両側のラージニードルドライバーを用い,機械的に縫合糸を切断する(右).

リンパ節郭清

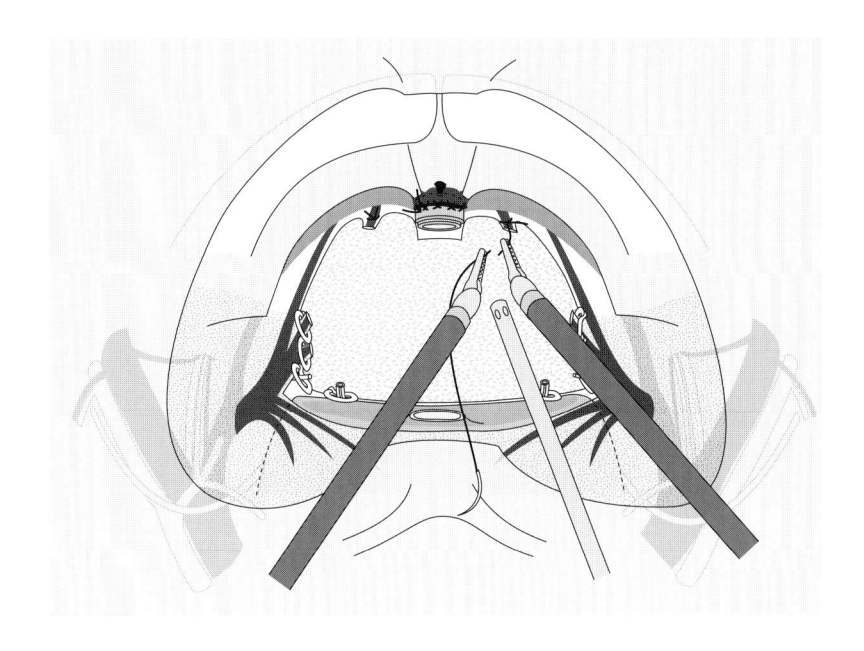

図 2-173 つづき

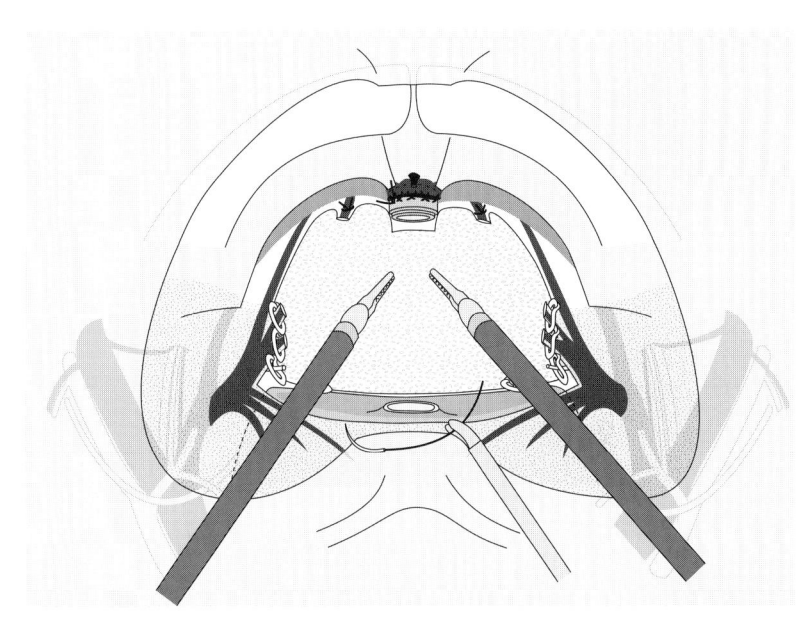

図 2-174 神経血管束断端の縫合が終了したところ．

リンパ節郭清

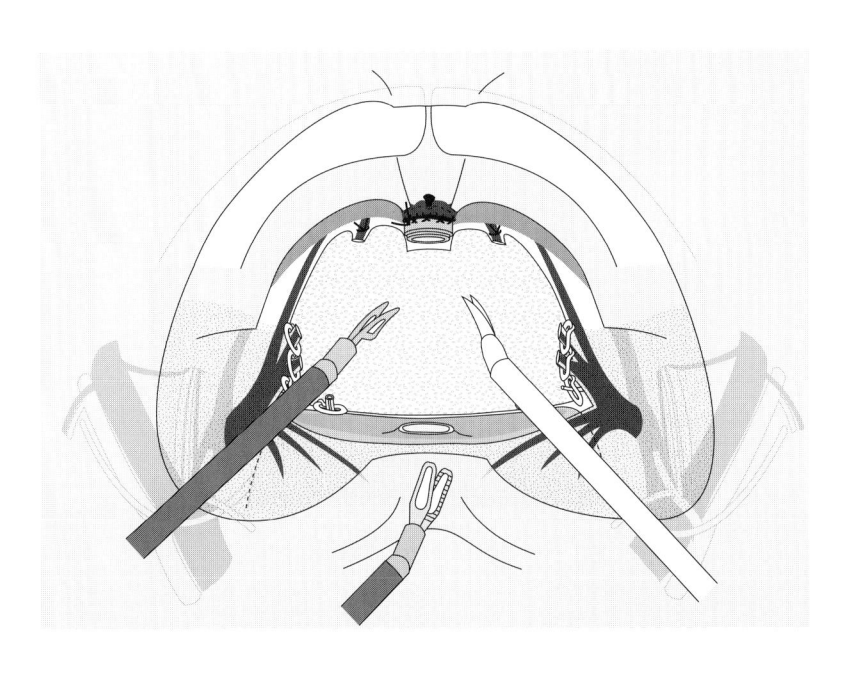

図 2-175 鉗子をホットシアーズ，メリーランドに交換する．

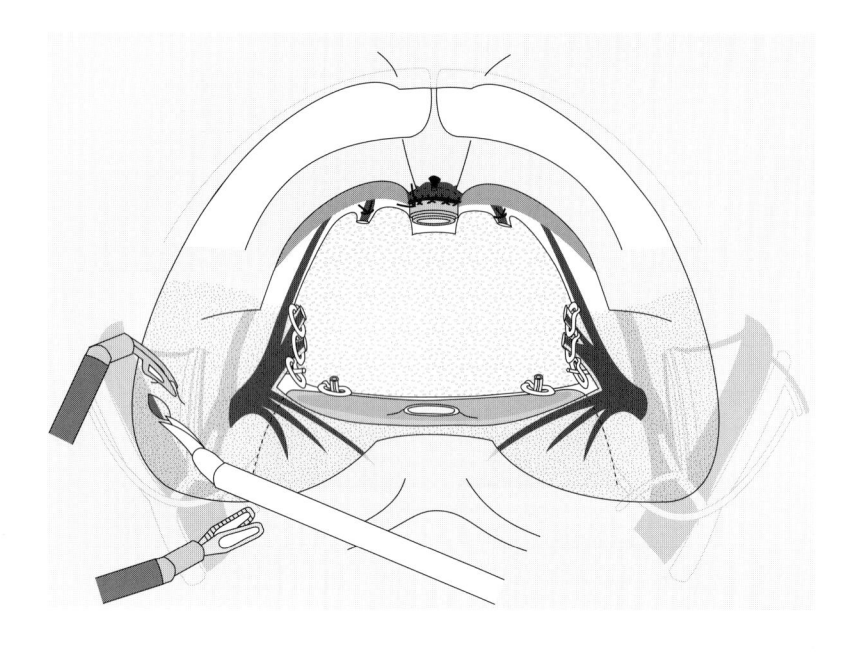

図 2-176 外腸骨静脈の下縁を露出させる（左）．

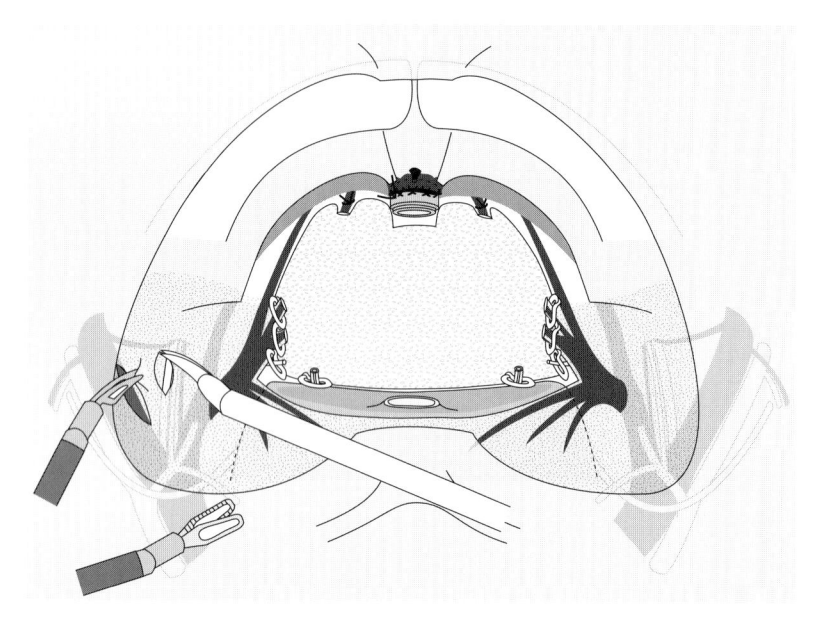

図 2-177 閉鎖神経の上縁を露出させる．

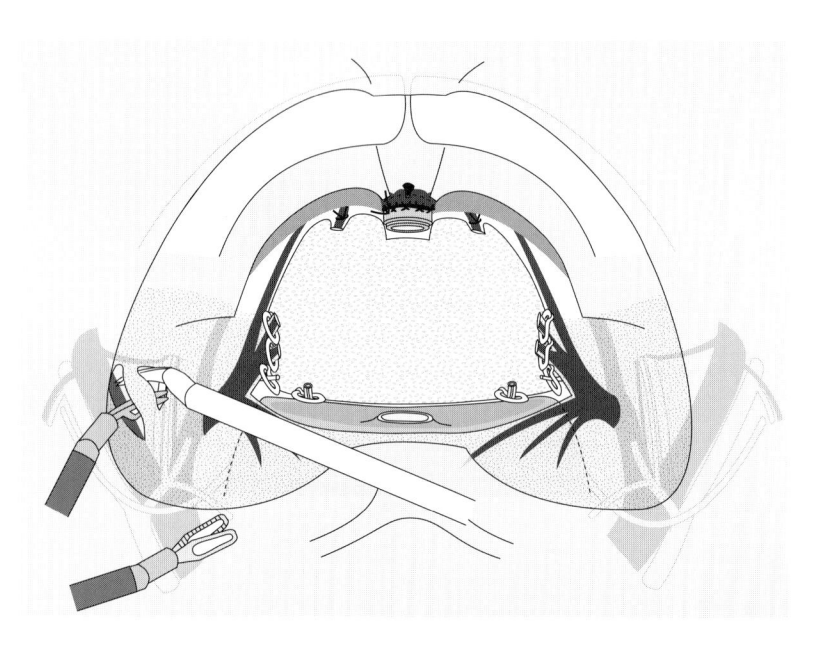

図 2-178 リンパ組織の遠位端を剥離する．

リンパ節郭清　105

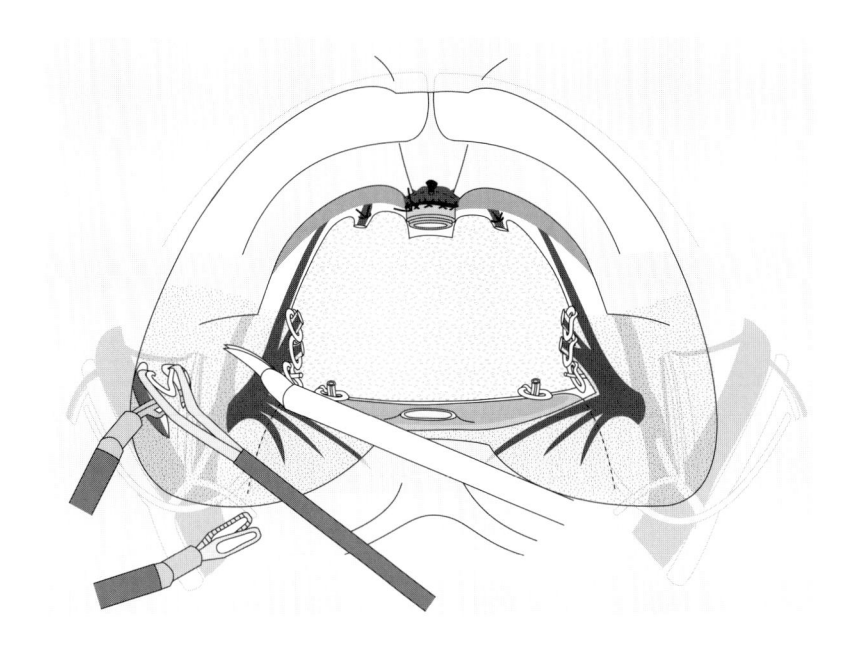

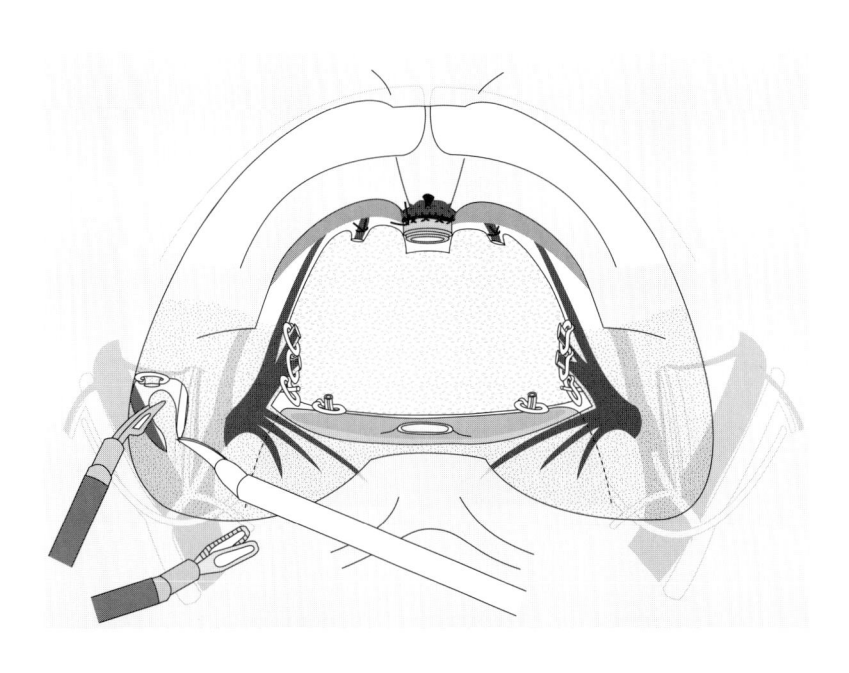

図 2-179 リンパ組織の遠位端に Hem-o-lok®L をかける．

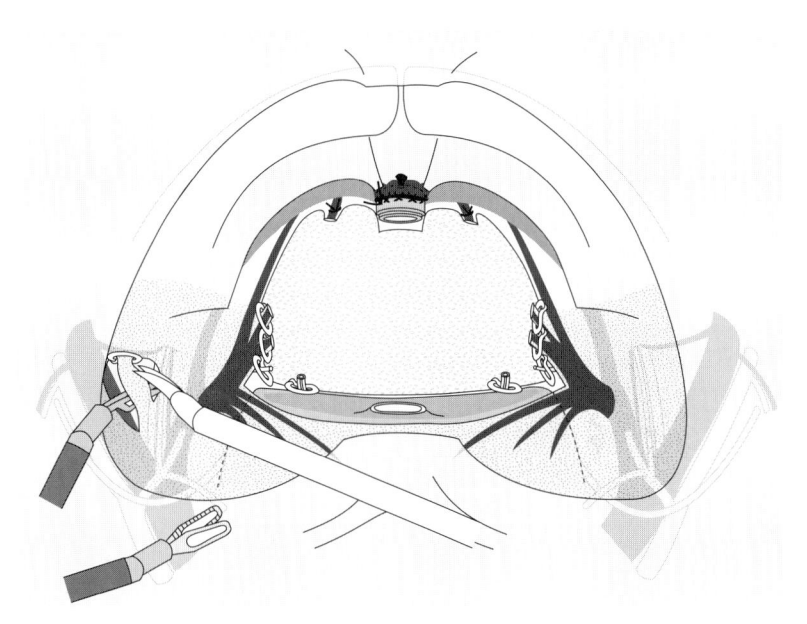

図 2-180 リンパ組織の遠位端を切断する．

図 2-181 リンパ組織の剝離を近位へと進める．

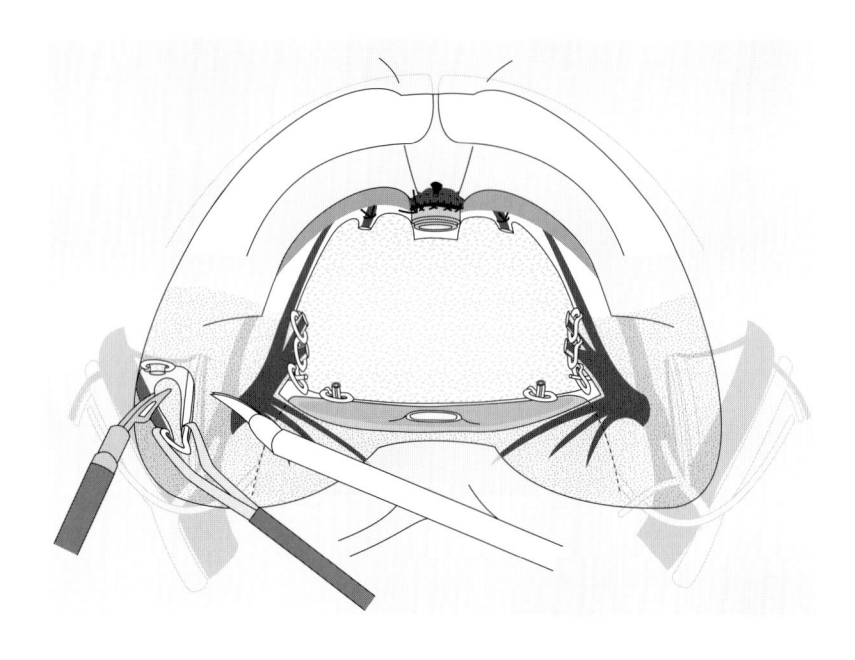

106　第2章　ダ・ヴィンチを用いたロボット支援前立腺全摘術

図2-182 リンパ組織の近位端にHem-o-lok®Lをかける．

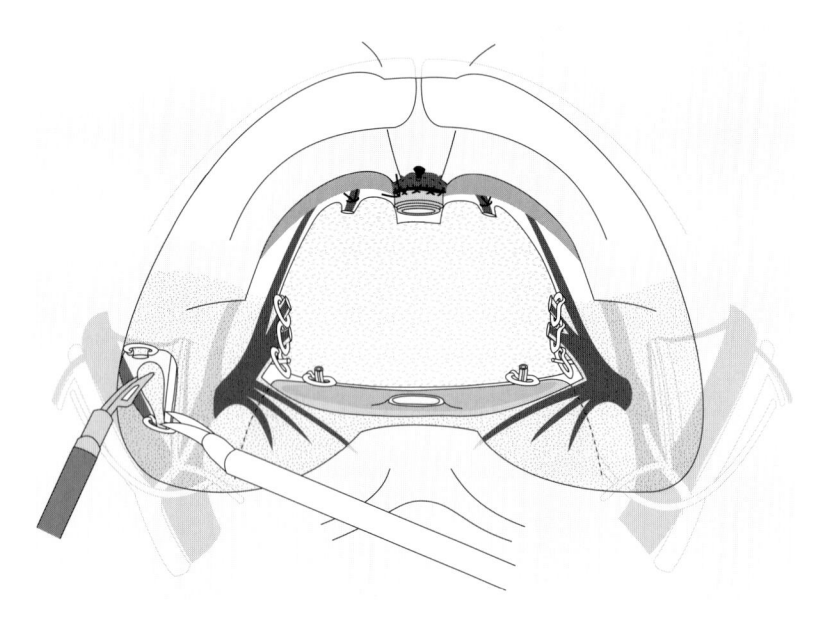

図2-183 リンパ組織の近位端を切断する．

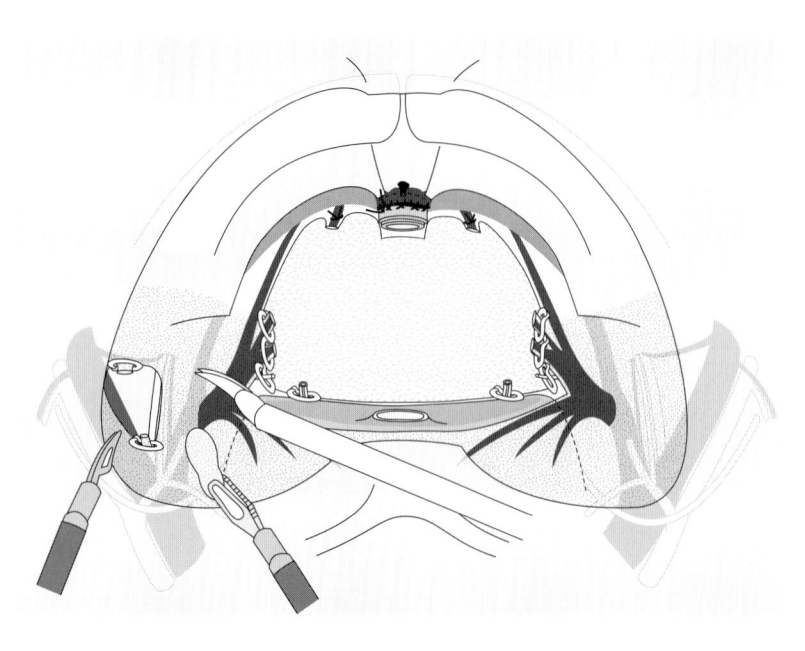

図2-184 リンパ組織を摘出する．

リンパ節郭清　107

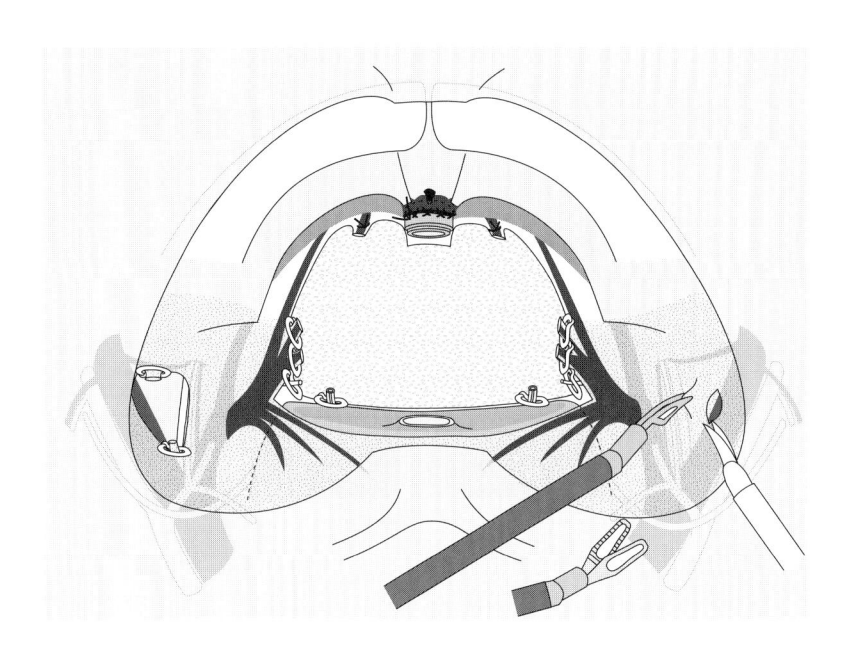

図 2-185 外腸骨静脈の下縁を露出させる（右）.

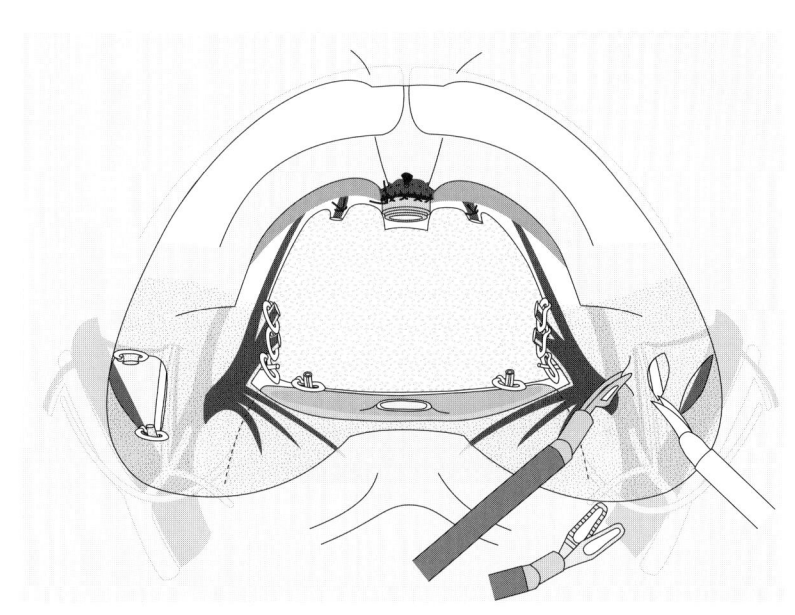

図 2-186 閉鎖神経の上縁を露出させる.

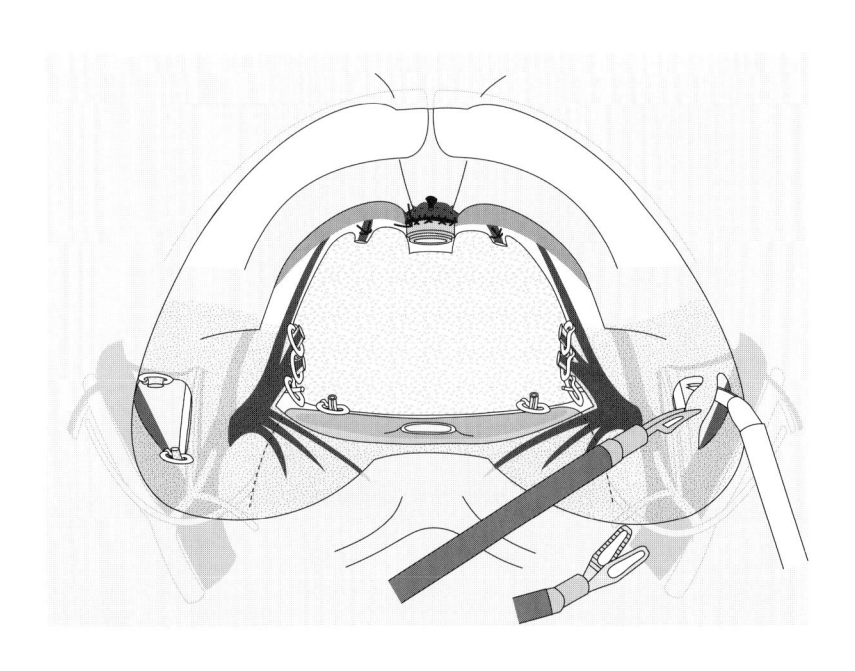

図 2-187 リンパ組織の遠位端を剥離する.

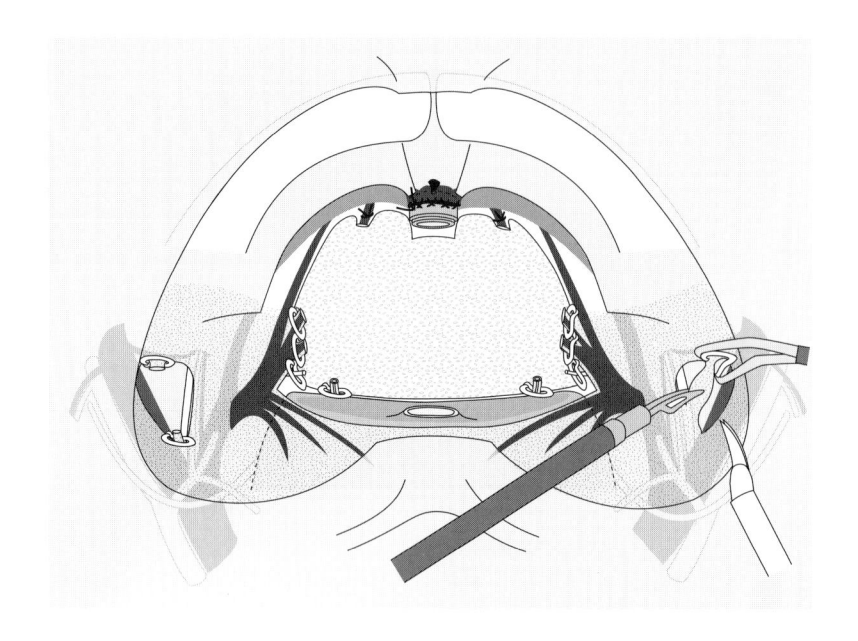

図 2-188 リンパ組織の遠位端に Hem-o-lok® L をかける．

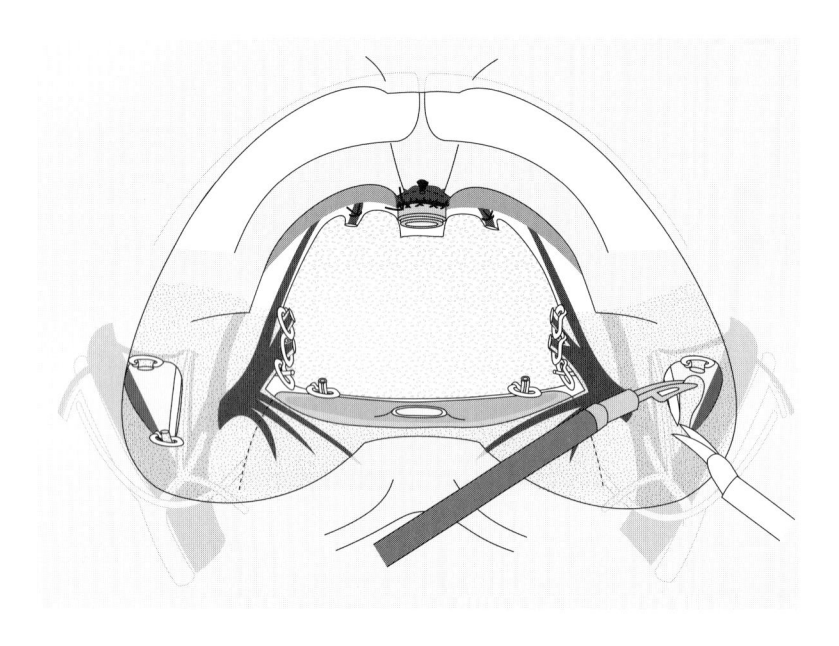

図 2-189 リンパ組織の近位端を剥離する．

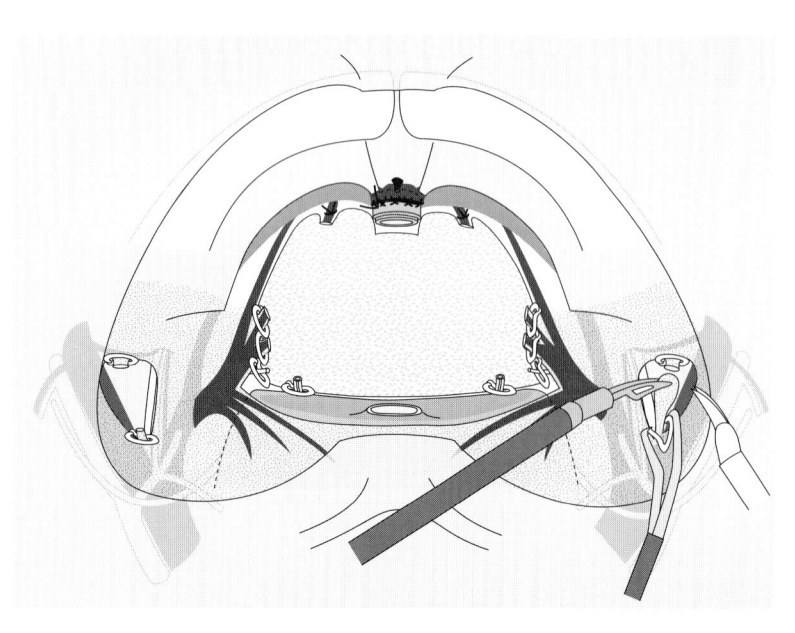

図 2-190 リンパ組織の近位端に Hem-o-lok® L をかける．

リンパ節郭清　109

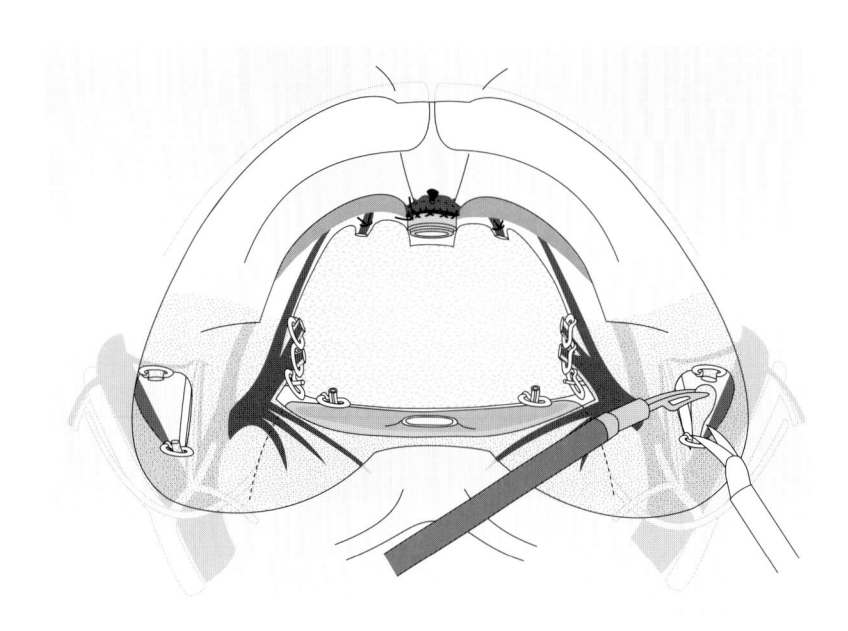

図 2-191 リンパ組織の近位端を切断する.

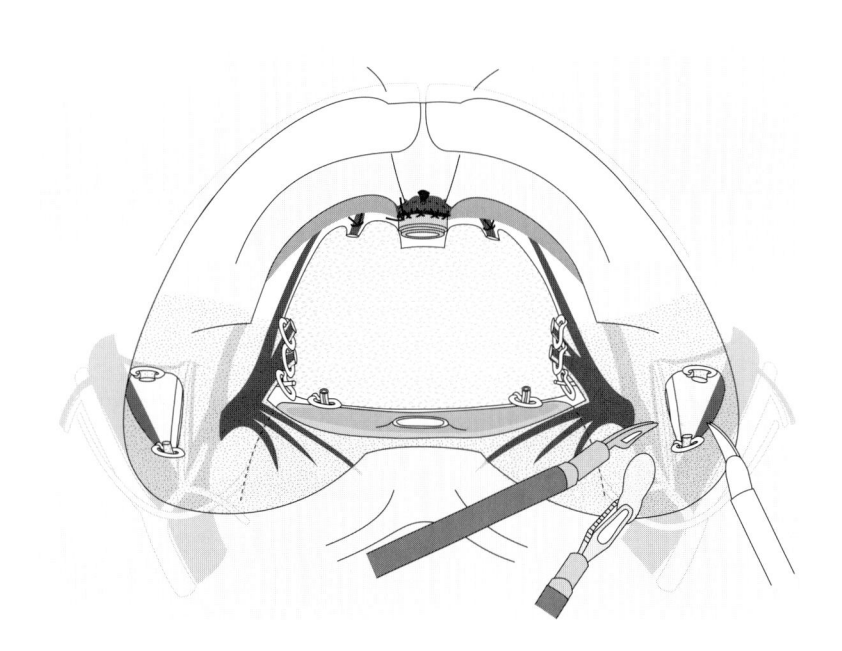

図 2-192 リンパ組織を切断し，取り出す.

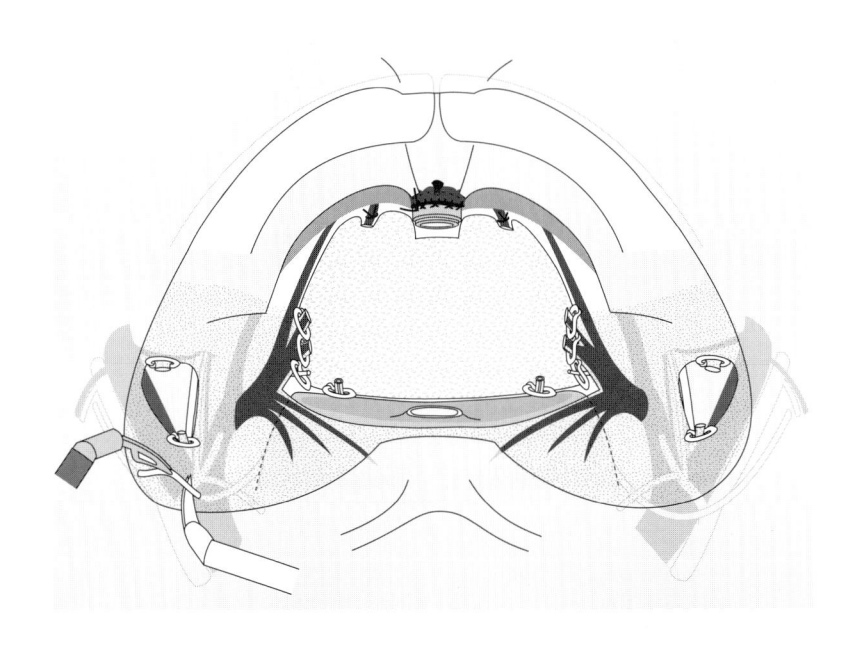

図 2-193 精管を剝離する（左）.

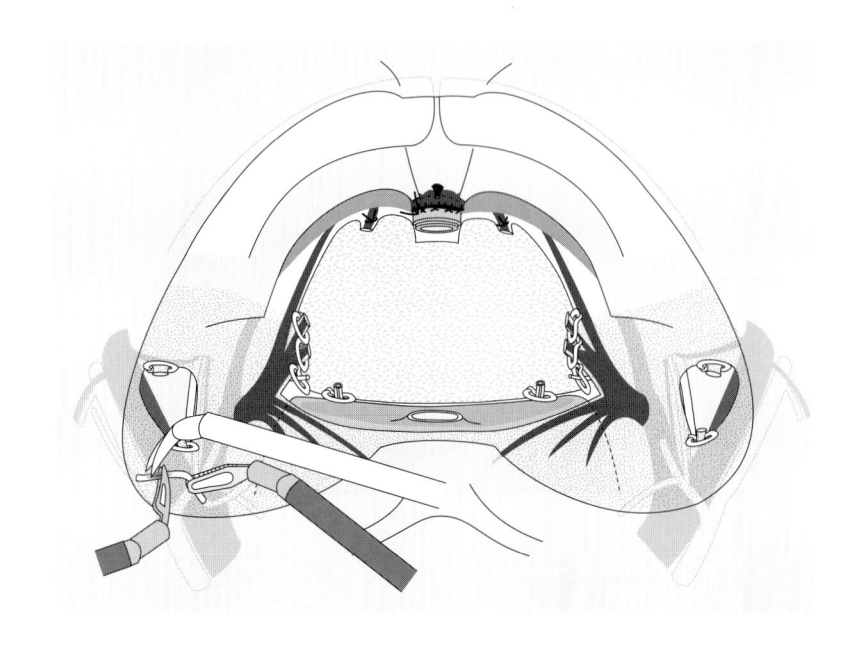

図2-194 精管をメリーランド(バイポーラー)で凝固切断する(術後鼠径ヘルニア予防).

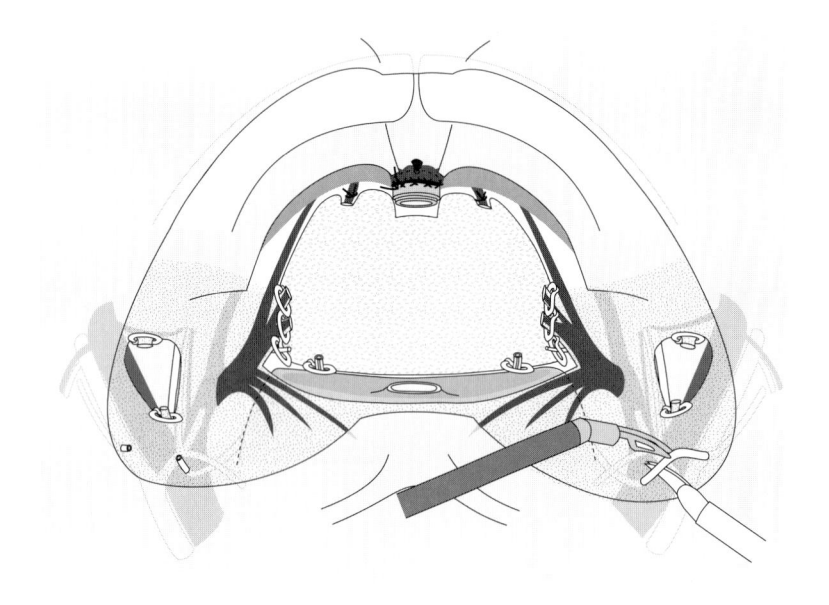

図2-195 精管を剝離する(右).

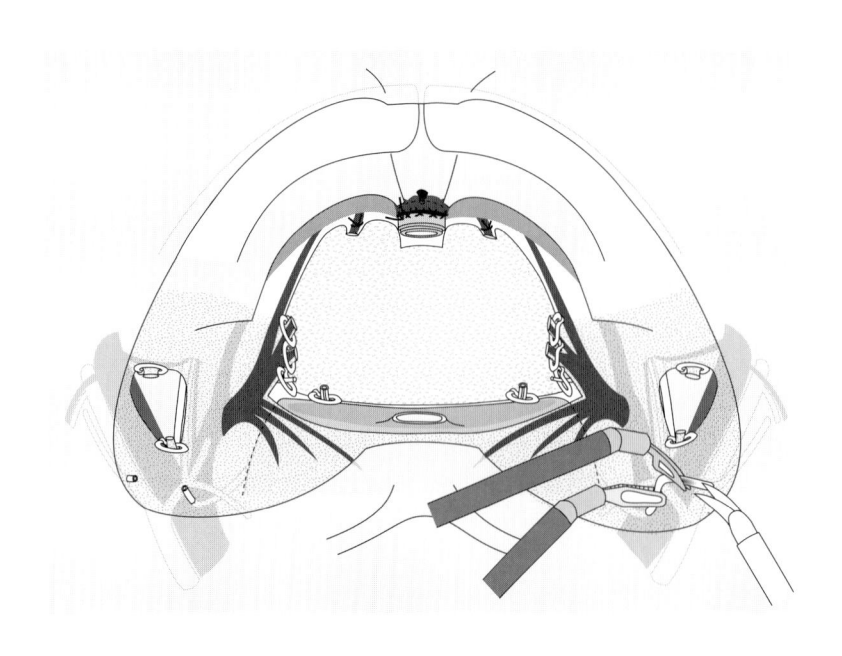

図2-196 精管をメリーランド(バイポーラー)で凝固切断する(術後鼠径ヘルニア予防).

尿道後壁補強
(Rocco stitch)

▶動画あり

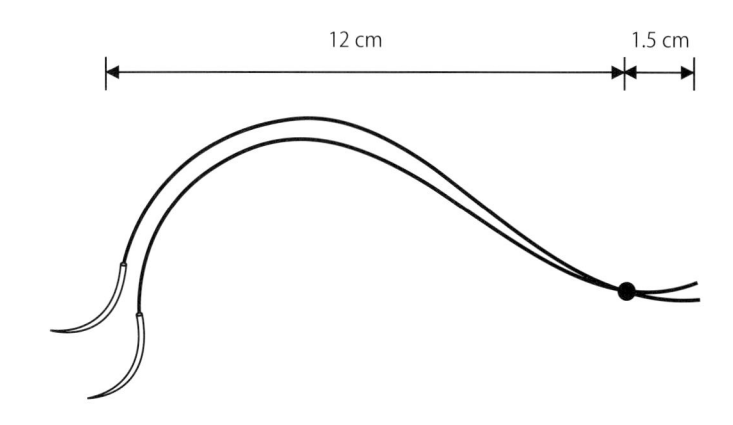

図 2-197 Rocco stitch に用いる縫合糸(3-0 Monocryl) 2本を図のようにあらかじめ結んでおく.

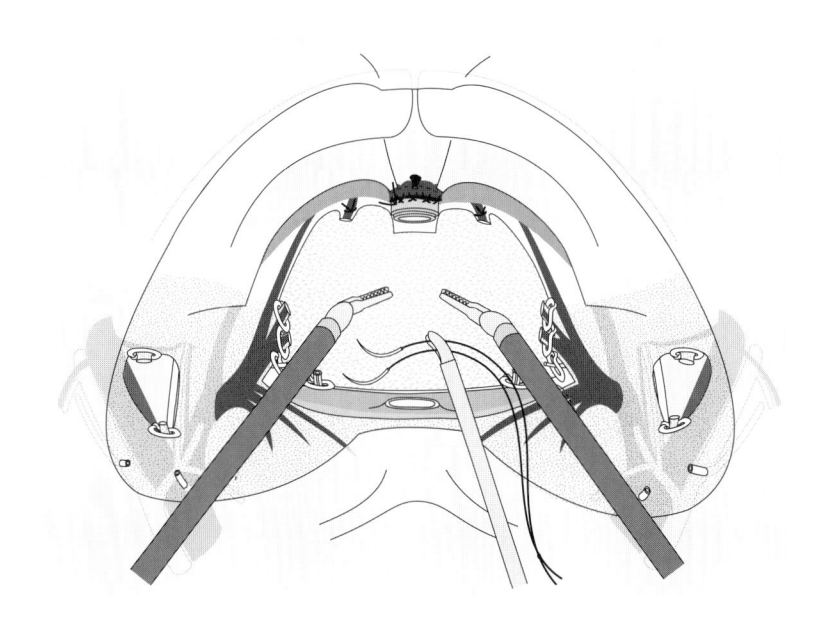

図 2-198 縫合糸(3-0 Monocryl)を術野に挿入する. アームはラージニードルドライバーに変更する.

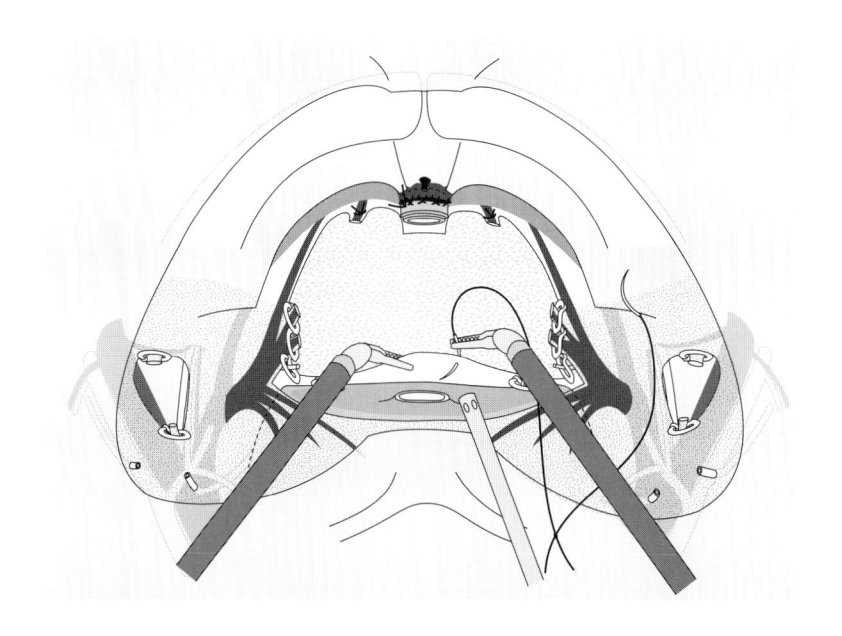

図 2-199 膀胱裏の Denonvillier 筋膜断端に運針する.

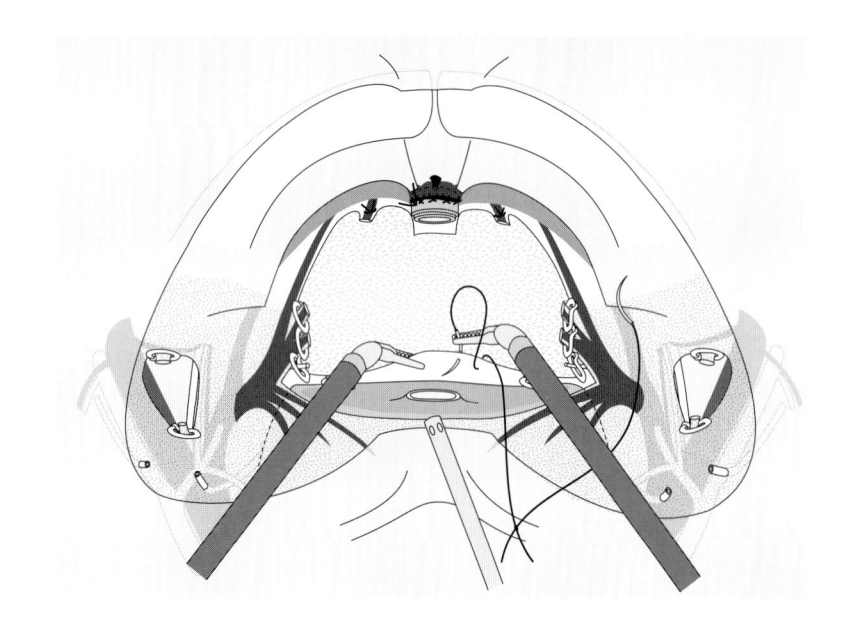

図 2-200 膀胱裏の Denonvillier 筋膜断端にもう一度運針する．

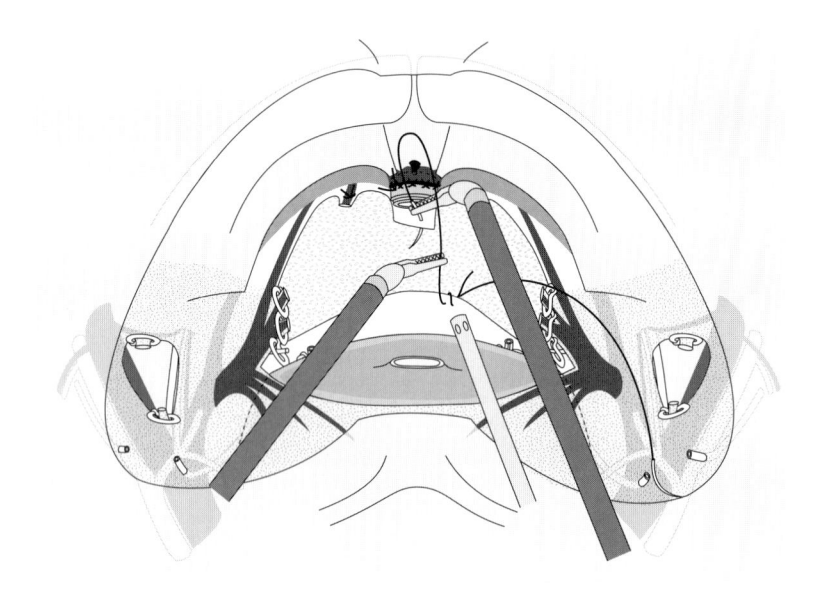

図 2-201 尿道裏の組織に運針する．

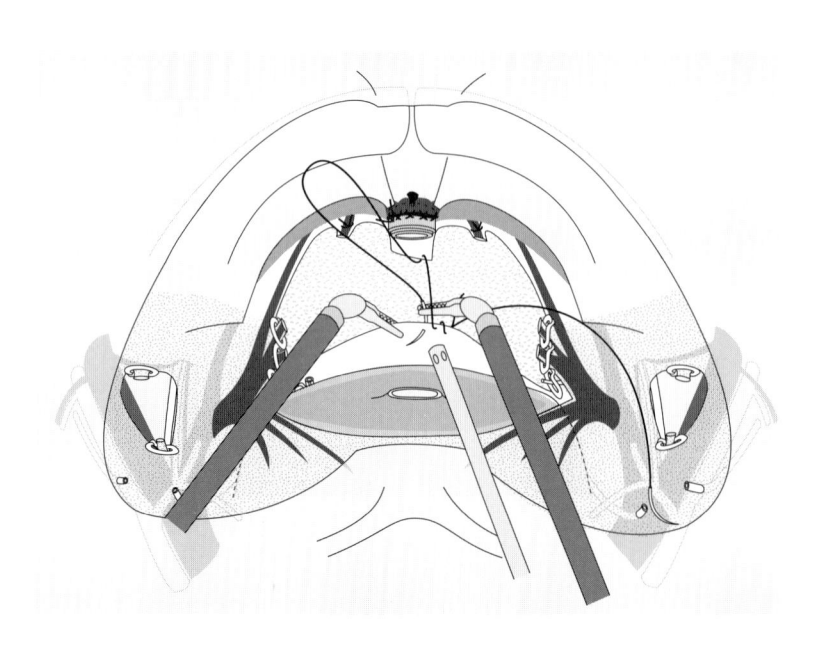

図 2-202 Denonvillier 筋膜の近位断端に運針する．

尿道後壁補強(Rocco stitch) 113

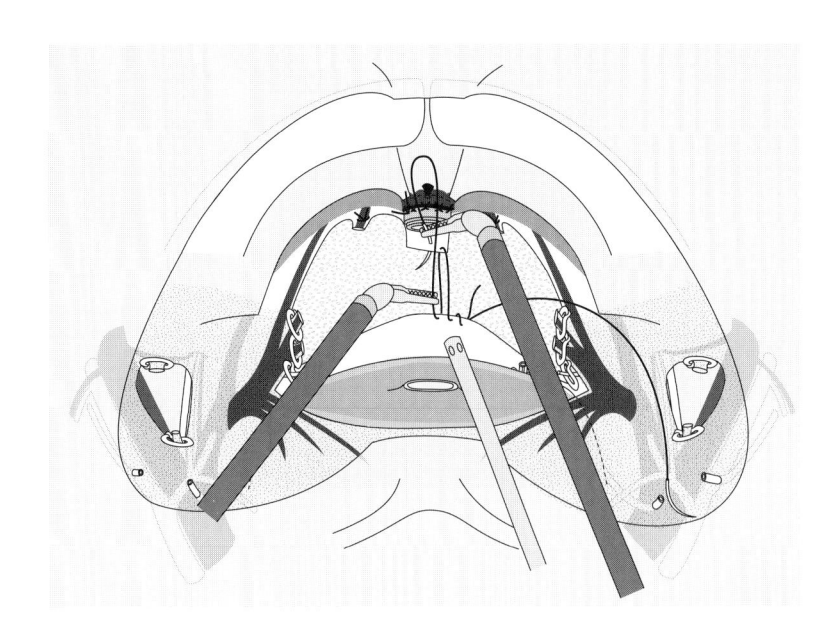

図 2-203 尿道裏の組織に運針する．

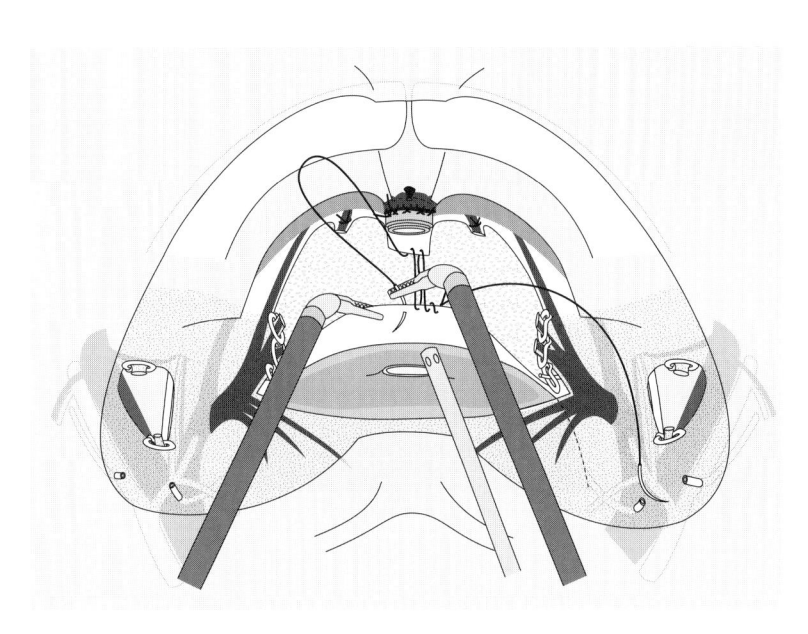

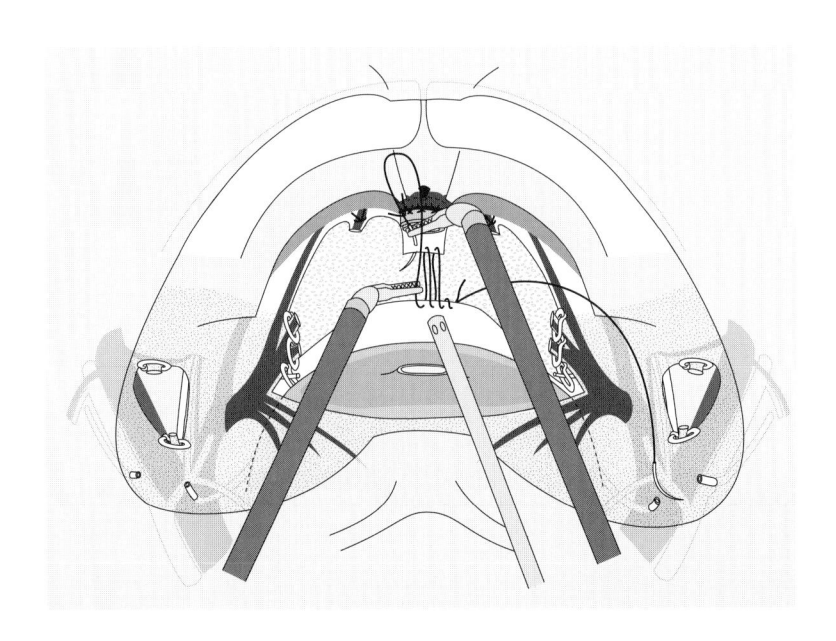

図 2-204 Denonvillier 筋膜の近位断端に運針する．

図 2-205 尿道裏の組織に運針する．

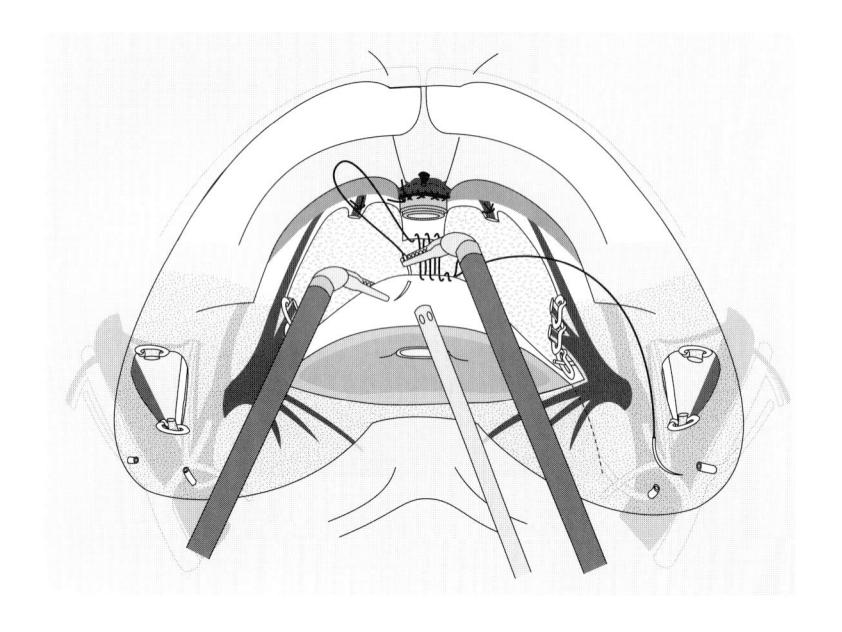

図 2-206 Denonvillier 筋膜の近位断端に運針する．

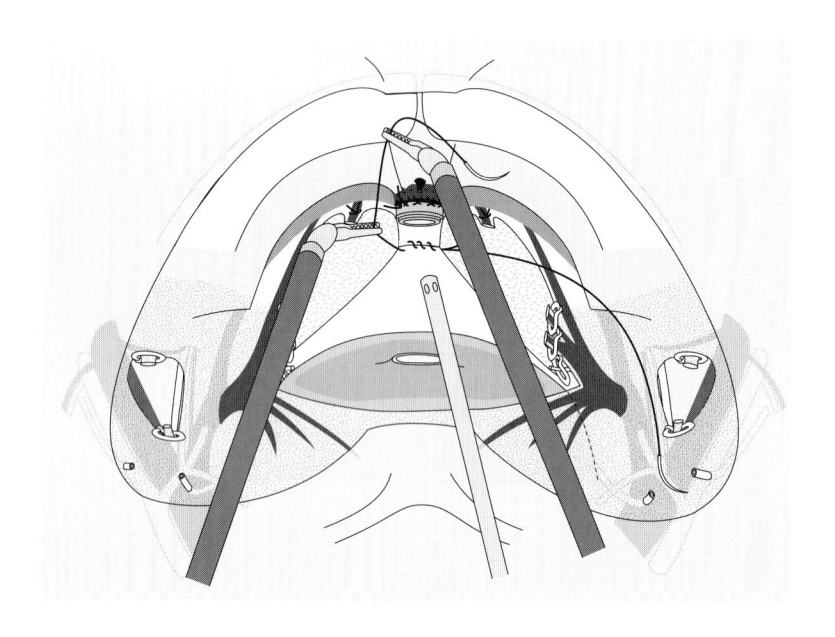

図 2-207 縫合糸を牽引して組織同士を近接させる．

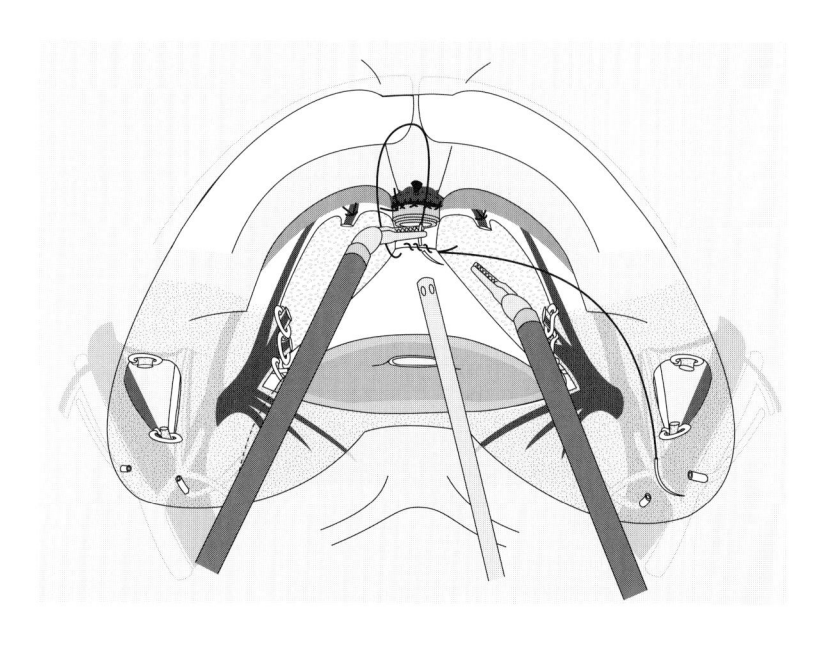

図 2-208 針を持ち変えて，もう一度運針する．

尿道後壁補強(Rocco stitch) 115

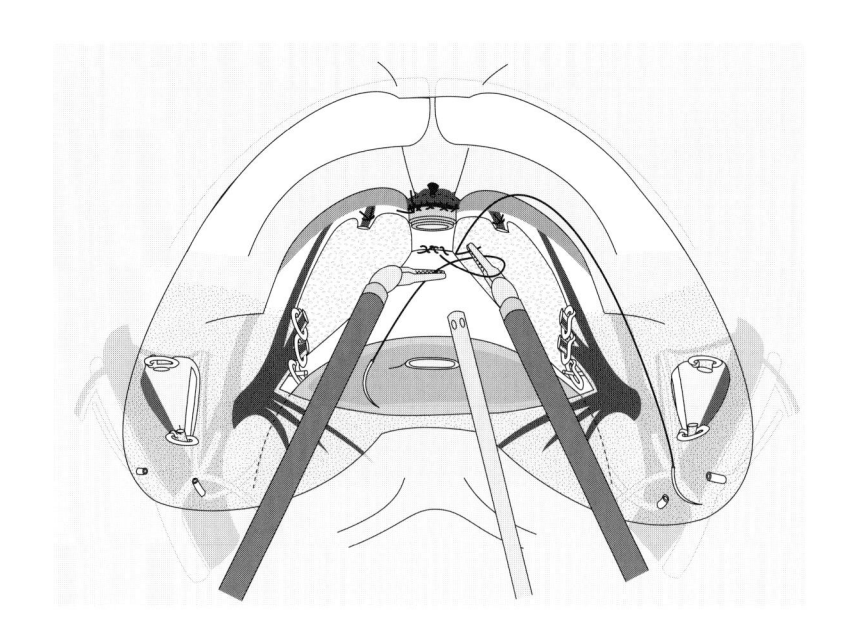

図 2-209 縫合糸を結紮する(1回目).

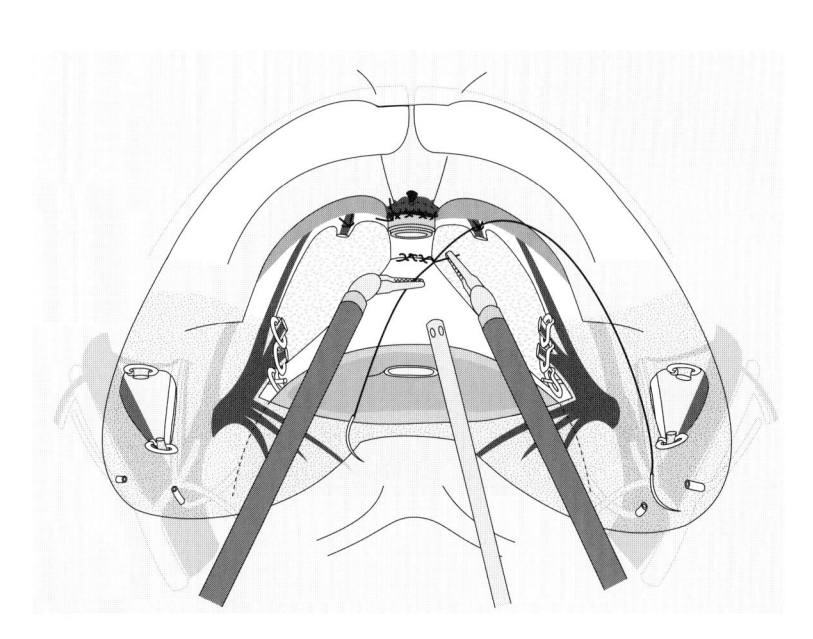

図 2-210 つづき

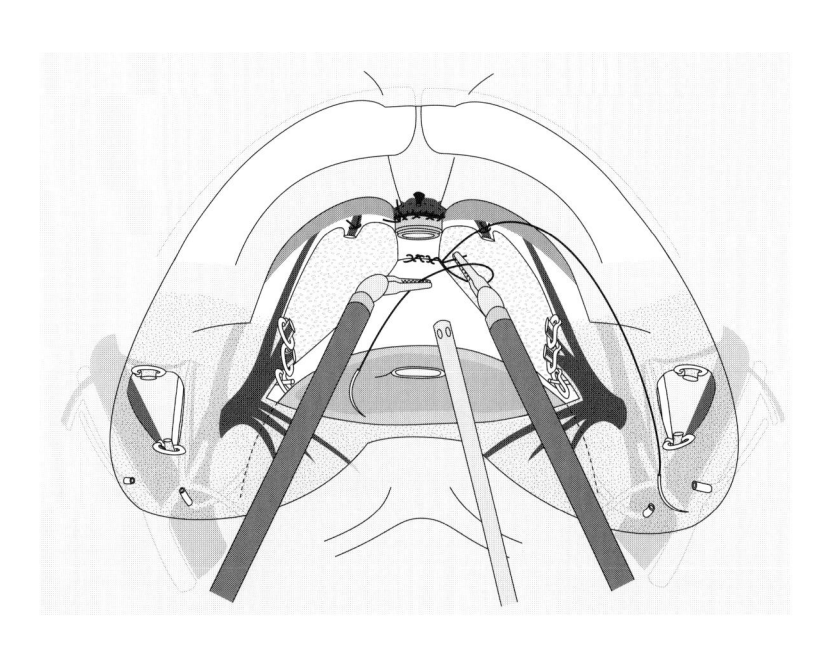

図 2-211 縫合糸を結紮する(2回目).

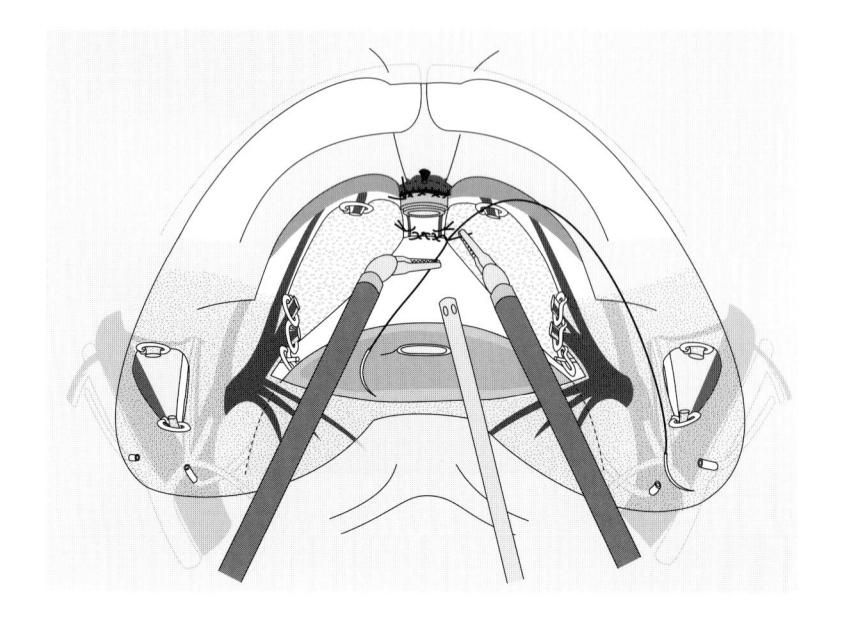

図2-212 縫合糸を結紮する(2回目)(つづき).

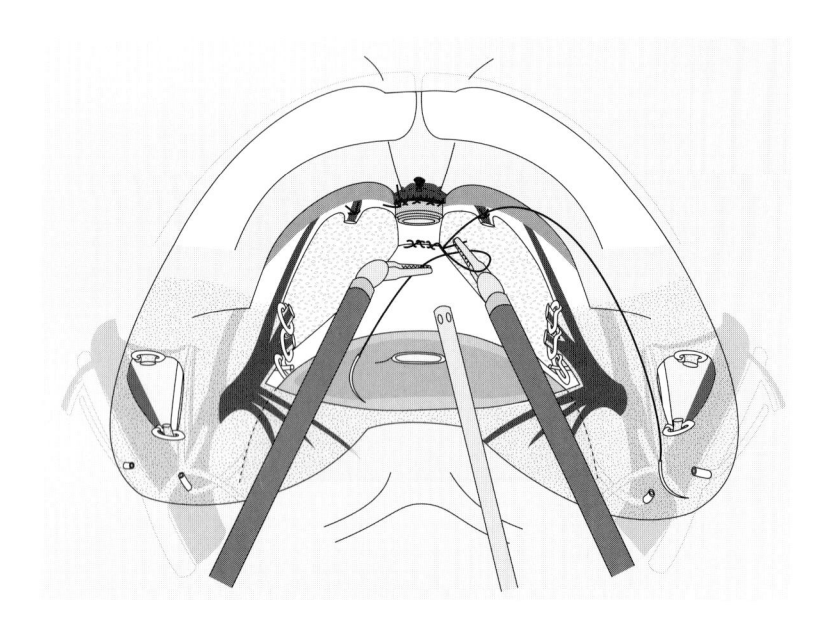

図2-213 縫合糸を結紮する(3回目).

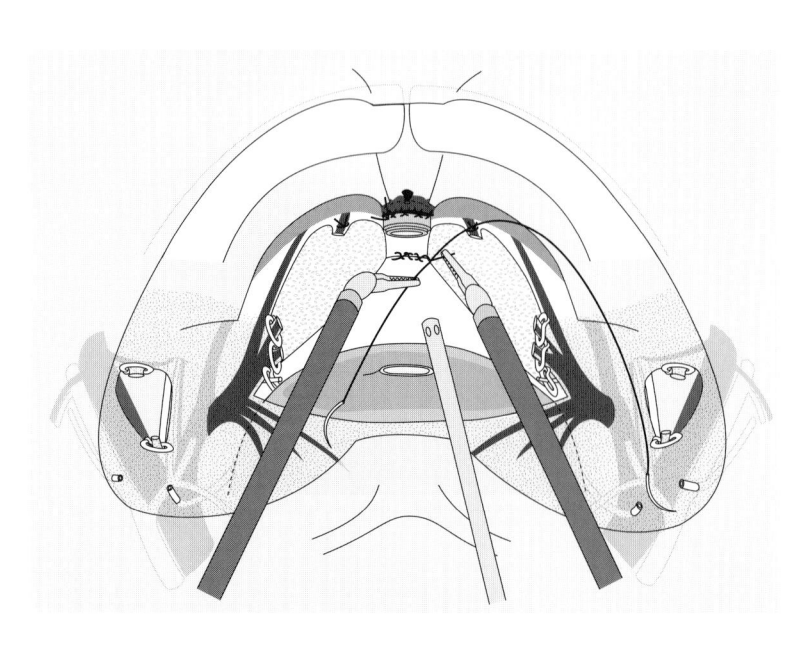

図2-214 つづき

尿道後壁補強(Rocco stitch) 117

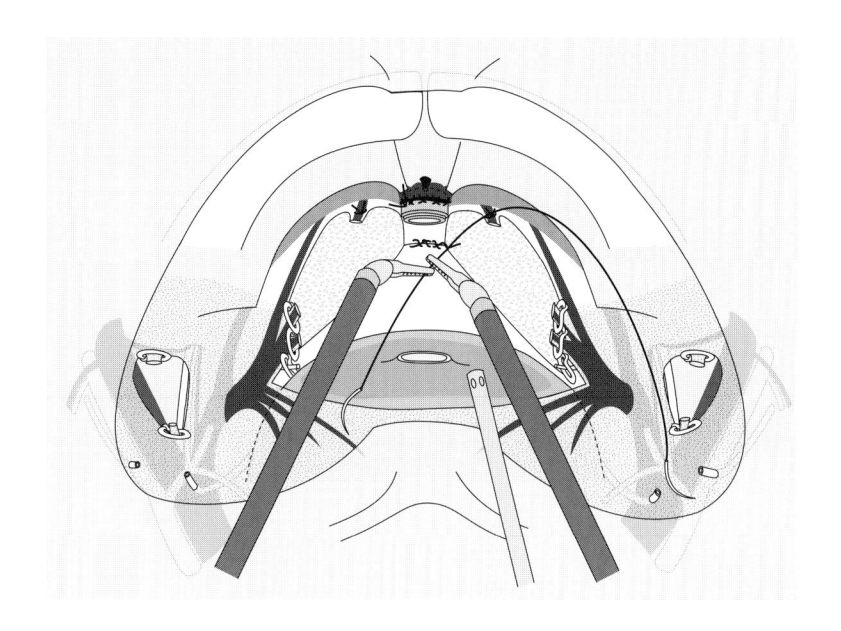

図 2-215 両側のラージニードルドライバーを用いて，機械的に縫合糸を切断する．

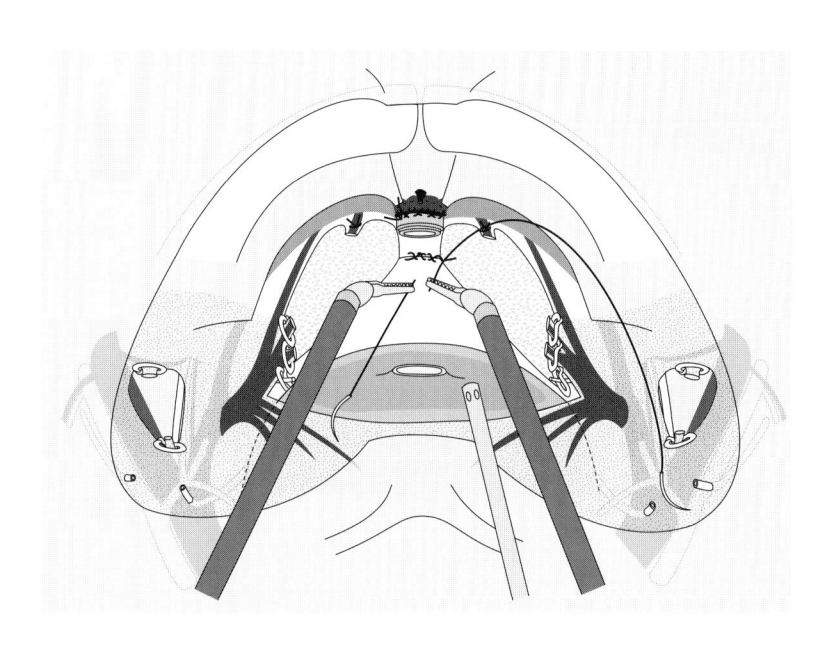

図 2-216 つづき

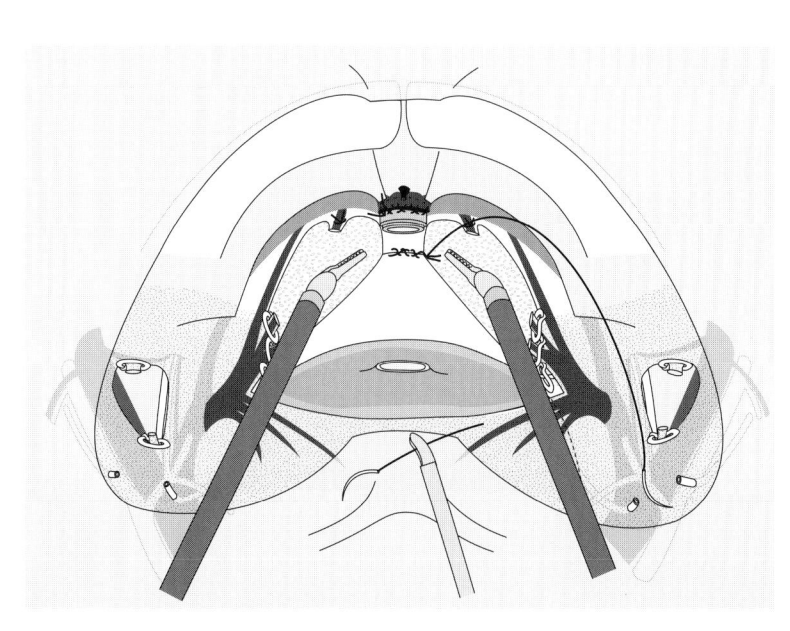

図 2-217 Rocco stitch の第一層が終了したところ．

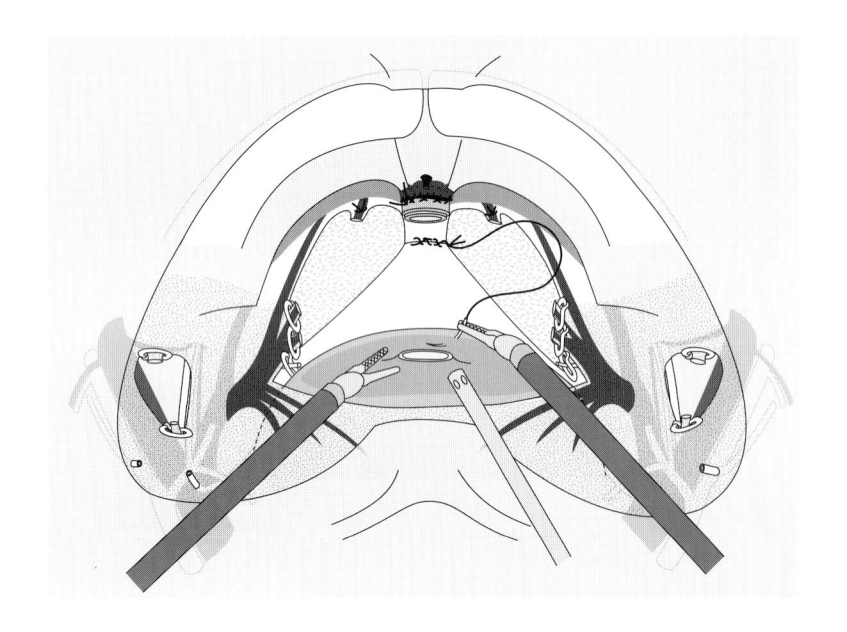

図 2-218 Rocco stitch の第二層を始める．残った針糸を膀胱頸部から約 1 cm 離れた部位に運針する．

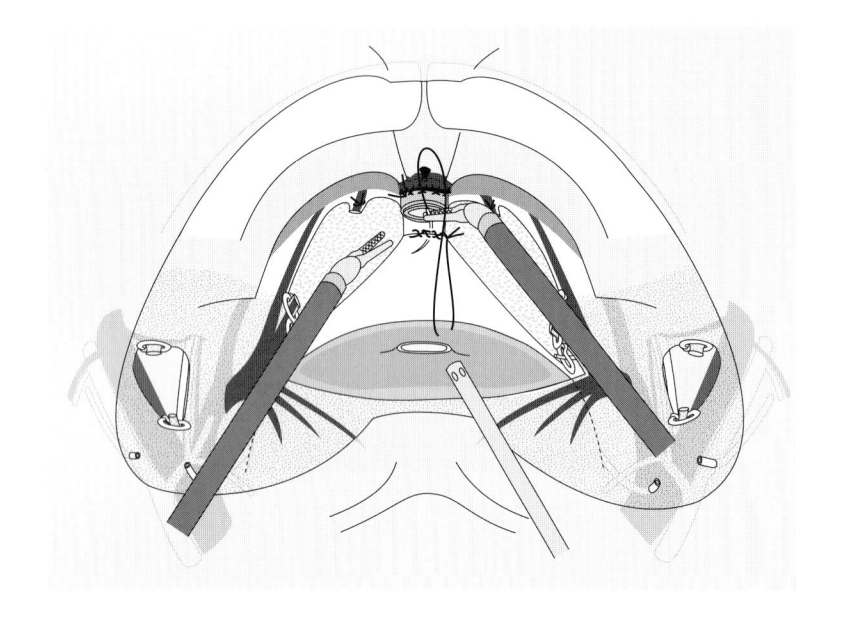

図 2-219 尿道後面の組織に運針する．

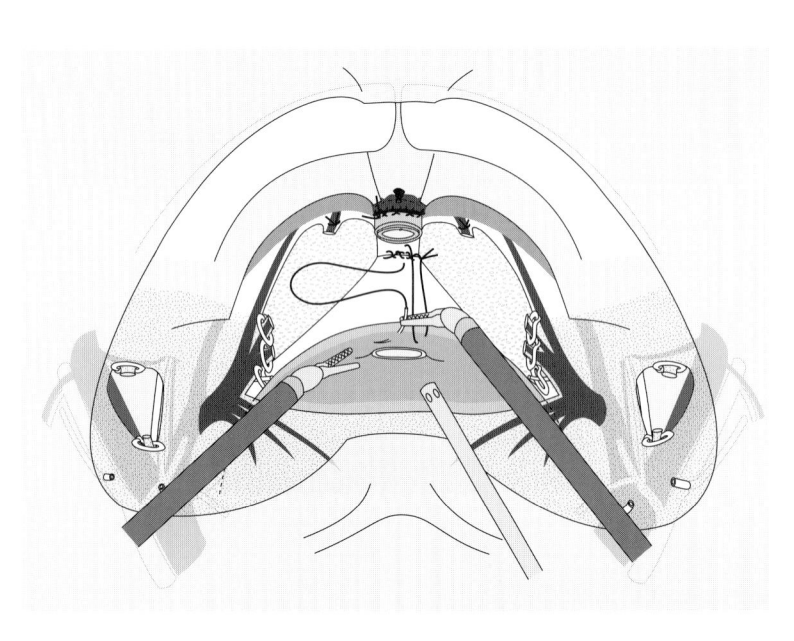

図 2-220 膀胱壁に運針する．

尿道後壁補強(Rocco stitch) 119

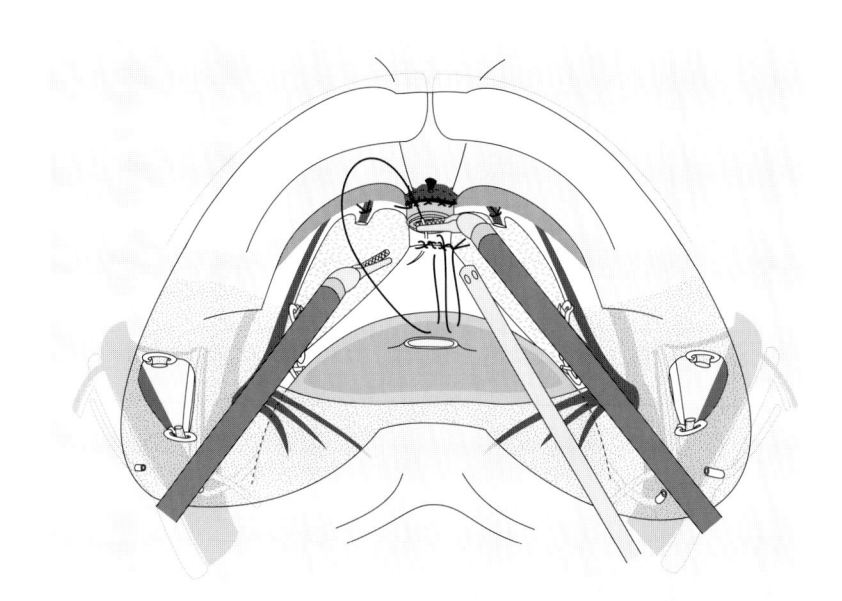

図 2-221 尿道後面の組織に運針する．

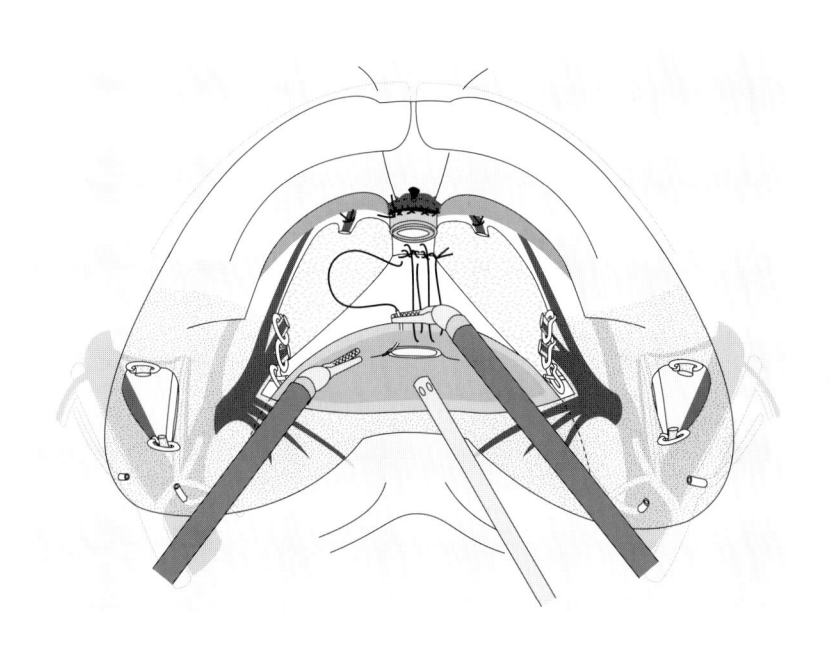

図 2-222 膀胱壁に運針する．

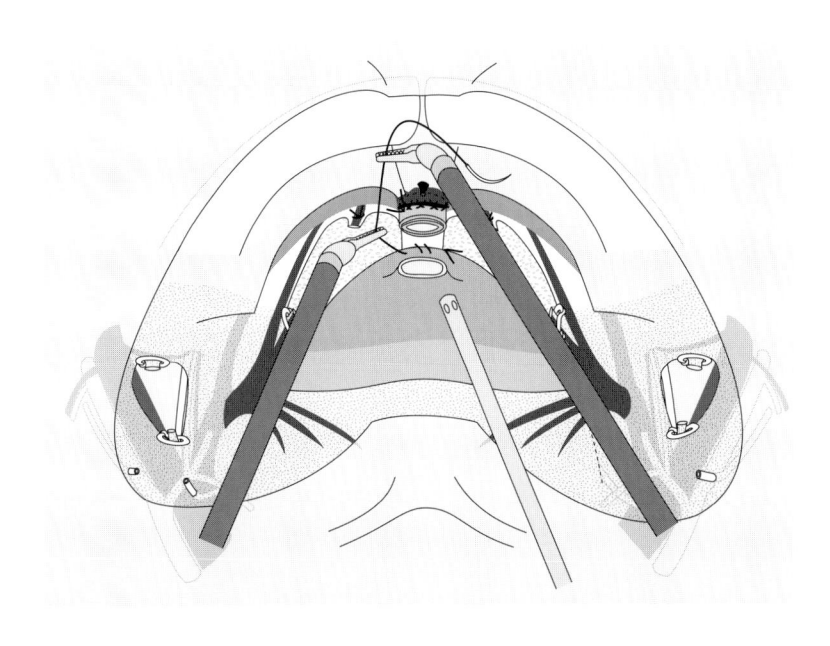

図 2-223 縫合糸を牽引して膀胱と尿道後面組織を寄せる．これにより膀胱がフラップ状になり，膀胱-尿道吻合が容易となる．また尿道吻合と Rocco stitch が別の層に分かれる．

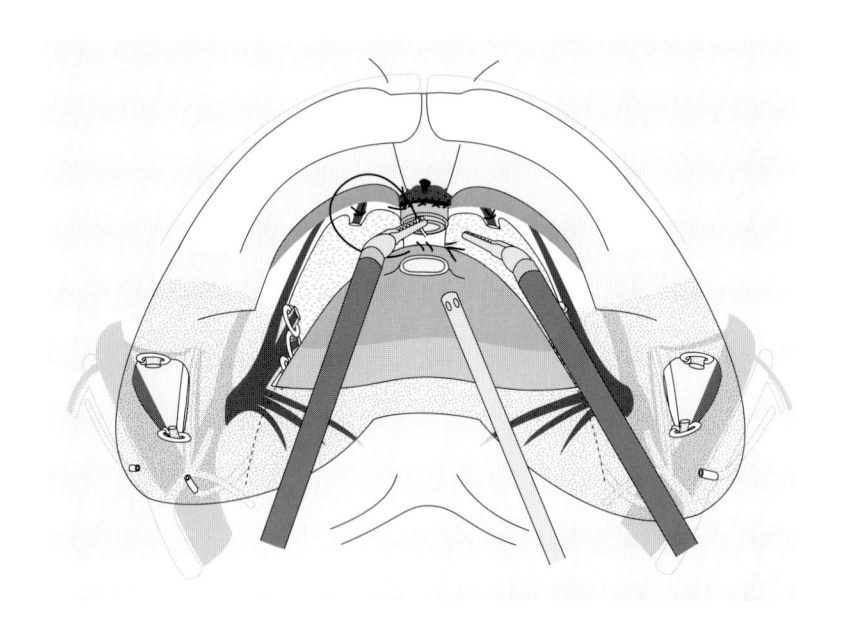

図2-224 尿道後面の組織にもう一度運針する.

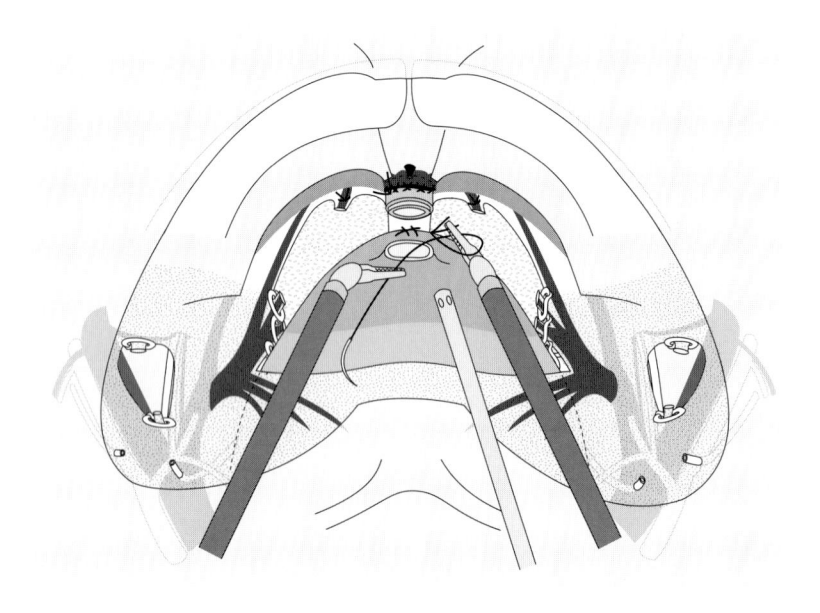

図2-225 縫合糸を結紮する(1回目).

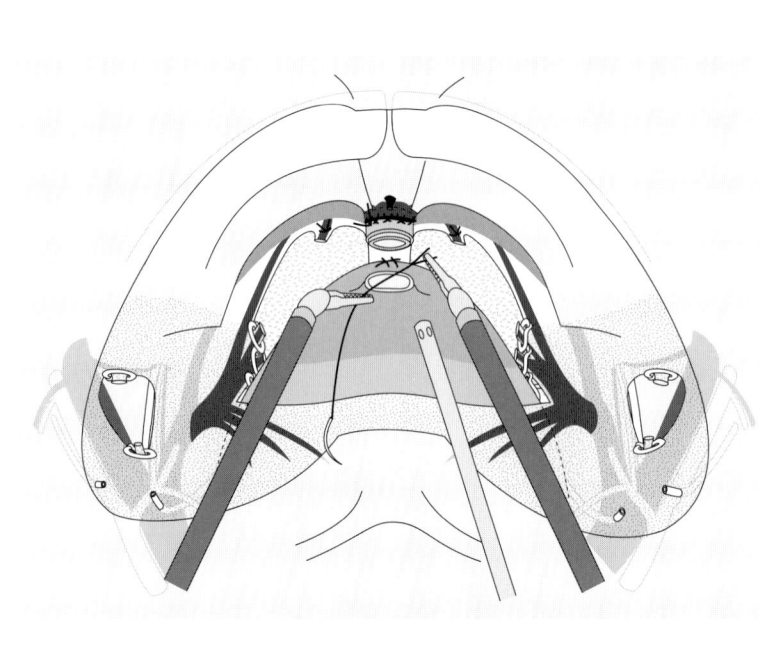

図2-226 つづき

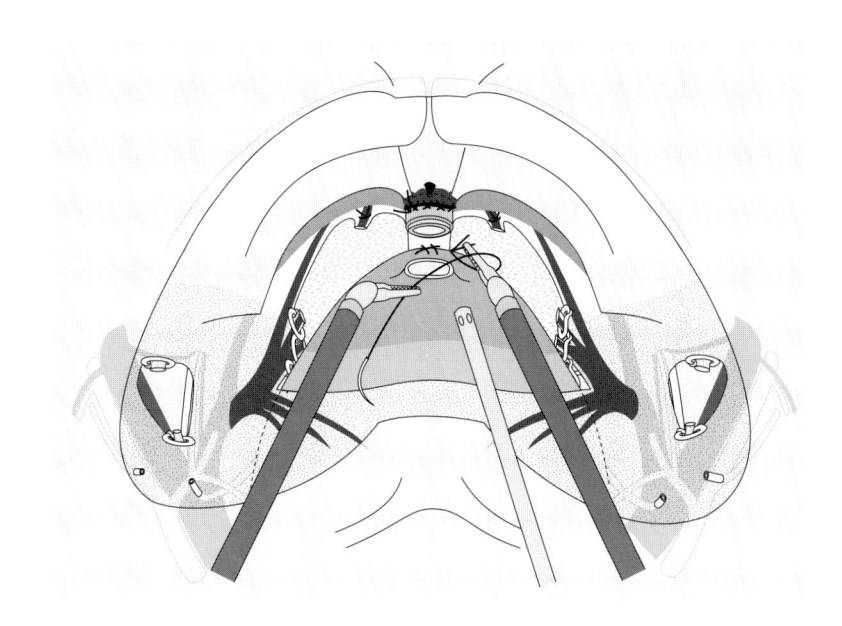

尿道後壁補強(Rocco stitch) 121

図 2-227 縫合糸を結紮する(2回目).

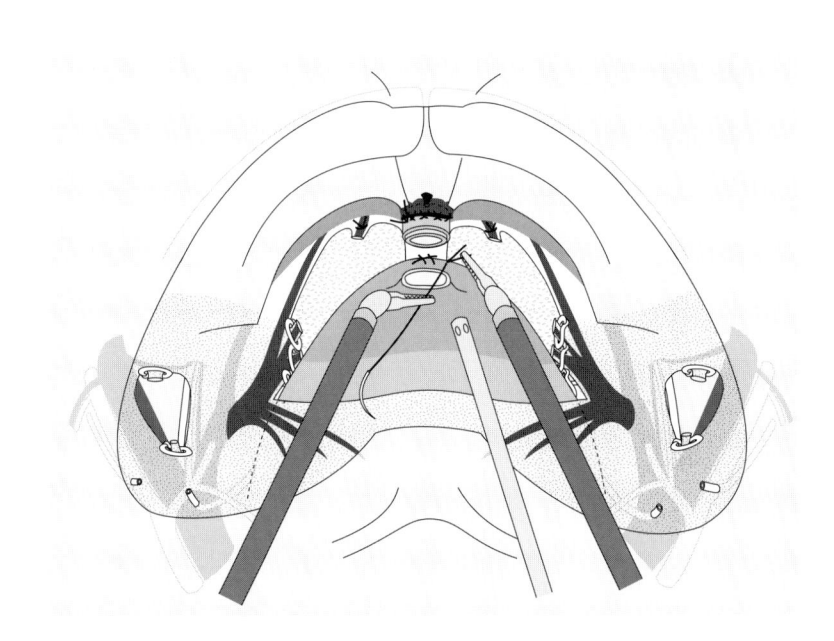

図 2-228 つづき

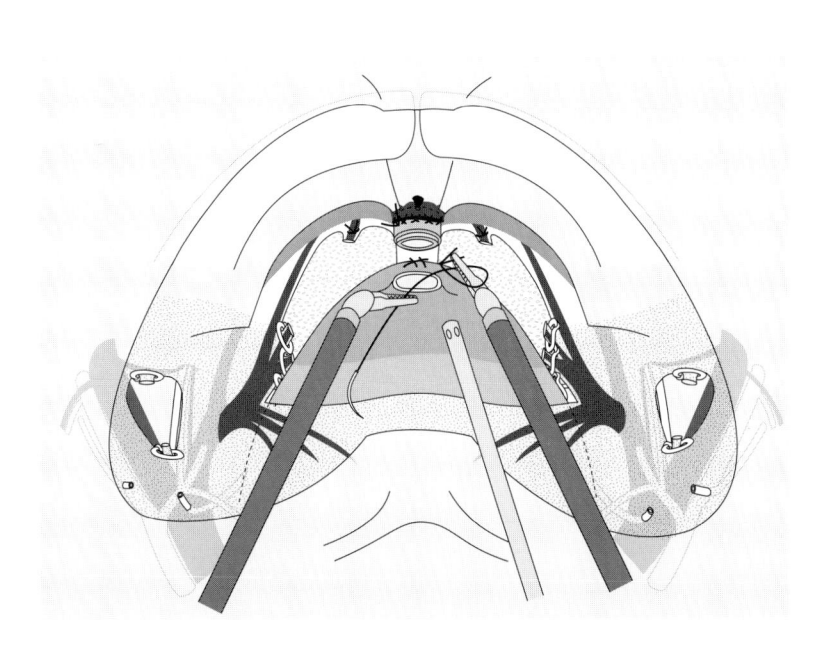

図 2-229 縫合糸を結紮する(3回目).

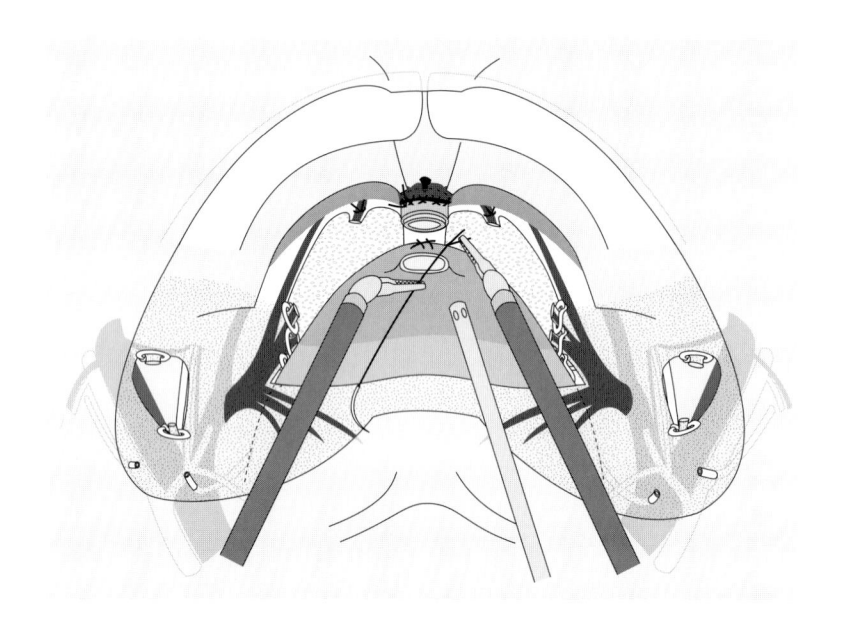

図 2-230 縫合糸を結紮する（3回目）（つづき）.

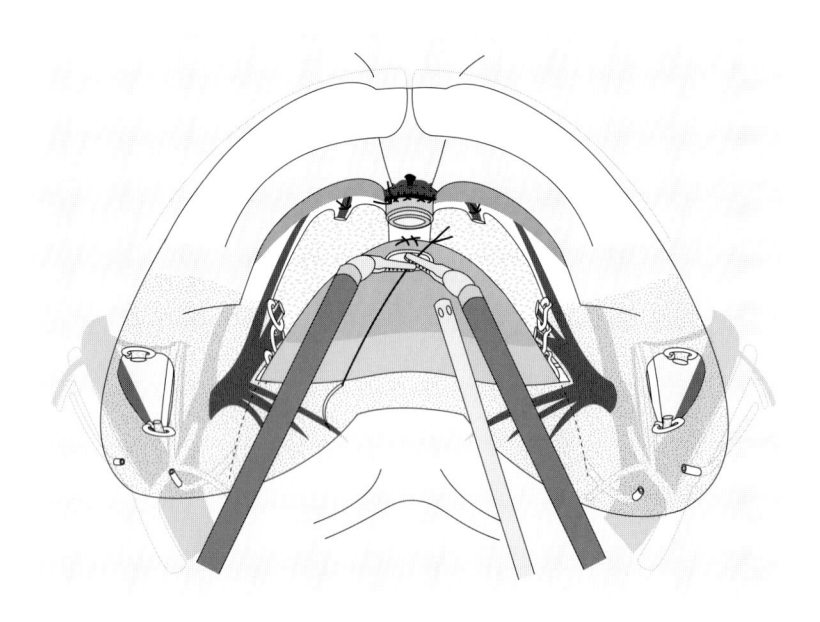

図 2-231 両側のラージニードルドライバーを用いて，機械的に縫合糸を切断する．

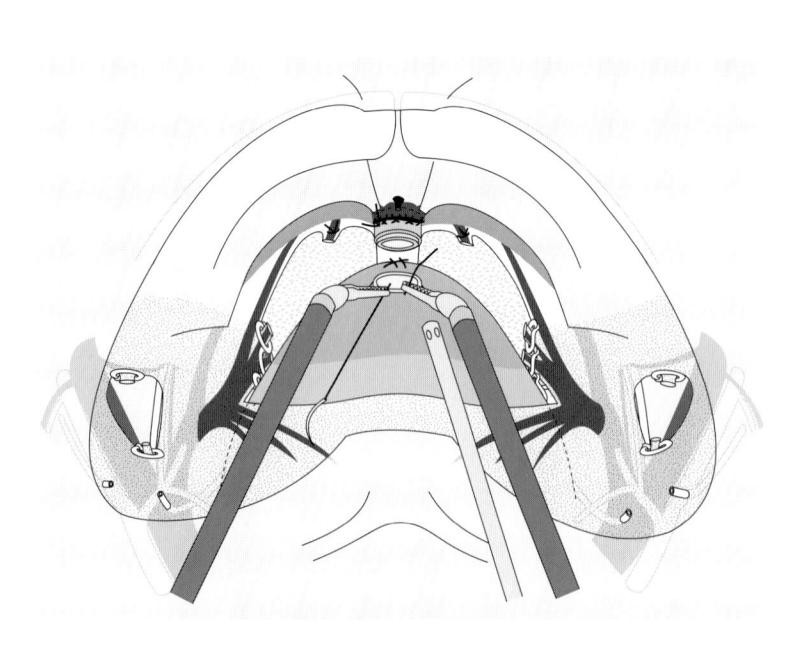

図 2-232 つづき

膀胱-尿道吻合・尿道前壁補強

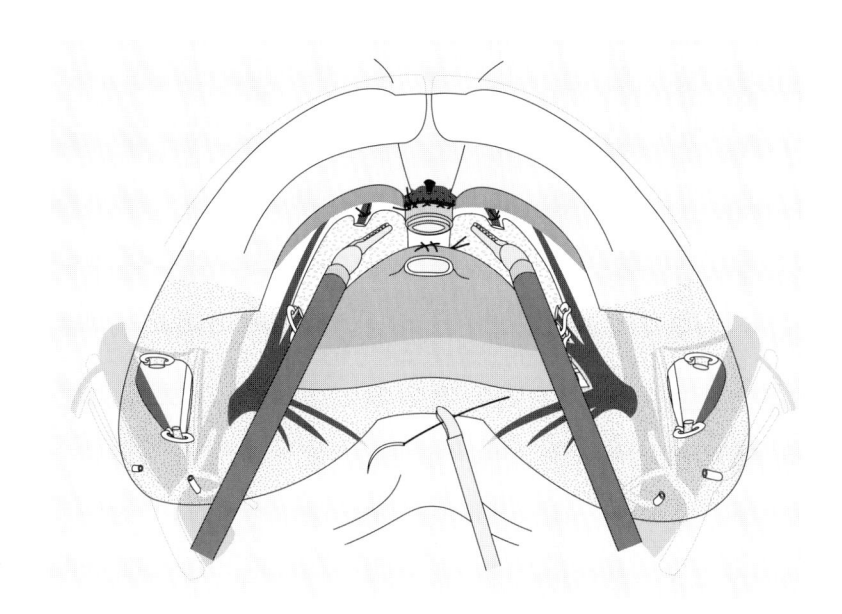

図 2-233 針糸を創外へ出し，Rocco stitch を終了したところ．

膀胱-尿道吻合・尿道前壁補強

▶ 動画あり

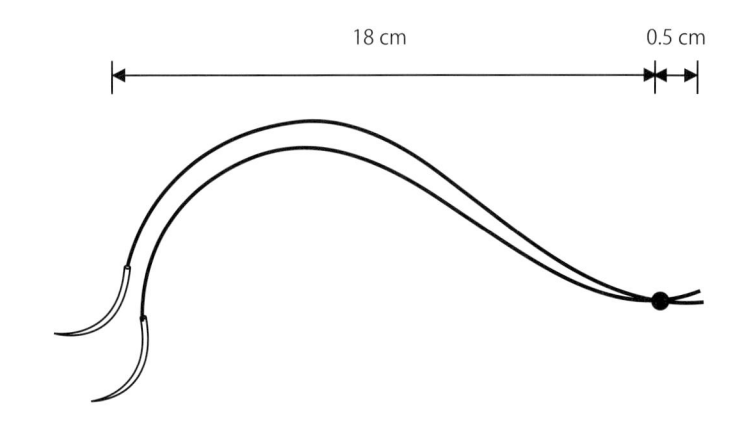

図 2-234 膀胱-尿道吻合に用いる縫合糸(3-0 Monocryl)2 本を，図のようにあらかじめ結んでおく．

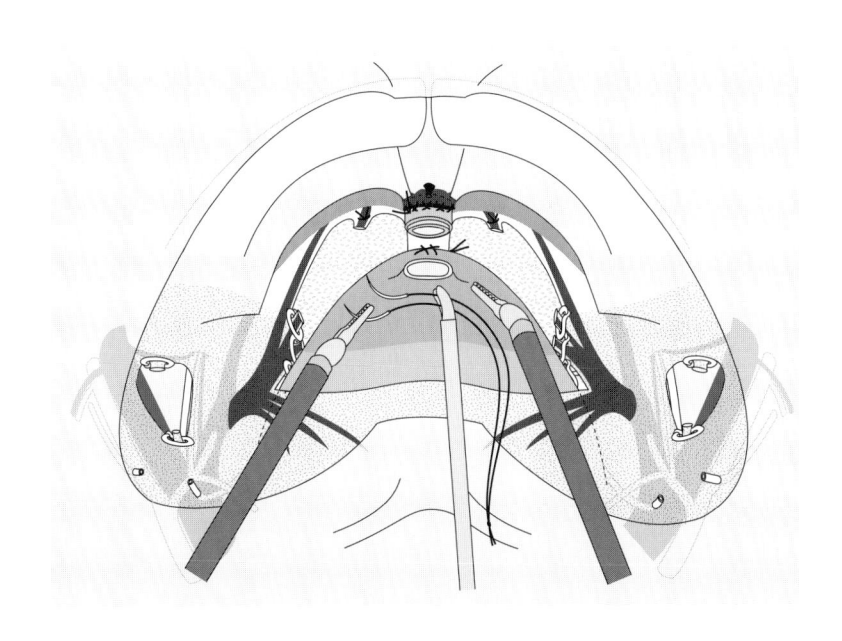

図 2-235 縫合糸(3-0 Monocryl)を術野に挿入する．

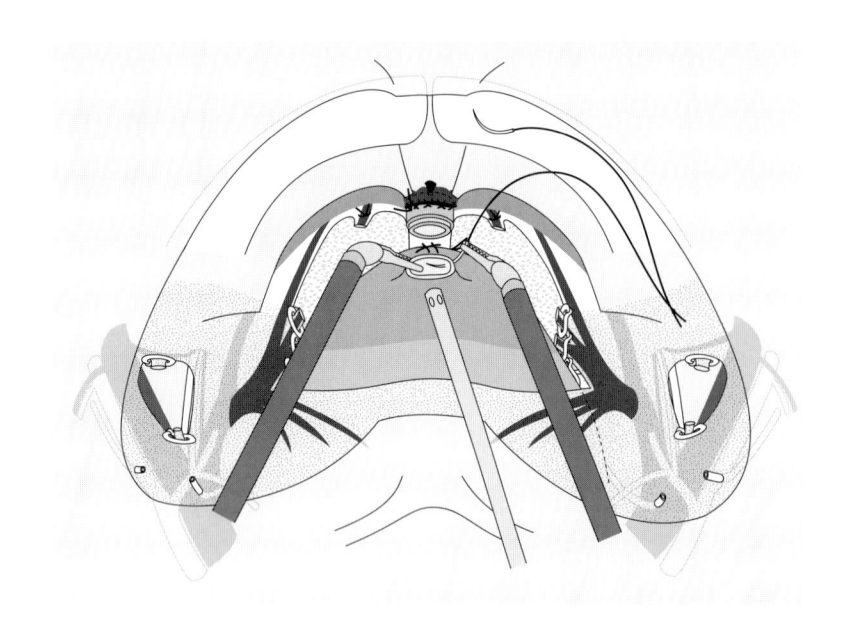

図 2-236 膀胱頸部 5 時方向に運針する．Van Velthoven 法に準じて 5〜12 時方向まで時計回りに運針する．

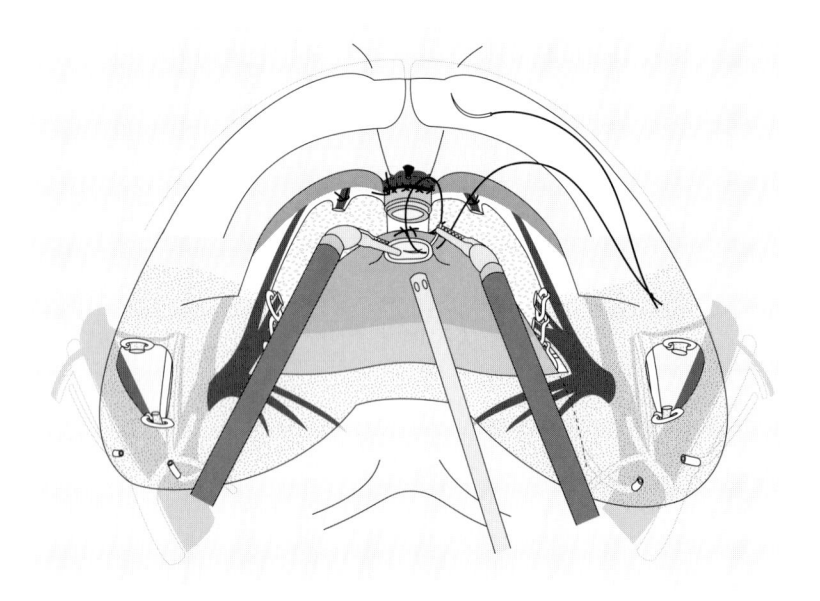

図 2-237 もう一度，膀胱頸部 5 時方向に運針する．

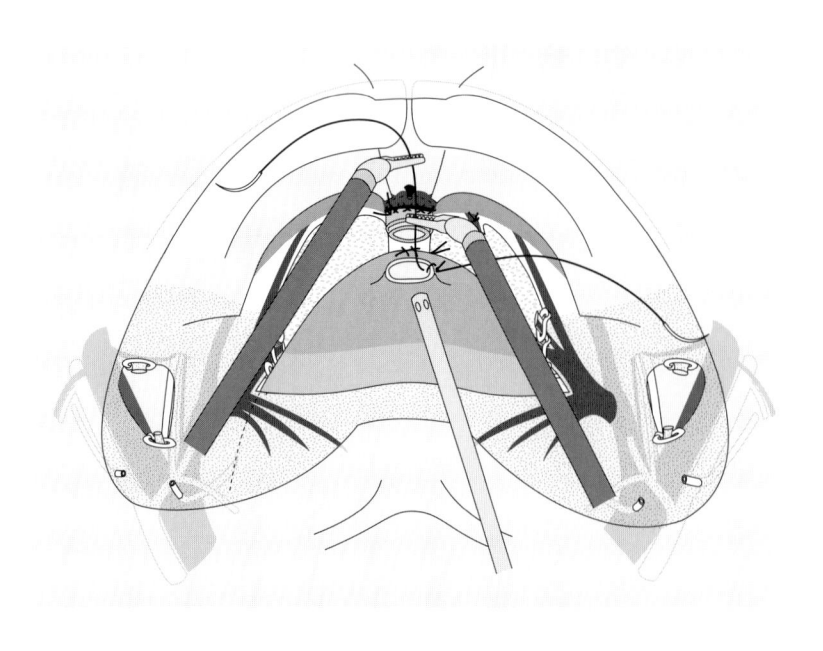

図 2-238 縫合糸を牽引する．糸はゆるみやすいので各操作ごとに牽引するようにする．

膀胱-尿道吻合・尿道前壁補強　125

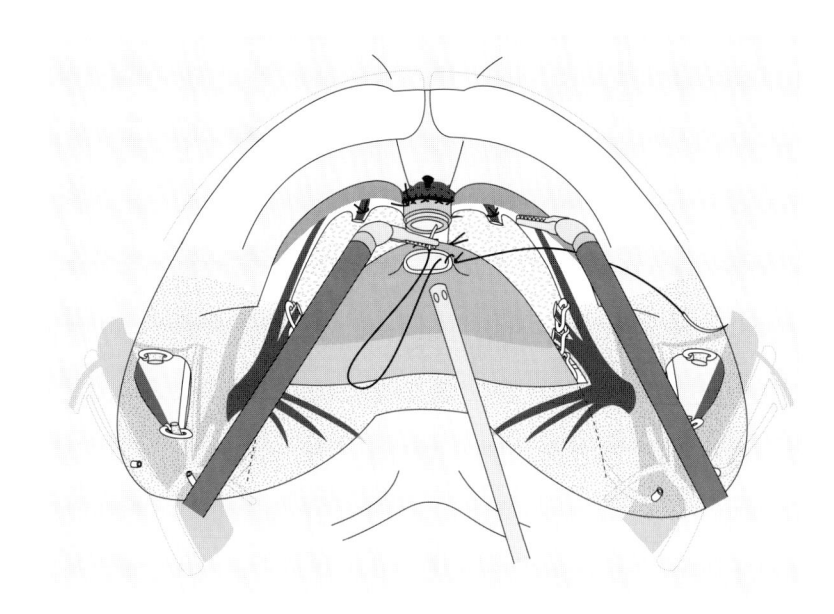

図 2-239 尿道5時方向に運針する．

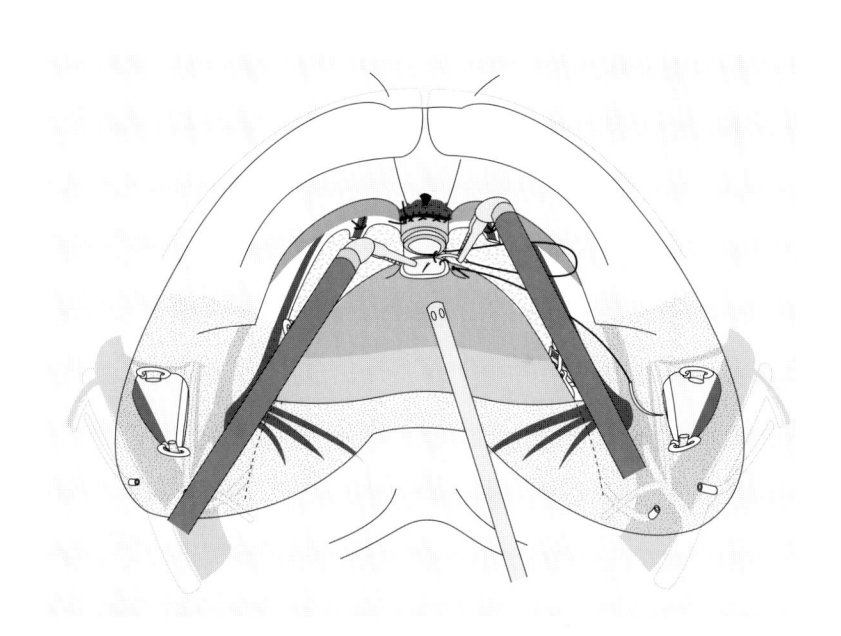

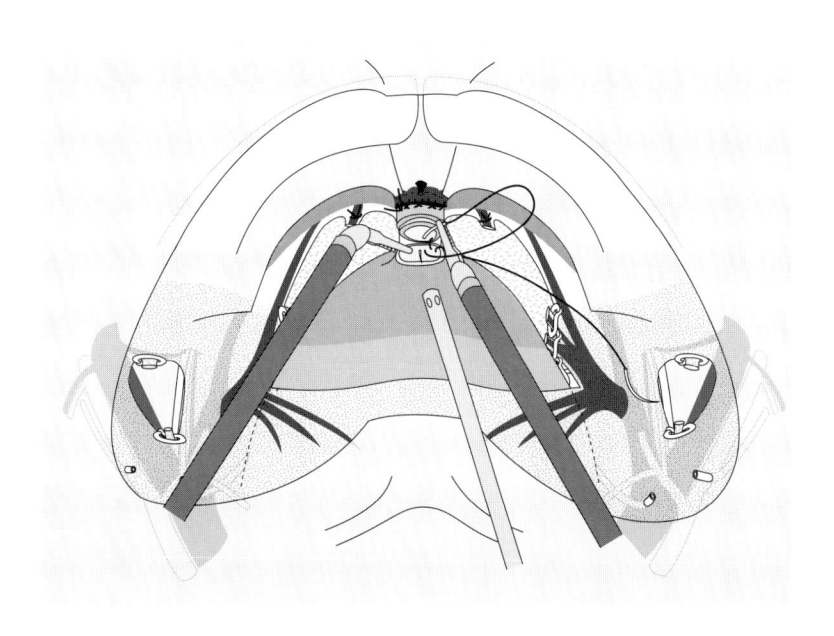

図 2-240 膀胱頸部に運針し，糸を膀胱側に出す．

図 2-241 尿道から膀胱へと運針する．

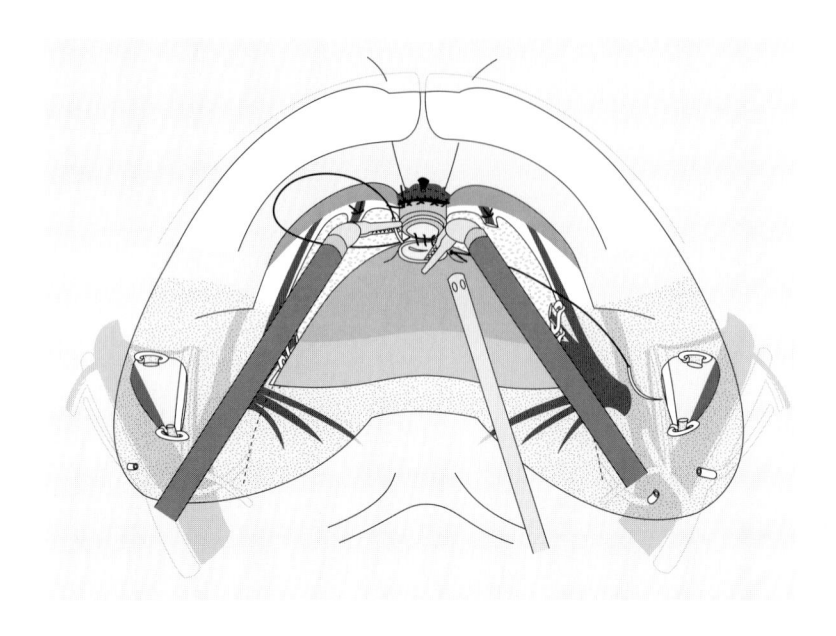

126　第2章　ダ・ヴィンチを用いたロボット支援前立腺全摘術

図 2-242 膀胱頸部に運針する.

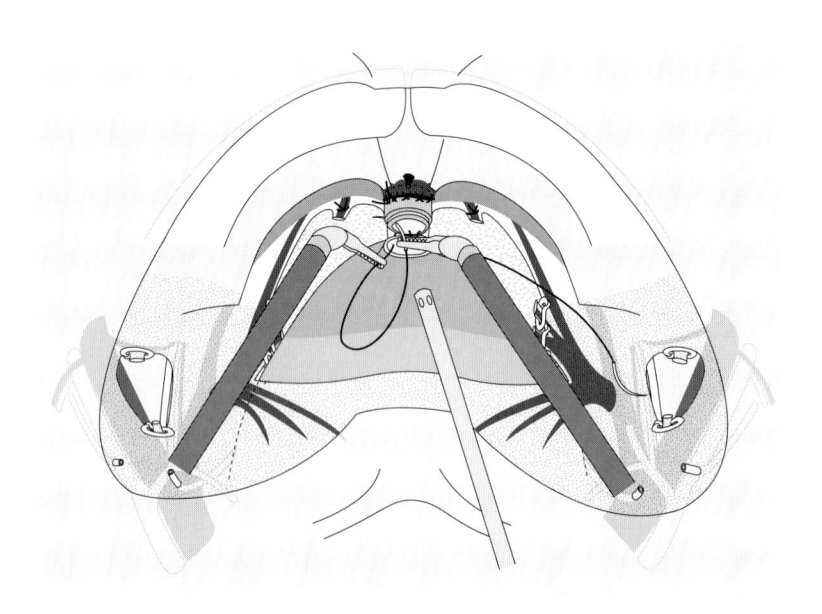

図 2-243 尿道に運針する.

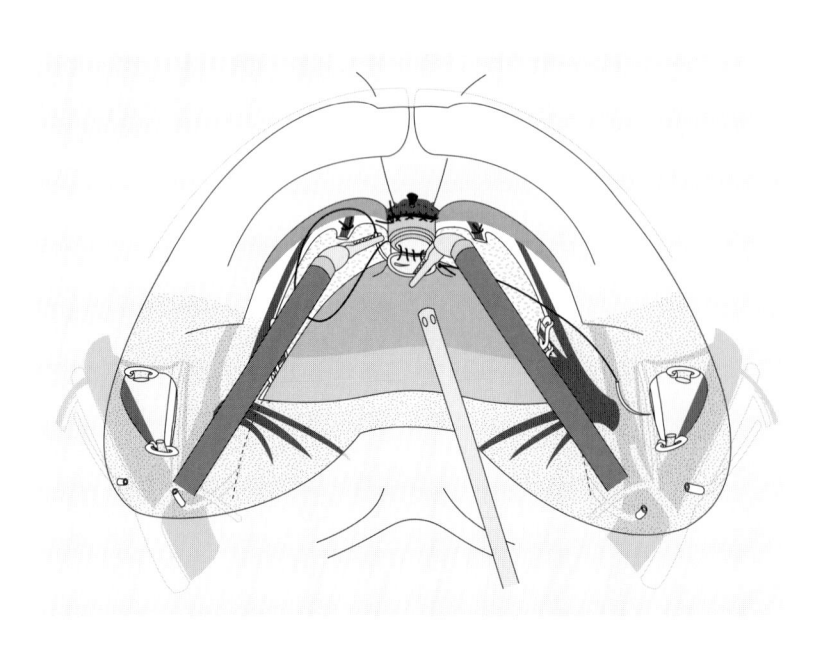

図 2-244 膀胱頸部に運針する.

膀胱-尿道吻合・尿道前壁補強 127

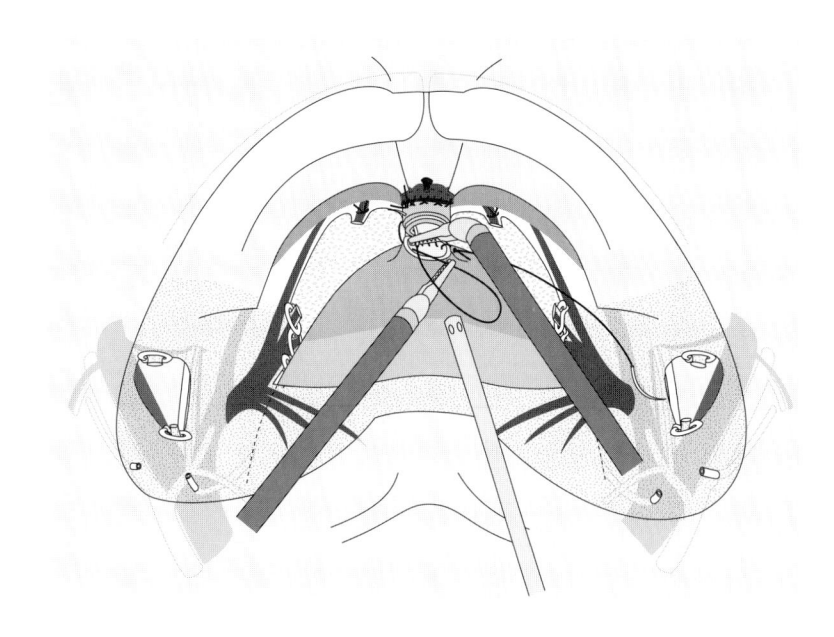

図 2-245 尿道に運針する．

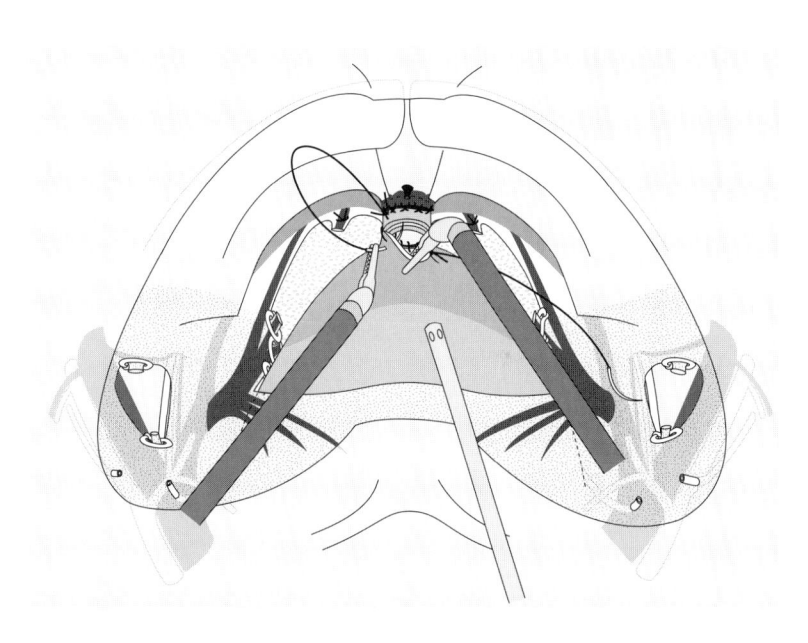

図 2-246 膀胱頸部に運針する．

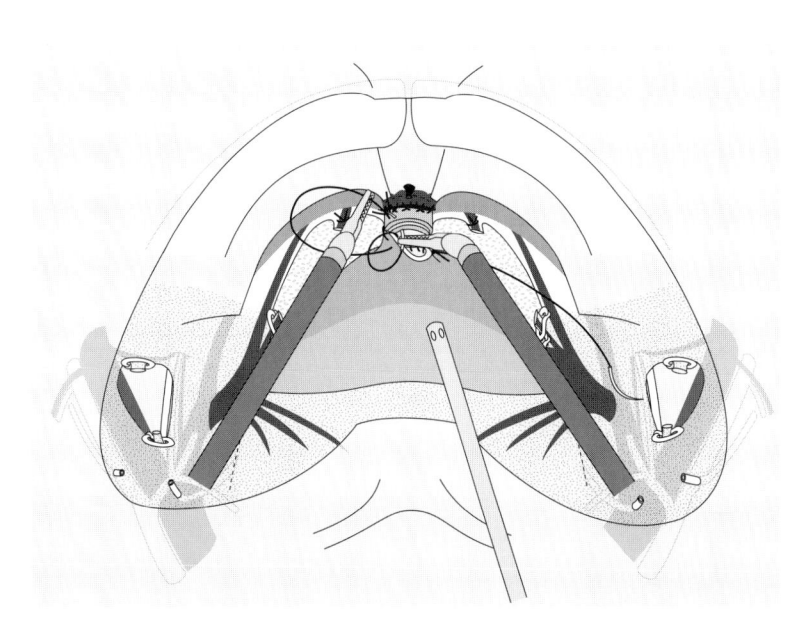

図 2-247 尿道に運針する．

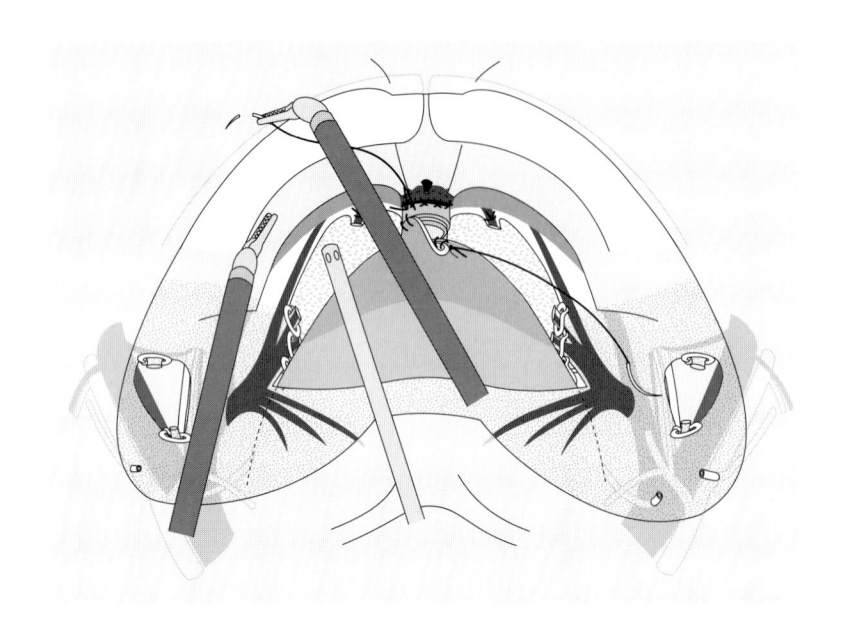

図 2-248 12時まで運針が終了したら，針を骨盤壁に刺して固定しておく．

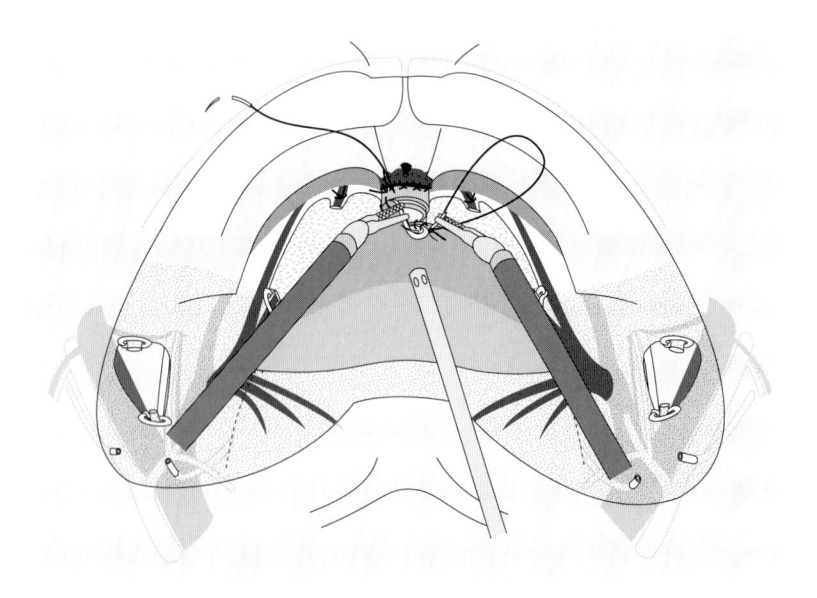

図 2-249 もう一方の糸で反時計回りに吻合を進める．

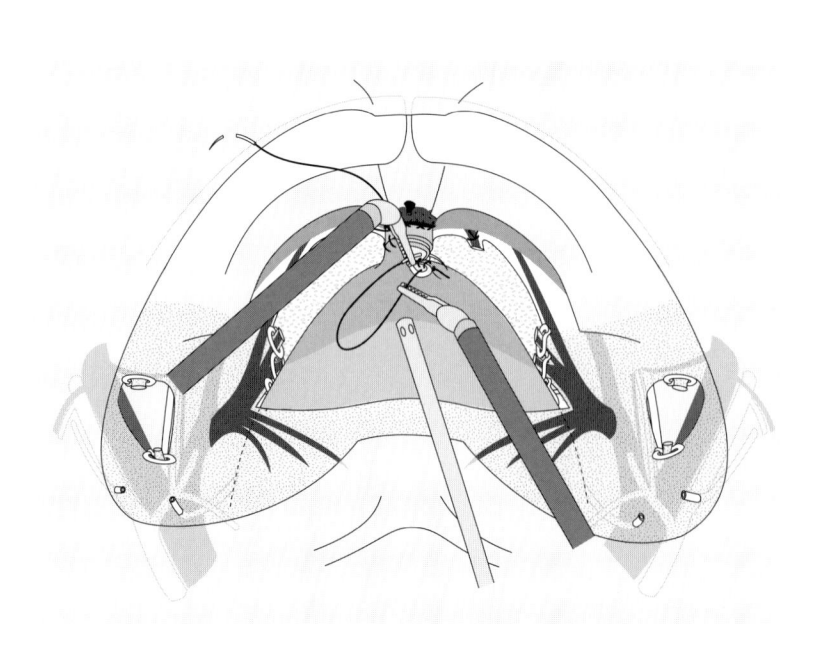

図 2-250 尿道に運針する．

膀胱−尿道吻合・尿道前壁補強 129

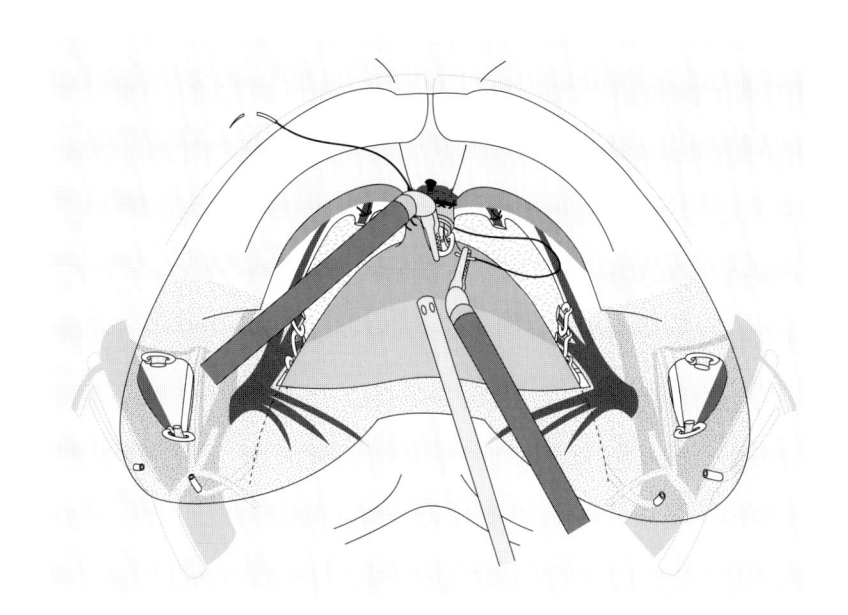

図 2-251 膀胱頸部に運針する．

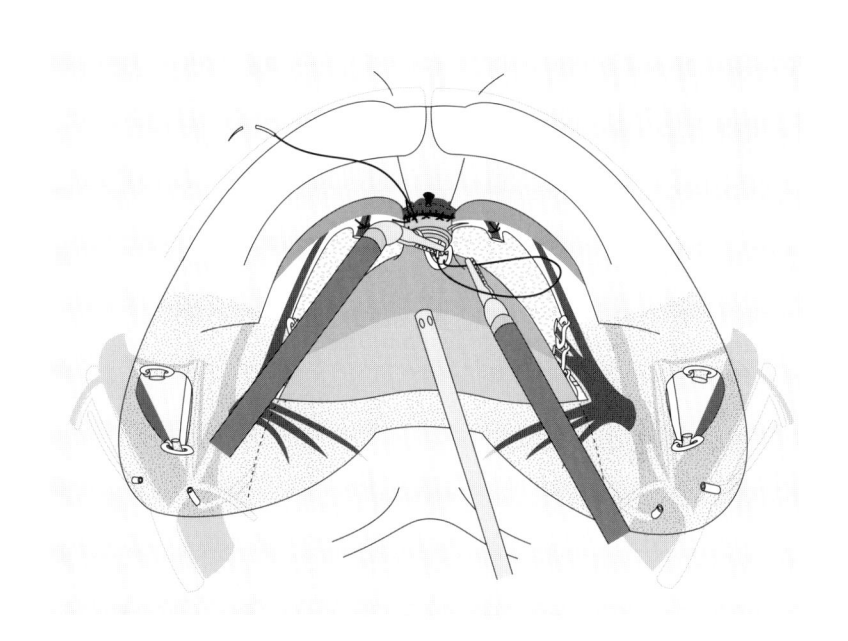

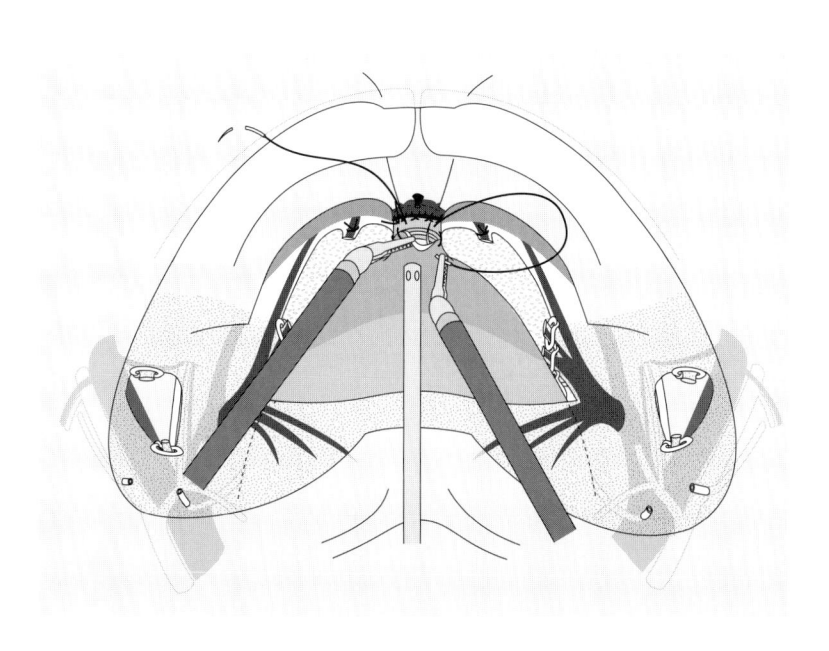

図 2-252 尿道に運針する．

図 2-253 膀胱頸部に運針する．

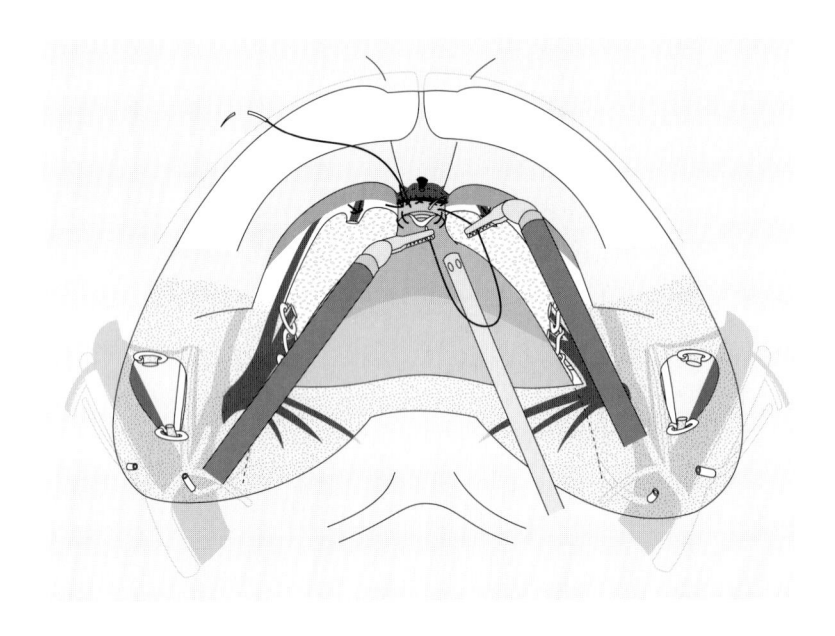

図 2-254 尿道に運針する．

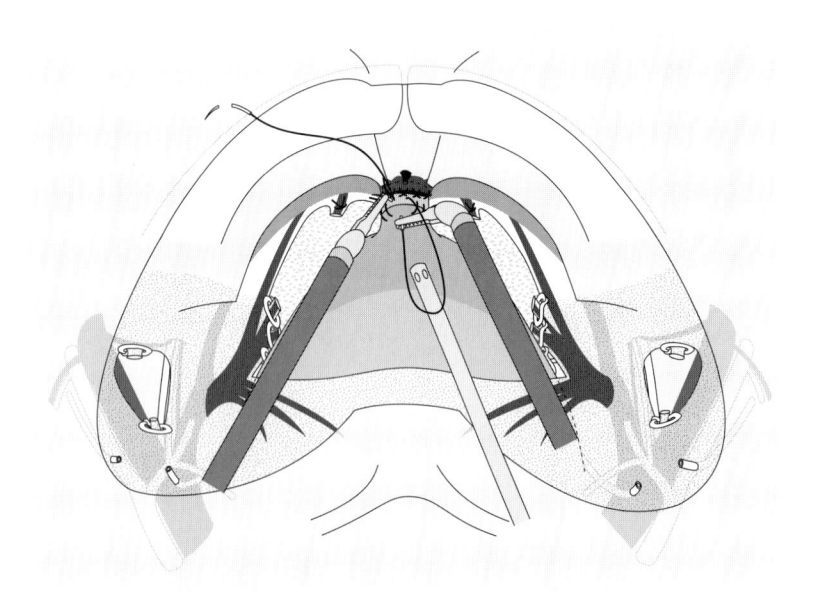

図 2-255 膀胱から尿道へと運針する．11時近くまで縫合する．

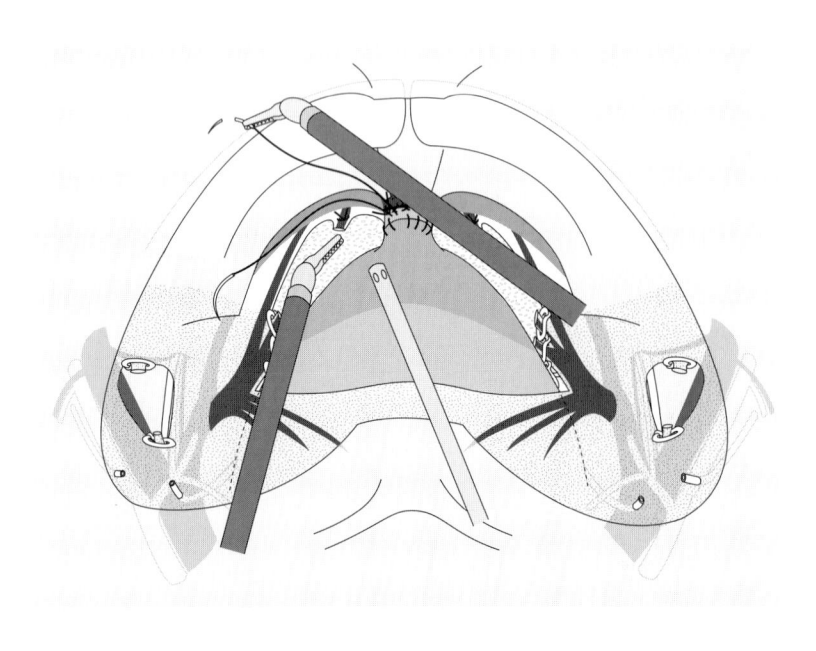

図 2-256 骨盤壁に固定してあった針糸に持ち変え，1～11時がオーバーラップするように再度縫合する．

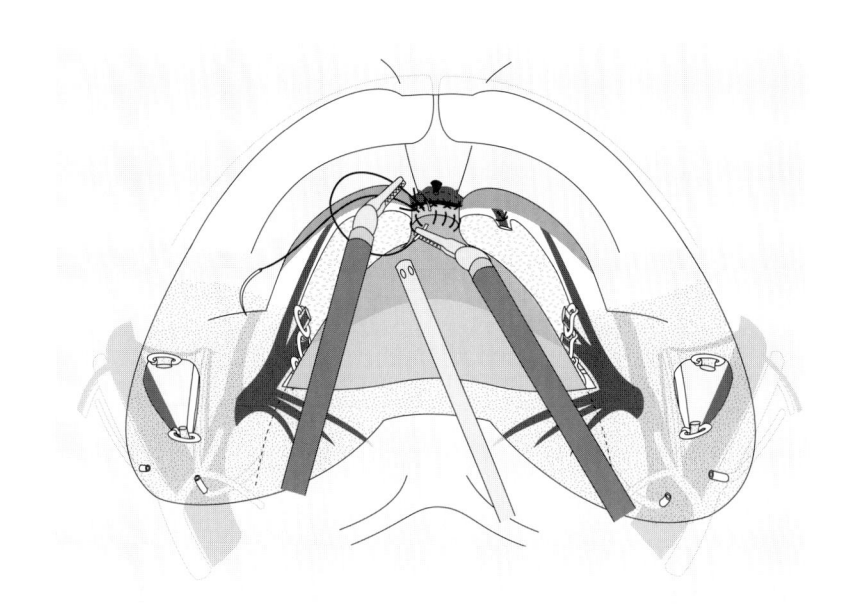

図 2-257 膀胱から尿道へと運針を進めていく．

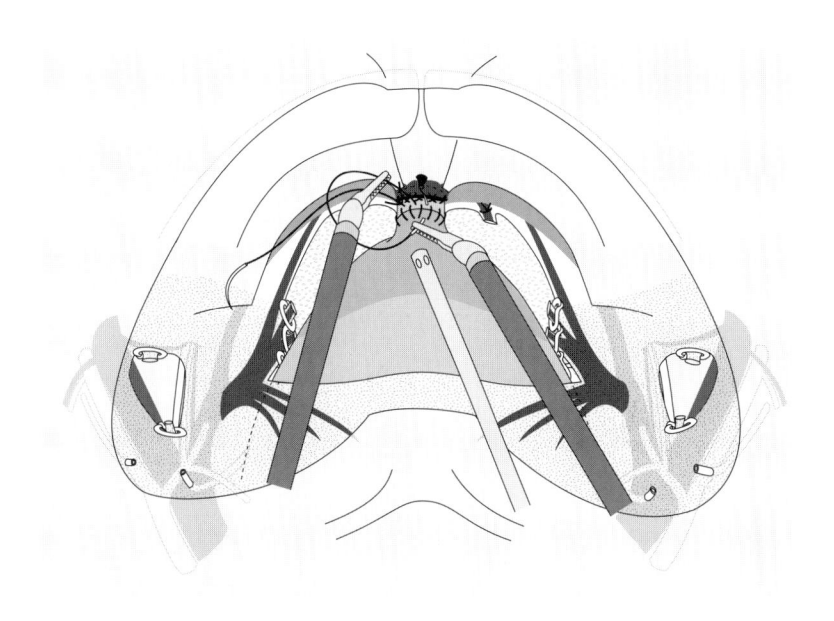

図 2-258 つづき

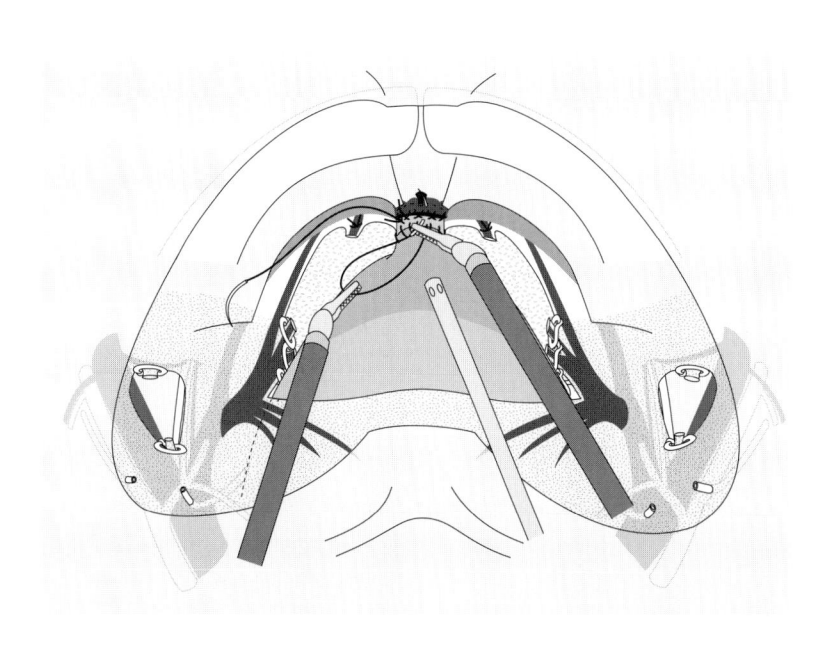

図 2-259 背静脈群に運針する．

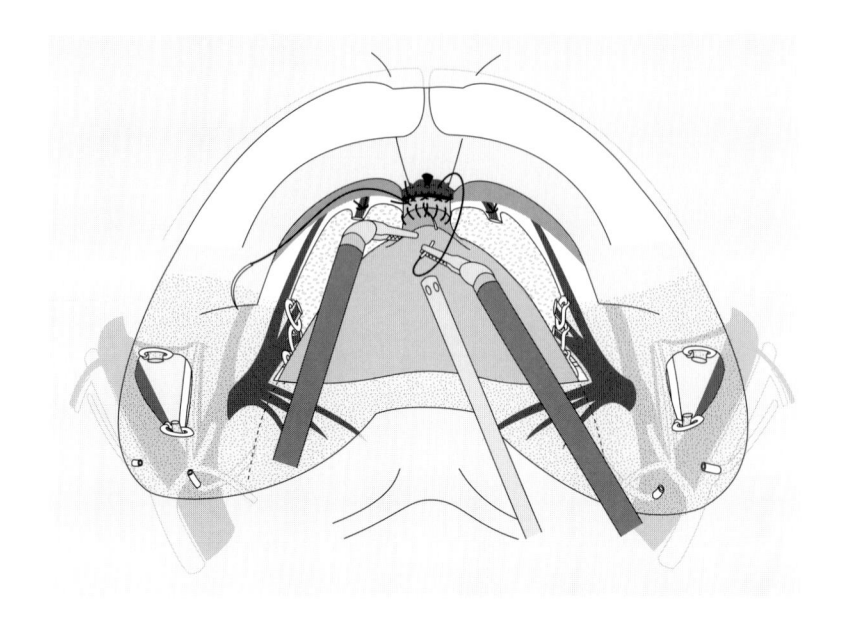

図 2-260 膀胱壁(detrusor apron)に運針する．これは尿道吻合部前壁を補強する目的で行う．

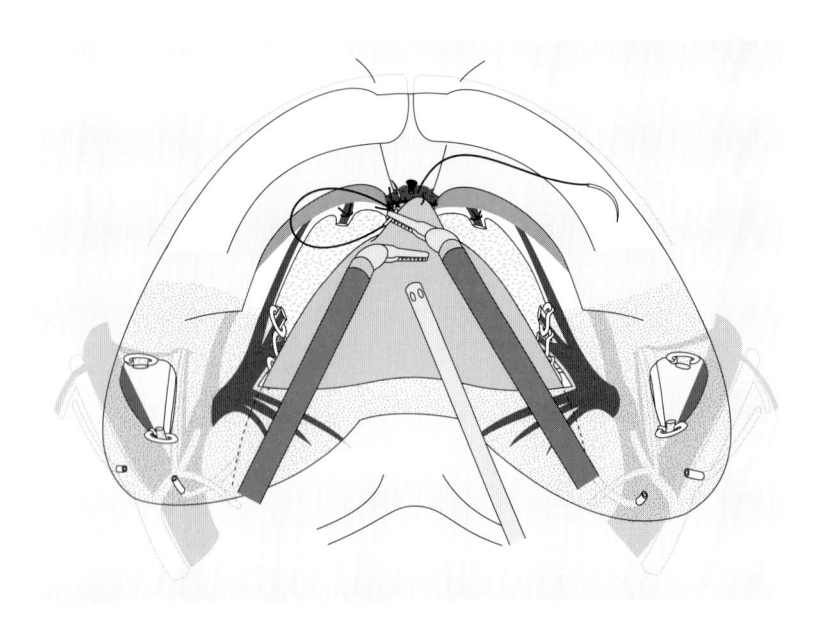

図 2-261 背静脈群断端へ運針する．

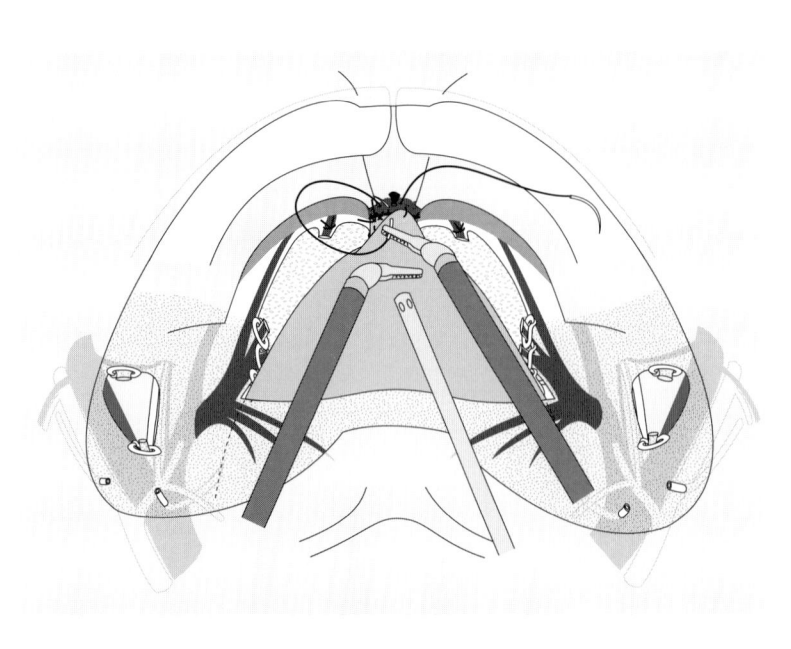

図 2-262 再度，膀胱壁から背静脈群断端へと運針する．

膀胱-尿道吻合・尿道前壁補強　133

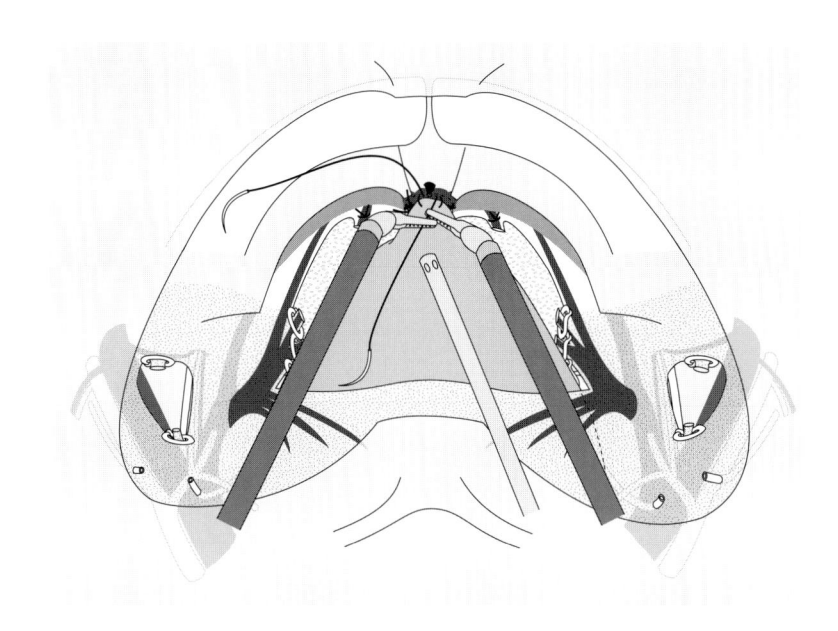

図 2-263 両側のラージニードルドライバーを用いてもう一方の糸を機械的に切断する．

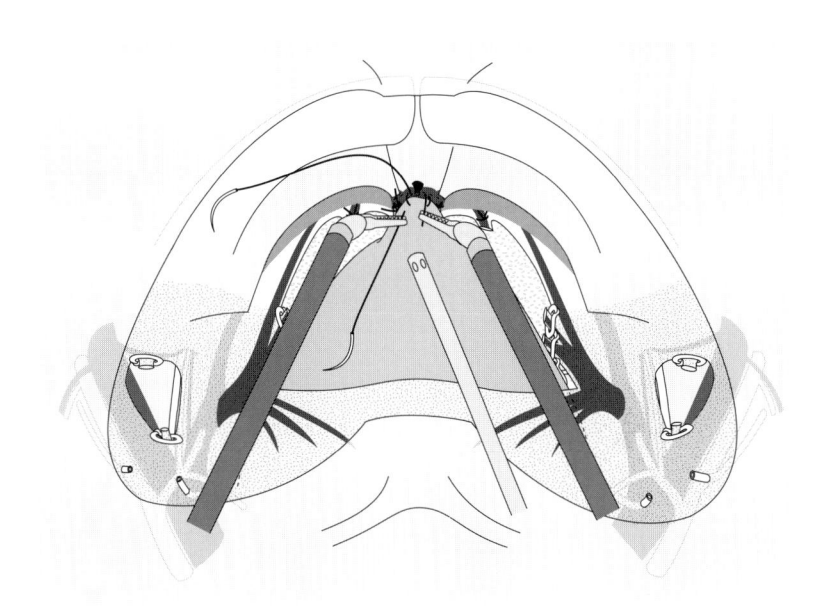

図 2-264 つづき

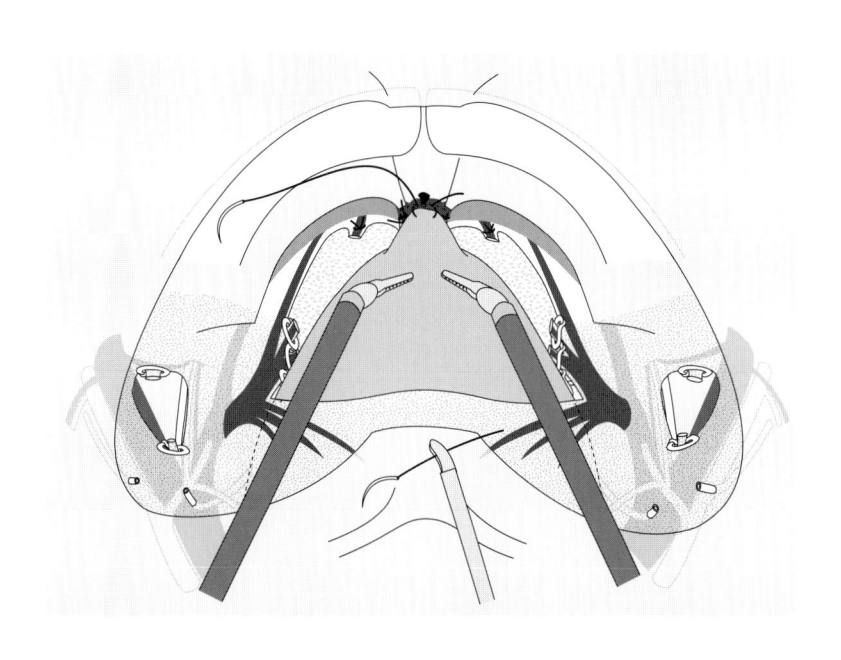

図 2-265 針糸を創外へ取り出す．

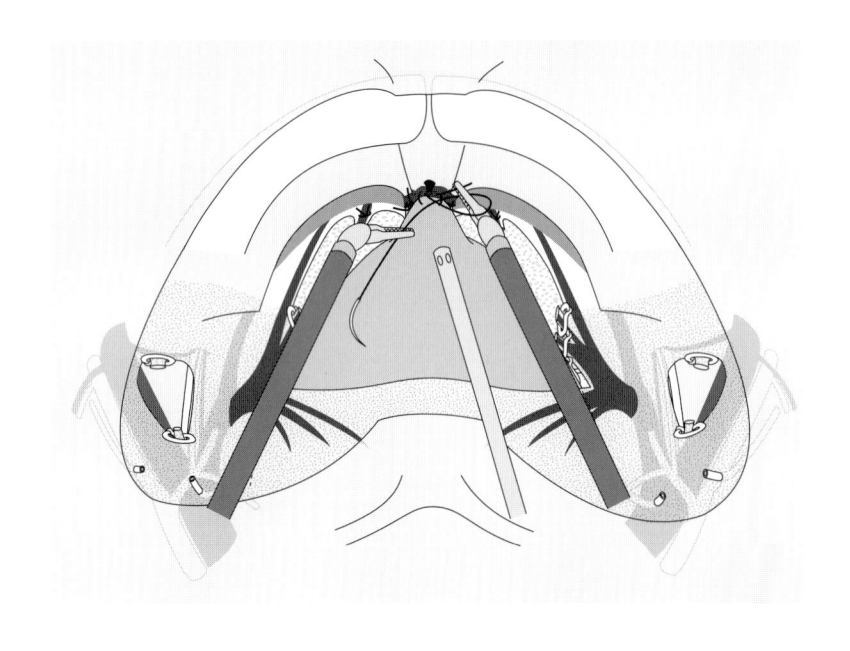

図 2-266 縫合糸を結紮する（1 回目）．

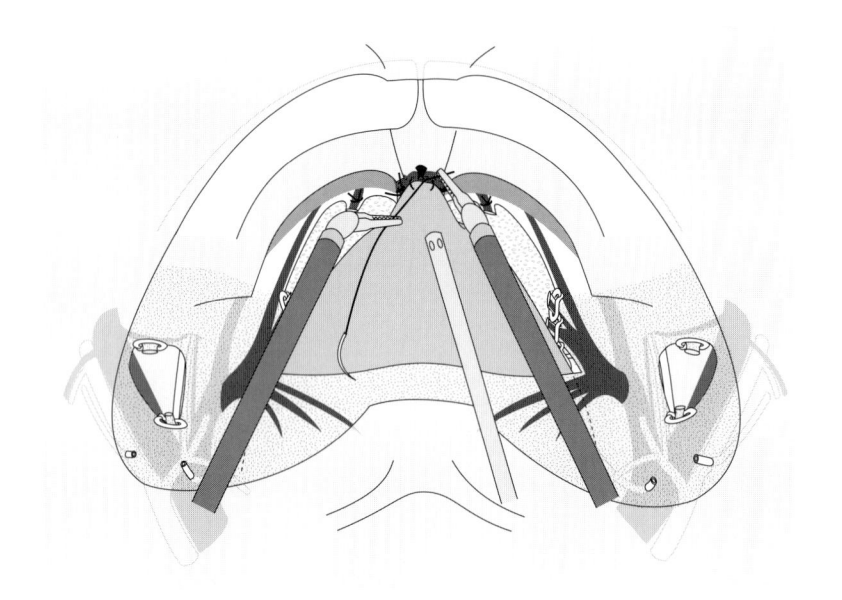

図 2-267 つづき

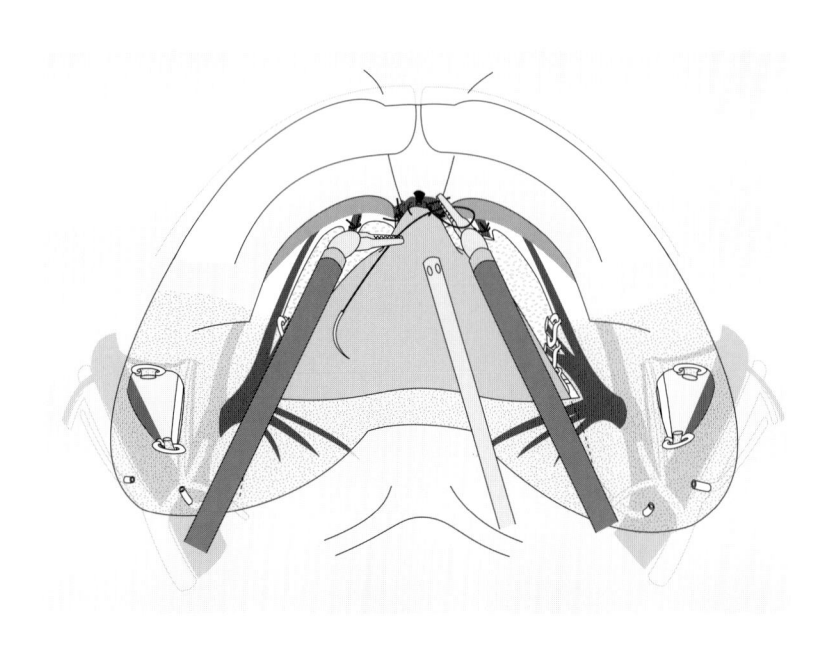

図 2-268 縫合糸を結紮する（2 回目）．

膀胱-尿道吻合・尿道前壁補強　135

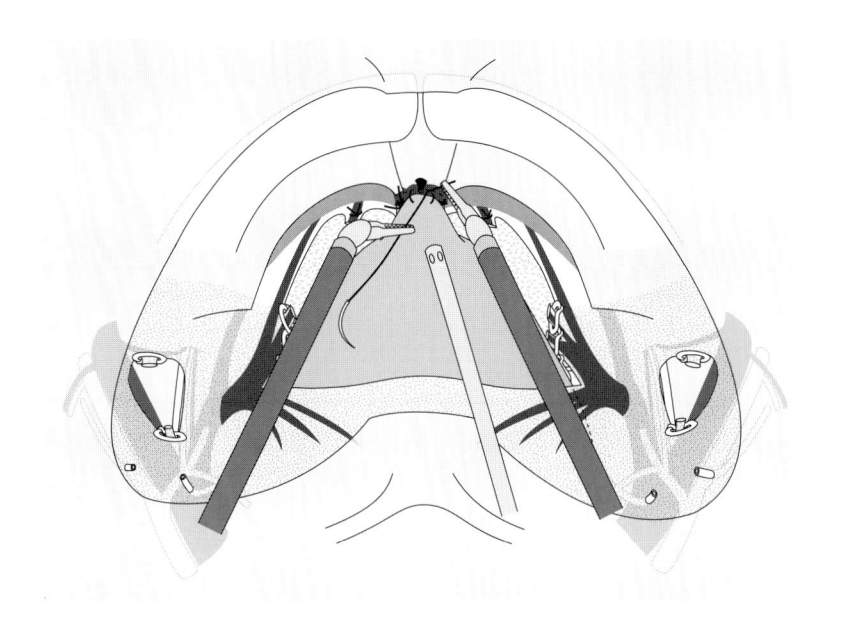

図 2-269 つづき

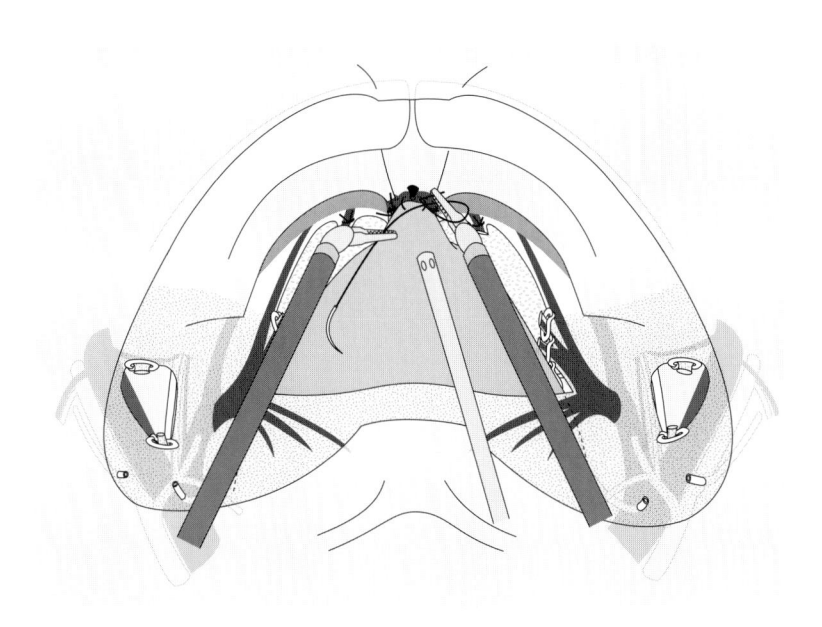

図 2-270 縫合糸を結紮する(3回目).

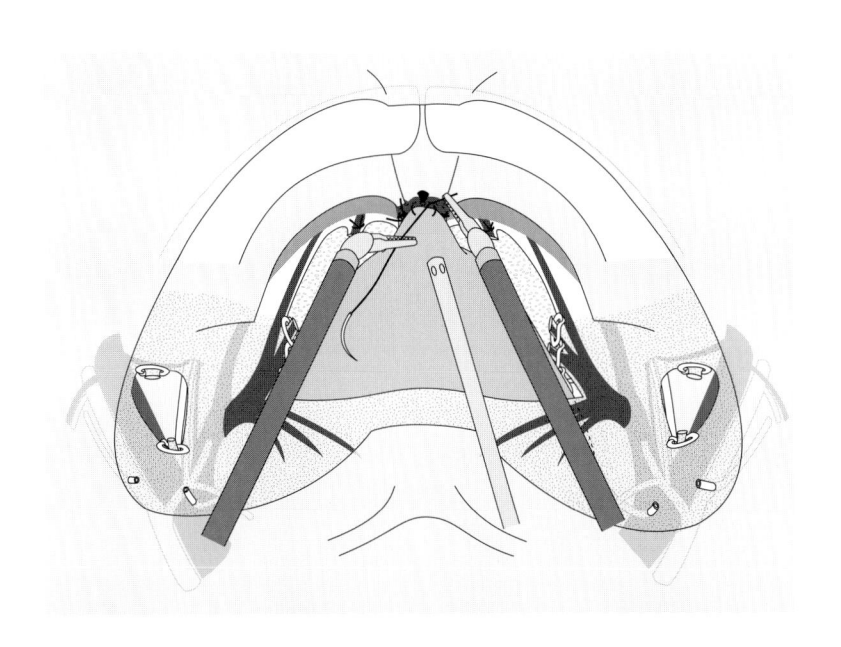

図 2-271 つづき

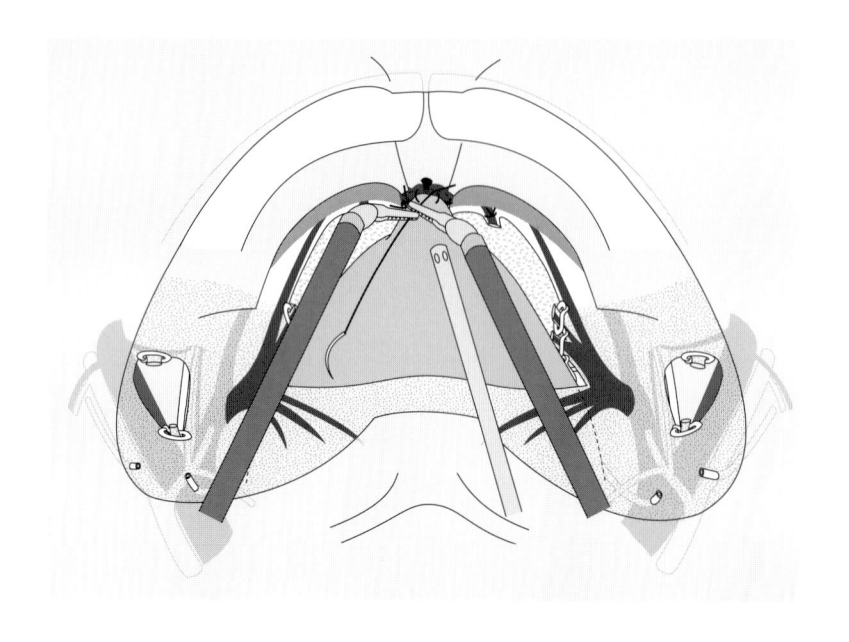

図 2-272 両側のラージニードルドライバーを用いて機械的に縫合糸を切断する．

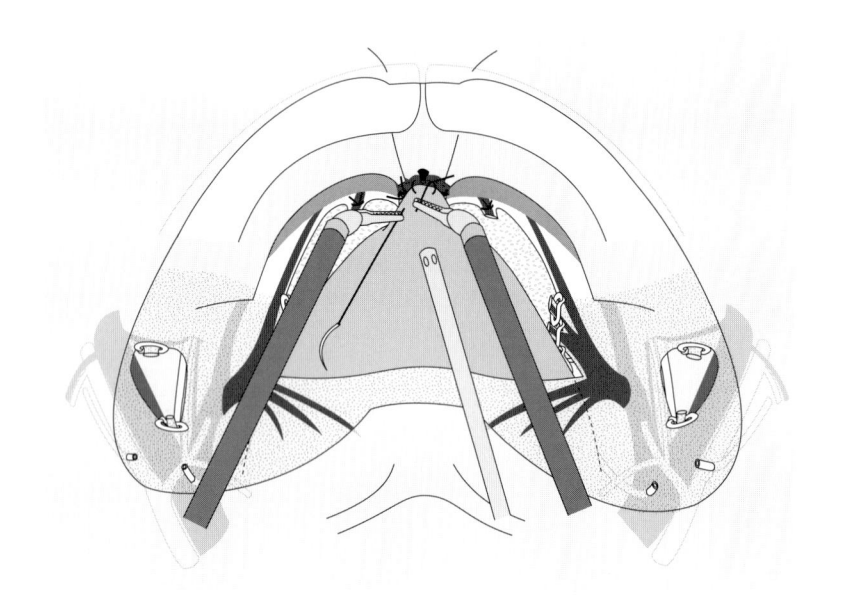

図 2-273 つづき

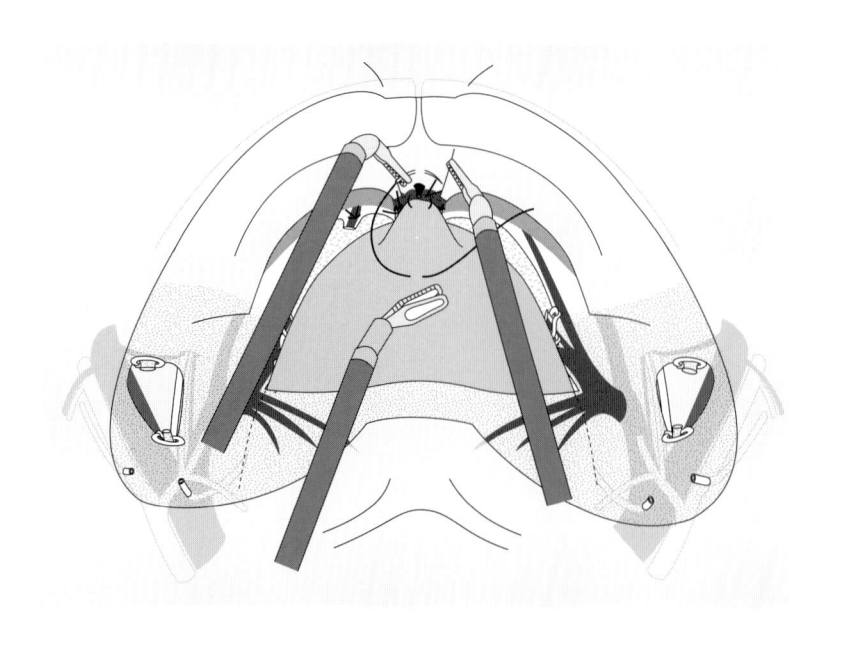

図 2-274 同じ糸を用いて膀胱と骨盤壁(恥骨結節付近)をさらに縫合して補強する．膀胱壁はかなり近位に運針する．膀胱充満時に膀胱-尿道吻合部に緊張がかからないようにするのが目的である．

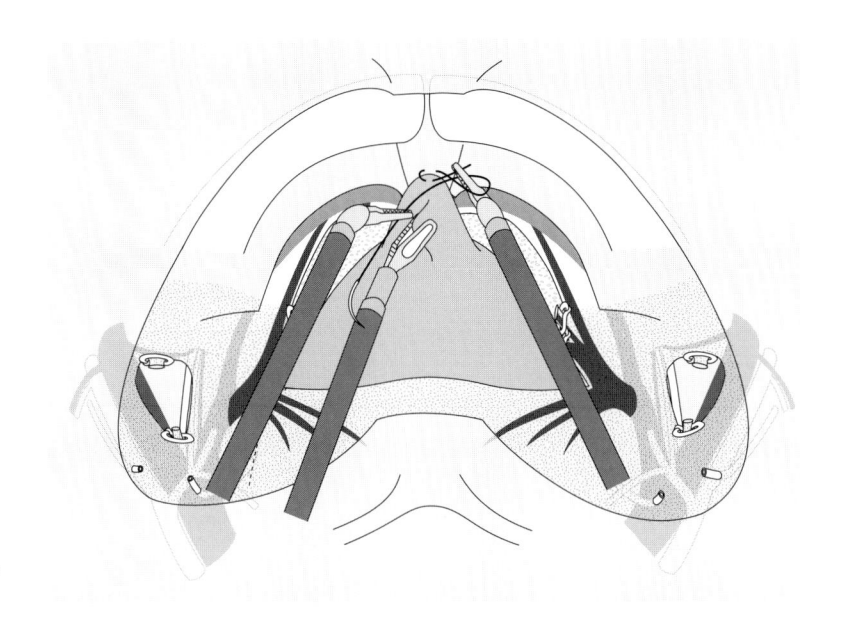

図 2-275 プログラスプで膀胱を骨盤壁に寄せながら縫合糸を結紮する(1回目).

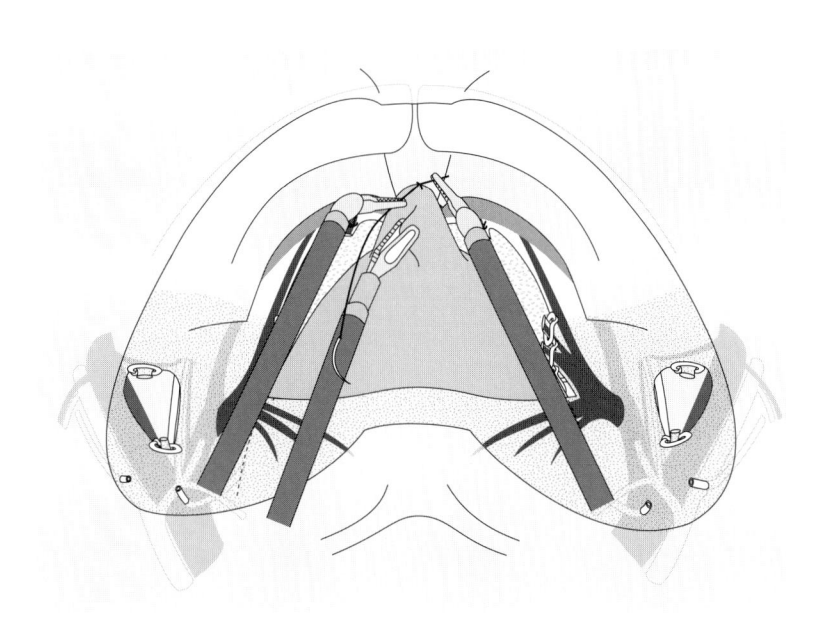

図 2-276 つづき

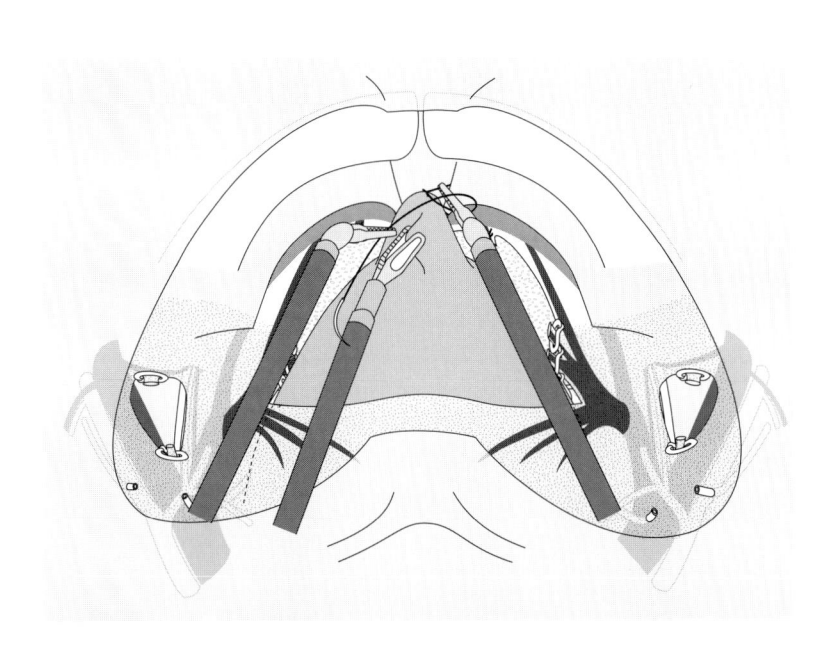

図 2-277 プログラスプで膀胱を骨盤壁に寄せながら縫合糸を結紮する(2回目).

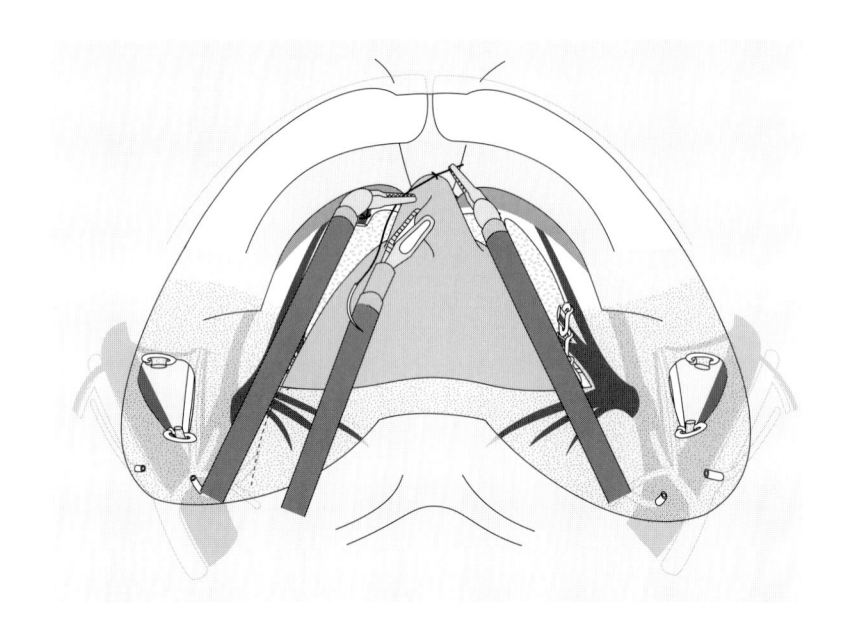

138　第2章　ダ・ヴィンチを用いたロボット支援前立腺全摘術

図 2-278 プログラスプで膀胱を骨盤壁に寄せながら縫合糸を結紮する（2回目）（つづき）．

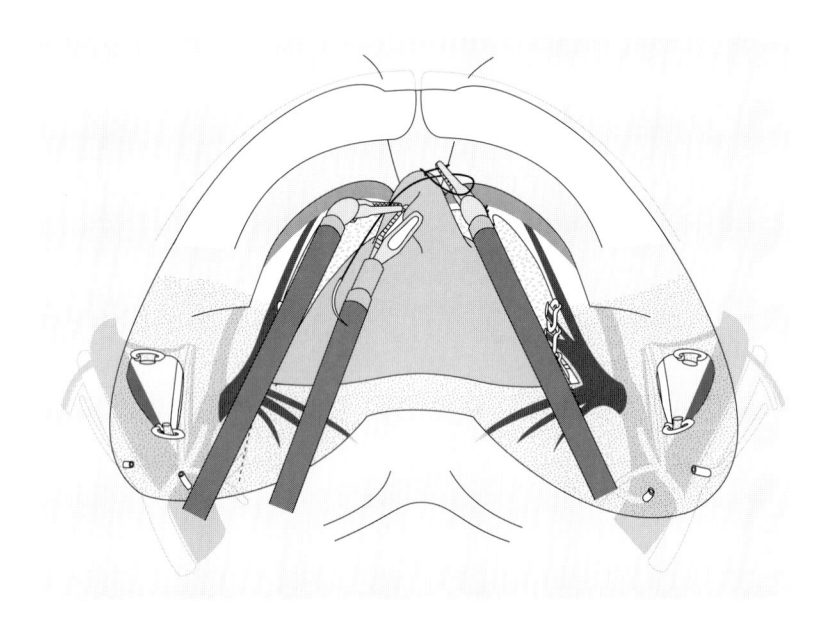

図 2-279 プログラスプで膀胱を骨盤壁に寄せながら縫合糸を結紮する（3回目）．

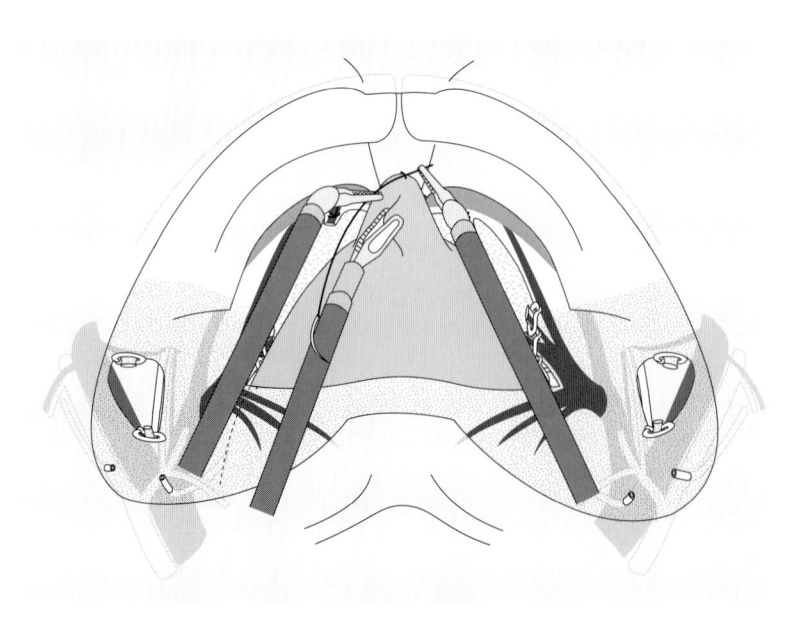

図 2-280 つづき

膀胱-尿道吻合・尿道前壁補強　139

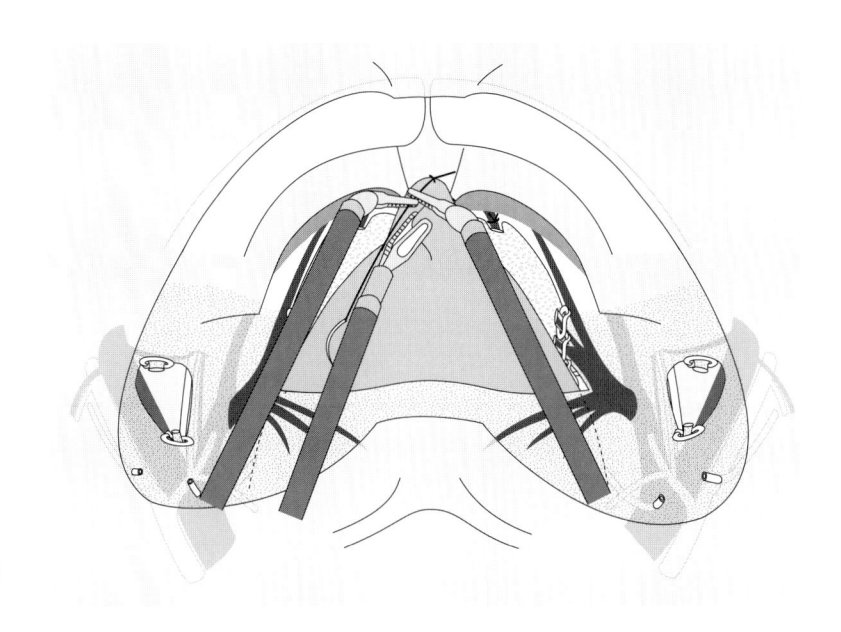

図 2-281 両側のラージニードルドライバーを用いて機械的に縫合糸を切断する．

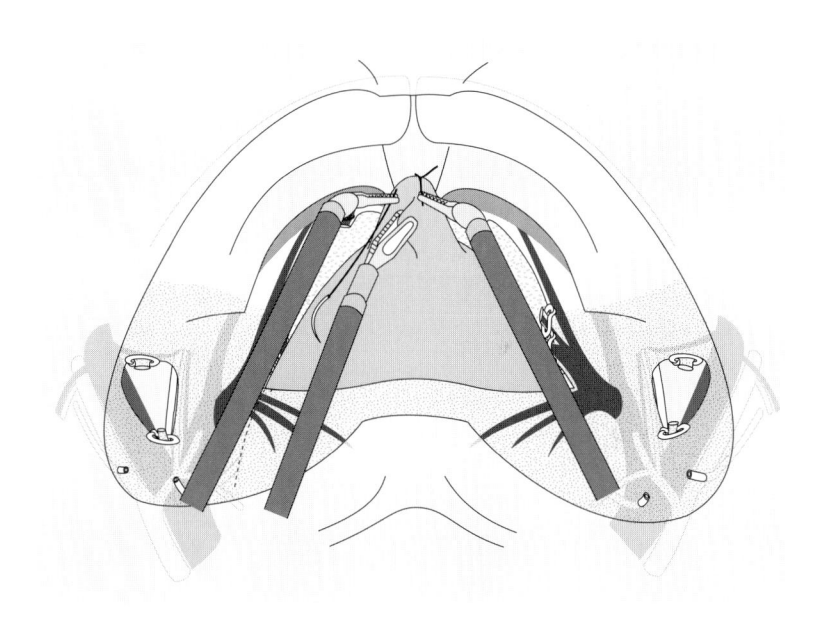

図 2-282 つづき

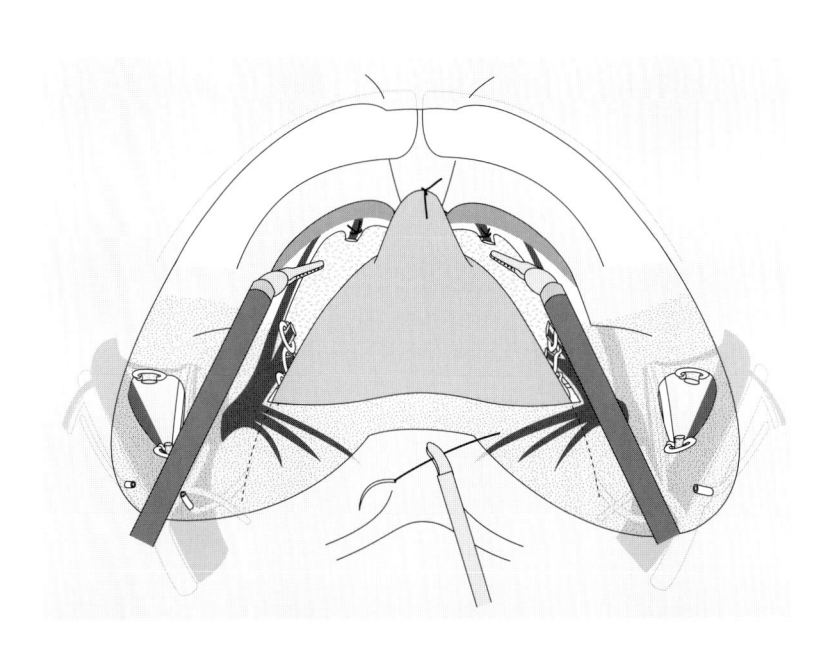

図 2-283 針糸を創外へ取り出す．

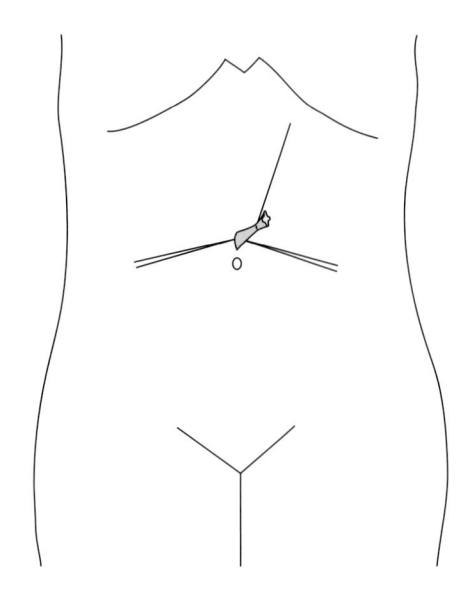

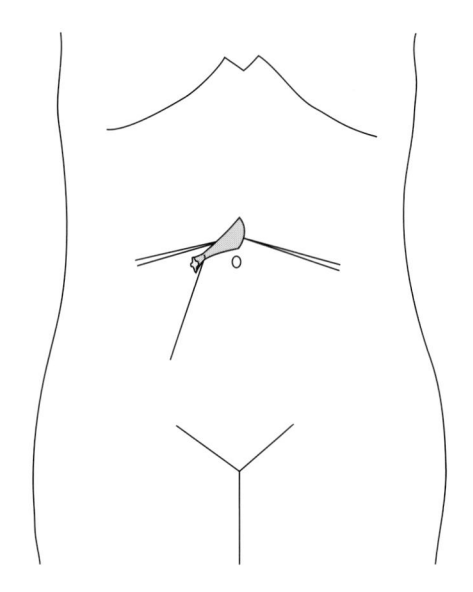

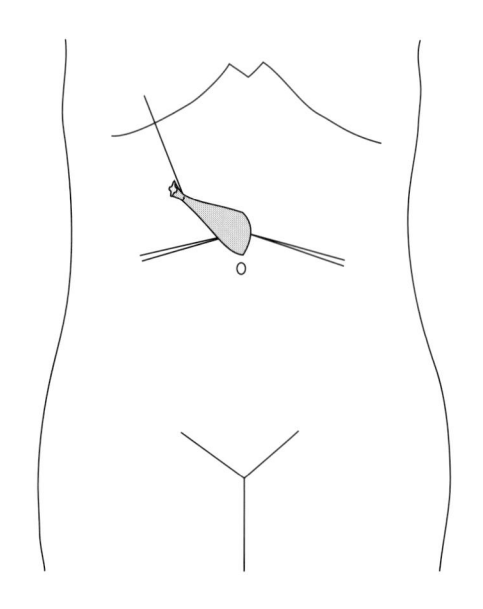

閉創

図 2-284 カメラポートのトロッカーを抜去し，エンドキャッチの糸を牽引して前立腺を創外に取り出す．必要に応じて筋膜切開を追加する．

図 2-285 エンドキャッチをぐるぐる回しながら徐々に引き出す．

図 2-286 つづき

閉創　141

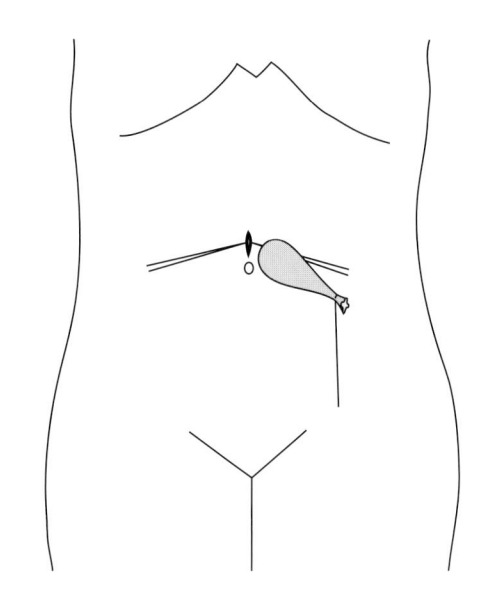

図 2-287 つづき

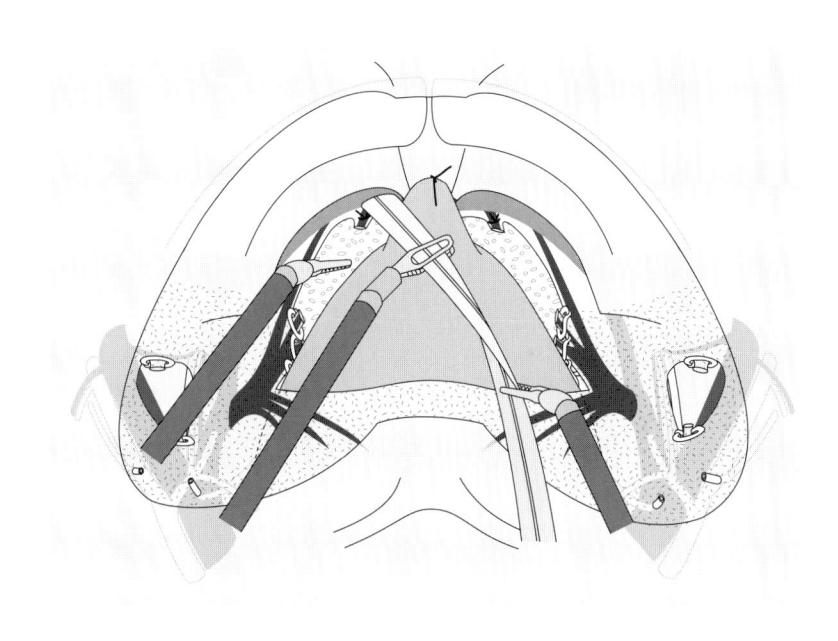

図 2-288 助手用ポート（12 mm）から J-VAC ドレーン（10 cm 平型）を創内に留置する．

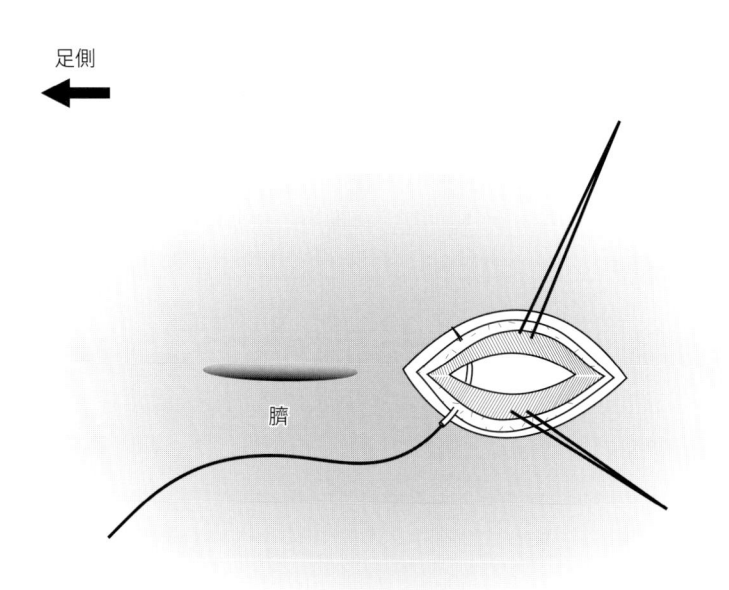

足側 ←

臍

図 2-289 カメラポートの閉鎖．筋膜連続縫合〔2-0 Vicryl（強彎）〕．

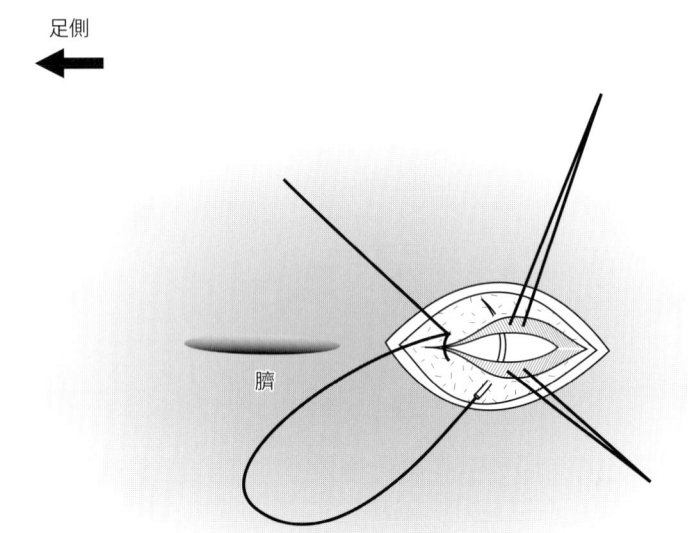

142　第2章　ダ・ヴィンチを用いたロボット支援前立腺全摘術

足側

図 2-290 カメラポートの閉鎖．筋膜連続縫合〔2-0 Vicryl（強彎）〕（つづき）．

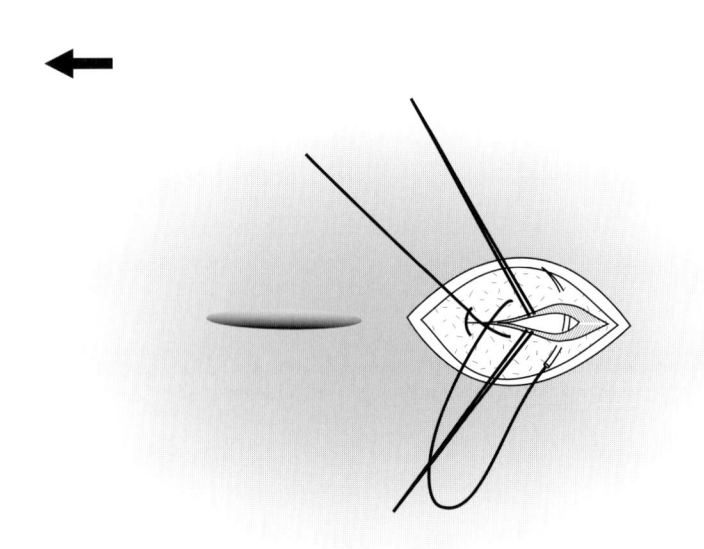

図 2-291 つづき

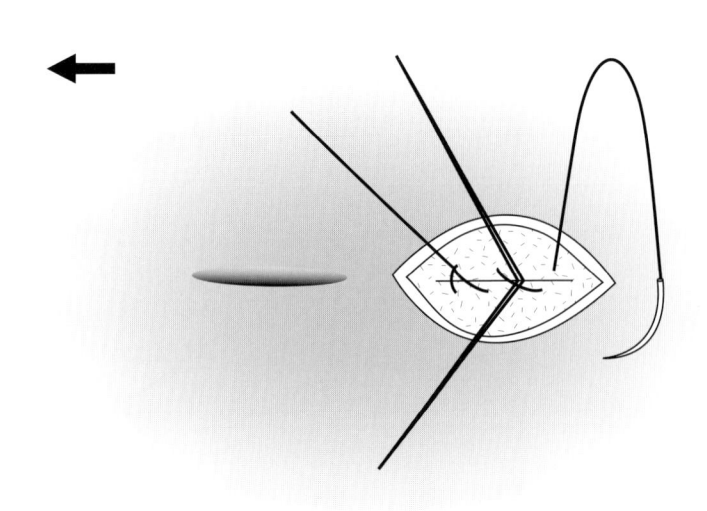

図 2-292 つづき

閉創 143

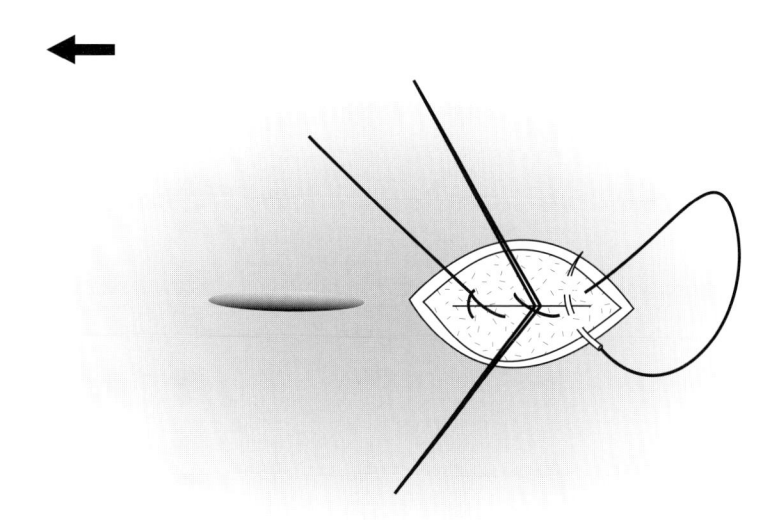

図 2-293 つづき

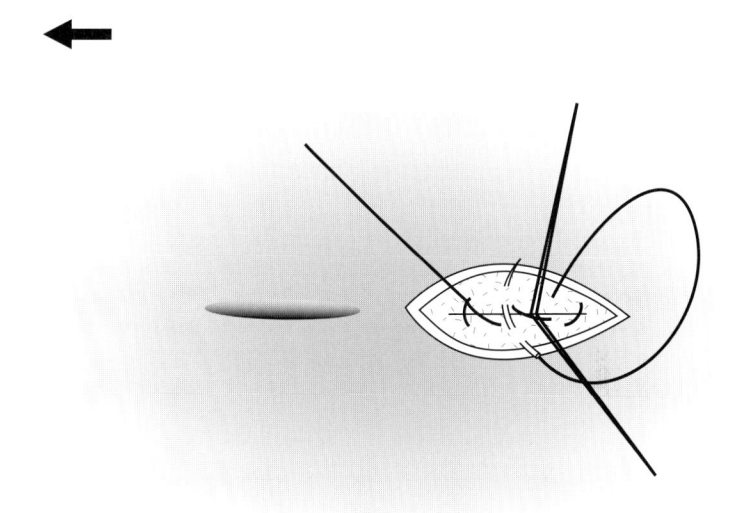

図 2-294 つづき

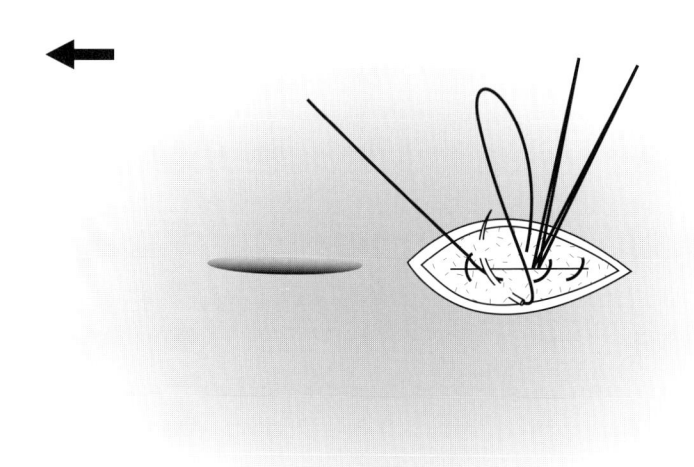

図 2-295 つづき

足側

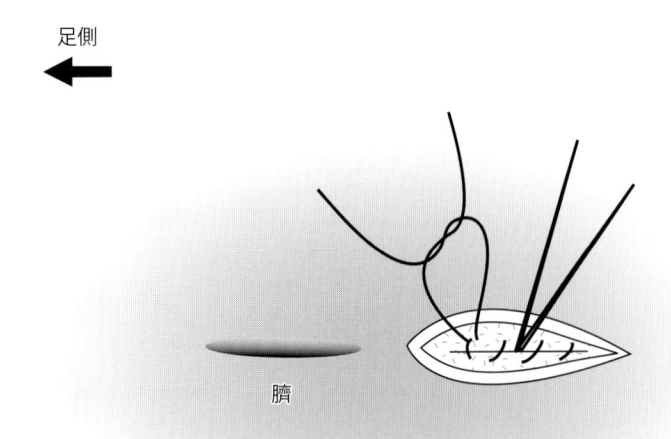

図 2-296 カメラポートの閉鎖．筋膜連続縫合〔2-0 Vicryl（強彎）〕（つづき）．

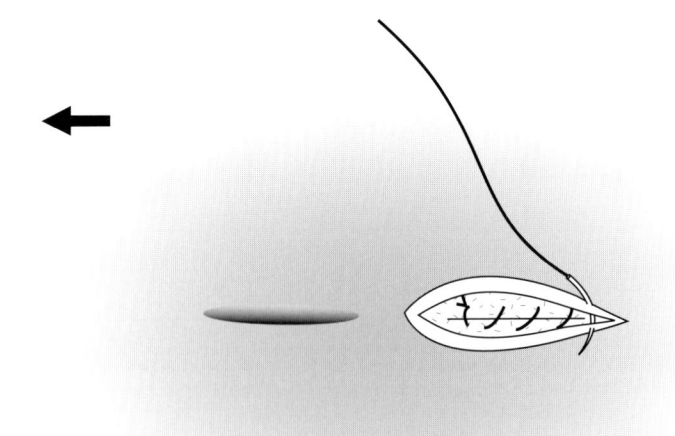

図 2-297 真皮縫合を行う（結節）．

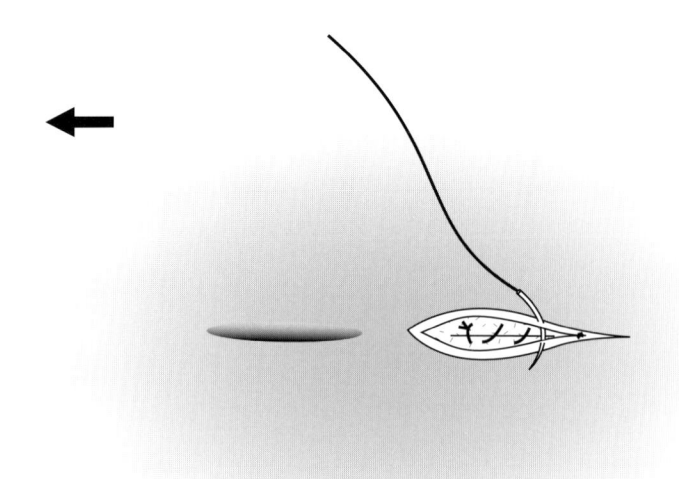

図 2-298 つづき

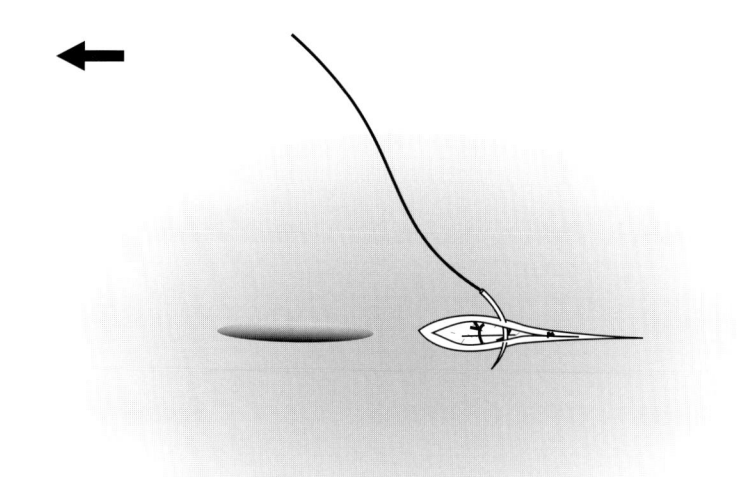

図 2-299 つづき

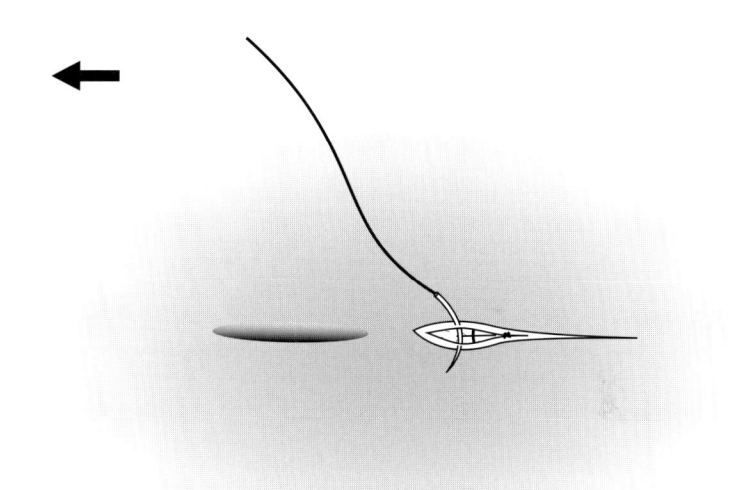

図 2-300 つづき

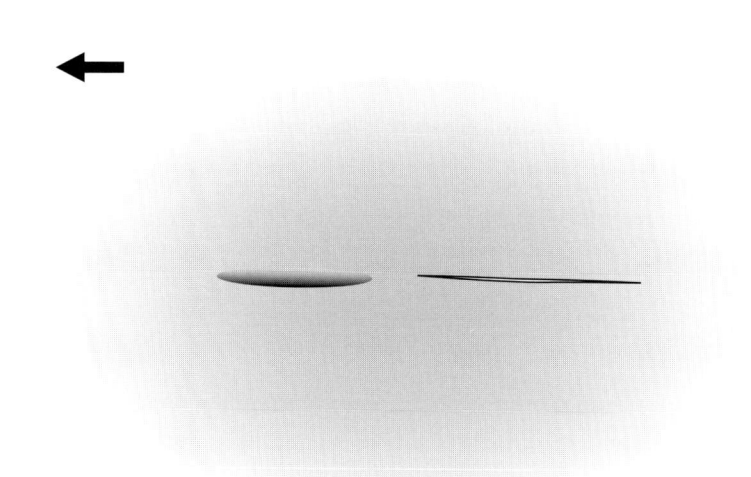

図 2-301 埋没縫合が終了したところ.

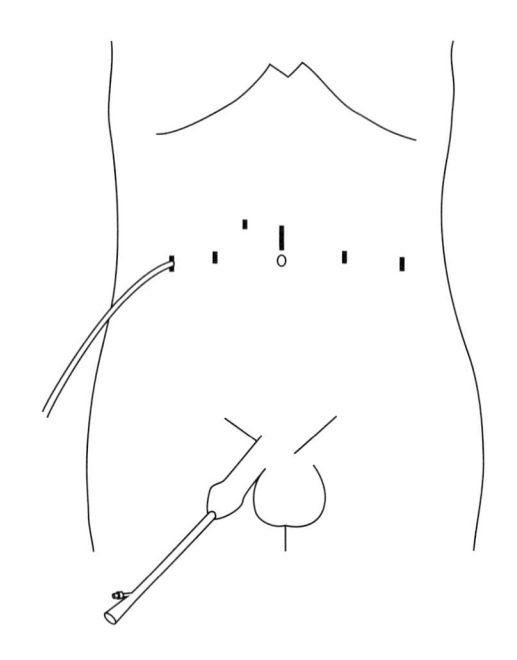

図2-302 他のポートも同様の手法を用いて閉鎖する．クリップなどは用いない．バルーンカテーテルは14Frを用いる．

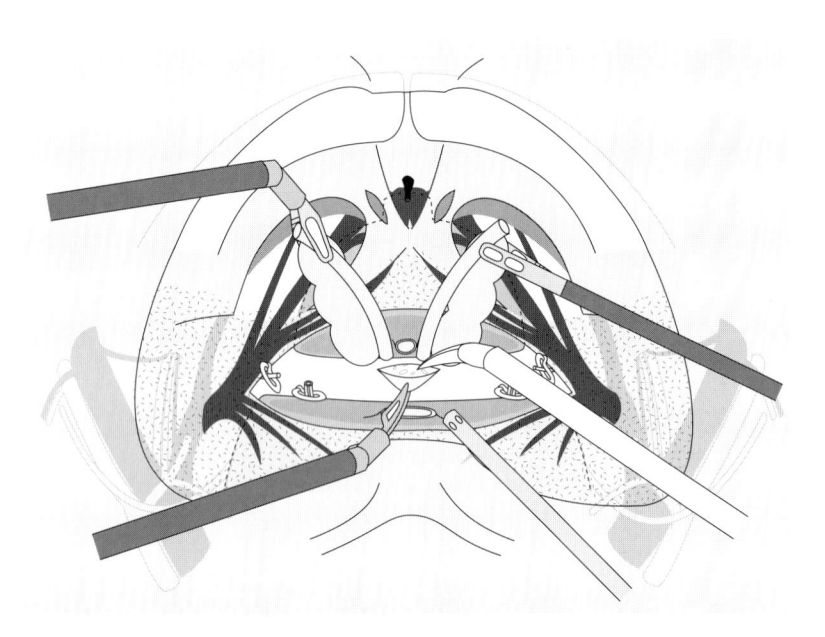

Variation ①
前立腺側方血管処理（神経温存）

▶動画あり

図2-303 非温存の場合（⇒77頁）と同じ手法で，Denonvillier筋膜を展開し切開する．

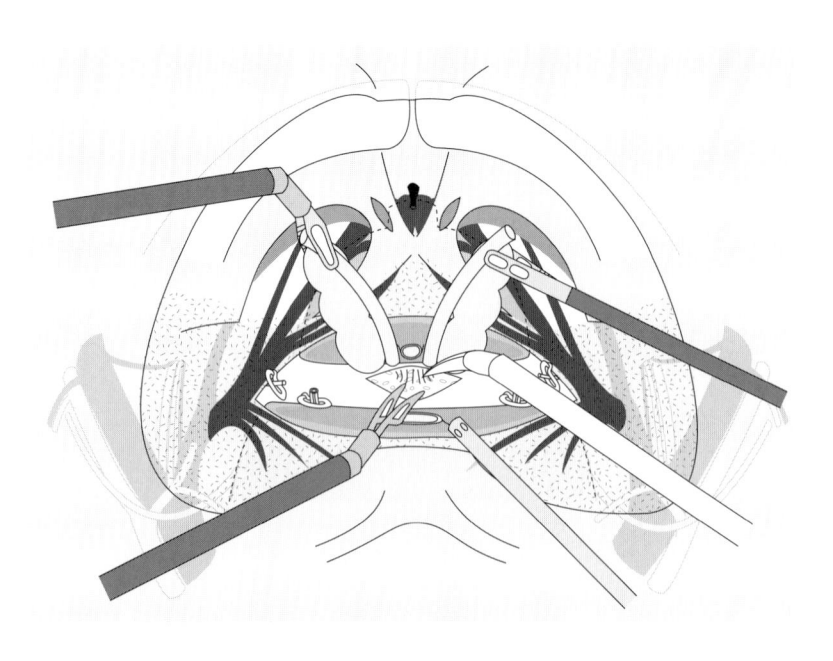

図2-304 直腸–前立腺間の疎な結合組織を剥離する．直腸周囲の脂肪が膜1枚で覆われたような状況で剥離する．

Variation ① 前立腺側方血管処理（神経温存）　147

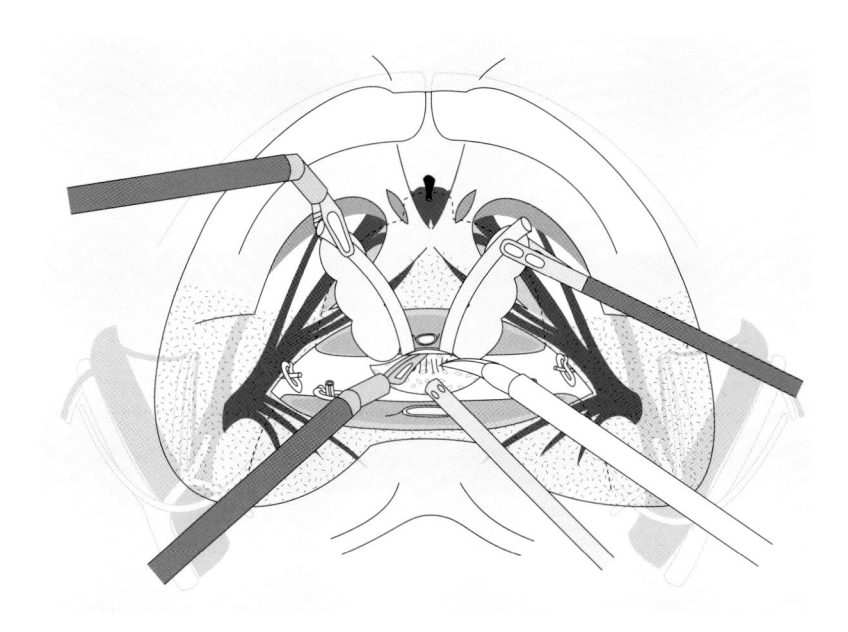

図 2-305 直腸表面に沿って，直腸-前立腺間の疎な結合組織を剝離する．鉗子で前立腺を挙上しながら，剝離を尿道裏近傍まで進める．

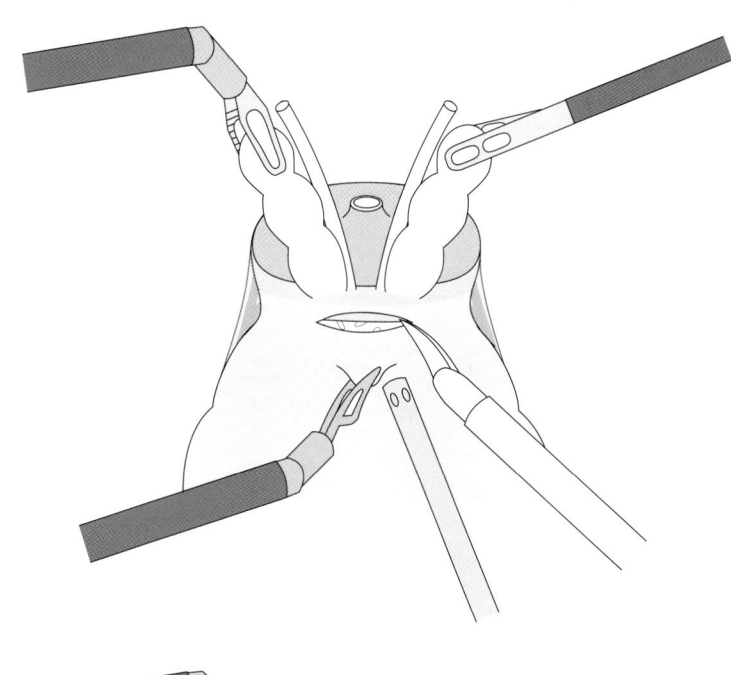

図 2-306 頭側からみた術野．Denonvillier 筋膜の切開を行う．

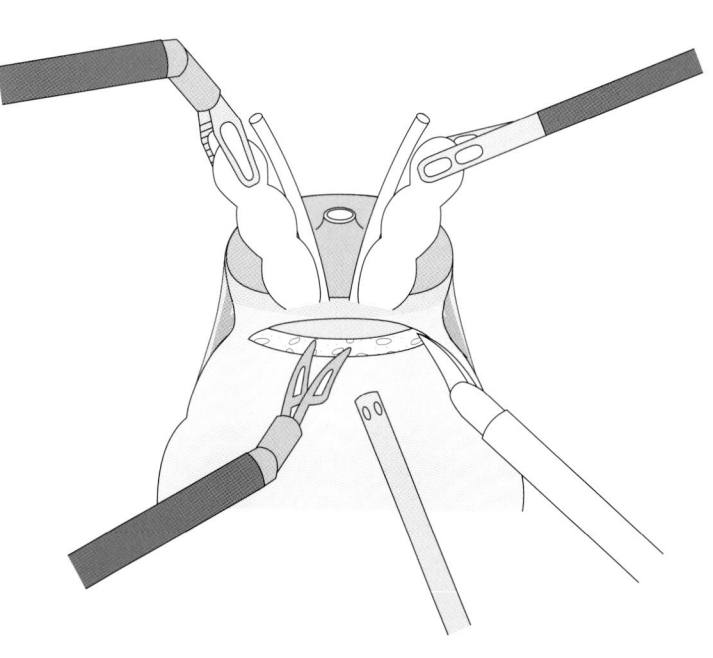

図 2-307 直腸-前立腺間の疎な結合組織を剝離する．直腸周囲脂肪が膜1枚で覆われたような状況で剝離する．

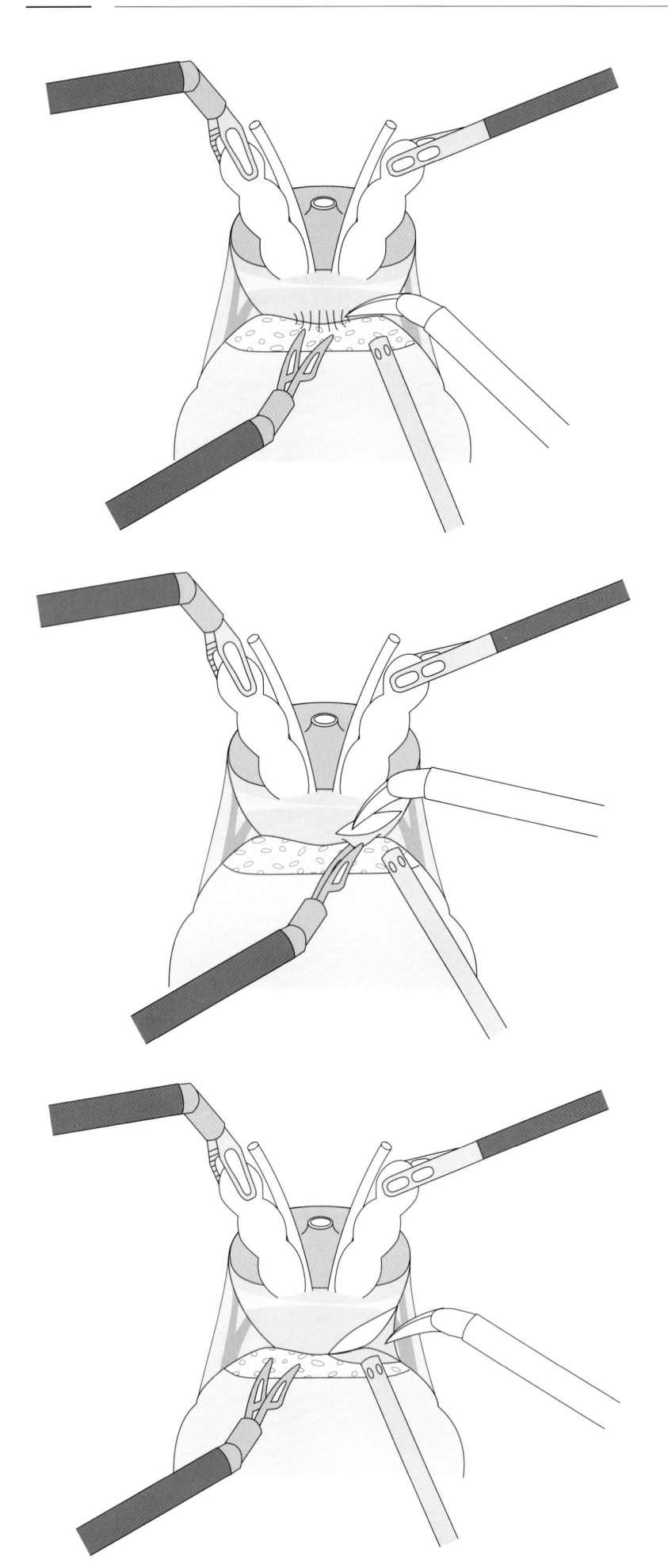

図 2-308 直腸表面に沿って，直腸-前立腺間の疎な結合組織を剥離する．鉗子で前立腺を挙上しながら，剥離を尿道裏近傍まで進める．

図 2-309 手前に戻り，1 枚前立腺側の剥離層を探す．

図 2-310 正しい剥離面に入ると前立腺の表面がきれいに露出される．これに沿って前立腺側方を剥離していく．

Variation ① 前立腺側方血管処理（神経温存） 149

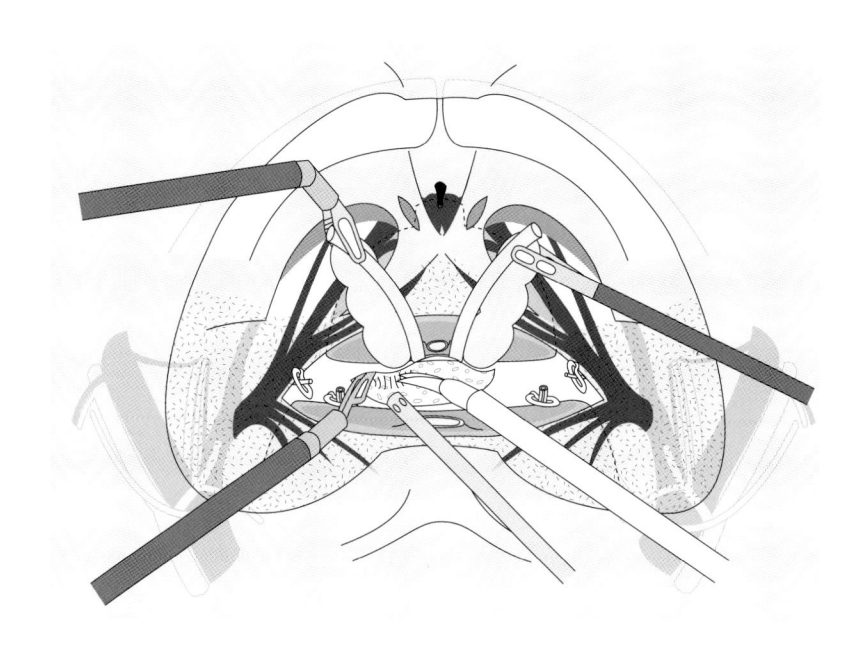

図 2-311 直腸-前立腺間の剥離を左側へ進める．

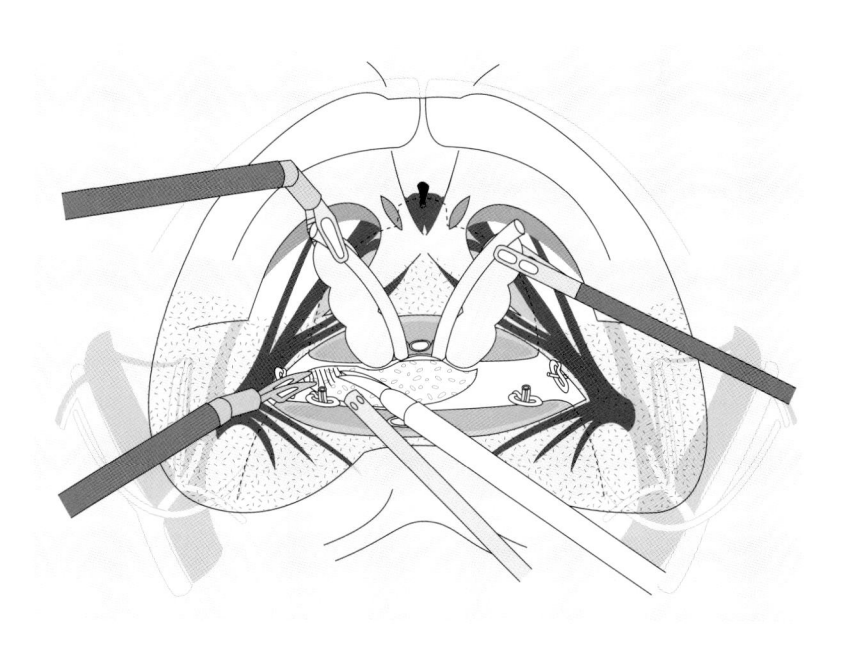

図 2-312 直腸-前立腺間の剥離をさらに左奥へと進める．

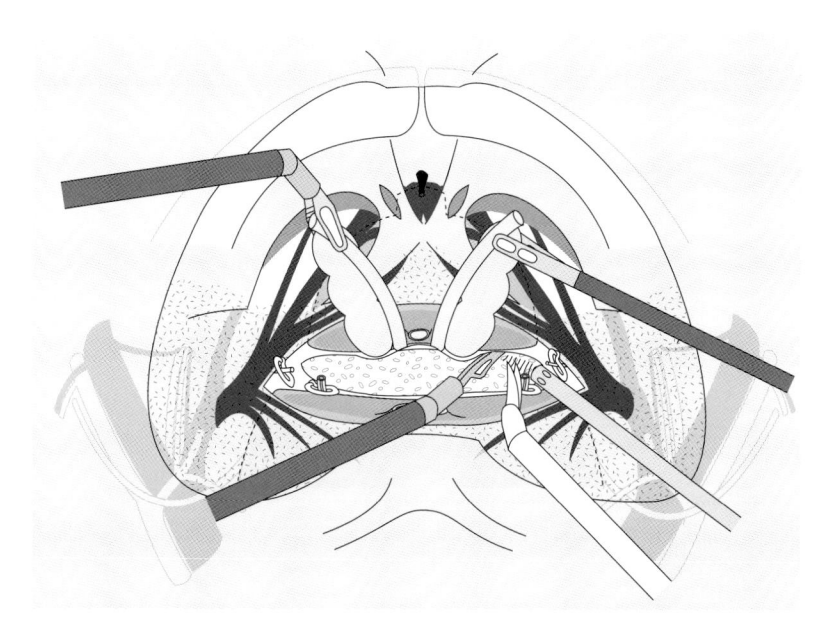

図 2-313 直腸-前立腺間の剥離を右奥へと広げる．

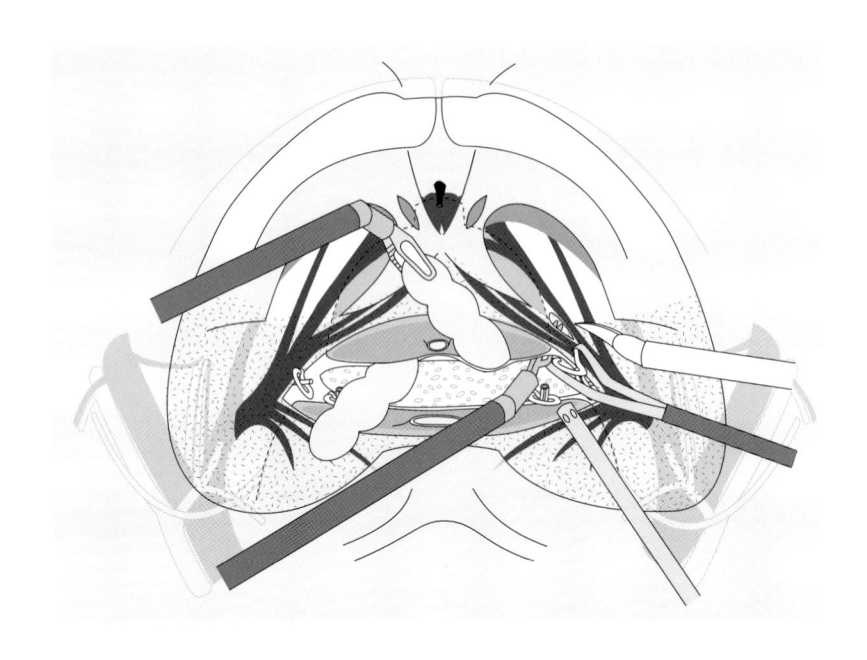

図 2-314 精管と精嚢をプログラスプ(3rd アーム)で腹側対側へ牽引する．前立腺へ向かう血管群を剝離し Hem-o-lok® ML をかける．

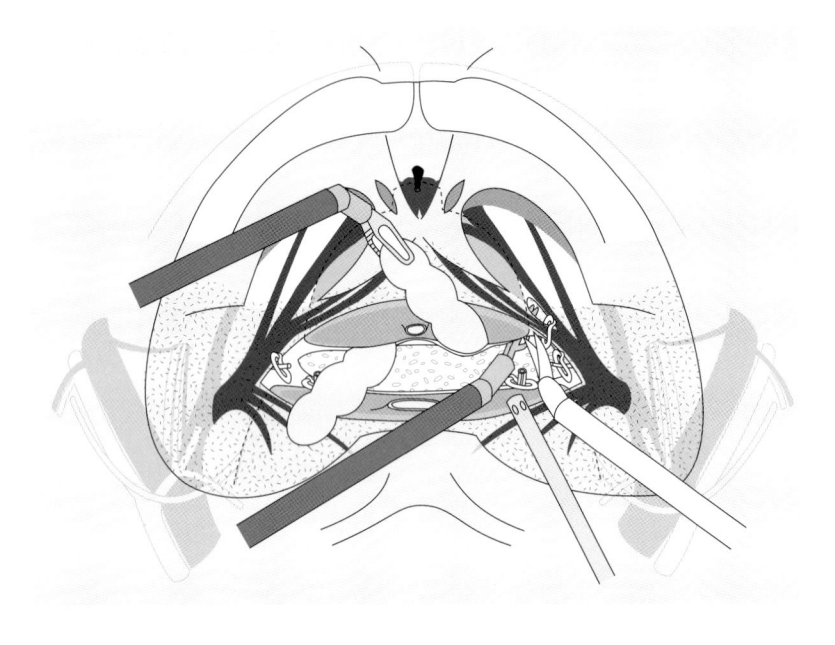

図 2-315 前立腺へ向かう血管群を前立腺近傍で切断する．

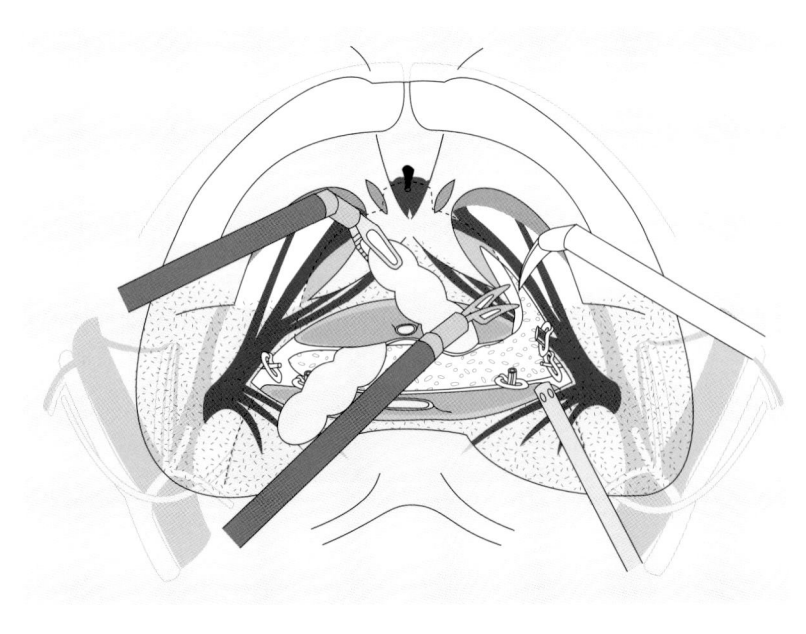

図 2-316 前立腺と神経血管側の間を丁寧に剝離する．

Variation ① 前立腺側方血管処理（神経温存）

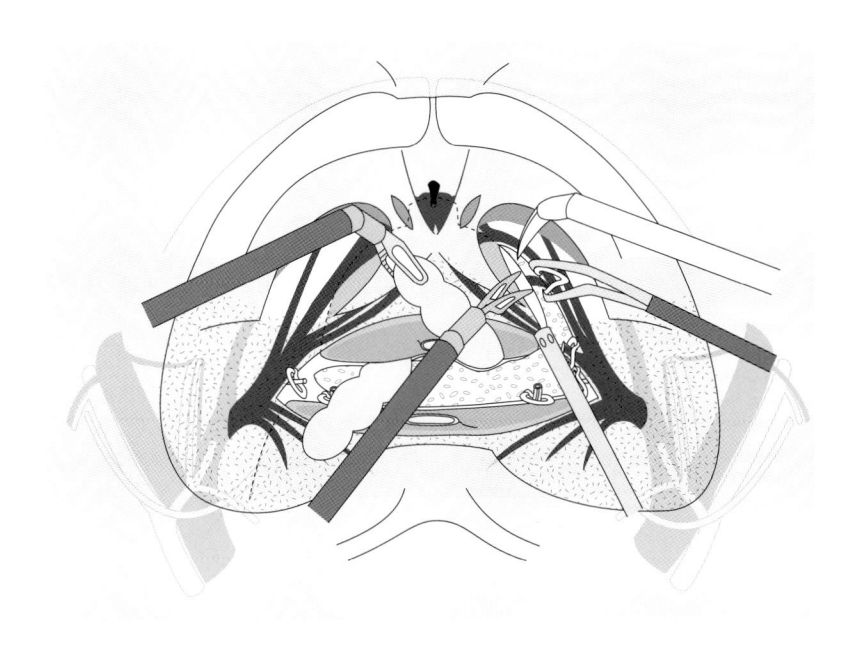

図 2-317 神経血管束から前立腺へ向かう血管は，凝固せず Hem-o-lok® ML で止血する．

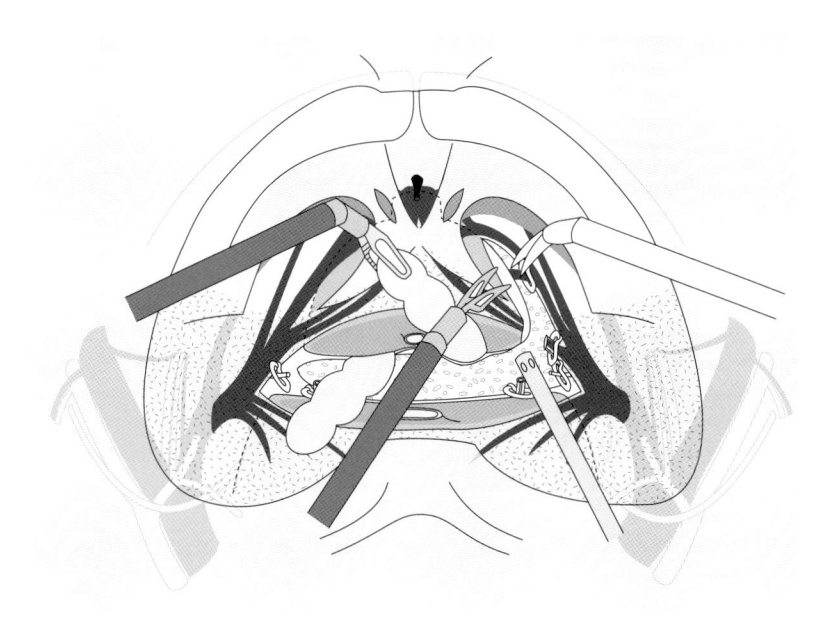

図 2-318 つづき

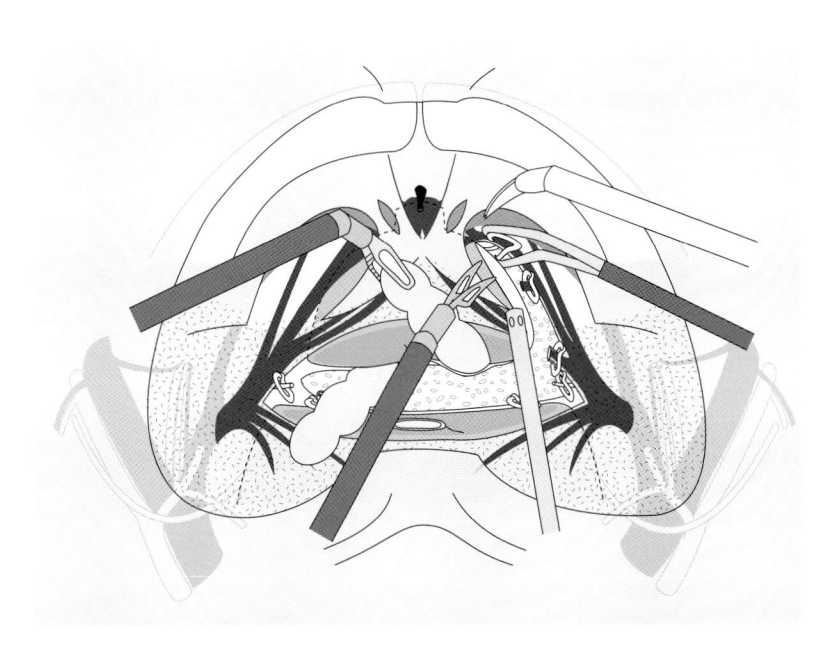

図 2-319 神経血管束から前立腺へ向かう動脈がみられたときは，これにも Hem-o-lok® ML をかけて切断する．

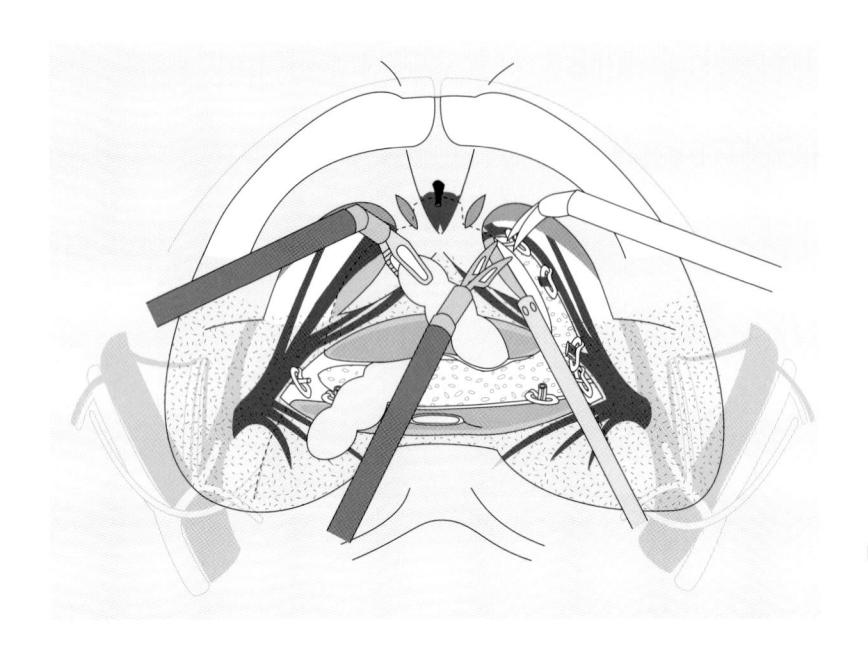

図 2-320 神経血管束から前立腺へ向かう動脈がみられたときは，これにも Hem-o-lok® ML をかけて切断する（つづき）．

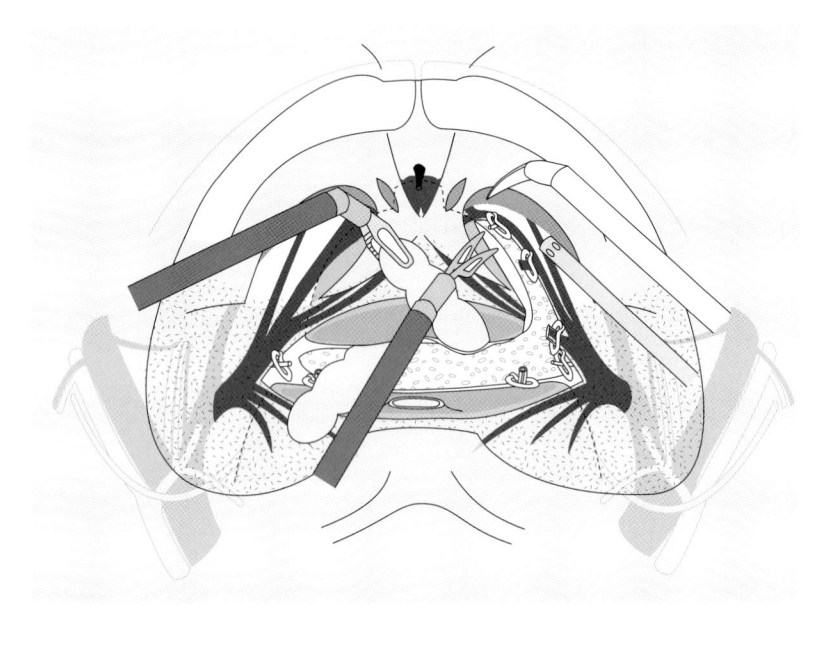

図 2-321 神経血管束の剝離が終了したところ．以降の手順は非温存の場合と同じである．

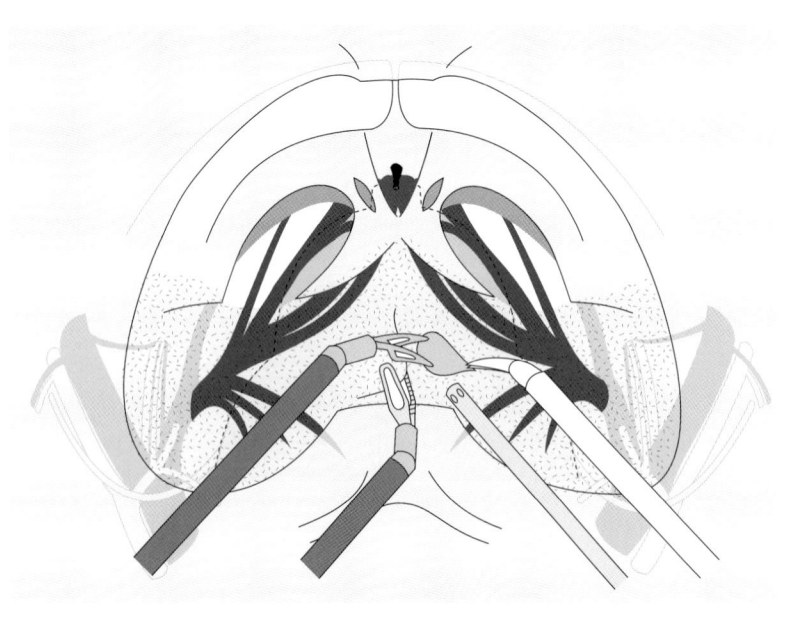

Variation ②
膀胱−前立腺間の処理
（正中アプローチ）

▶動画あり

図 2-322 前立腺を手前に牽引し，脂肪組織を剝離して膀胱頸部を露出させる（右）．

Variation ② 膀胱-前立腺間の処理（正中アプローチ）　153

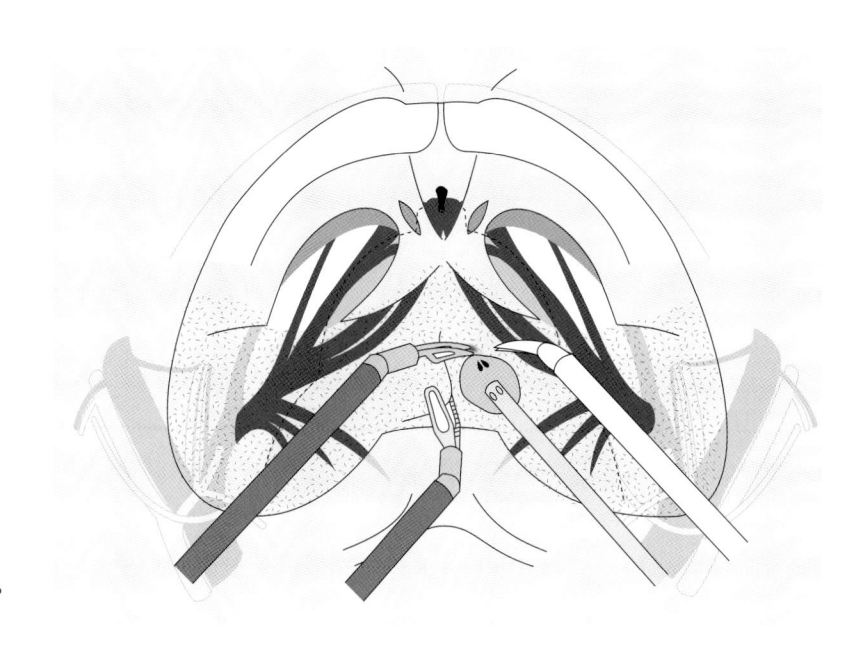

図 2-323 静脈処理が終わっていないため出血がみられることがあり，こまめに凝固止血する．

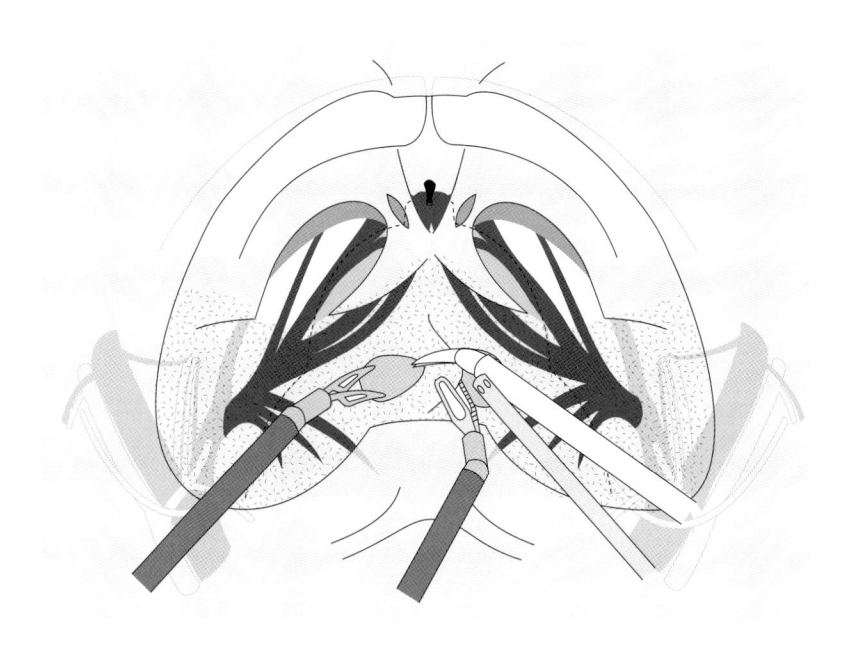

図 2-324 同様にして膀胱頸部を露出させる（左）．

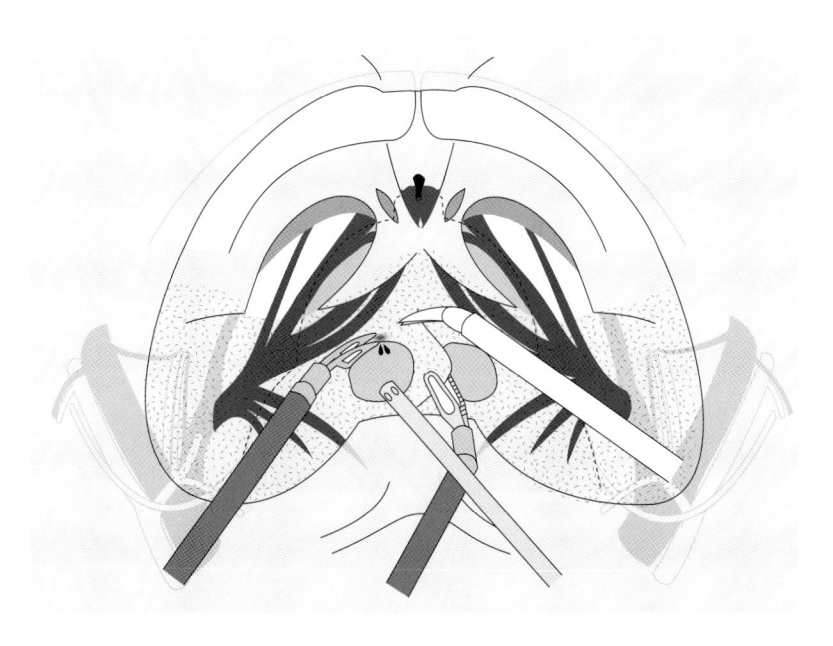

図 2-325 出血点をこまめに凝固止血する．

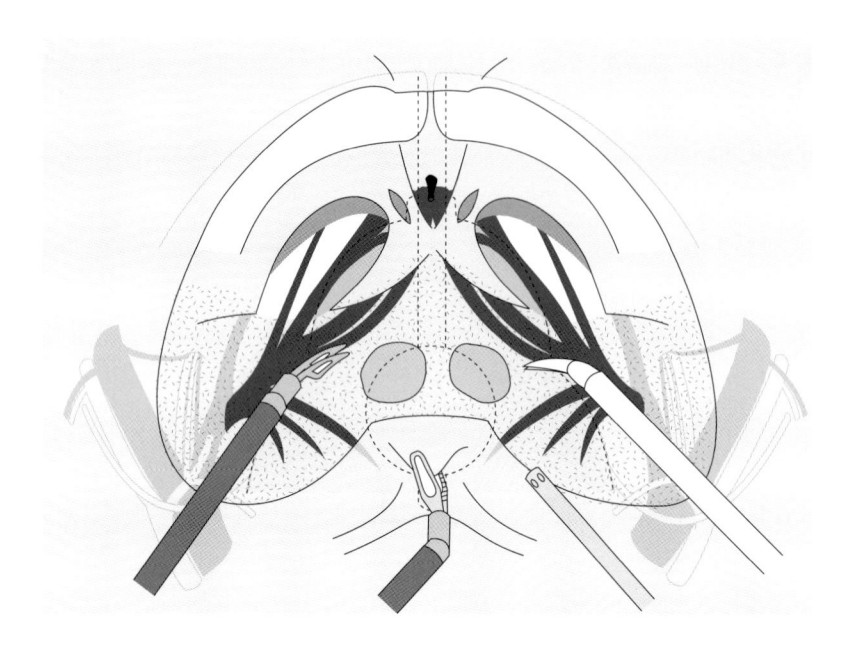

図 2-326 バルーンカテーテルを挿入し膀胱頸部の位置を確認する．膀胱内の尿を吸引し，膀胱を空虚にしておくと膀胱頸部の位置がわかりやすい（特に小さな前立腺の場合）．プログラスプで少し離れた位置（予定切開部より約 3 cm）を牽引しながら，以後の操作を行う．

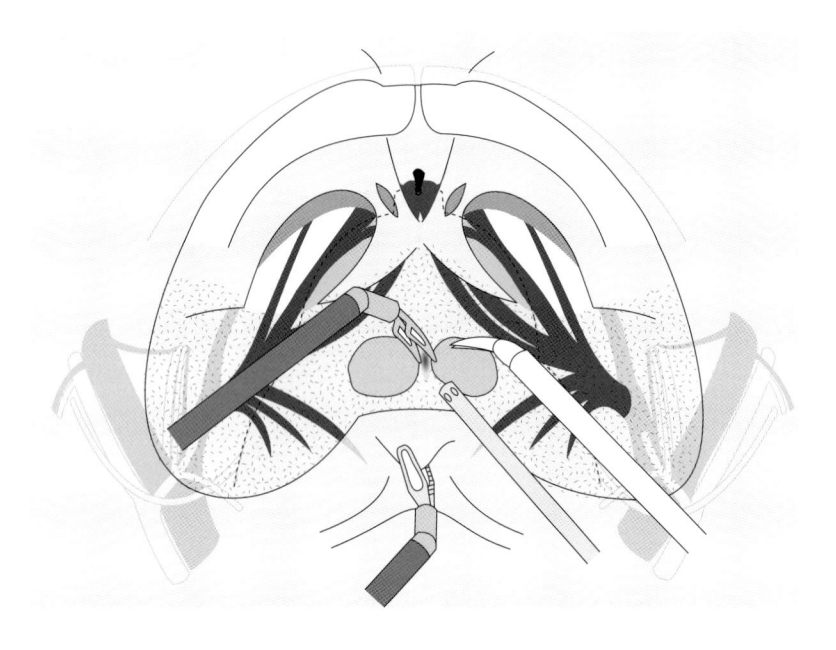

図 2-327 正中部の組織を凝固する．

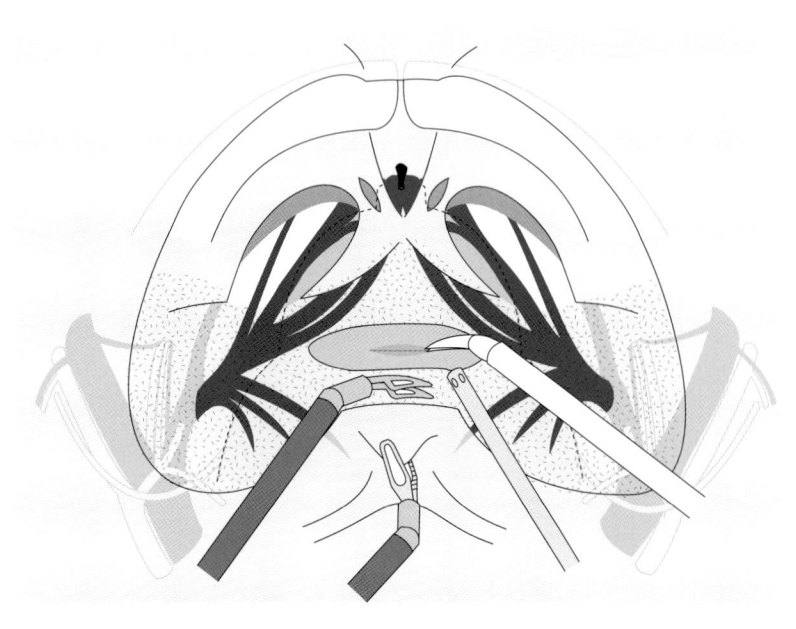

図 2-328 手前に十分なトラクションをかけながら膀胱頸部の縦走筋を切開する．

Variation ② 膀胱-前立腺間の処理（正中アプローチ） 155

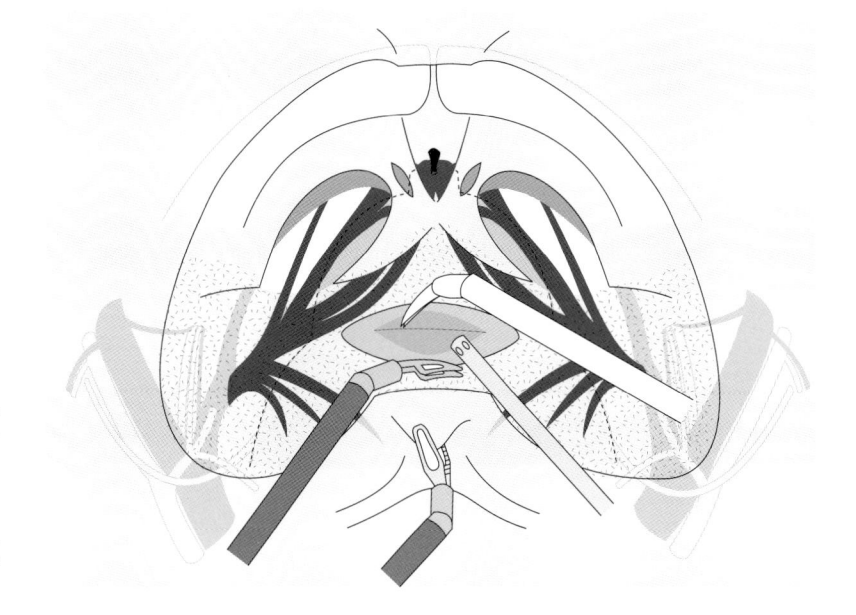

図 2-329 手前に十分なトラクションをかけながら膀胱頸部の縦走筋切開を広げる．前立腺側方から流入する血管からの出血を避けるため，切開創を横へ大きく広げることはしない（2 cm 未満にとどめる）．プログラスプの位置を少しずつ頭側へ移動させて十分なトラクションがかかるようにする．少しずつ切開ラインが頭側へ移動するイメージで切開を行う．

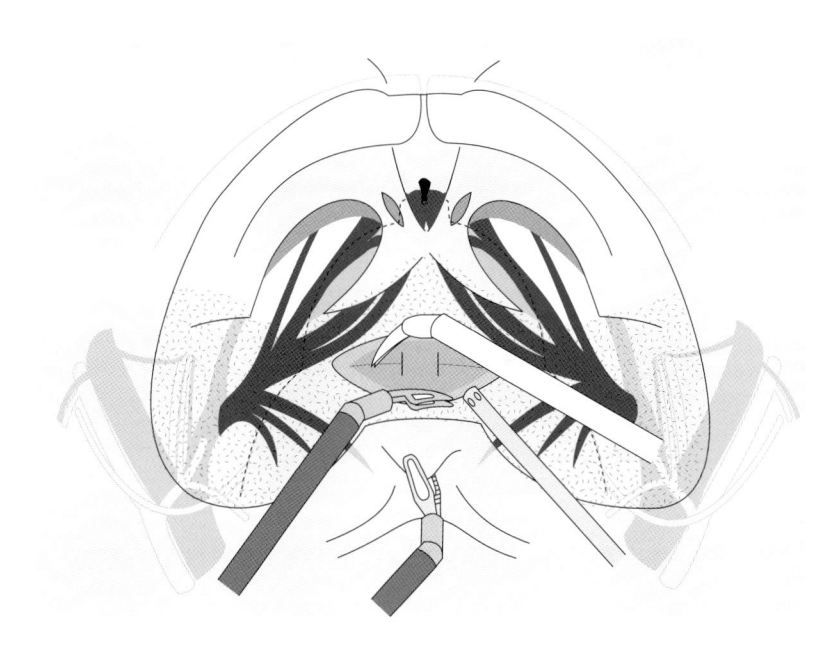

図 2-330 正中部の切開を進めるうちに出血が始まったらそこに尿道がある．十分なトラクションがかかっていれば，自然に尿道だけが残った状態で剝離される．

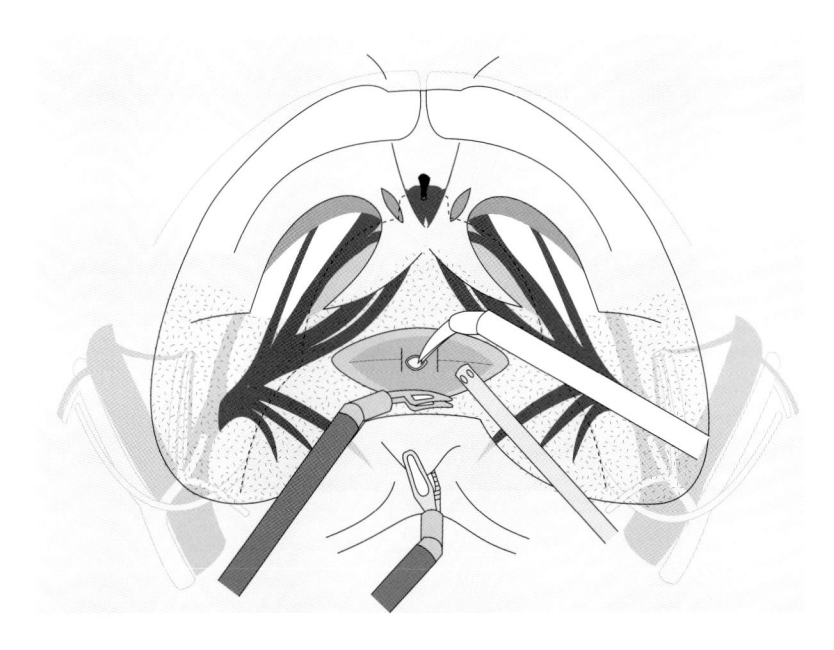

図 2-331 尿道が確認できたら尿道前面を切開する．切開孔を大きくしないように注意する．

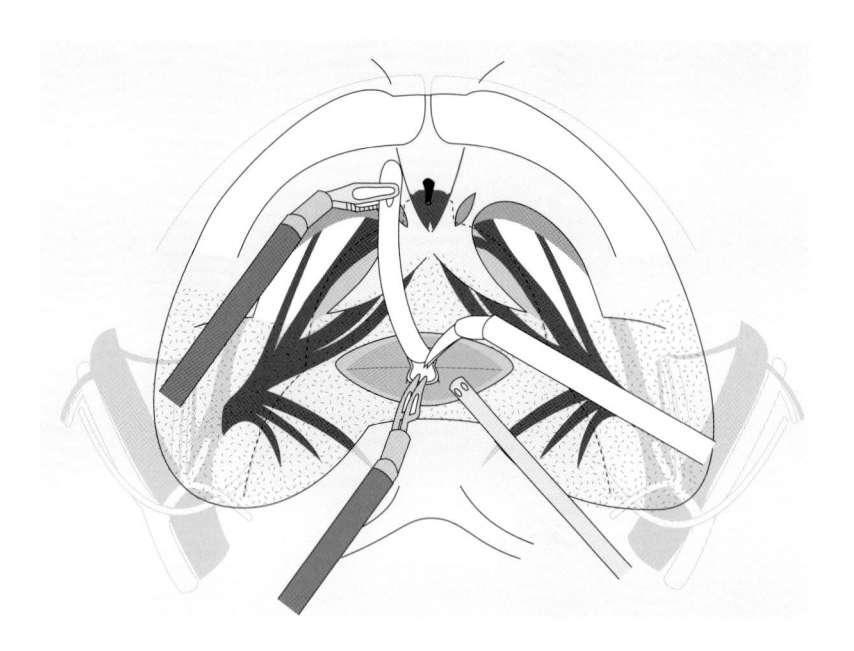

図 2-332 バルーンカテーテルを引き出し，尿道後面を切断する．メリーランドを膀胱内腔に入れ，手前側に引き寄せながら切開する．ホットシアーズの片刃で素早く切開し，膀胱後壁をフラップ状にするのがコツである．

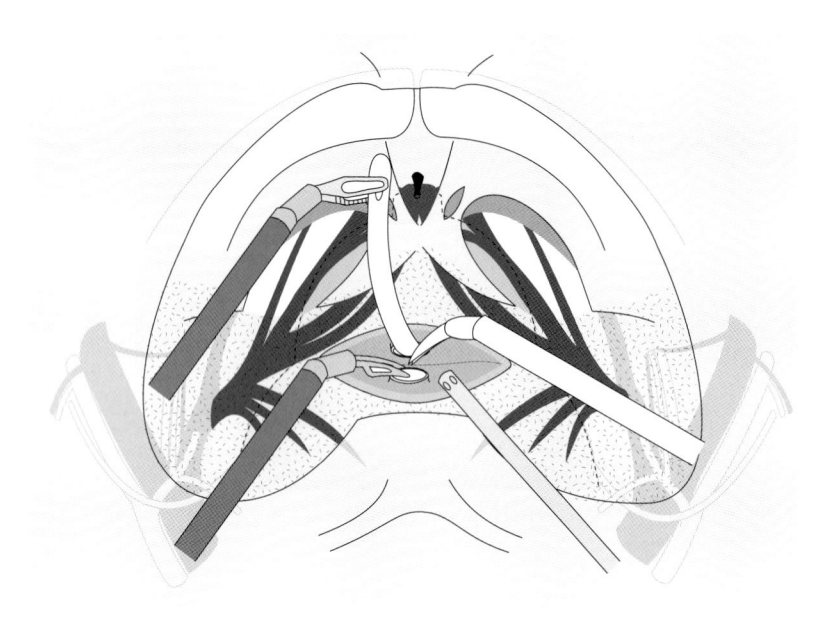

図 2-333 膀胱頸部を牽引しながら膀胱-前立腺間を剥離する．ここは鈍的な剥離は難しいので切開を主体に剥離する．膀胱内をこまめに観察し，剥離面が正しいことを確認する．切開面に黒いくし状の構造がみえたら，切開面が膀胱粘膜に近づいていることを示している．その場合は切開の方向を前立腺側に修正する．カテーテルはプログラスプで腹側に牽引し，助手はカテーテルを体外で固定する．

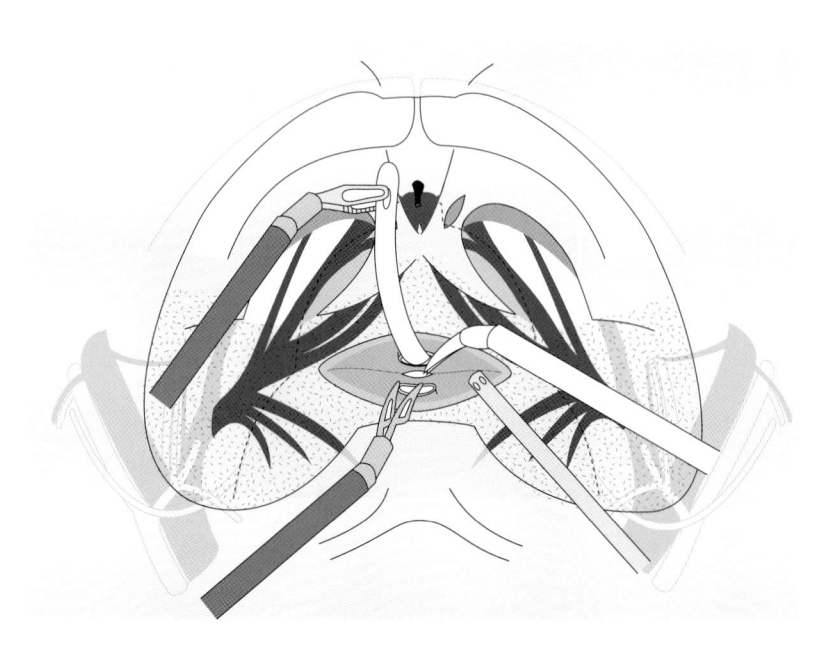

図 2-334 膀胱-前立腺間の膜状組織を切開して精嚢の層へと進む．いわゆる retrotrigonal layer あるいは精管膨大部が視認できるまでは間口を広げない．

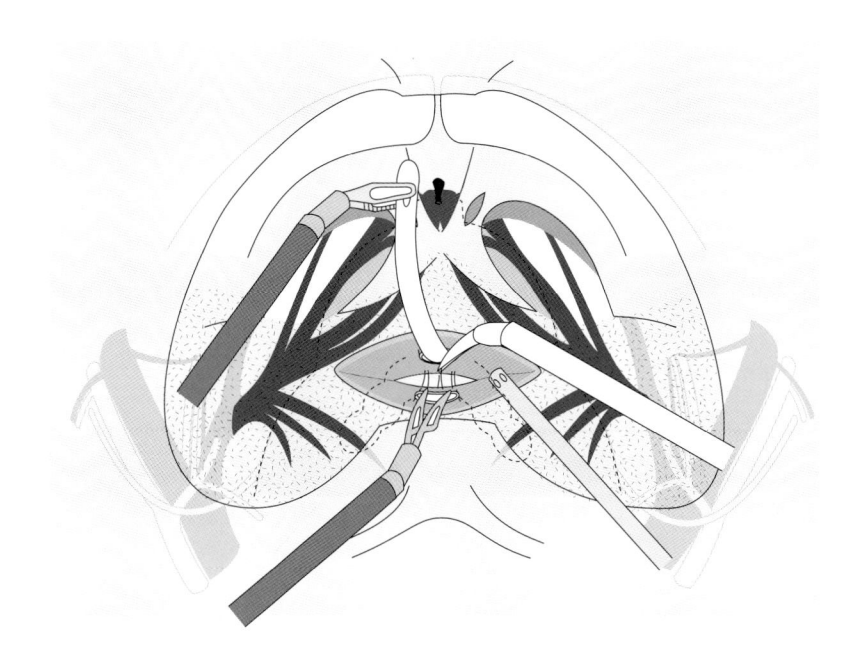

Variation ② 膀胱-前立腺間の処理（正中アプローチ） 157

図 2-335 精囊・精管が確認できたら，それを指標にして膀胱-前立腺間の切開を広げる．

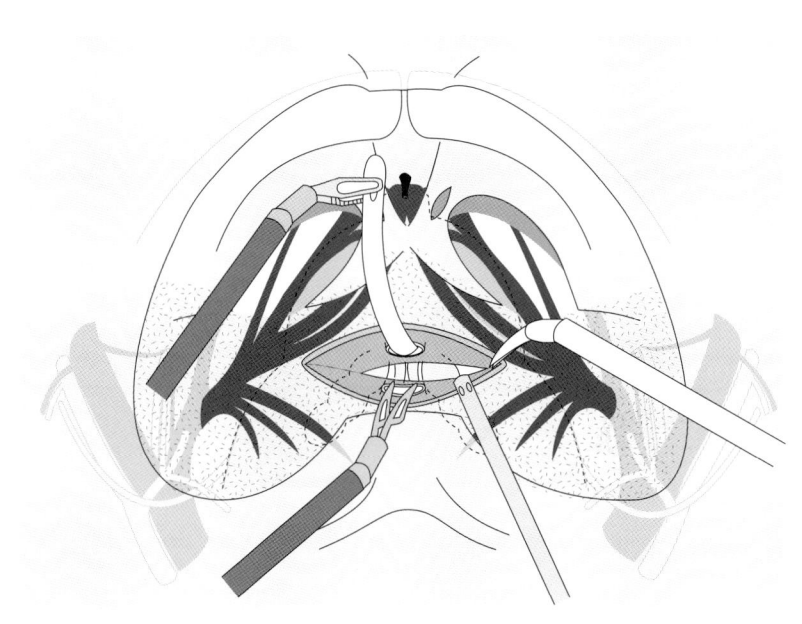

図 2-336 膀胱-前立腺間の剝離切開を右側へ延長する．

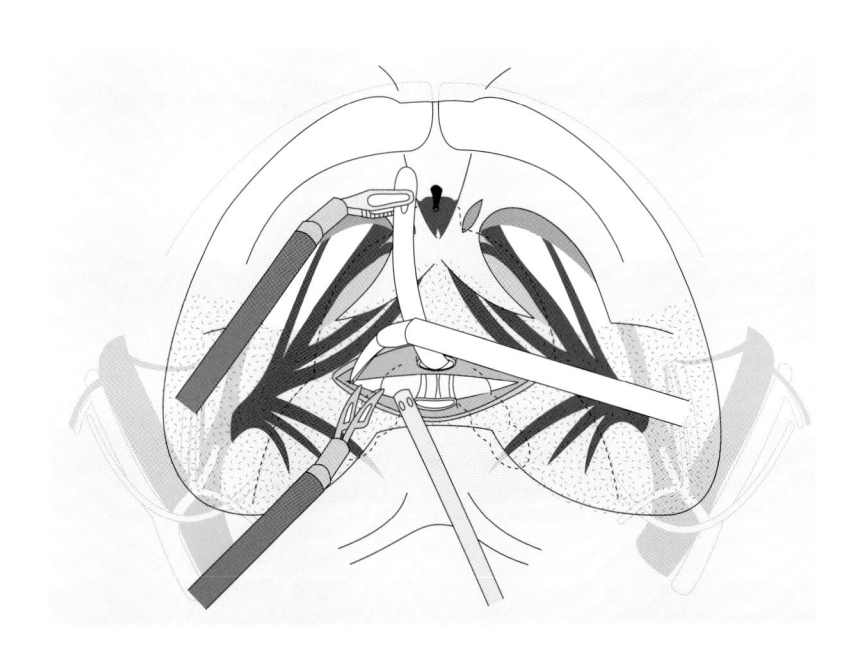

図 2-337 膀胱-前立腺間の剝離切開を左側へ延長する．

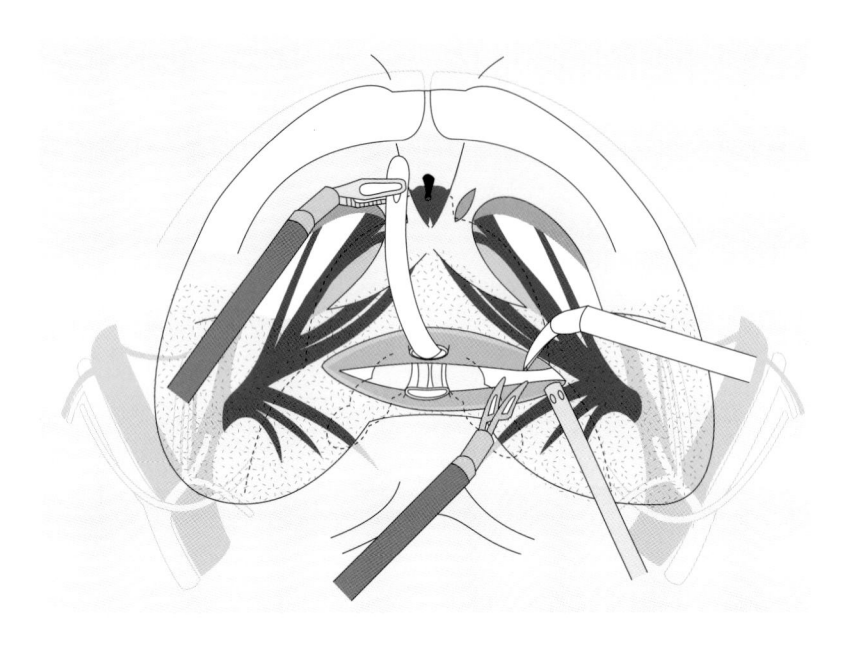

158　第2章　ダ・ヴィンチを用いたロボット支援前立腺全摘術

図 2-338 膀胱-前立腺間が離断するまで切開を続ける（右）.

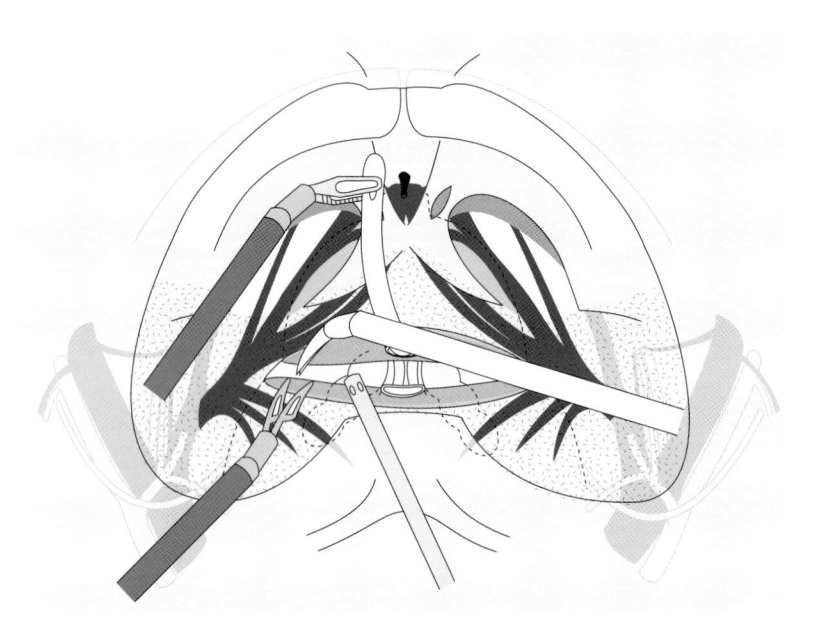

図 2-339 膀胱-前立腺間が離断するまで切開を続ける（左）.

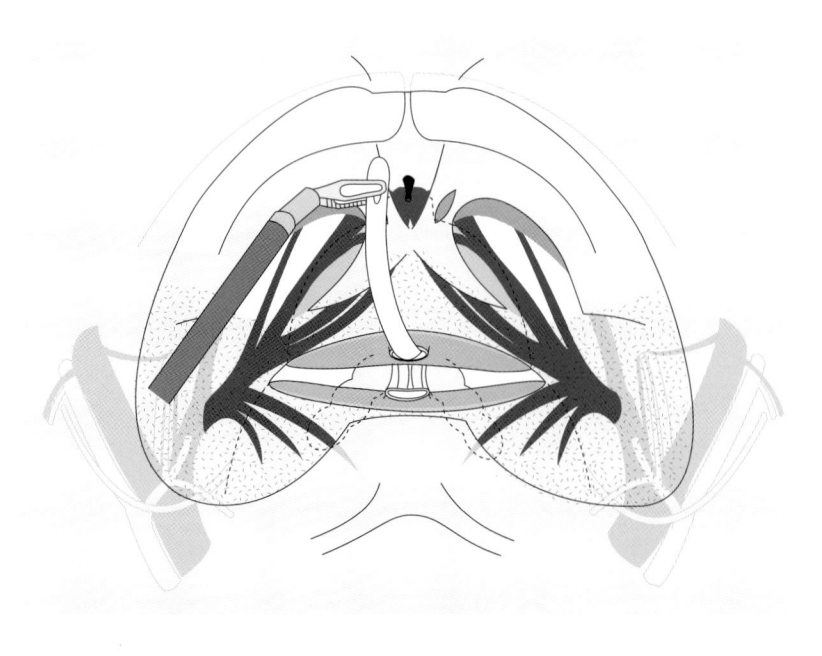

図 2-340 膀胱-前立腺間が十分に剝離されると精囊・精管が容易に展開されてくる．以後の操作は側方アプローチ（⇨65頁）と同じ手順で進める．

3

腹腔鏡下前立腺全摘術

Laparoscopic radical prostatectomy

　本章は，近藤幸尋先生（日本医科大学教授・泌尿器科）からご提供いただいた手術の動画をもとに描いたものです．イラストと解説は近藤先生にご確認いただき，必要に応じて加筆・修正しています．

　近藤先生は，前立腺全摘術を中心とした腹腔鏡下の泌尿器科手術に，早い時期から精力的に取り組まれております．手技が確立し，安定した成績が得られるまでは大変苦労されたとお聞きしています．前立腺全摘術に関しては，米国を中心にロボット支援手術が普及してきています．しかしながらエキスパートが手術を行えば，ロボット支援手術のほとんどの手技を同じクオリティーで行うことができるともいわれています．間違いなくそのようなエキスパートの1人である近藤先生の卓越した技は，研究会などで何度も拝見し，私自身もさまざまなヒントをいただいています．

　近藤先生は若手の泌尿器科医の指導にも力を入れておられます．日本医科大学の伝統を受け継いだ豪放磊落な雰囲気で，若手の先生方が手術中に思わぬミスをしてもおおらかに構えて適切に対応し事態を収拾するような，指導者として理想的な資質をもちです．その背景には先生の臨床医としてのセンス，日々の研鑽に基づいた自信が感じられます．また自らの技術を日々検証・改善し，よりよい手術を提供したいという先生の熱意は教室の先生方にも伝わり，とてもよい雰囲気を作り出しておられます．

　大学医局を率いて，多忙を極めておられる近藤先生ですが，今回この企画に快く賛同くださり，貴重な時間を割いて対応いただきました．心から感謝いたします．奇しくもロボット支援手術と対比するような形の企画になりましたが，近藤先生の卓越した技をみることで腹腔鏡手術の数々の利点を感じ取れるものと思います．近藤先生の優れた臨床医としてのセンスが読者の皆さんに伝わることを祈っています．

（影山幸雄）

留意点と心構え

- ロボット支援手術と異なり，鉗子の動きに制限があるため，相応のトレーニングと慣れが必要となる．また開腹手術でのイメージと大きく異なる場合があり，腹腔鏡下手術独特の展開や指標に習熟しておく必要がある．立体画像が使えない場合は視覚イメージから三次元的な鉗子の動きを把握して操作しなければならず，これにも慣れが必要である．ただし，鉗子を通じて触覚や張力を感じ取ることができるため，繊細な鉗子操作はロボット支援手術よりも容易と考えられる．
- どのような方法で手術を行っても同じであるが，解剖学的指標を見逃さず，正しい剝離面を見失わないようにすることが安全かつ効率よく手術を進めるカギとなる．制約の多い腹腔鏡下手術においてはこれは特に重要である．剝離の際にちらっとみえる正しい剝離面の構造物(脂肪，膜構造)，いわゆるOKサインを見逃さないように，日ごろから解剖学的指標を意識したイメージトレーニングを行っておく必要がある．
- 形態学的に個人差の大きい前立腺を手際よく手術するためには，周辺構造から前立腺のシルエットを頭に描き，それに沿って操作を進める必要がある．そのためには前立腺周囲の構造物を熟知し，前立腺との位置関係を正しく把握しておく必要がある．日ごろから解剖を意識して手術するように努めることが大切と思われる．

表3-1 平均的な成績

- 平均的手術時間：2時間30分
- 平均的出血量：200 mL
- 飲水開始：1POD
- 食事開始：1POD
- ドレーン抜去：2POD(郭清施行時4〜5POD)
- カテーテル抜去：5〜7POD(造影は症例に応じて)
- 退院：6〜8POD

- 気腹下での手術は，静脈還流など全身の循環動態に少なからず影響を及ぼす．麻酔科医との連携がきわめて大切であり，特に開腹手術への変更などが必要になった場合には，急激な循環動態の変化に対応できる準備を整えてから行うようにする必要がある．
- 鏡視下の手術を行う場合には，近接視野と全体像を頭の中で融合させ，どこをどのように処理しているのかを全体構造との関係の中で把握しておく必要がある．またそれに関連して，これ以上進むと危ないという危険察知能力を身につけておくことも大切である．これは経尿道的手術，腹腔鏡下腎摘術などにも共通した課題であり，手術操作を加えている部分に集中するだけではなく，常に周囲の構造や変化にも気を配る，バランスのとれた意識がきわめて重要である．
- 腹腔鏡下前立腺全摘術の平均的な成績を示す(表3-1)．

(近藤幸尋)

準備

図 3-1 体位，機器の配置，スタッフの位置
軽い開脚位とし，腕は身体に平行にする．肩はスポンジなどで保護する．頭部には滑落防止用の側板をつけるが，神経麻痺を防ぐため，肩を圧迫しないように注意する．介助看護師が左側になる場合はスコピストが右側になる．

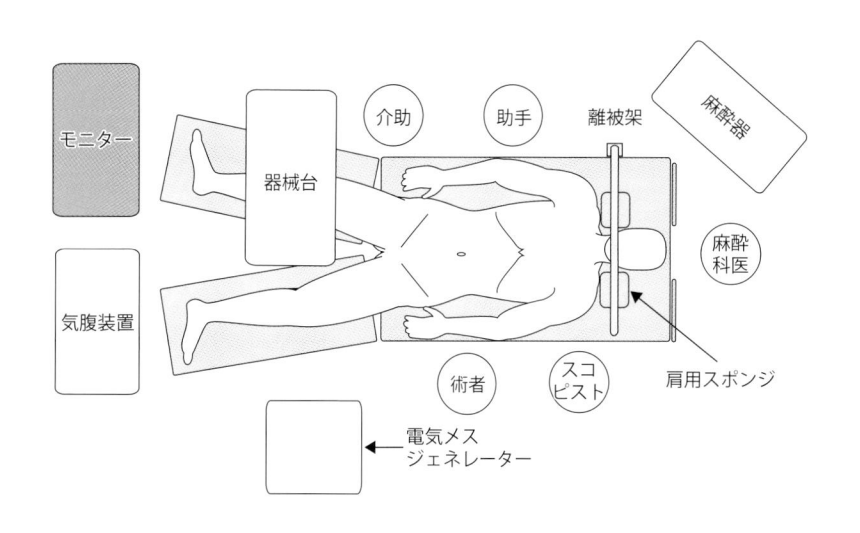

図 3-2 横からみた体位　15°の頭低位とし，身体が滑り落ちないようにマジックベッドなどを使用する．肩はスポンジなどで保護する．頭部には滑落防止用の側板をつけるが，神経麻痺を防ぐため，肩を圧迫しないように注意する．

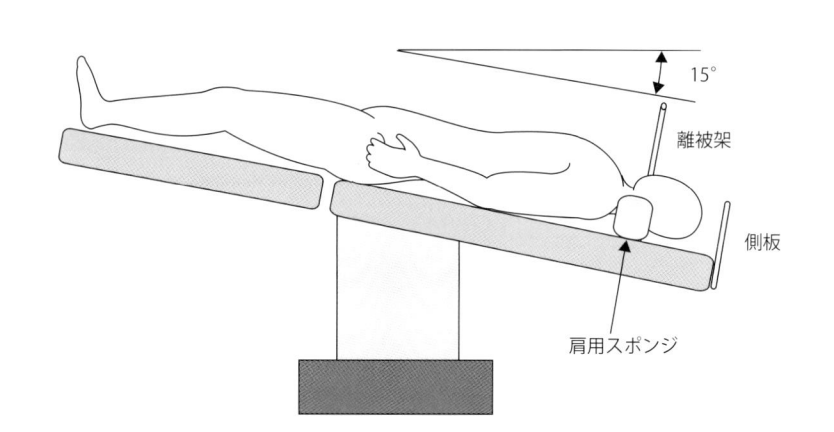

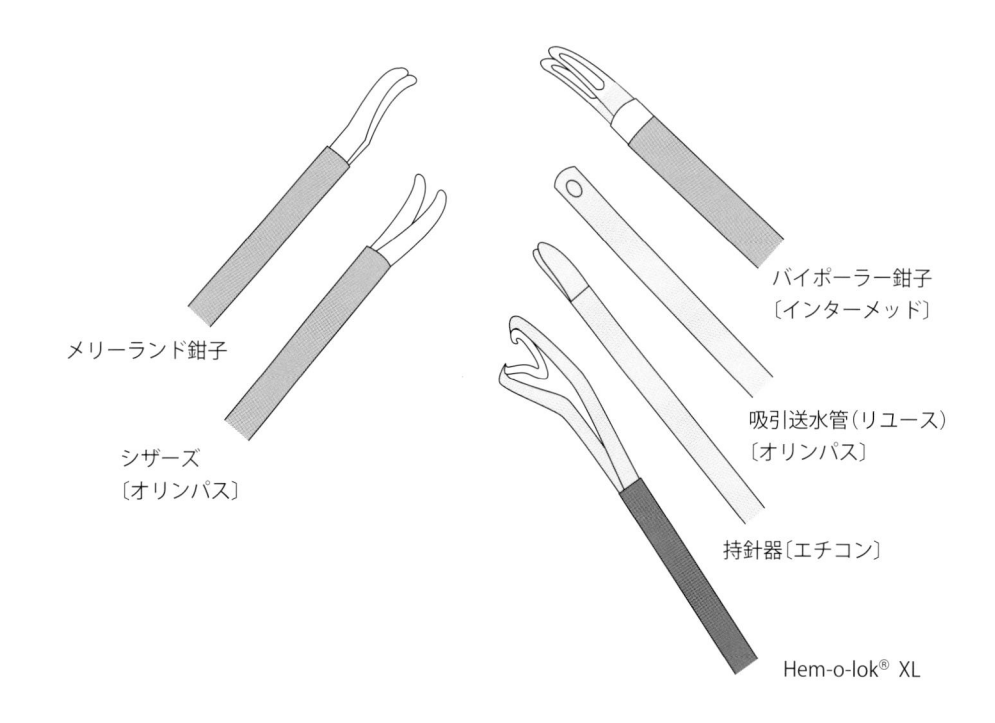

図 3-3 使用する鉗子類

メリーランド鉗子
シザーズ〔オリンパス〕
バイポーラー鉗子〔インターメッド〕
吸引送水管（リユース）〔オリンパス〕
持針器〔エチコン〕
Hem-o-lok® XL

162　第3章　腹腔鏡下前立腺全摘術

ポートの設置

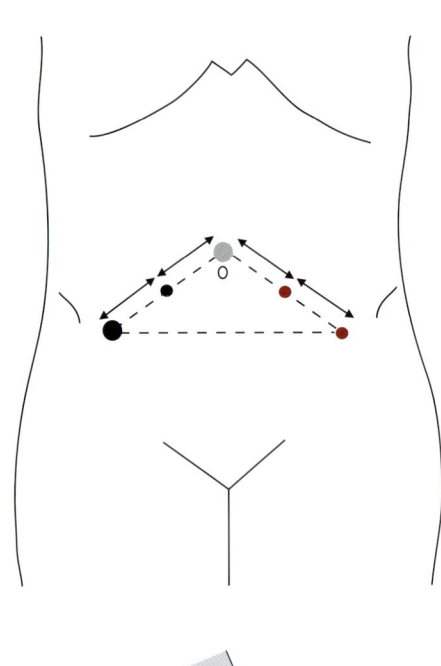

- ● カメラポート(10 mm)
- ● 術者用ポート(5 mm)
- ● 助手用ポート(10 mm)
- ● 助手用ポート(5 mm)
（吻合時は術者用ポートとなる）

図3-4 **ポートの位置**　原則として臍の頭側にカメラポートを置き，上前腸骨棘の内側下方に左右2か所，その中間点に左右2か所のポートを置く．針の出し入れ，摘出前立腺の取り出しは助手用10 mmポートから行う(痛みが最も少ない)．臍より恥骨結合までの距離が15 cmより長い場合は，臍の足側にカメラポートを置く．

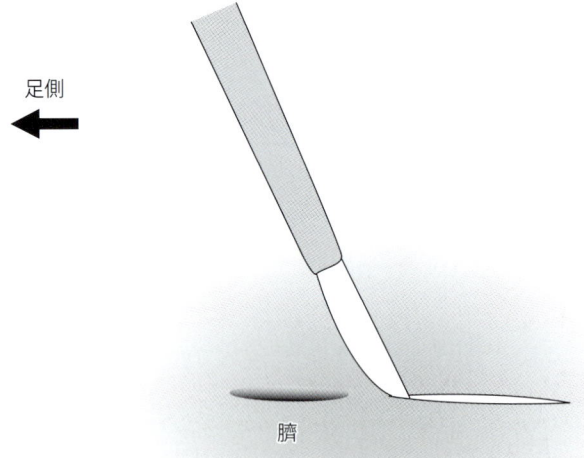

足側

臍

図3-5　臍上に小さな縦切開を置く．

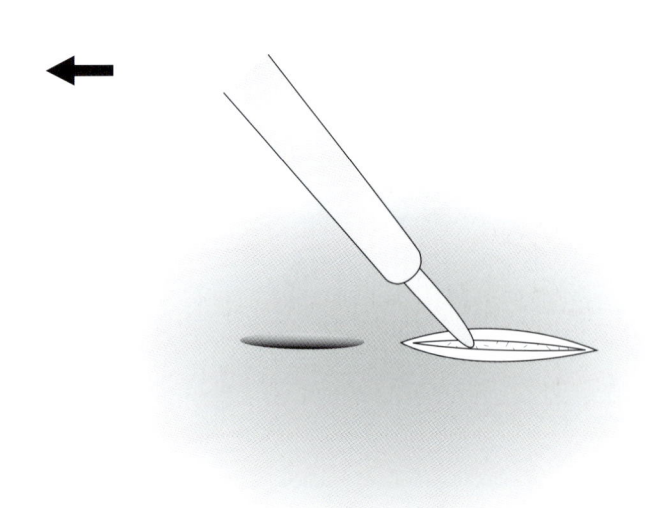

図3-6　皮下脂肪組織を露出させる．

ポートの設置 | 163

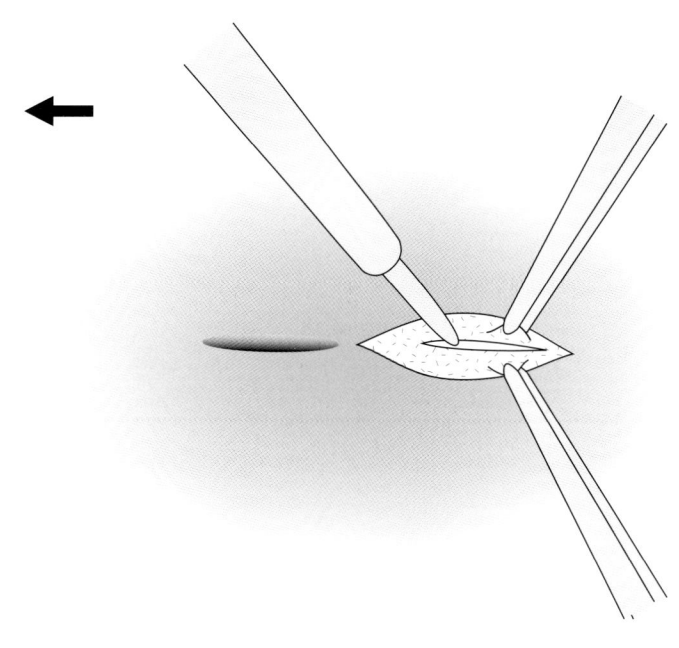

図 3-7 浅腹筋膜(皮下組織が厚く筋膜状になった部分)を切開し,腹直筋膜を露出する.

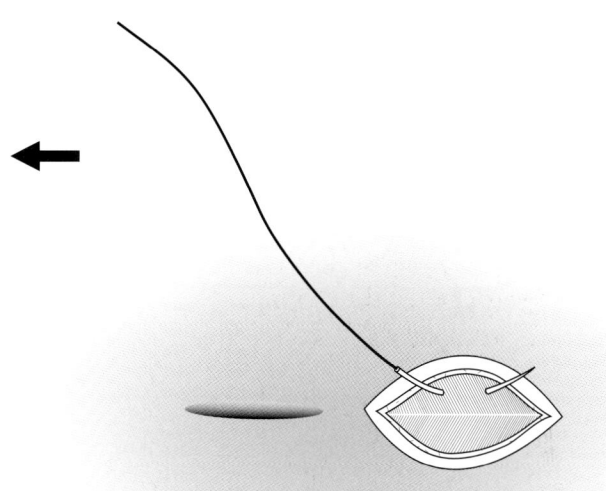

図 3-8 腹直筋膜に牽引糸として吸収糸〔2-0 Vicryl™(強彎)〕をかける(右).

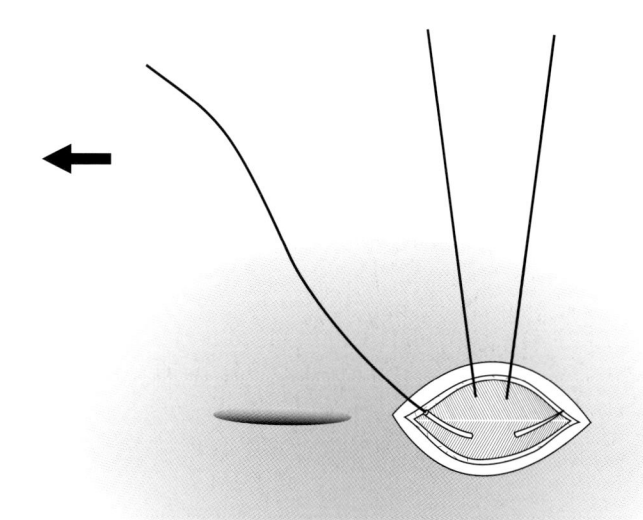

図 3-9 腹直筋膜に牽引糸〔2-0 Vicryl(強彎)〕をかける(左).

164　第3章　腹腔鏡下前立腺全摘術

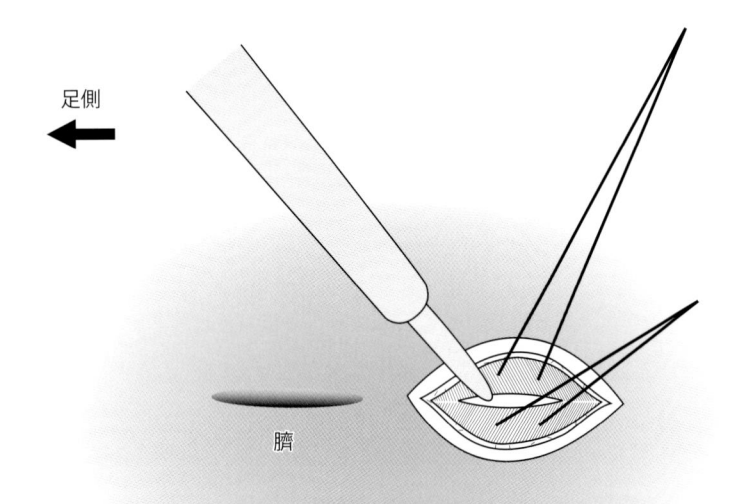

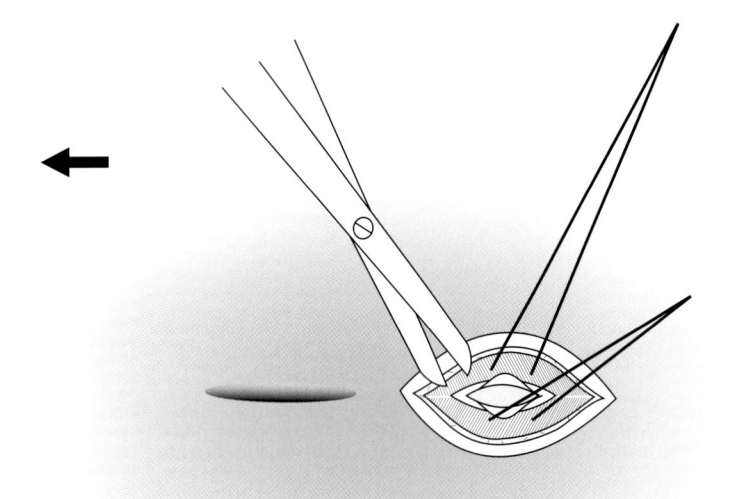

足側 ←

臍

図 3-10 腹直筋膜を正中(白線上)で小さく切開し，腹膜前面を展開する．

図 3-11 腹膜を開放する．

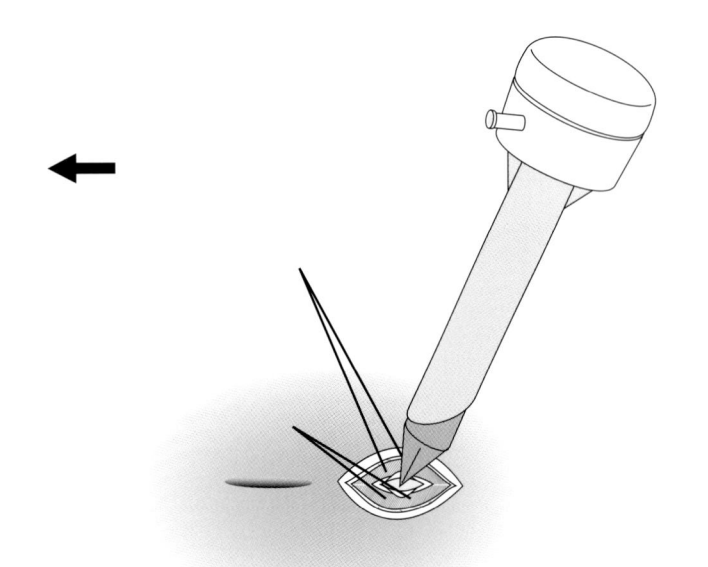

図 3-12 トロッカーを挿入する．

精管・精囊の処理

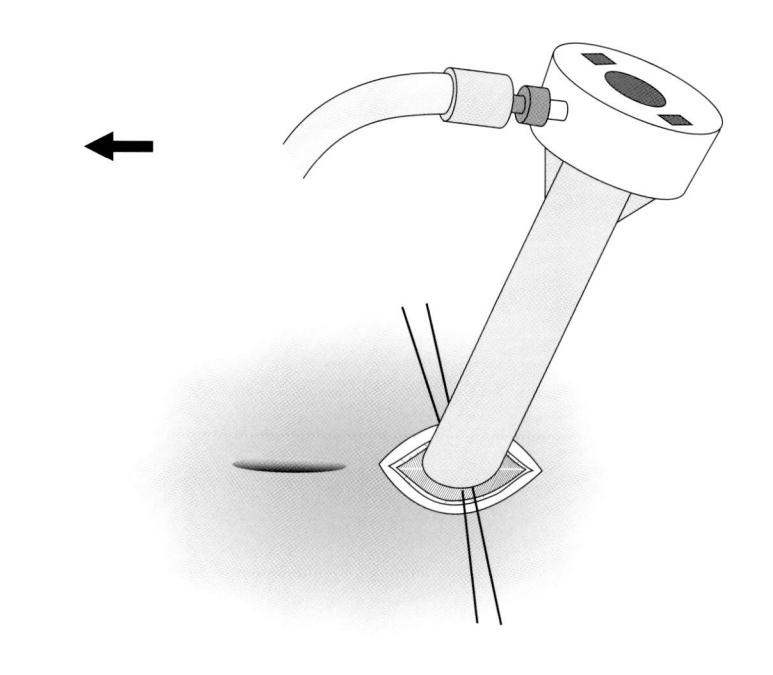

図 3-13 炭酸ガスの送気チューブを取りつける。他のポートは，カメラで観察しながら同様の手順で順次挿入する．ポート刺入時の気腹圧は10～12 mmHgとする．

精管・精囊の処理

▶ 動画あり

側臍靱帯

図 3-14 腹腔内からみた骨盤の様子　気腹圧8～10 mmHgで手術開始．腹腔内を観察する．ヒダ状の構造を呈する側臍靱帯の走行部を確認する．癒着があれば必要に応じて剝離する．

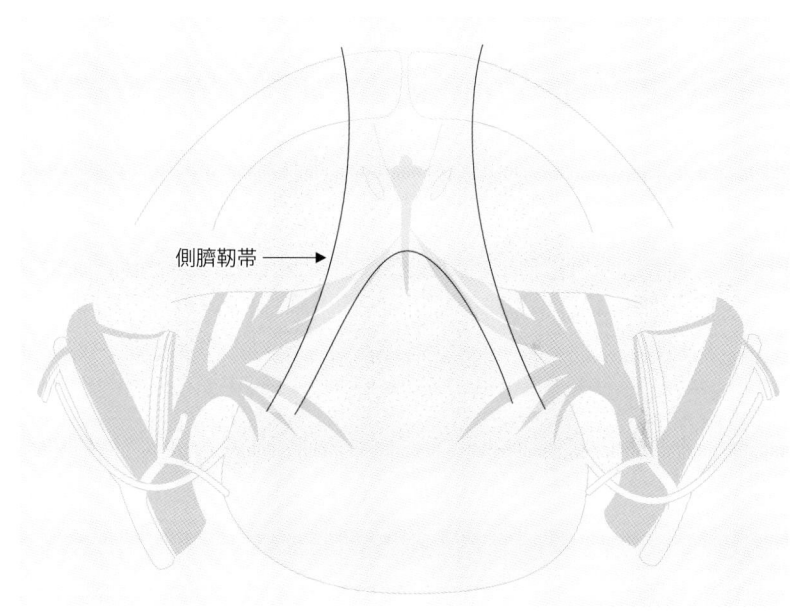

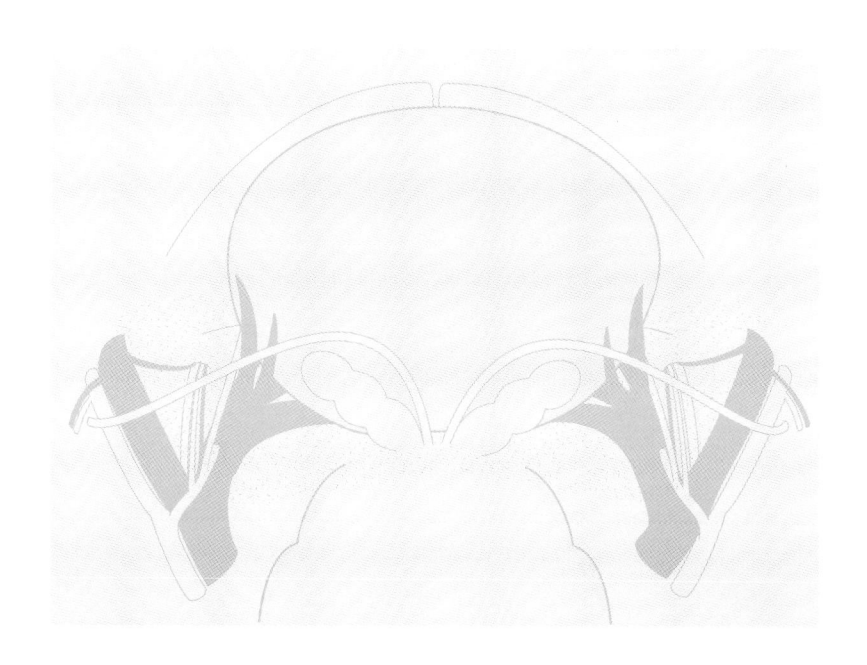

図 3-15 膀胱を挙上し，精囊周辺を展開する．

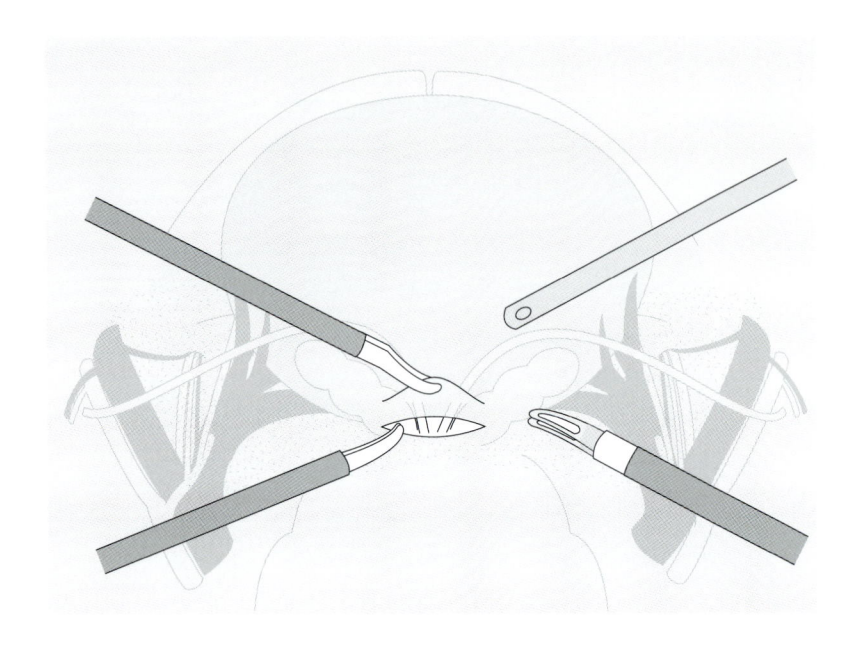

図3-16 直腸膀胱窩の腹膜の折り返しのやや膀胱側で腹膜に切開を加えて，精囊へとアプローチする．

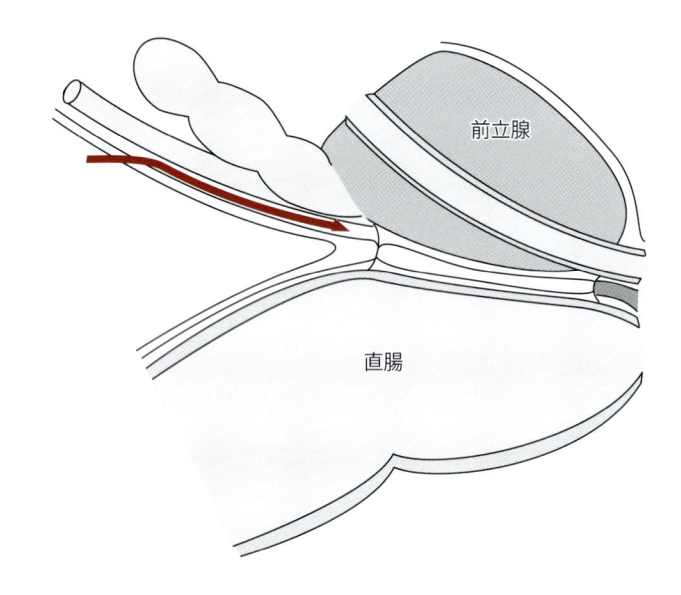

図3-17 横断像 精囊が存在する部分で腹膜を切開し，精囊の表面に沿ってDenonvillier筋膜の手前まで剝離する．

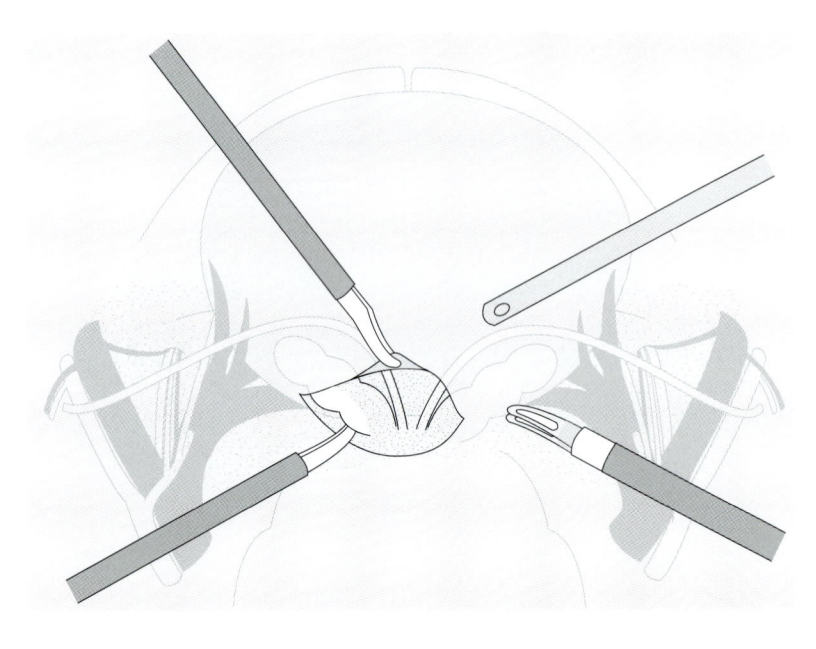

図3-18 精囊周辺の脂肪組織を剝離して，精囊を展開する(左)．

精管・精嚢の処理 | 167

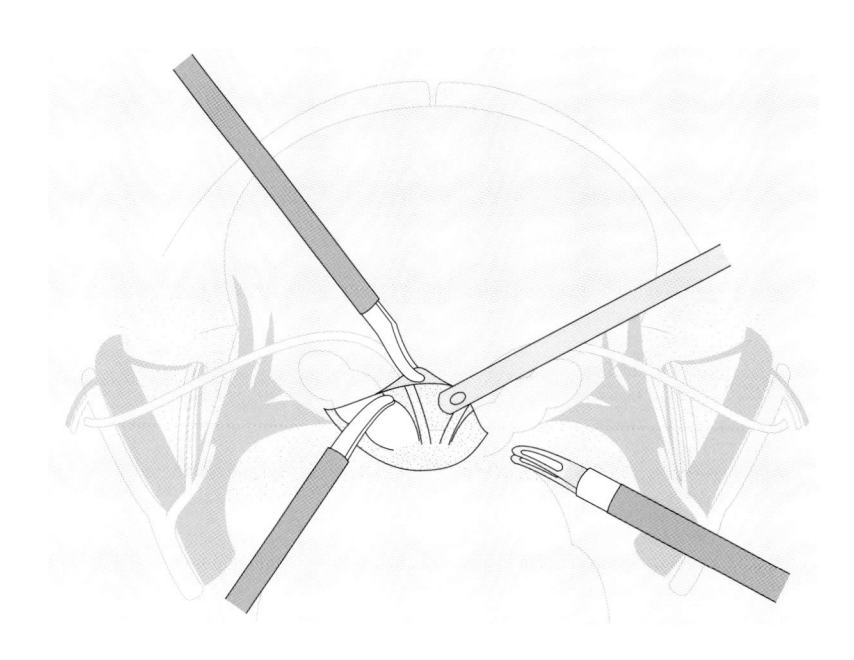

図3-19 精嚢の剥離面を広げる.

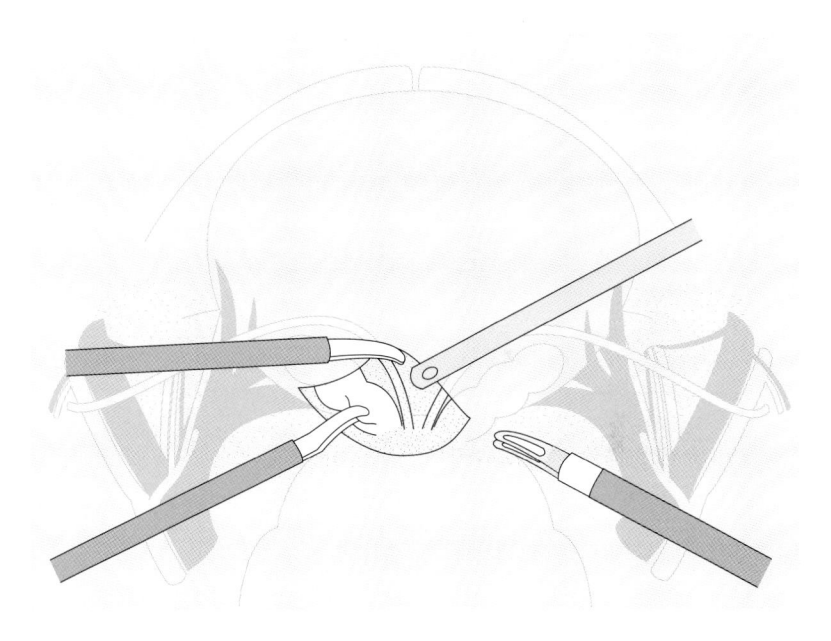

図3-20 牽引しながら精嚢の剥離を進める(左).

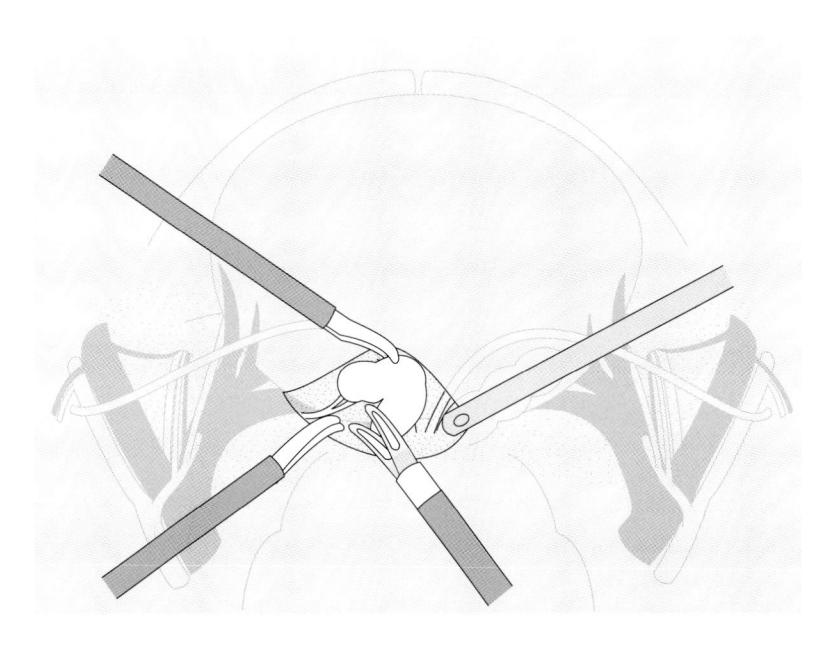

図3-21 精嚢に流入する動脈を同定し,周囲組織とともに剥離する.

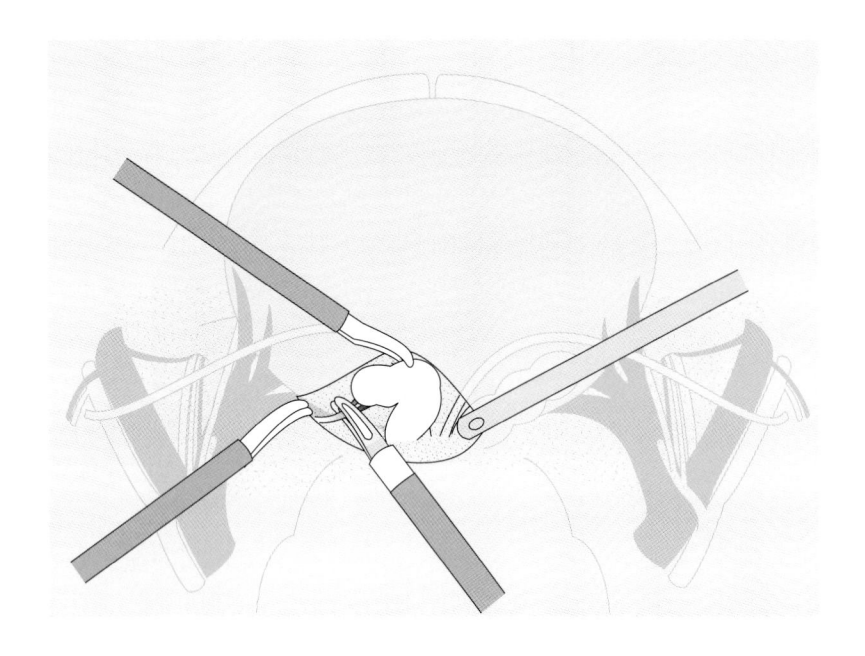

図3-22 精嚢動脈をバイポーラーで焼灼する(左).

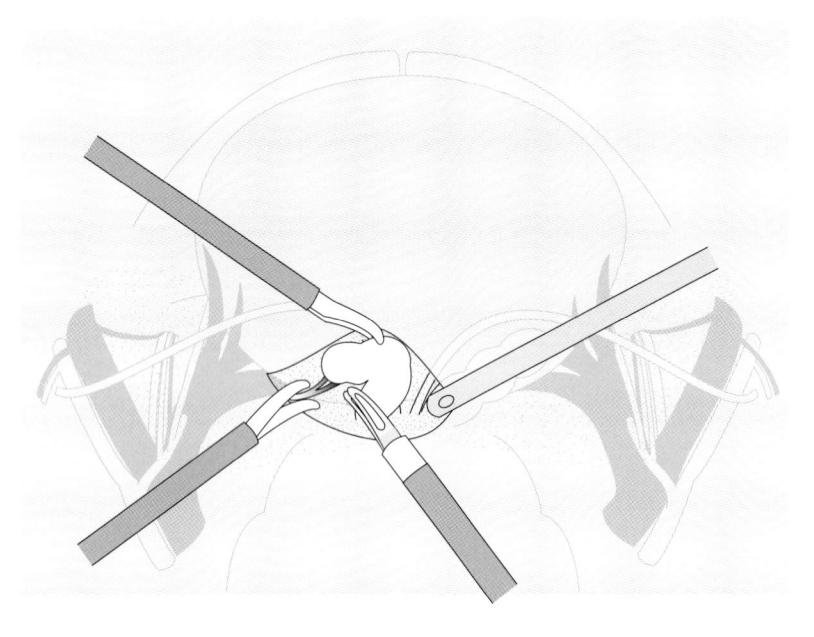

図3-23 精嚢動脈を切断する(左).

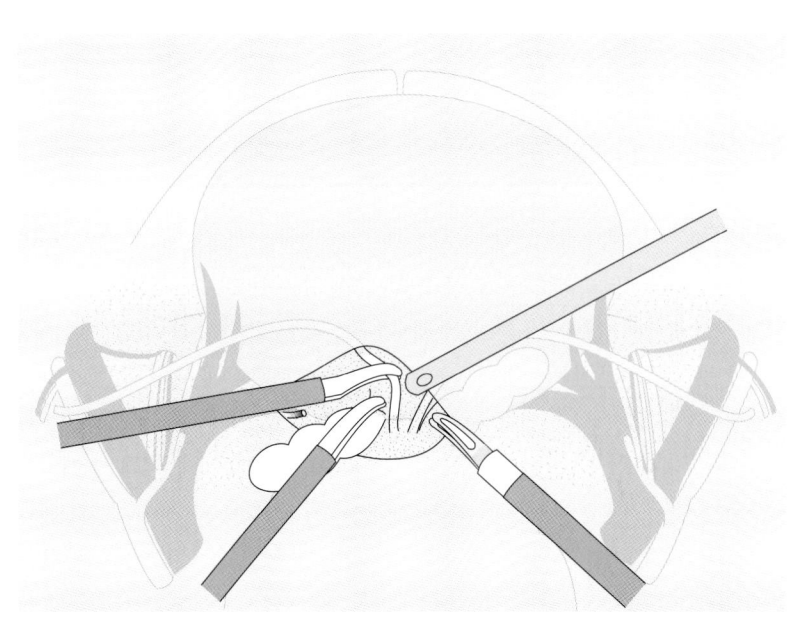

図3-24 精管周囲の剝離に移る(左).

精管・精嚢の処理　169

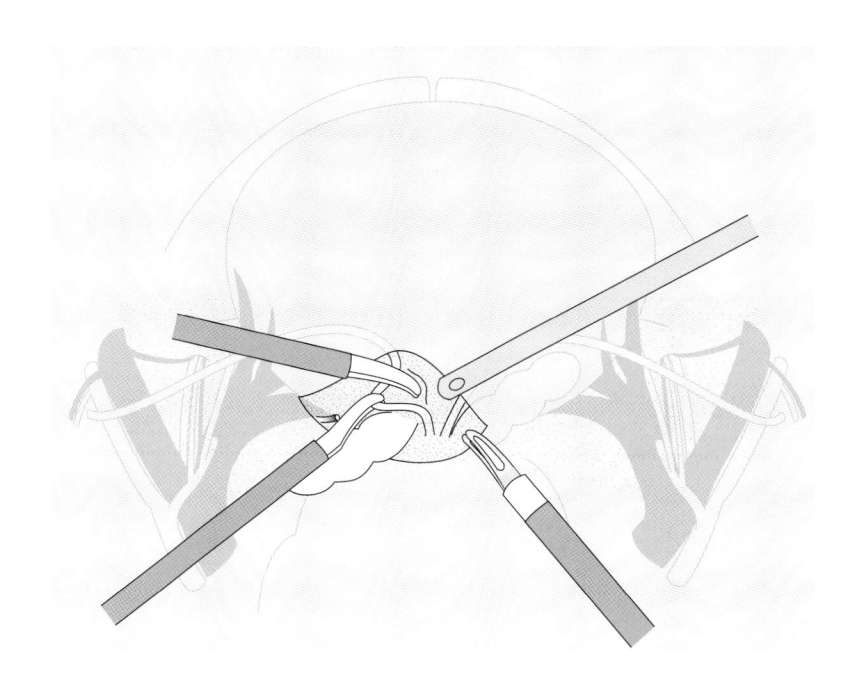

図 3-25 精管の剝離を広げる（左）．

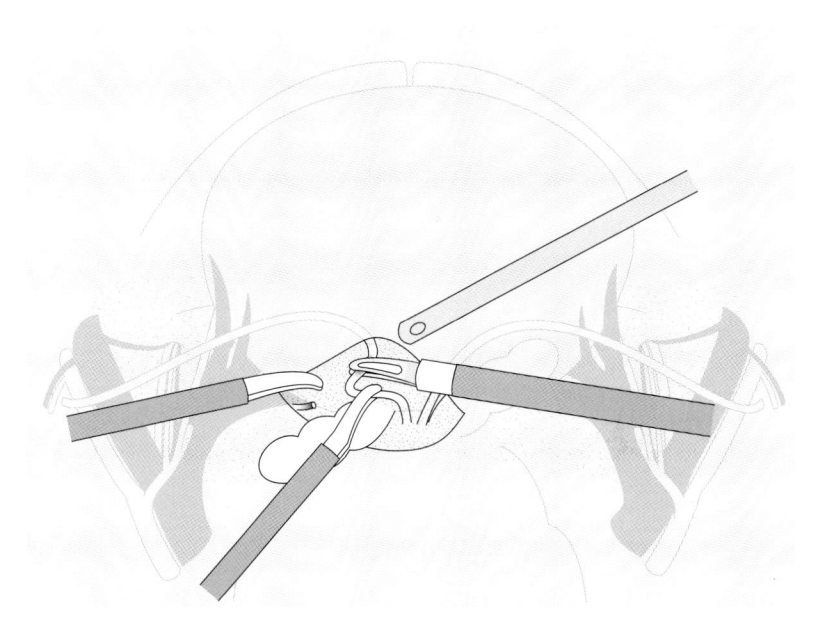

図 3-26 精管をバイポーラーで焼灼する（左）．

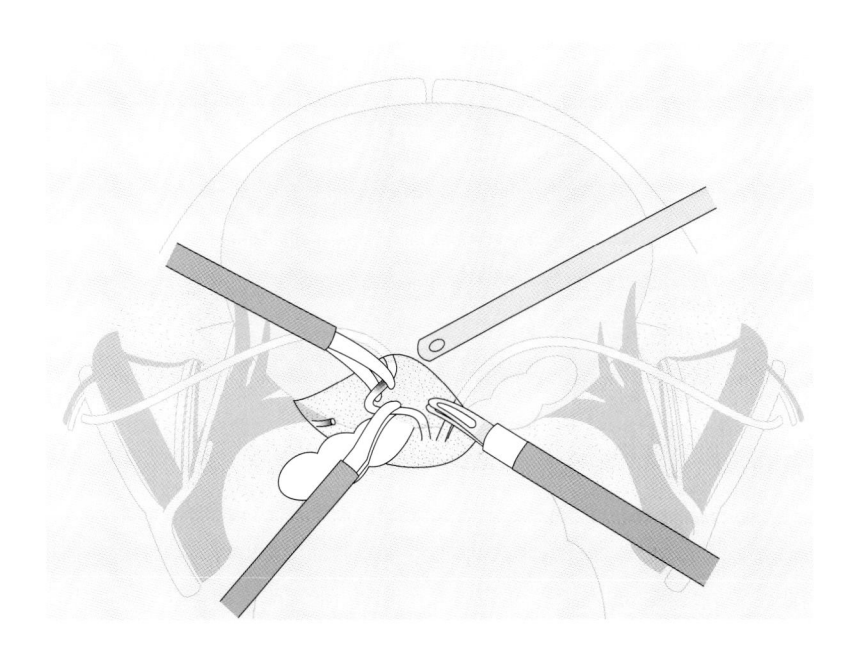

図 3-27 精管を切断する（左）．精管が前立腺側に長めに残るようにすると，あとの操作で前立腺を牽引するのが容易となる．

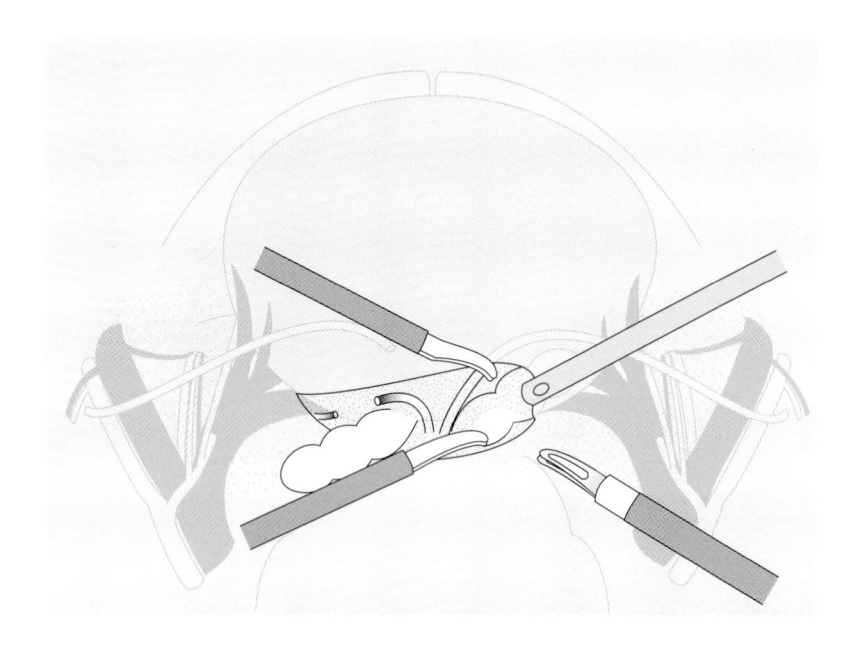

図 3-28 同様の手順で右の精嚢の剥離を開始する．

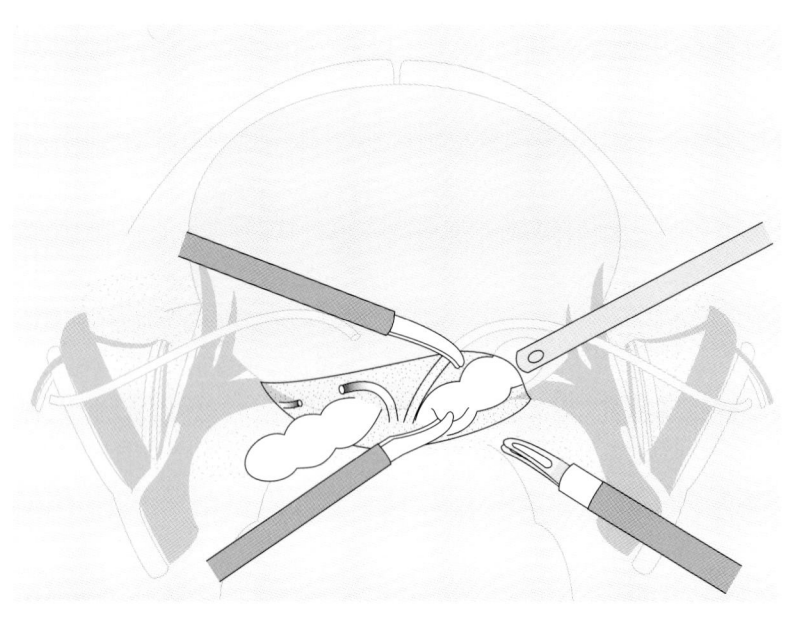

図 3-29 牽引しながら精嚢の剥離面を広げる（右）．

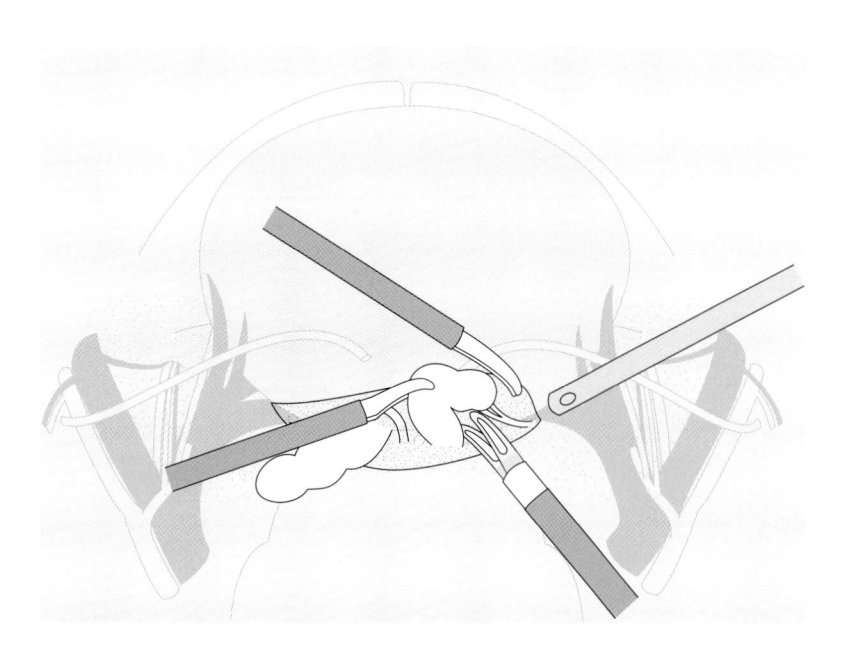

図 3-30 精嚢に外側から流入する動脈を同定し，剥離する（右）．

精管・精嚢の処理 171

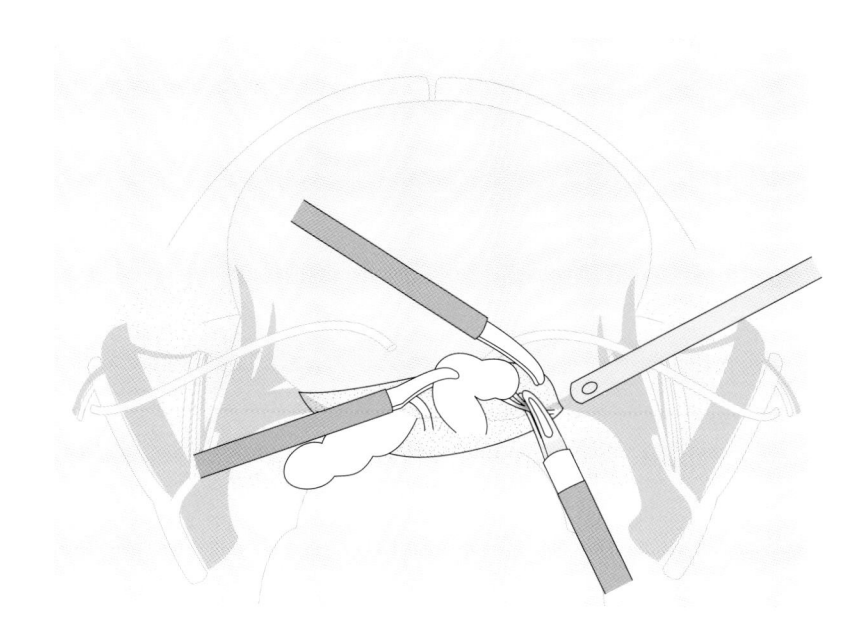

図 3-31 精嚢動脈をバイポーラーで焼灼する(右).

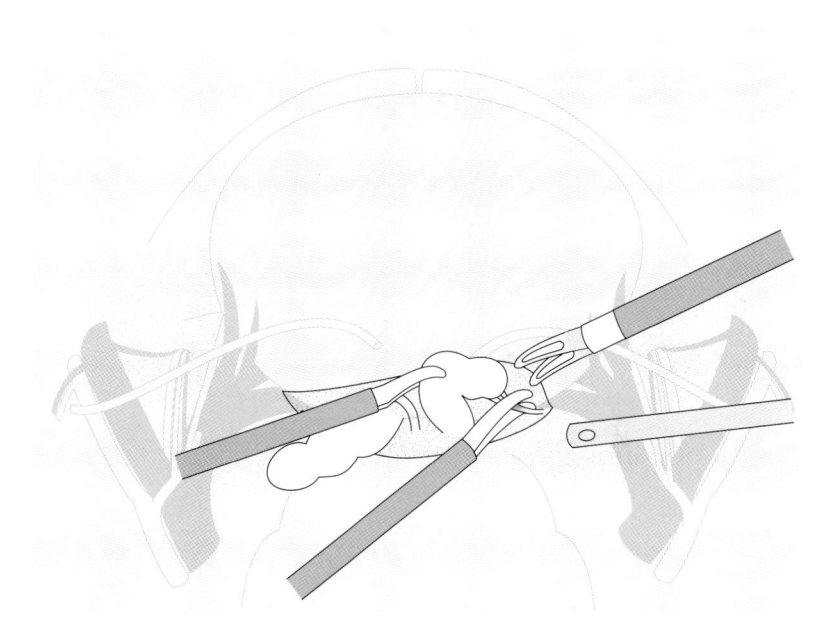

図 3-32 精嚢動脈を切断する(右).

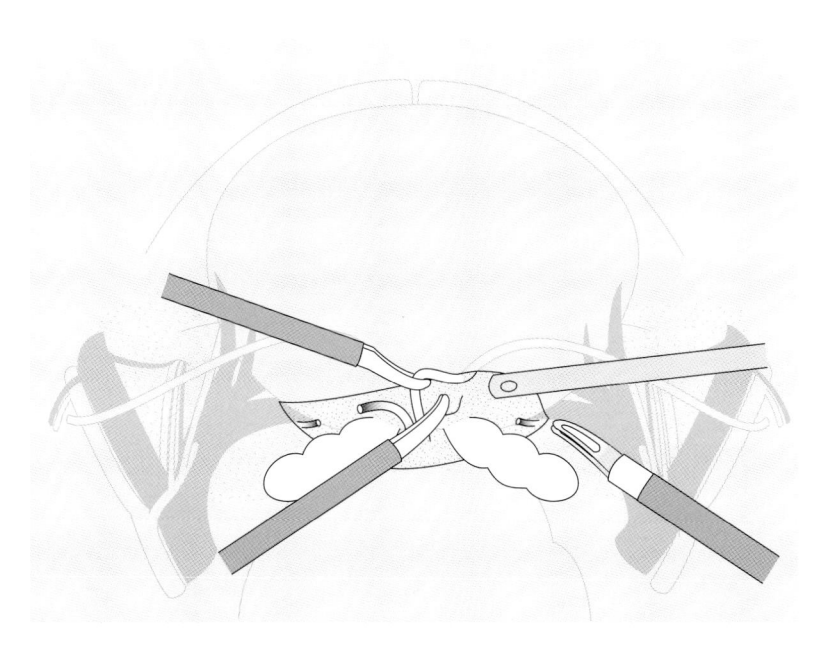

図 3-33 精管周囲の剝離に移る(右).

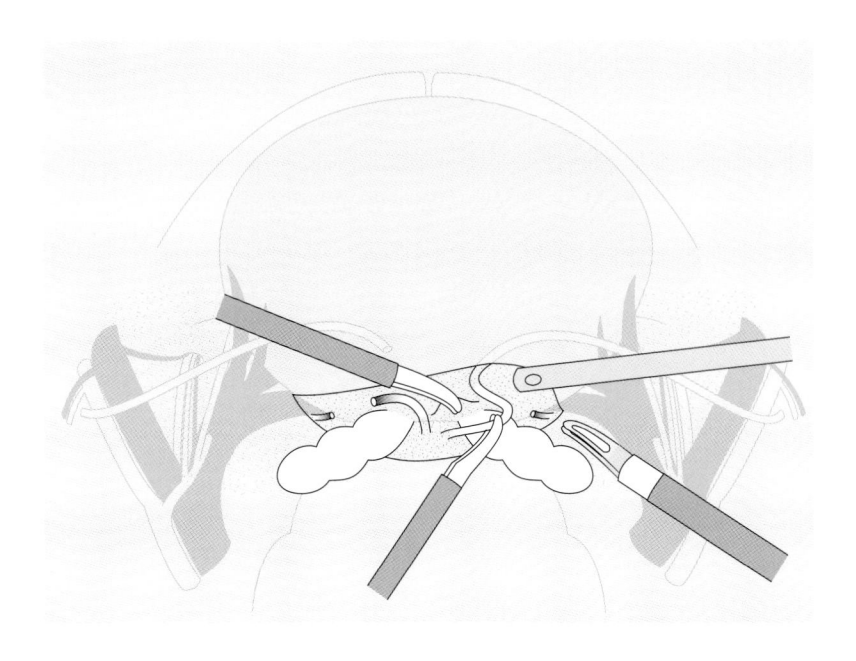

図 3-34 精管の剥離を十分に広げる(右).

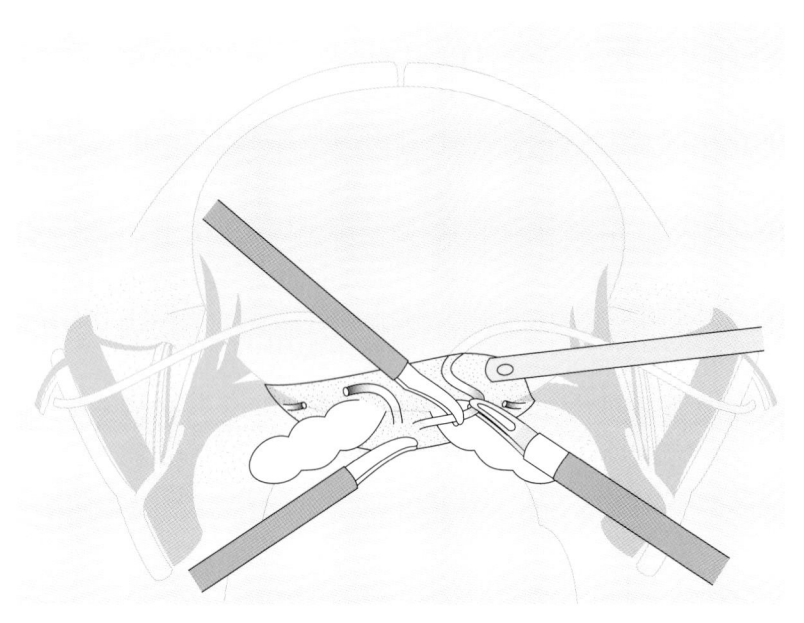

図 3-35 精管をバイポーラーで焼灼する(右).

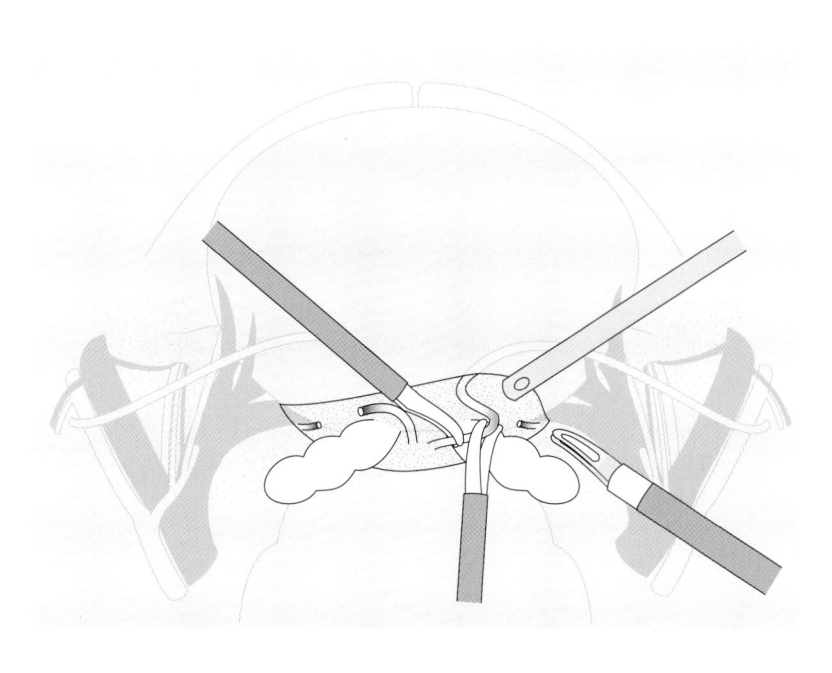

図 3-36 精管を切断する(右).

前立腺前面の展開

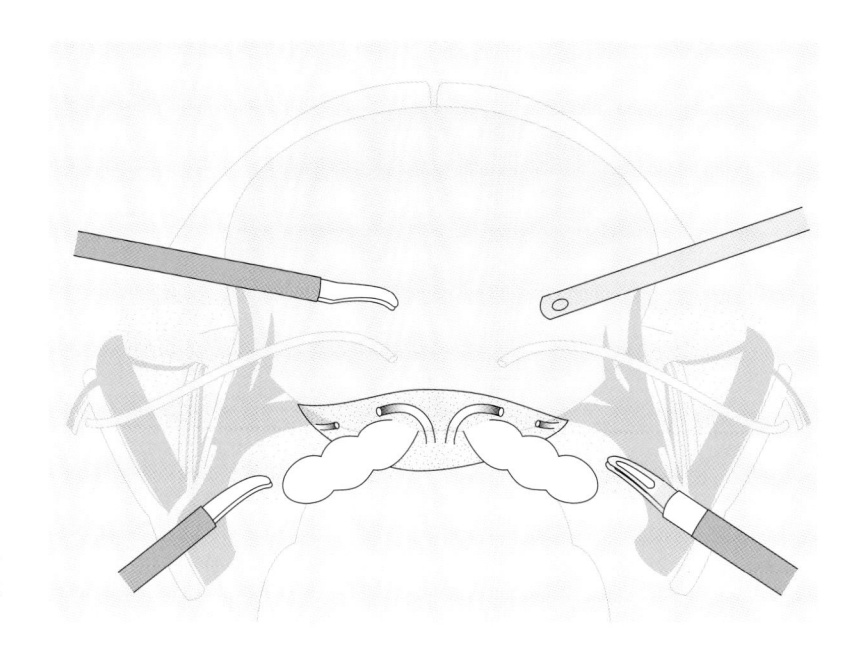

図 3-37 これで腹腔側からの精嚢周囲剝離を終了する。この時点では Denonvillier 筋膜の切開, 直腸-前立腺間の剝離は行わない.

前立腺前面の展開

左右側臍靱帯が離れており正中臍索がしっかりしている例では, 側臍靱帯は切断しないが, ここでは切断例を示す.

▶ 動画あり

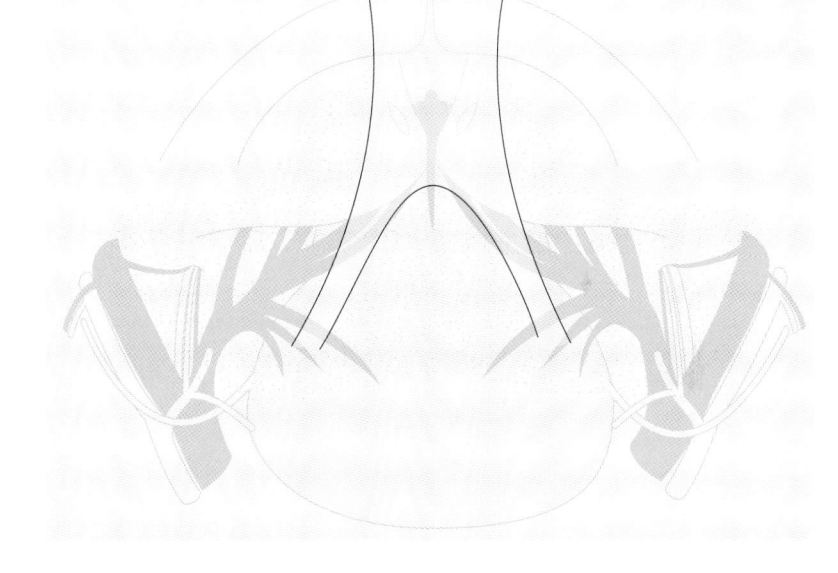

図 3-38 膀胱-前立腺の前面に戻る. その際, 膀胱内に生食を 150 mL 注入し, 膀胱の形状を確認する.

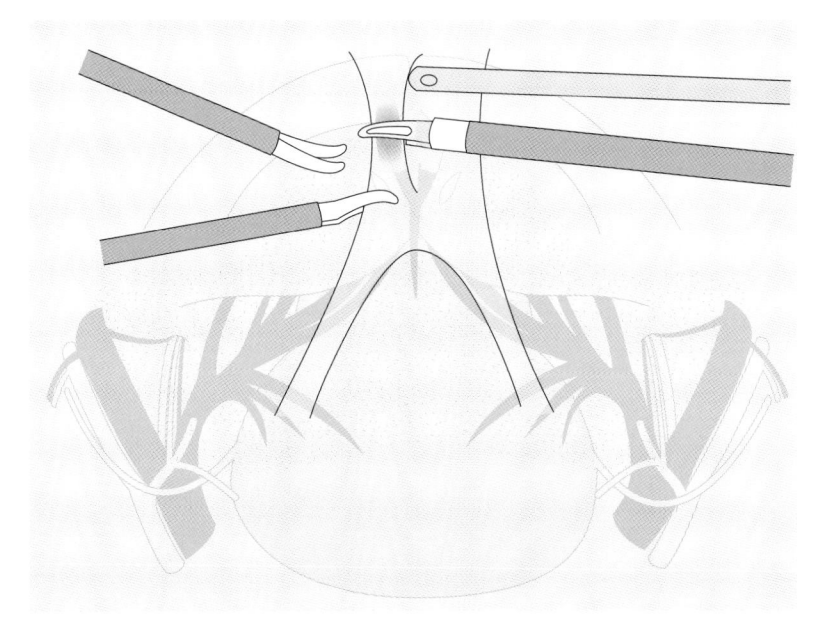

図 3-39 側臍靱帯をバイポーラーで焼灼する(左).

図 3-40 焼灼した部分を切開する.

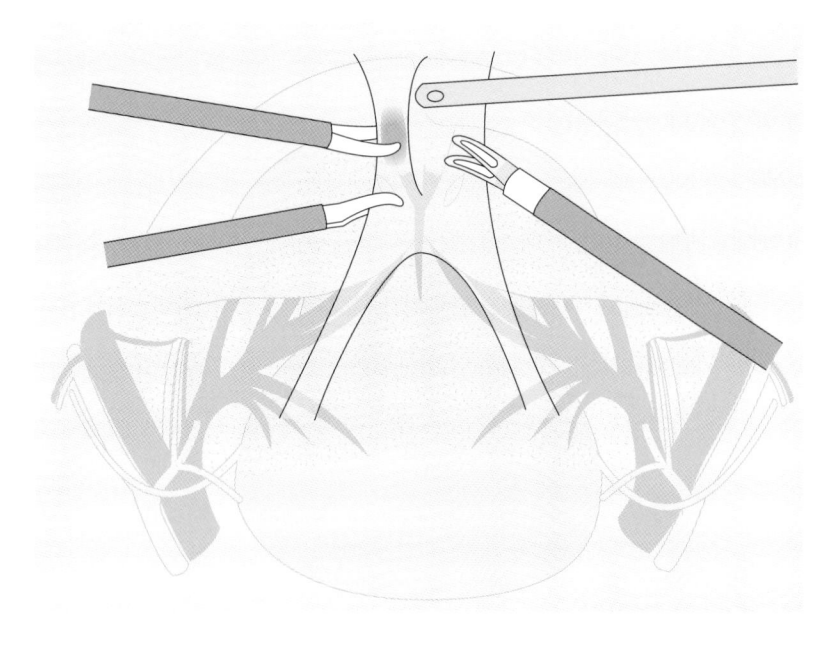

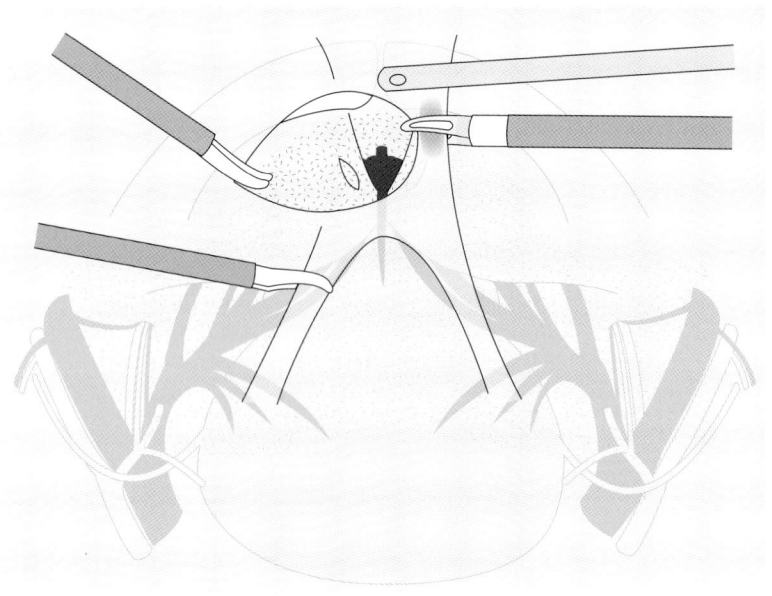

図 3-41 腹膜が切開されると，前立腺前面の疎な結合組織が現れる．恥骨を指標にして鈍的操作を中心に剝離する．次いで右の側臍靱帯を焼灼する．

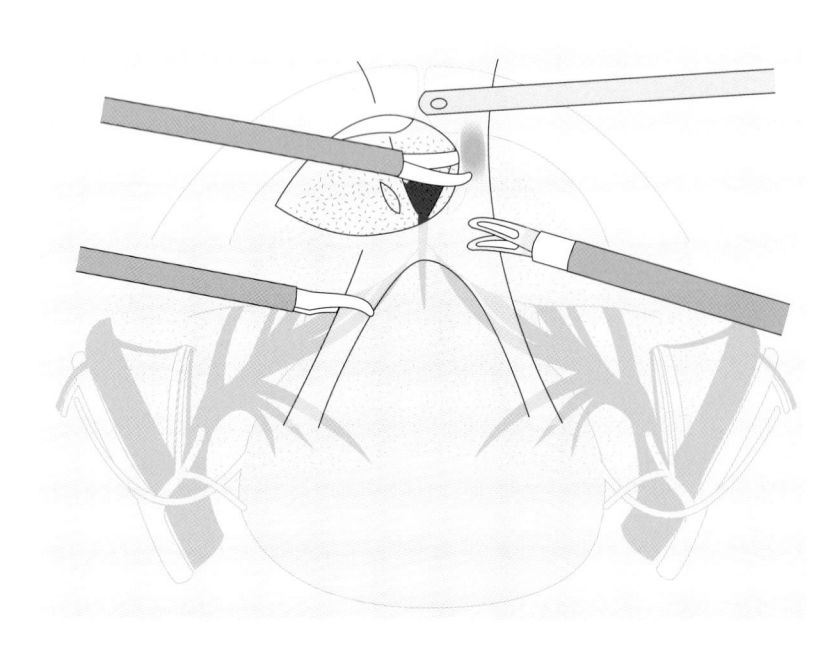

図 3-42 側臍靱帯を切断する（右）．

前立腺側方の展開(肛門挙筋筋膜温存) 175

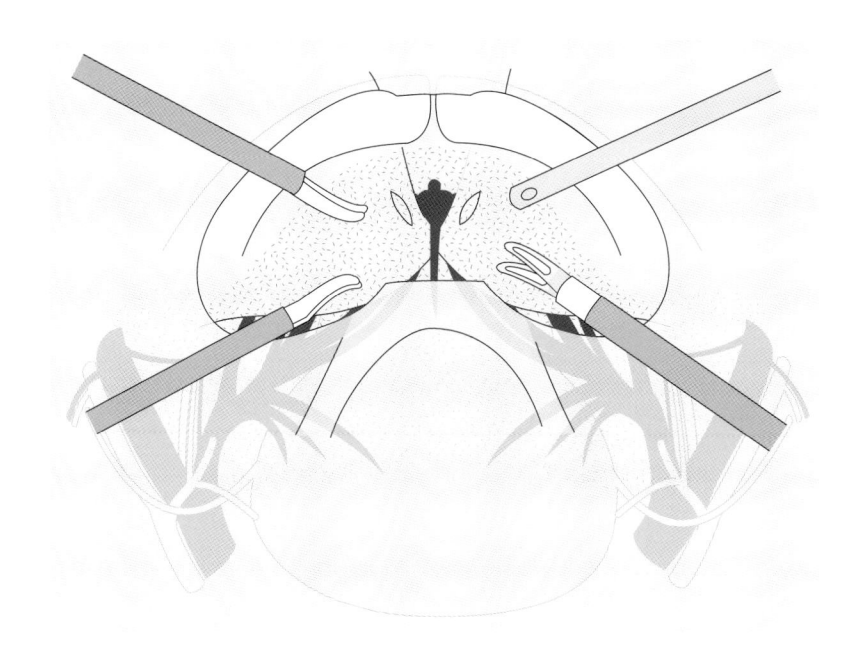

図 3-43 恥骨を指標にして鈍的操作を中心に剝離を進め，前立腺前面を十分に露出させる．

前立腺側方の展開 (肛門挙筋筋膜温存)

▶動画あり

図 3-44 肛門挙筋筋膜を前立腺から鈍的に剝離する(左)．肛門挙筋筋膜をはがすことで前立腺側方の血管群の走行が明瞭となり，前立腺の輪郭の把握，膀胱頸部の位置の想定が容易になる．特に容積の小さな前立腺で有用である．

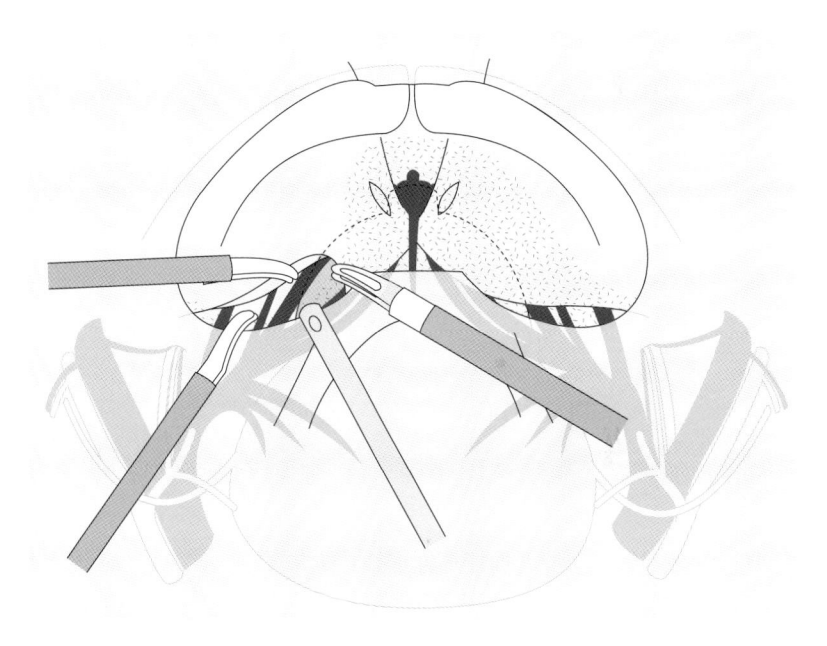

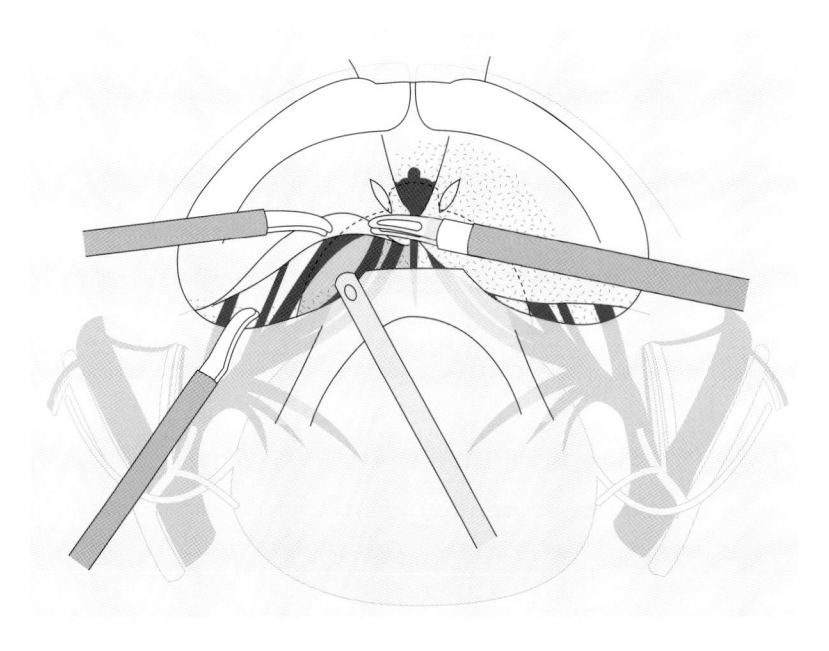

図 3-45 肛門挙筋筋膜−前立腺間の剝離を奥へと進める(左)．

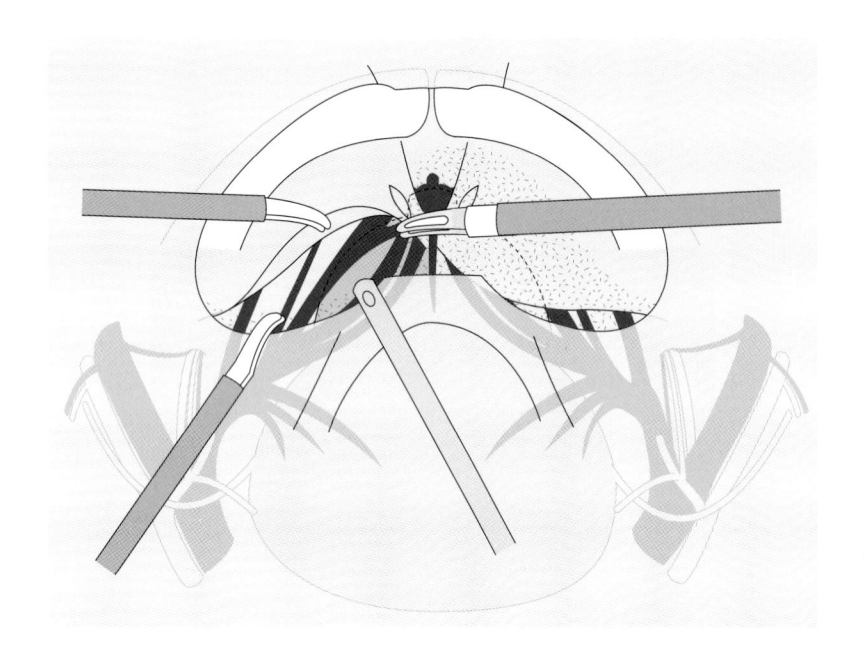

図 3-46 前立腺尖部近くまで十分に剝離する．骨盤側の筋膜の形状から尖部付近であることを確認する．この時点では恥骨前立腺靱帯の裏には操作を加えない．

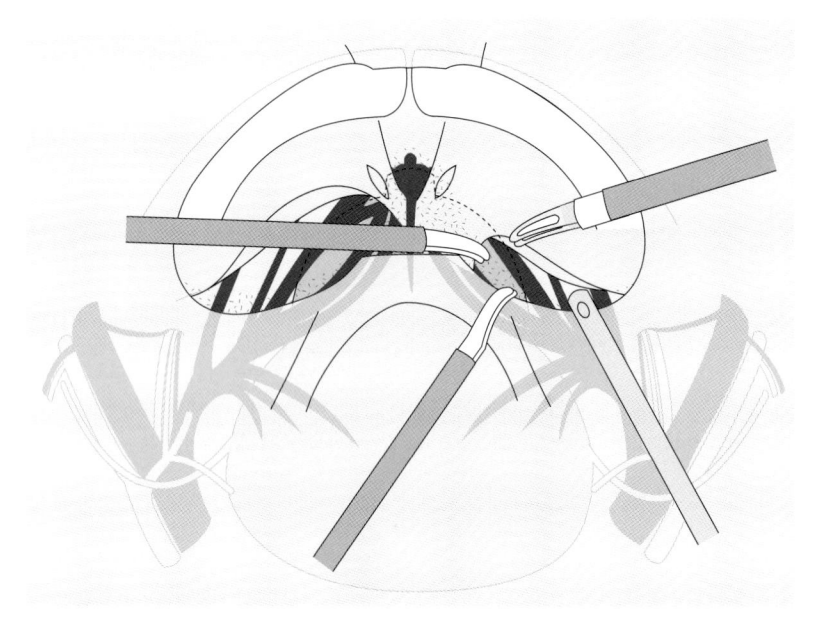

図 3-47 肛門挙筋筋膜を，前立腺から鈍的に剝離する(右)．

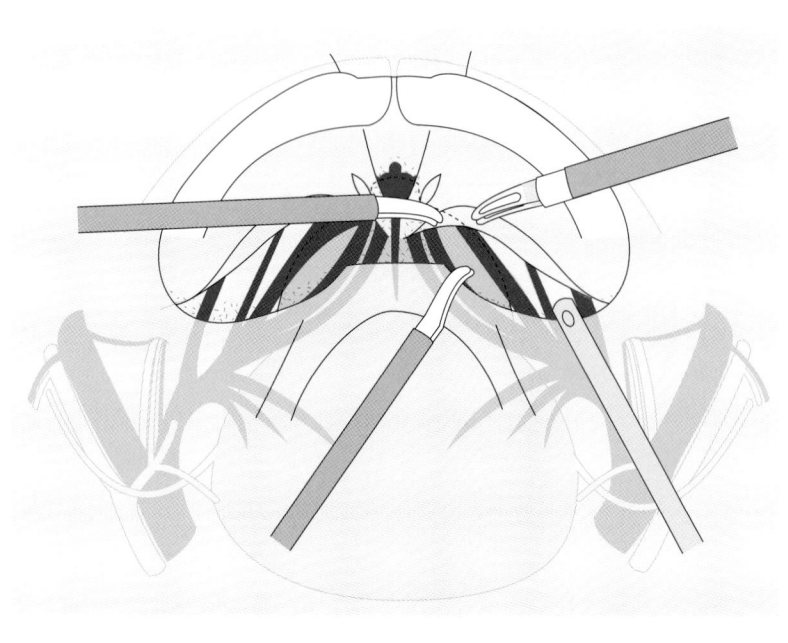

図 3-48 肛門挙筋筋膜−前立腺間の剝離を奥へと進める(右)．

前立腺側方の展開（肛門挙筋筋膜温存） 177

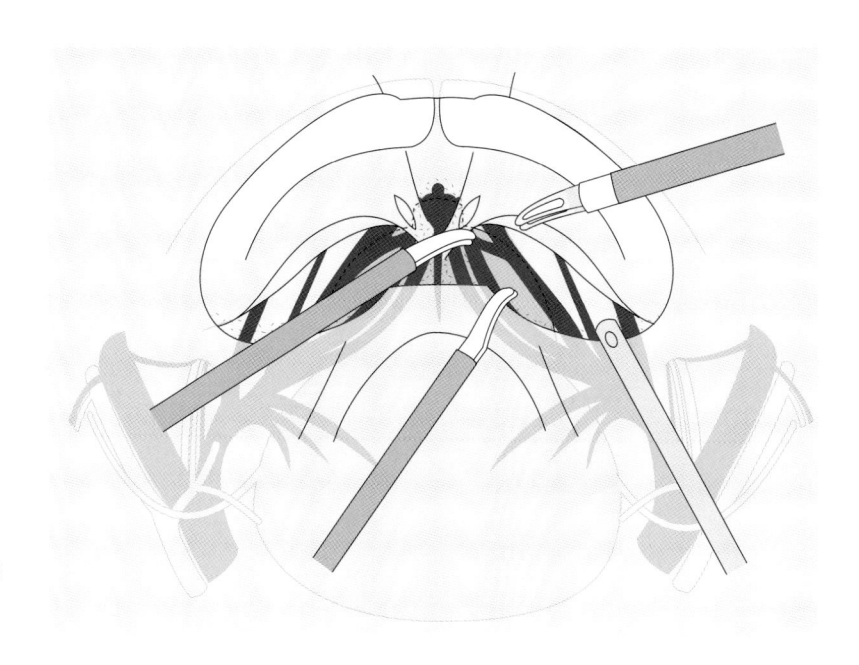

図 3-49 前立腺尖部近くまで十分に剝離する．骨盤側の筋膜の形状から尖部付近であることを確認する．この時点では恥骨前立腺靱帯の裏には操作を加えない．

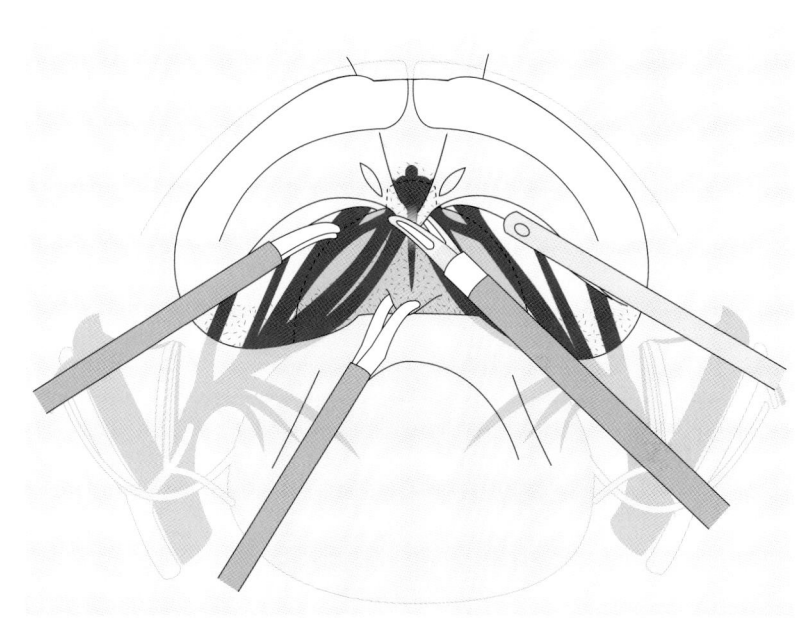

図 3-50 恥骨前立腺靱帯の付着部付近の組織を（浅中心静脈を含めて）バイポーラーで凝固する．

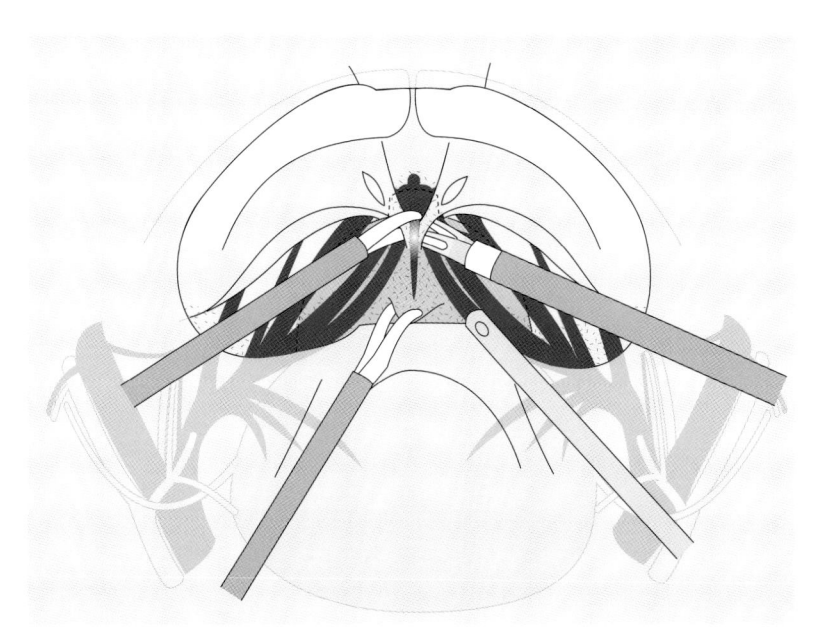

図 3-51 凝固した組織を切開する．

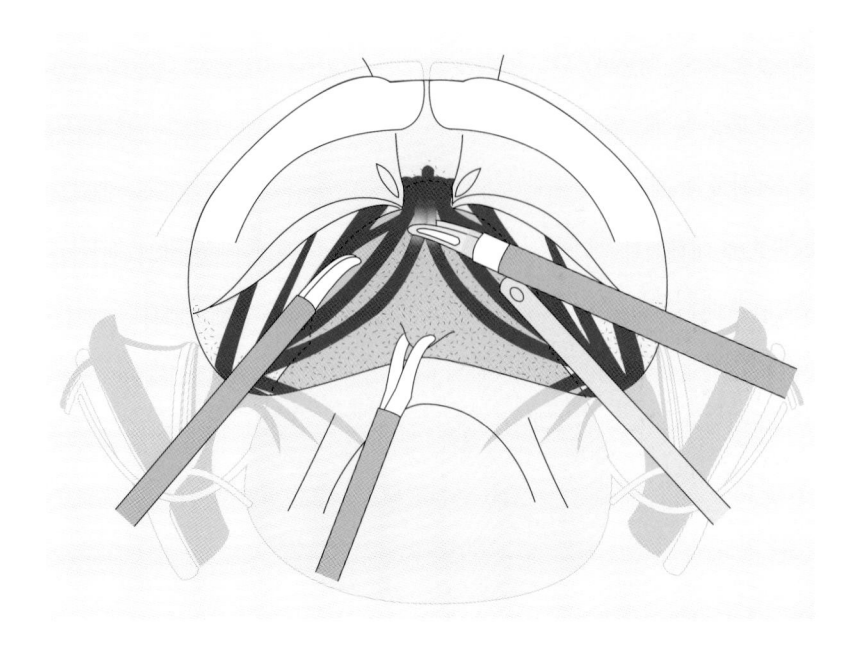

178　第3章　腹腔鏡下前立腺全摘術

図 3-52 前立腺表面で，前立腺尖部へと向かう血管群をバイポーラーにて凝固する．

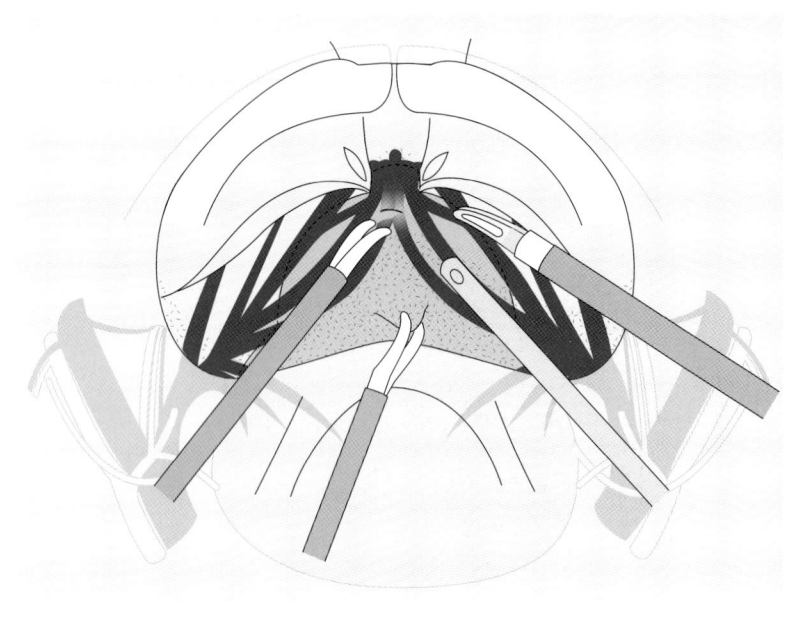

図 3-53 凝固した組織を切開する．

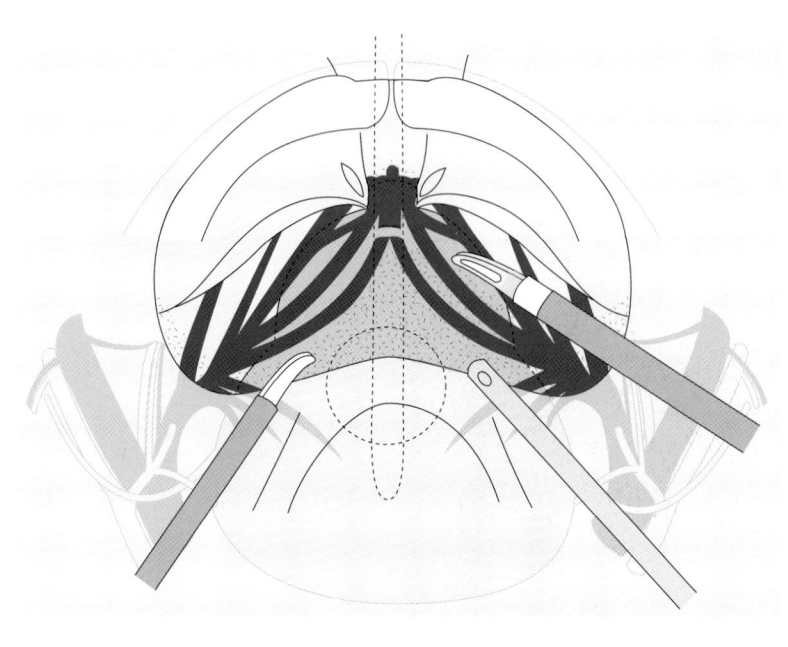

図 3-54 バルーンカテーテルを挿入し，カフを 10 mL の蒸留水で膨らませ，膀胱頸部の位置を確認する．

膀胱-前立腺間剥離

▶ 動画あり

図 3-55 頭側へトラクションをかけながら，シザーズ（モノポーラー）にて膀胱頸部を切開する．

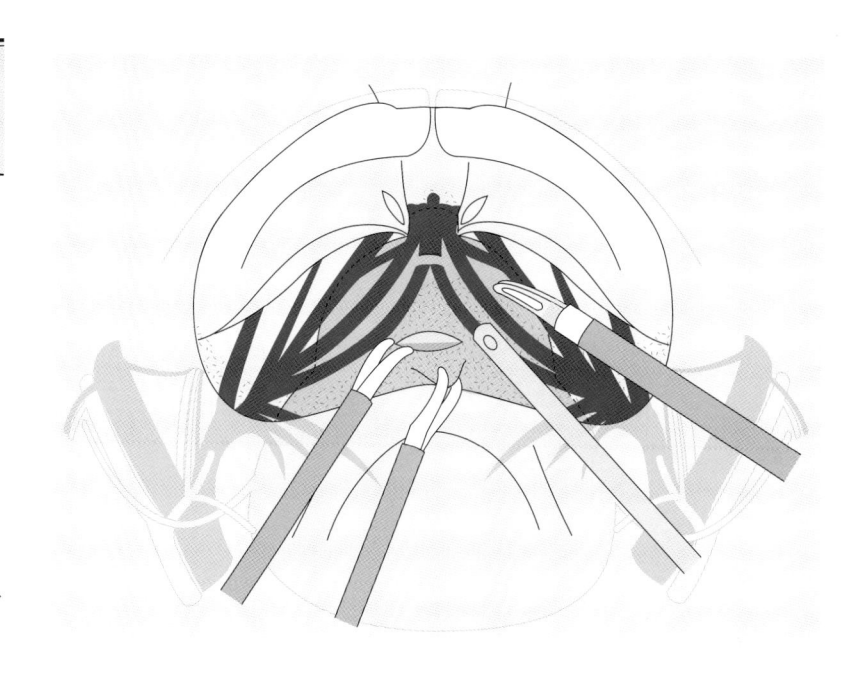

図 3-56 1枚皮をはぐような感じで膀胱頸部を剥離すると，尿道だけを残して自然に膀胱-前立腺間が展開される．尿道脇はストンと落ちるように剥離される．はがれにくい部分には血管が走行しているので凝固切開にて剥離する．

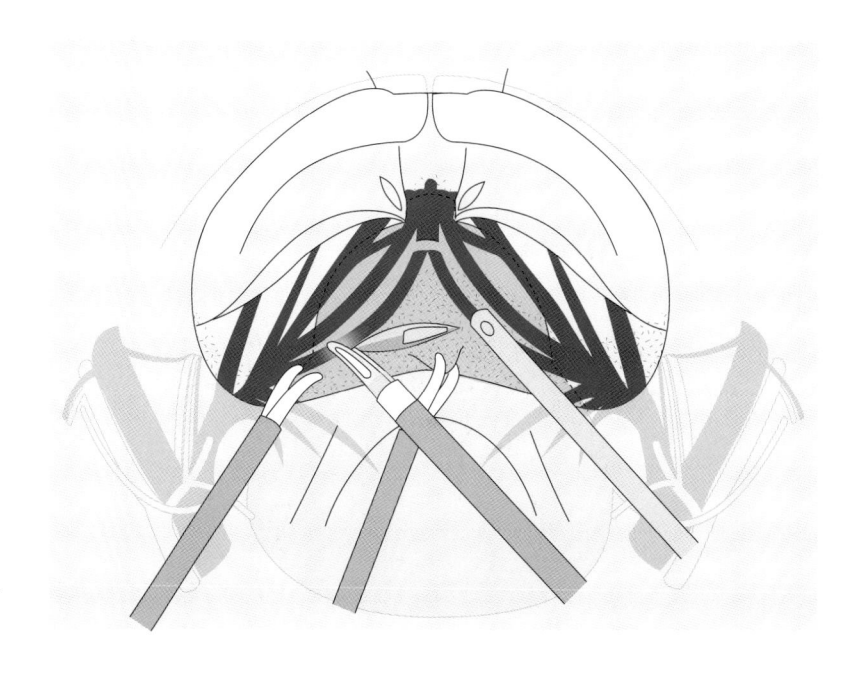

図 3-57 膀胱-前立腺間を走行する血管群を凝固する．

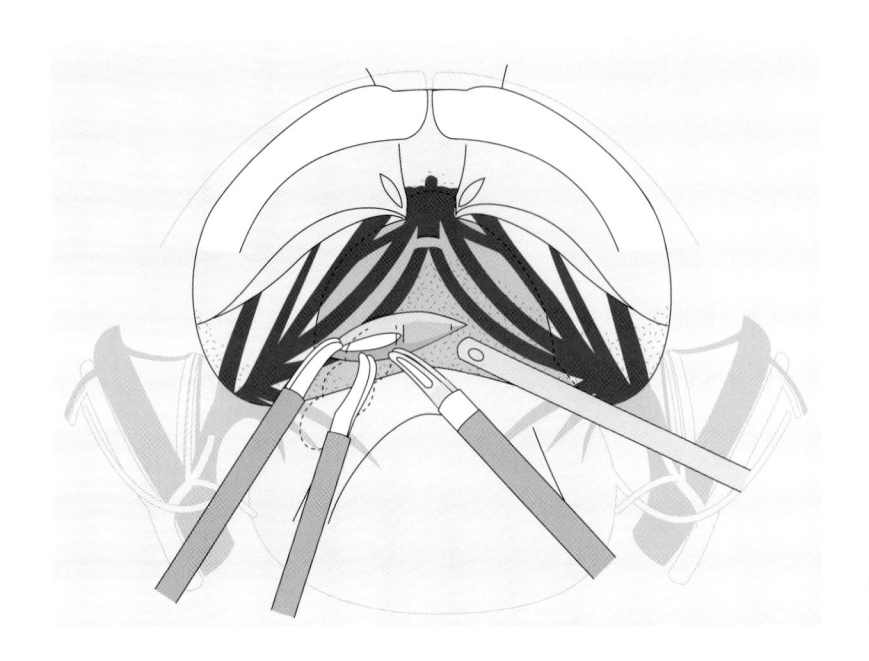

180　第3章　腹腔鏡下前立腺全摘術

図 3-58 膀胱-前立腺間の切開を奥へと進め，左精嚢周辺を展開する．

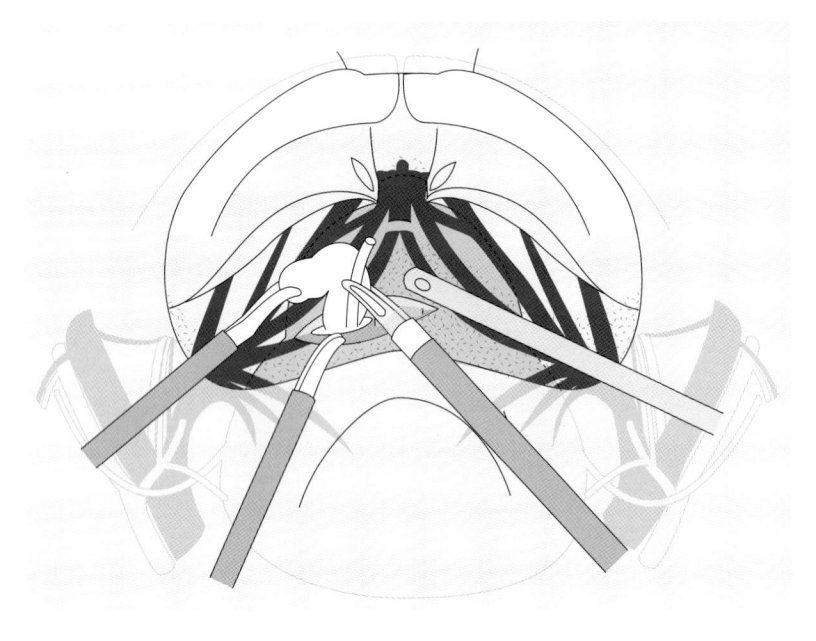

図 3-59 精嚢・精管を引き出す．

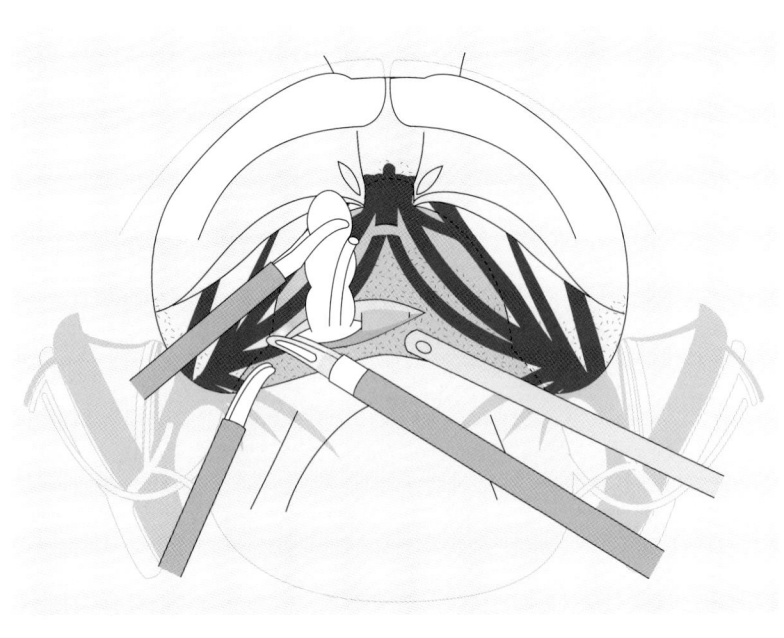

図 3-60 精嚢を牽引しながら，前立腺と膀胱の間に残った組織をバイポーラーで凝固する．

膀胱-前立腺間剥離　181

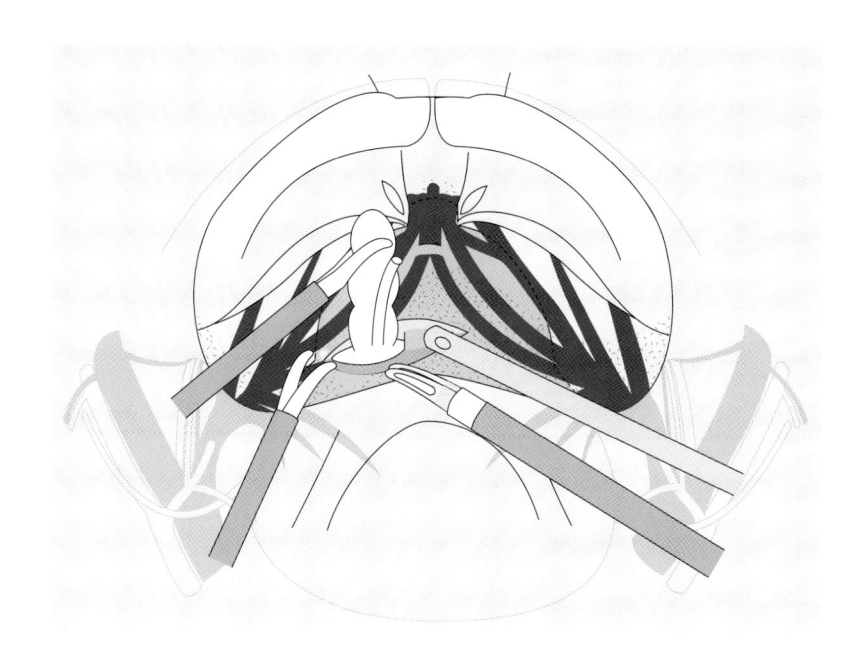

図3-61　凝固した膀胱-前立腺間の組織を切断する．

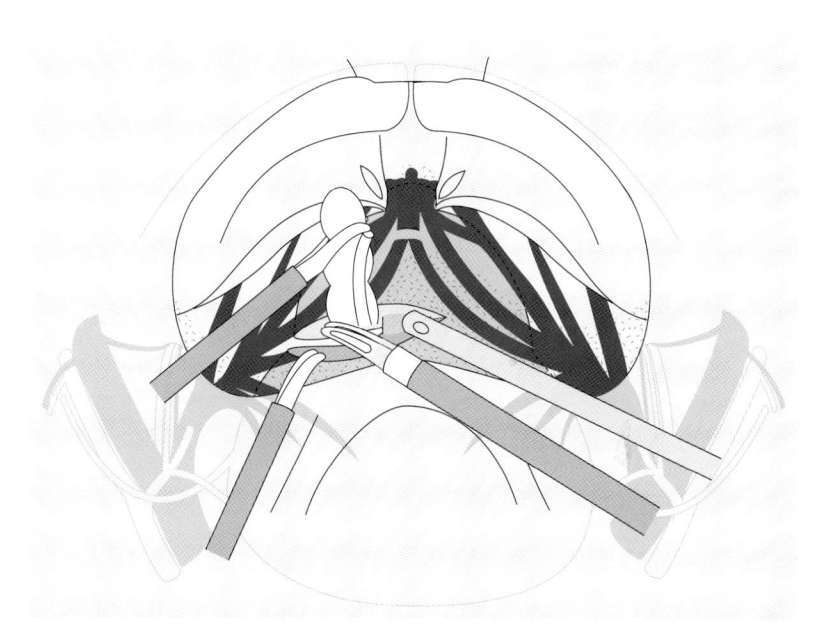

図3-62　膀胱-前立腺間を完全に離断する．この時点で，尿道の裏から反対側の精管・精嚢がみえるくらいまで剥離しておくと，以後の操作が容易となる．

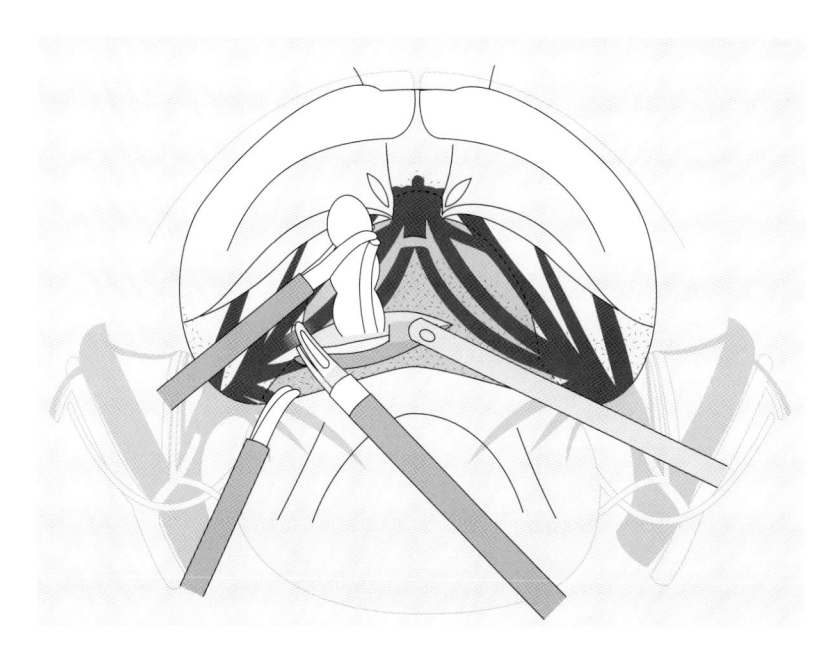

図3-63　前立腺側方から前立腺表面へと向かう血管群をバイポーラーで凝固する．

図 3-64 凝固した血管群を切断する．

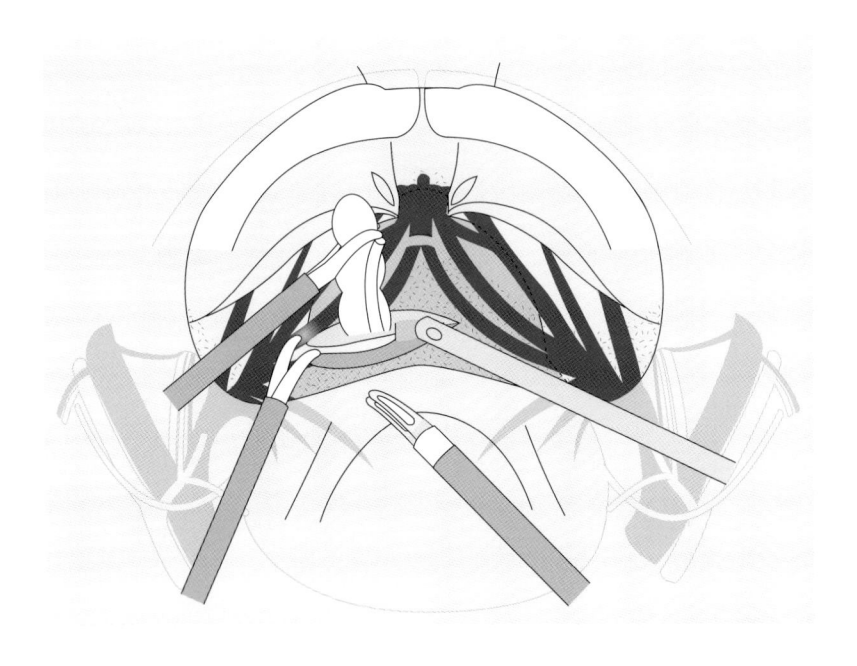

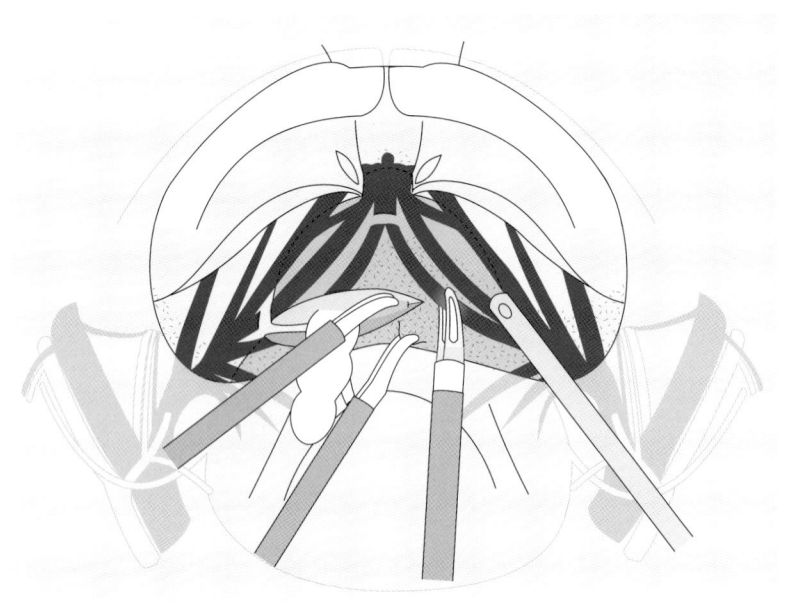

図 3-65 膀胱-前立腺間の切開を右へと進める．左側と同様に十分なトラクションをかけながら皮をはぐようにして剥離していく．表面を走行する主要な血管をバイポーラーで凝固止血する．

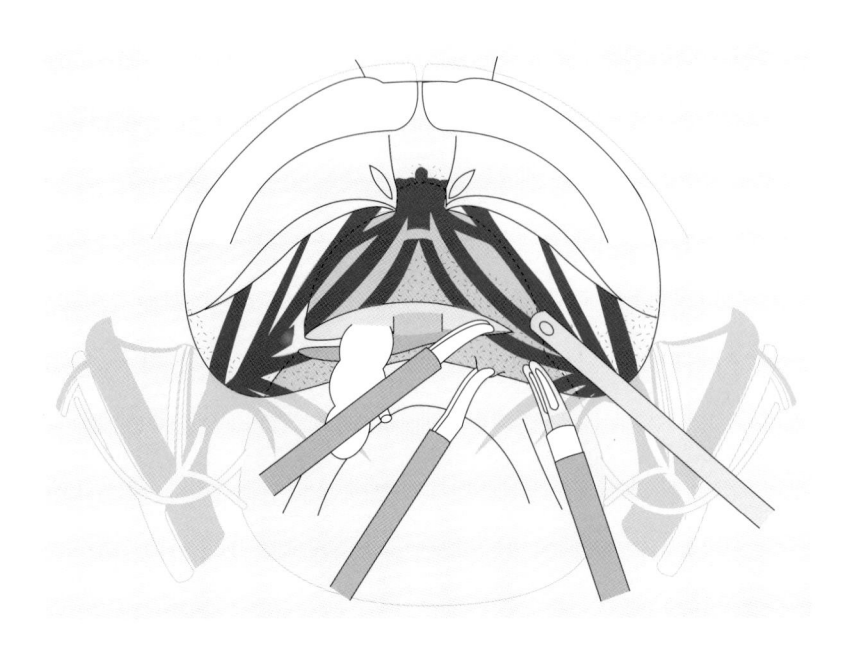

図 3-66 トラクションをかけながらモノポーラーで切開を広げる．

膀胱-前立腺間剥離 183

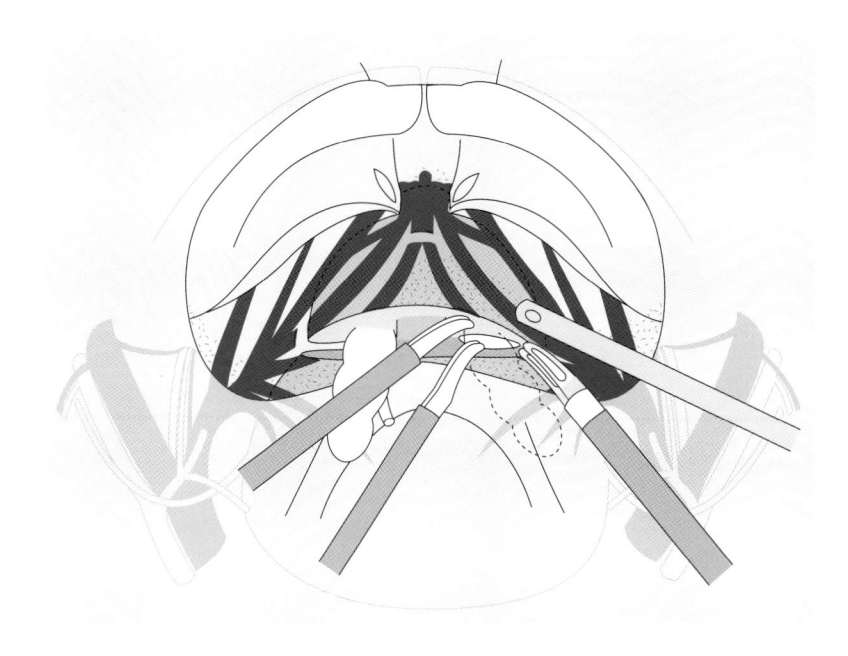

図 3-67 切開を奥へと進め，精囊周辺を展開する．

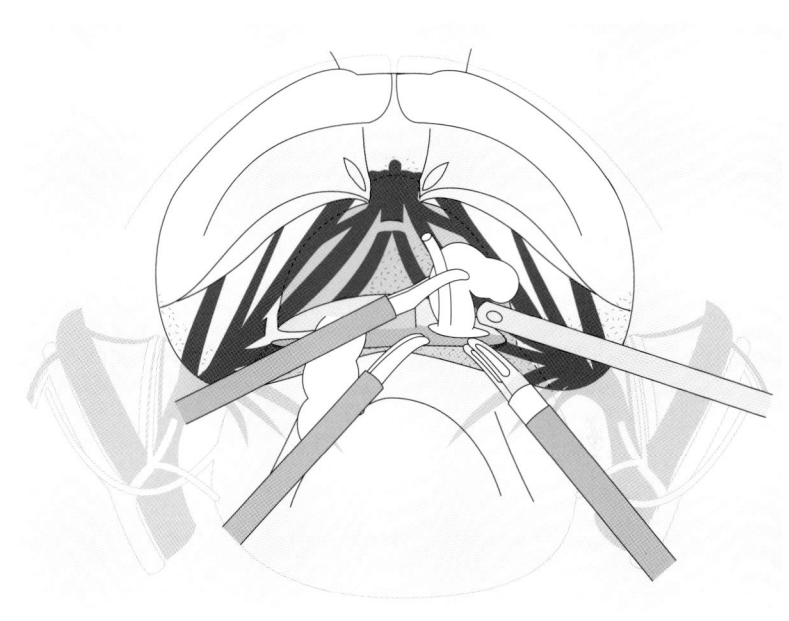

図 3-68 すでに剥離されている精囊・精管を引き出す．

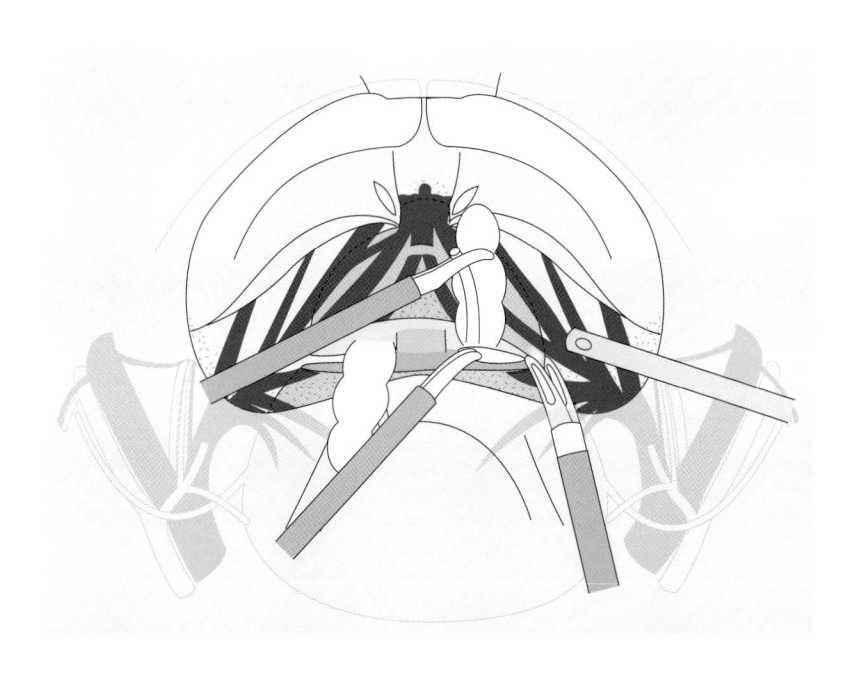

図 3-69 膀胱-前立腺間の組織をバイポーラーで凝固する．

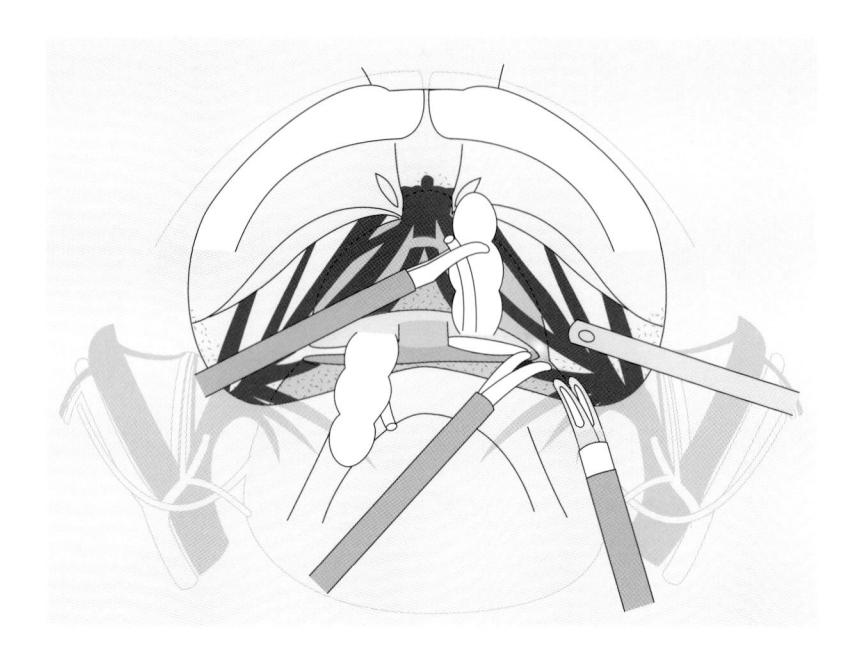

184　第3章　腹腔鏡下前立腺全摘術

図3-70 凝固した組織を切断する．

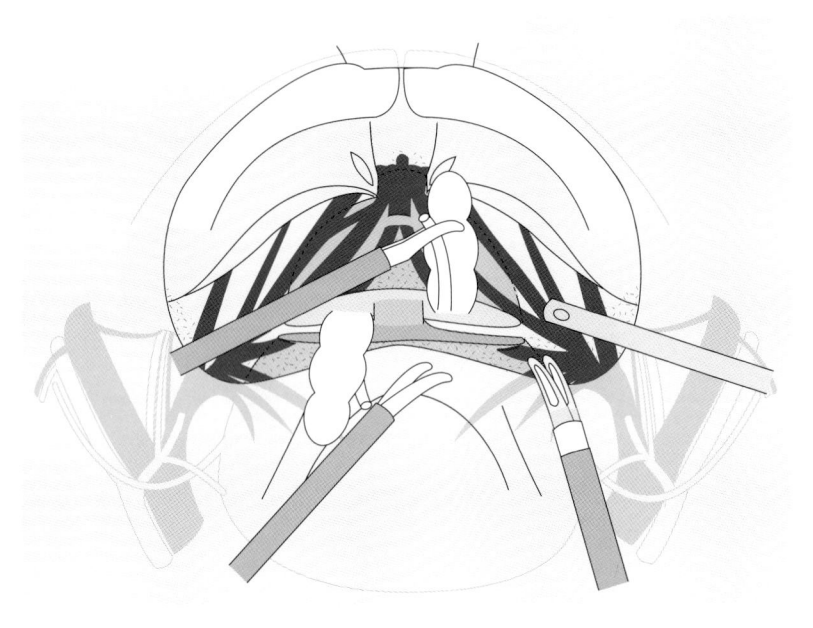

図3-71 膀胱-前立腺間が完全に離断されるまで切開を続ける．

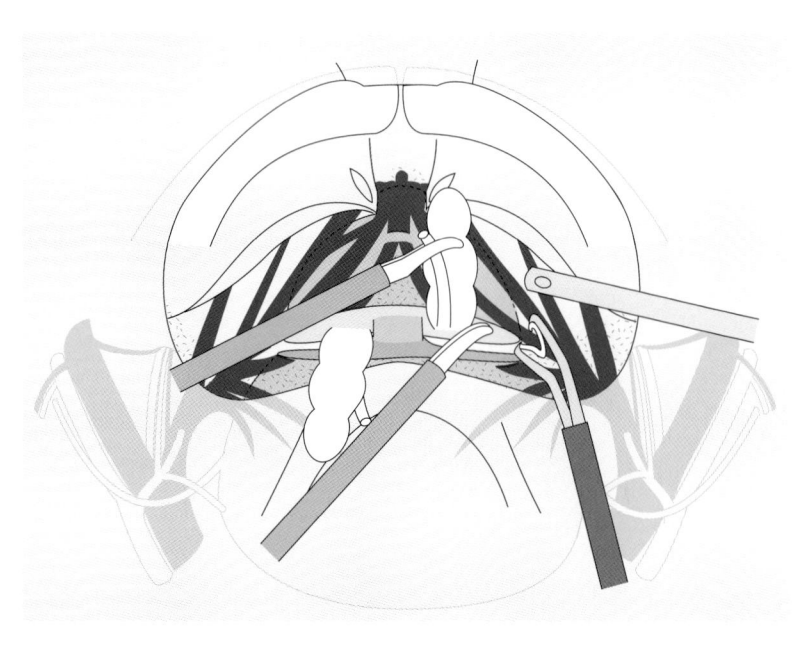

図3-72 神経血管束から前立腺表面へと向かう血管群にHem-o-lok®XLをかける．本例では右側は神経温存しており，以後はHem-o-lok®を用いた止血処理が主体となる．

膀胱-前立腺間剥離　185

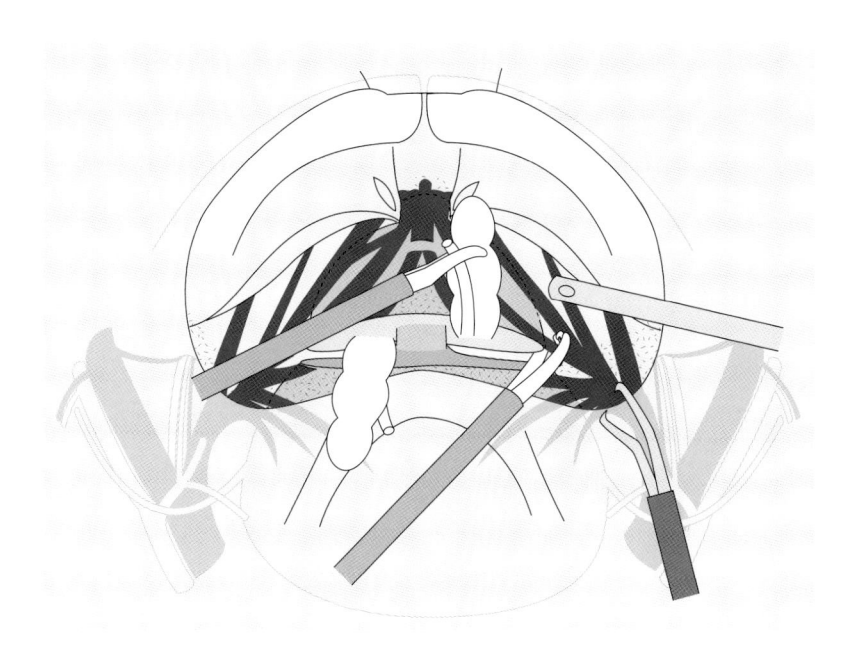

図 3-73 前立腺に近い部分で血管群を切断する．

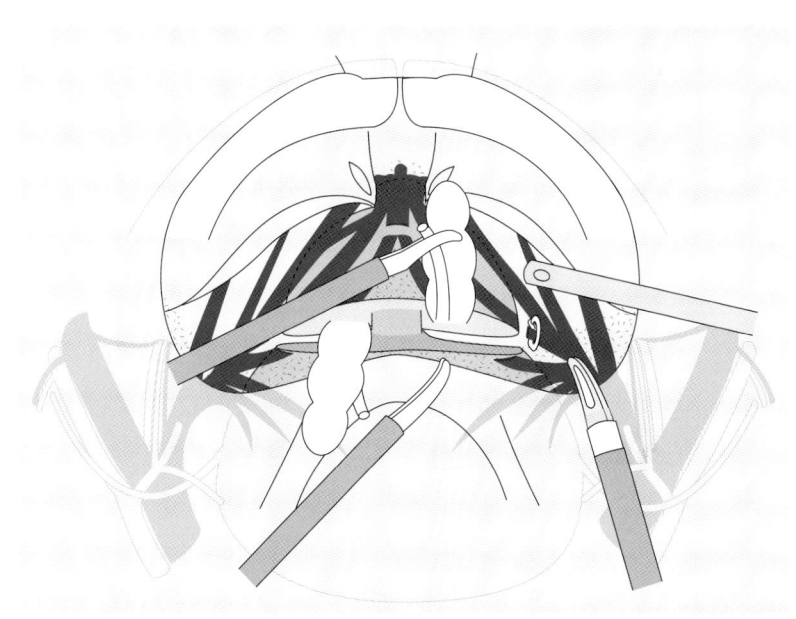

図 3-74 膀胱-前立腺間の処理が終了したところ．

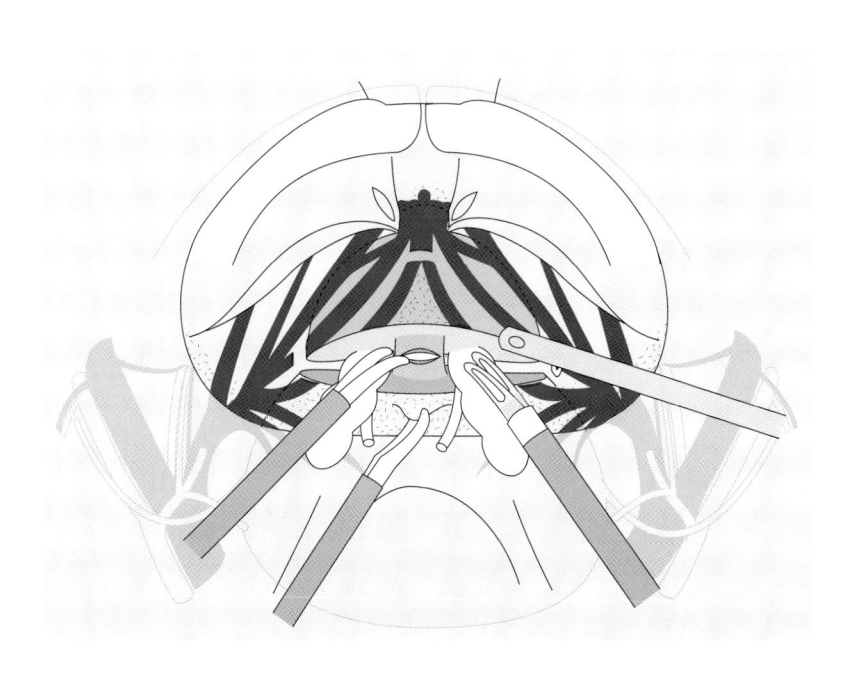

図 3-75 これまでの操作で遊離された尿道の前壁をモノポーラーで切開する．

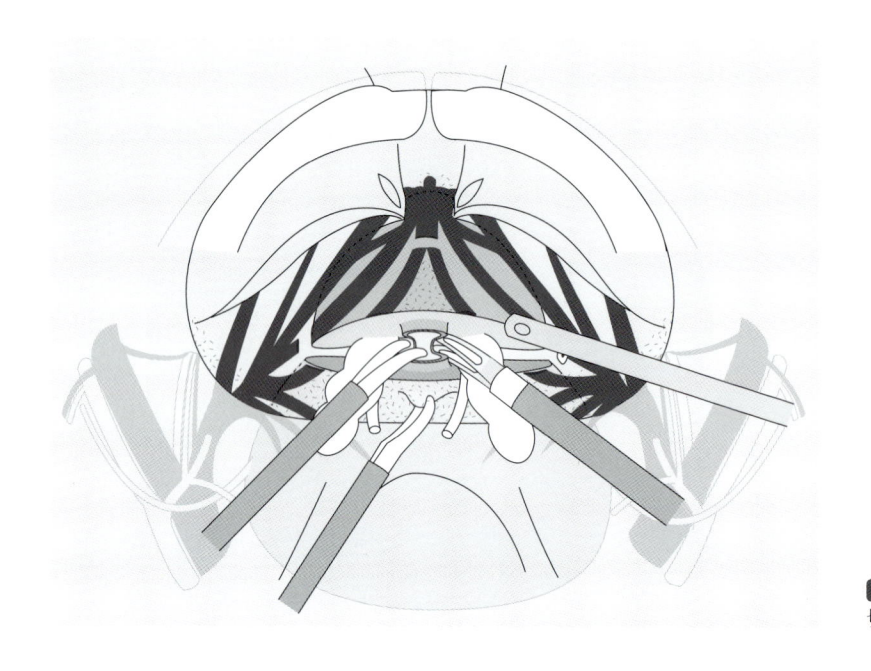

図3-76 尿道の裏を鉗子で支えながら尿道の後壁を切開する.

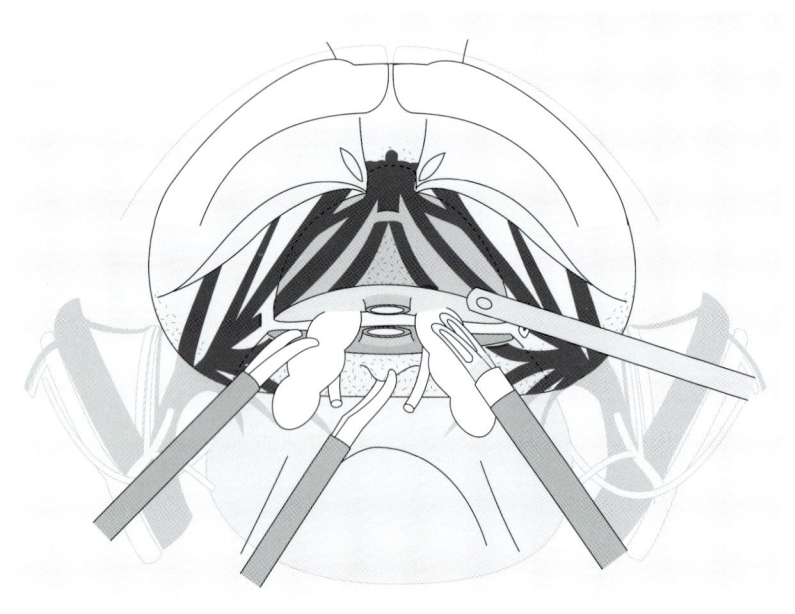

図3-77 尿道の切断終了.

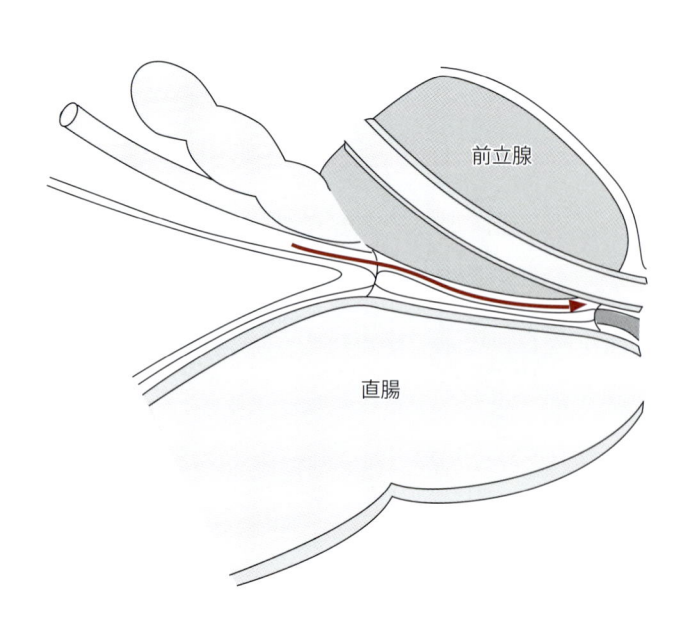

直腸-前立腺間剝離

▶動画あり

図3-78 神経温存を意図しているため，前立腺裏は前立腺に最も近い層で剝離を進める.

直腸-前立腺間剝離　187

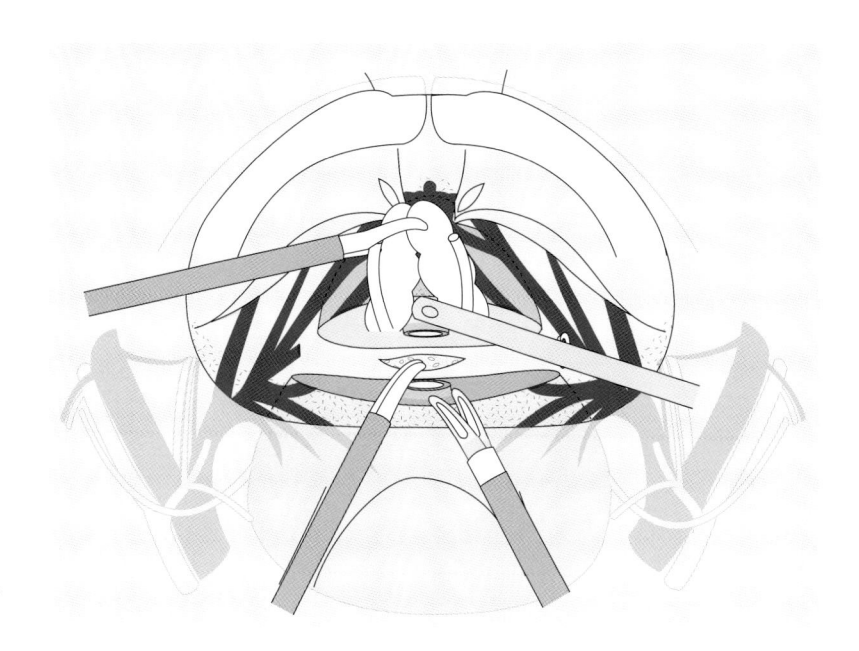

図 3-79 精嚢・精管を把持して前立腺を上方に牽引し，Denonvillier 筋膜を展開する．前立腺に近い剝離層に入るため鋭的な切開はせず，鉗子操作で Denonvillier 筋膜を前立腺からはがすように剝離していく．

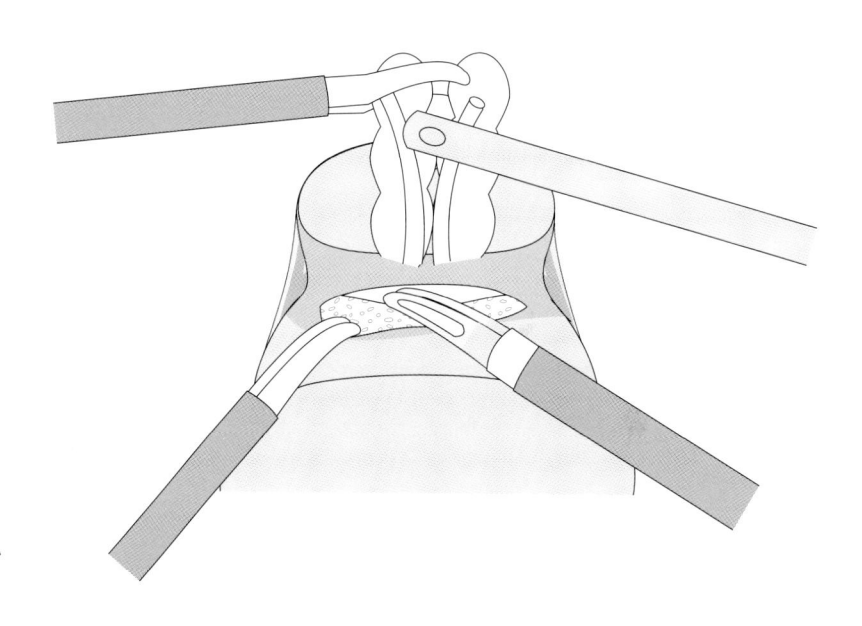

図 3-80 前立腺の表面から膜をはぎ落とすように鈍的剝離を進める．

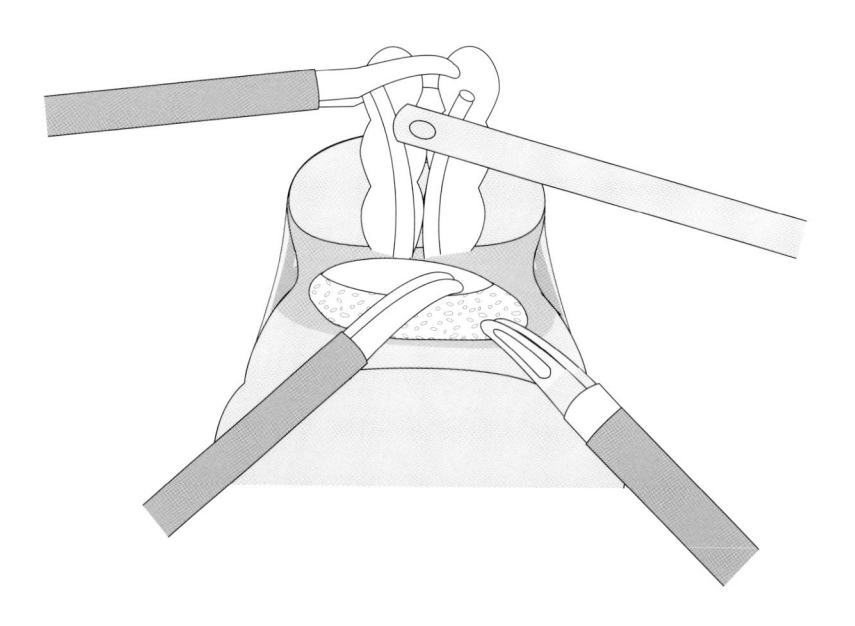

図 3-81 つづき

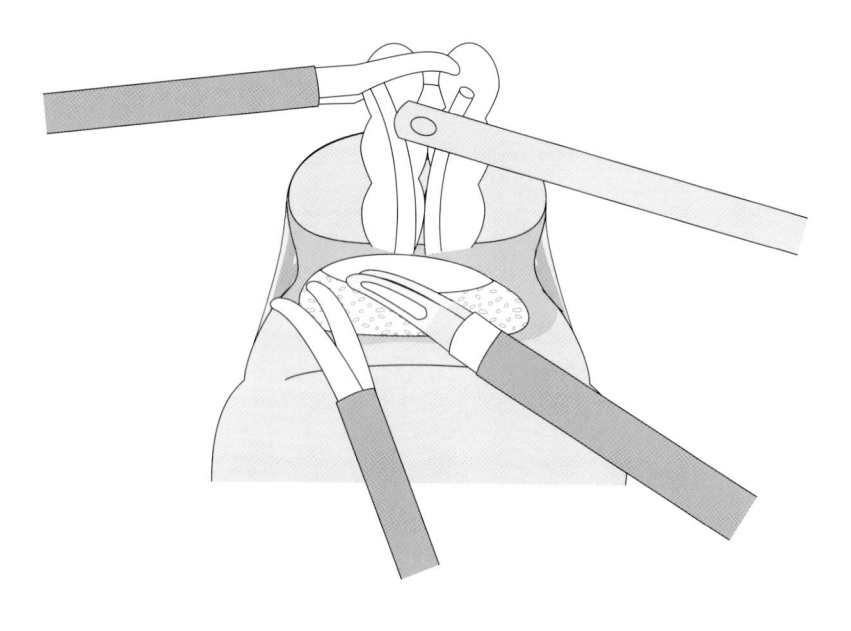

188　第3章　腹腔鏡下前立腺全摘術

図3-82 側方の膜状組織を切開する(左). まず中央部分で直腸-前立腺間を剝離し, 少しずつ処理していく.

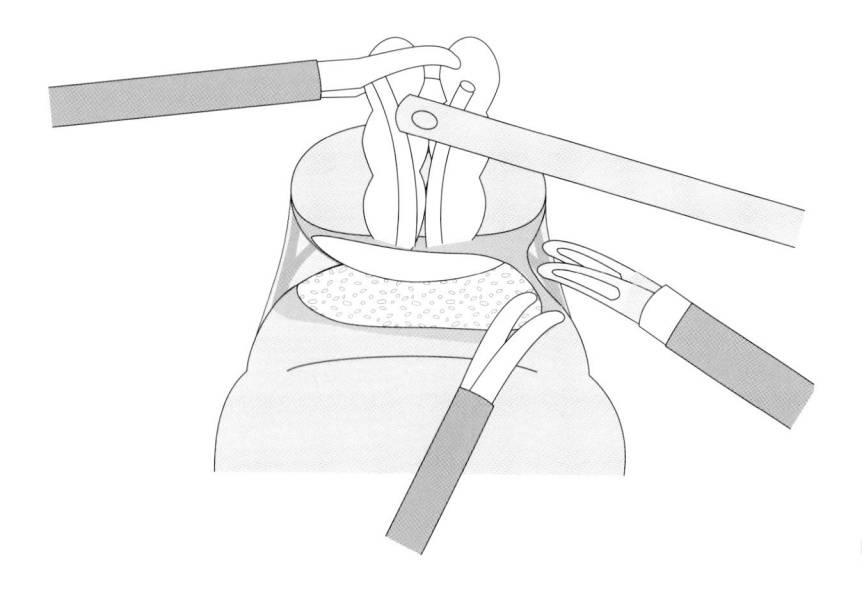

図3-83 側方の膜状組織を切開する(右).

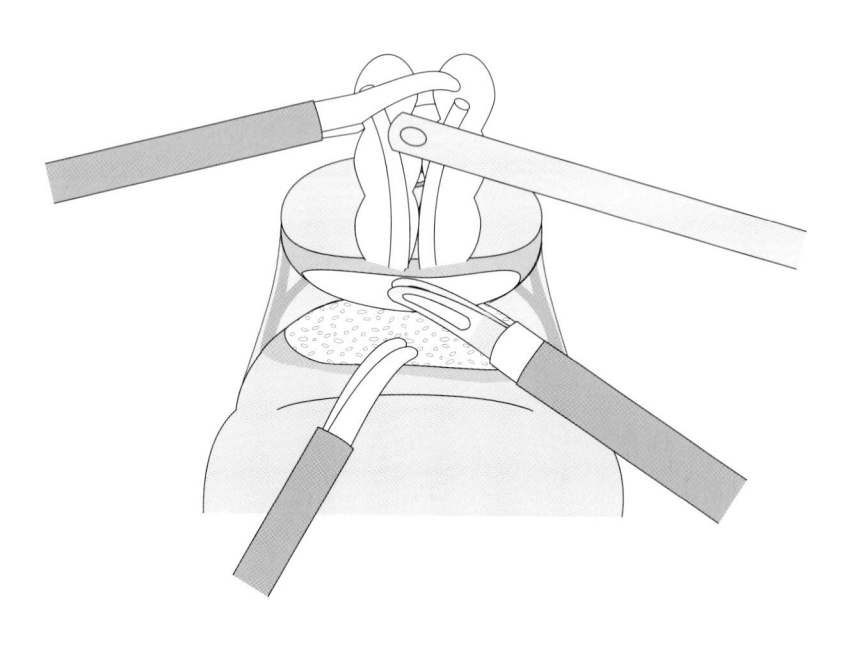

図3-84 この時点で, 直腸-前立腺間の剝離を尿道近傍まで十分に行っておく.

前立腺側方血管処理
（右片側神経温存）

▶動画あり

図 3-85 シザーズ（モノポーラーによる凝固と鋭的切開）で前立腺側方の処理を進める（左）．

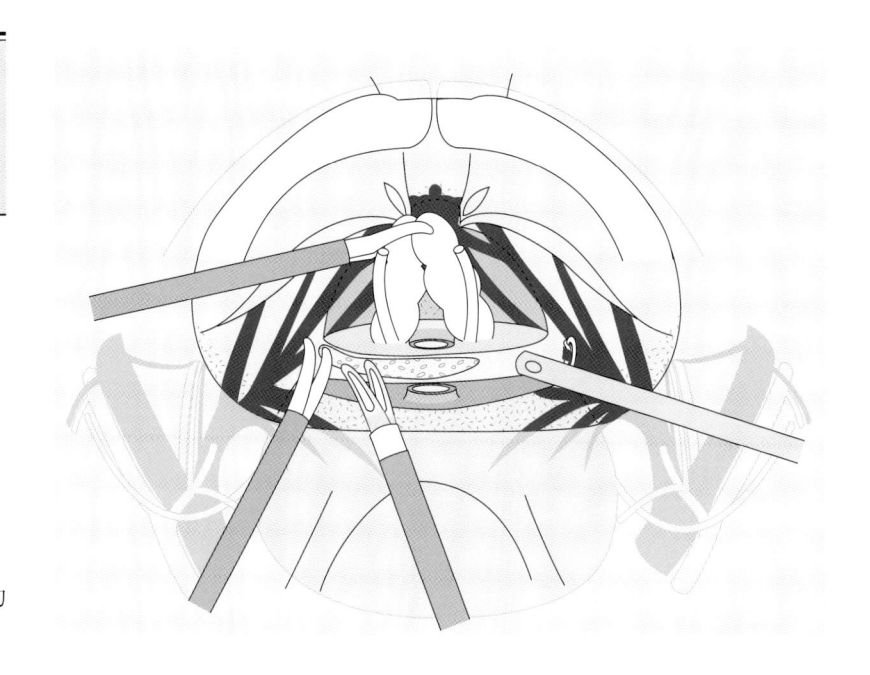

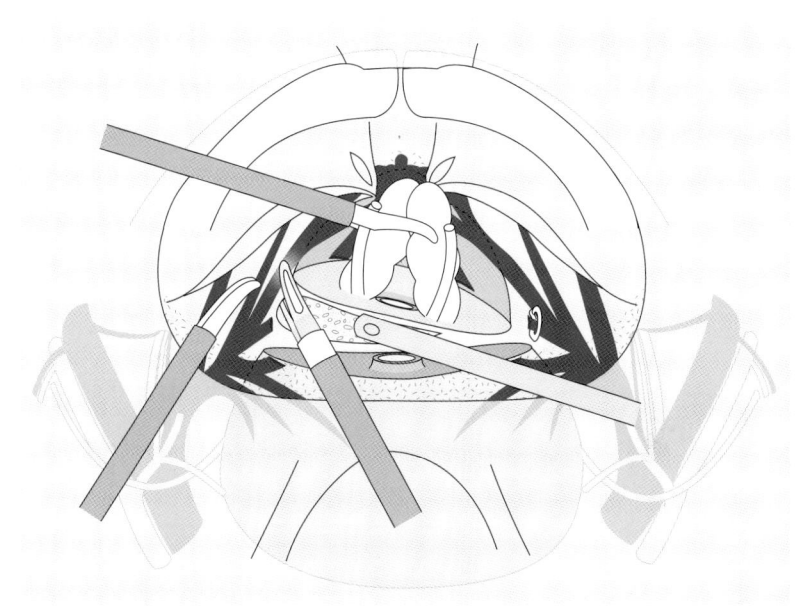

図 3-86 神経血管束の近位部をバイポーラーで凝固する．

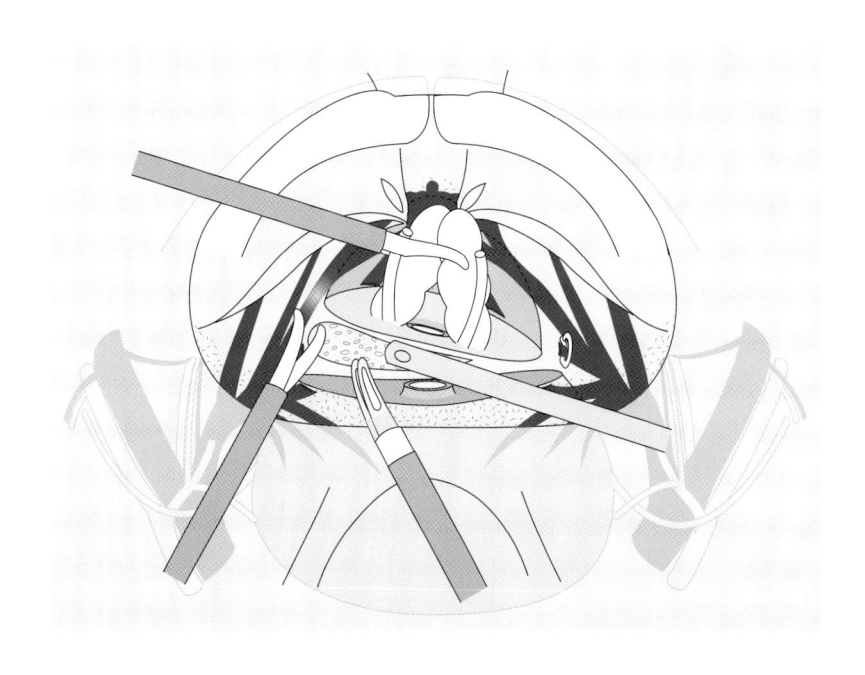

図 3-87 凝固した神経血管束を切断する．

図 3-88 ひねるように前立腺にトラクションをかけながら，前立腺側方の処理を尿道方向へ進める．

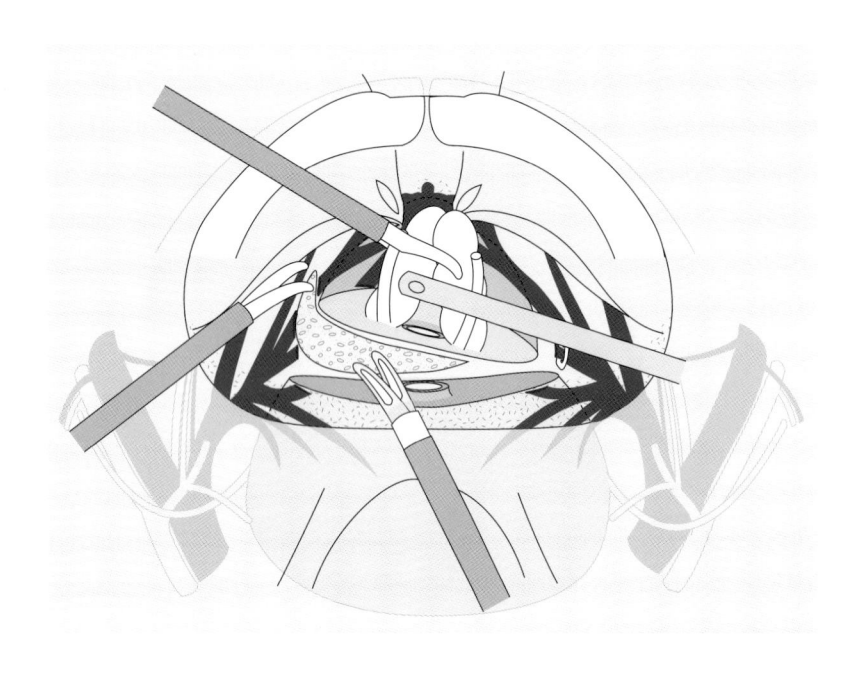

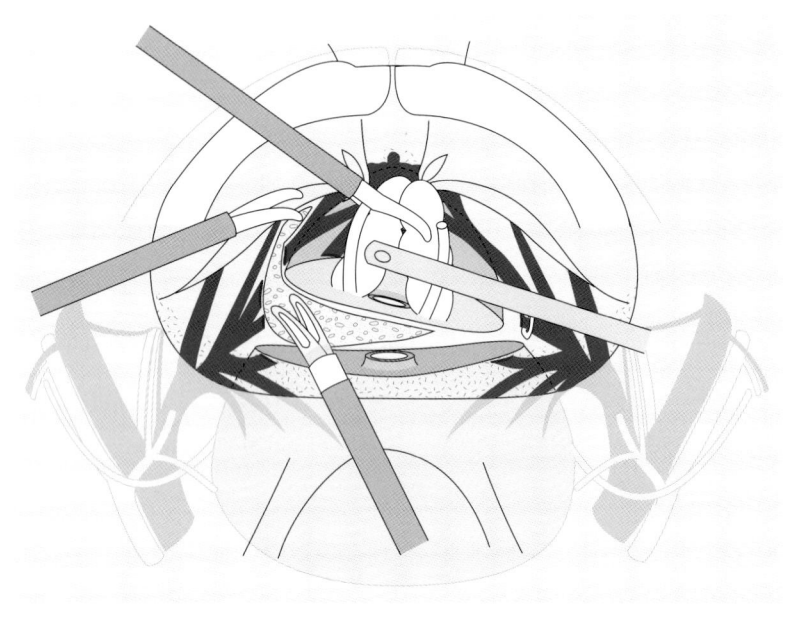

図 3-89 前立腺にトラクションをかけながら，前立腺側方の処理をさらに奥へと進める．

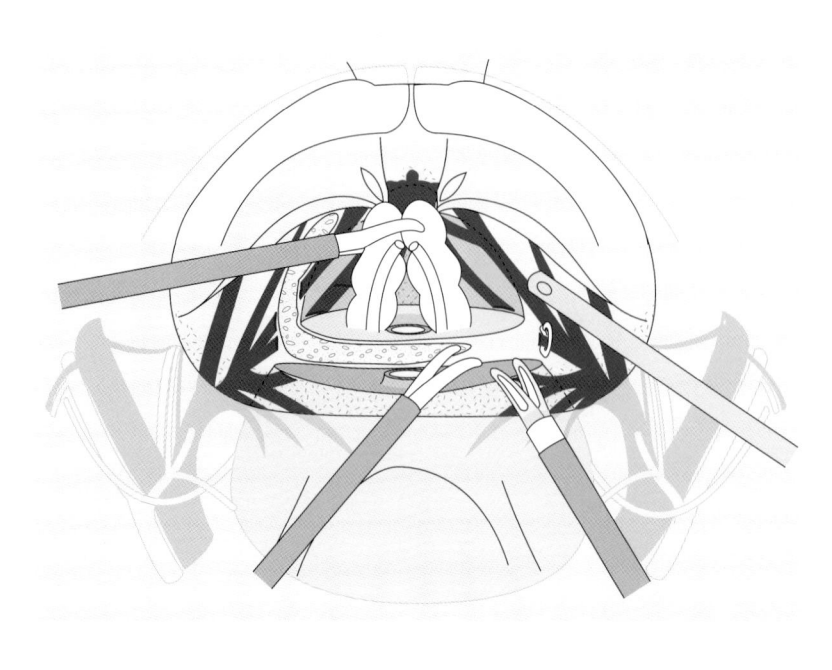

図 3-90 右側は神経温存を意識し，前立腺に近い剥離層で鋭的に切開を進める．

前立腺側方血管処理（右片側神経温存） 191

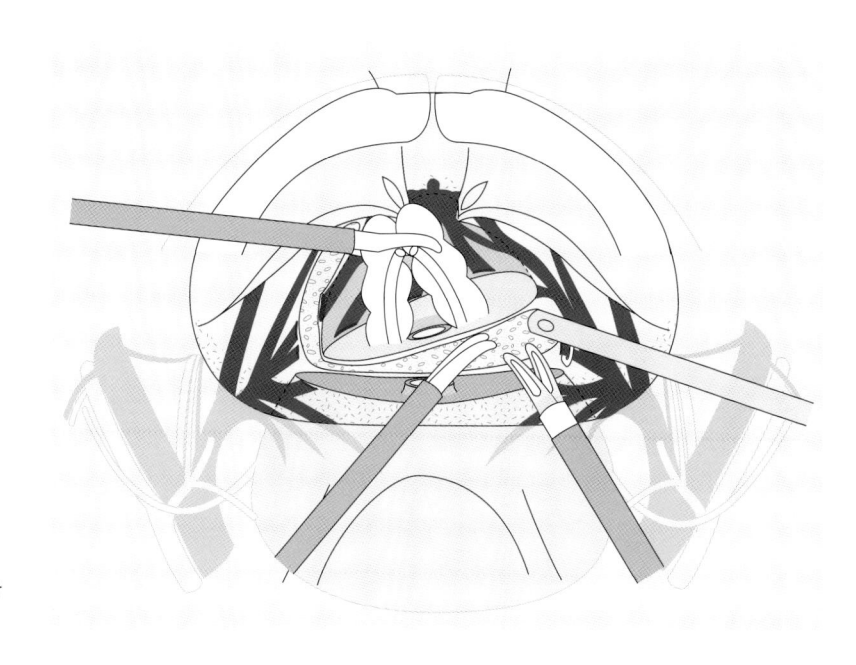

図 3-91 ひねるように前立腺にトラクションをかけながら，神経血管束と前立腺の間を展開する（右）．

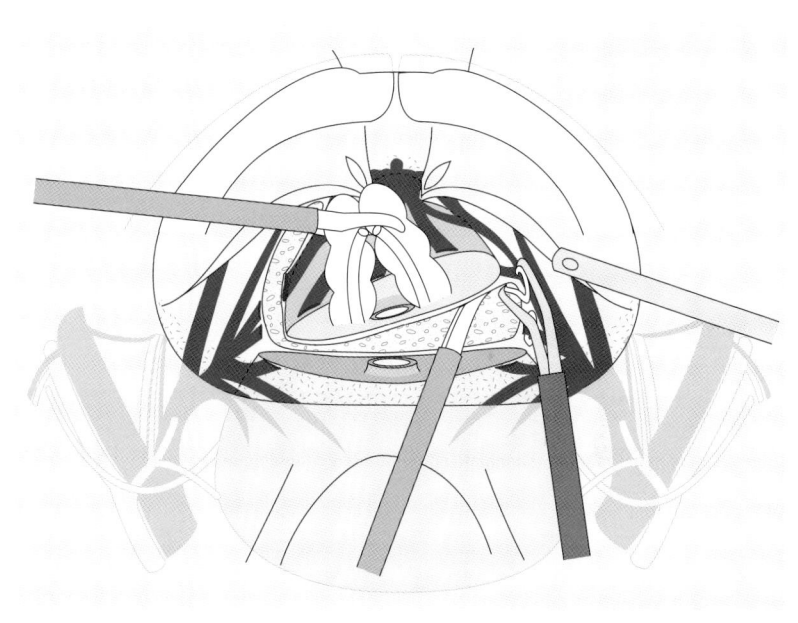

図 3-92 神経血管束から前立腺へと向かう血管にHem-o-lok®XL をかける（右）．

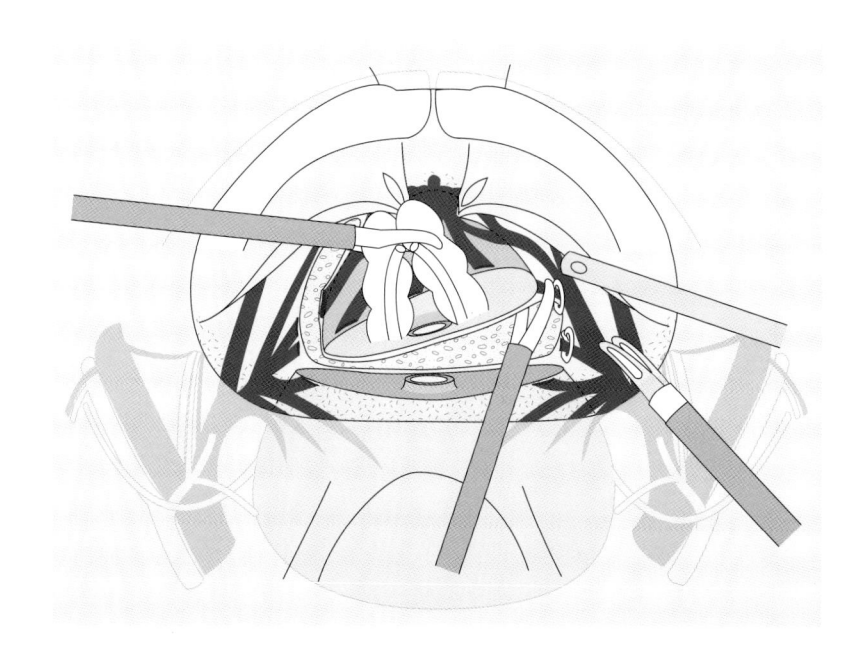

図 3-93 Hem-o-lok®をかけた血管を切断する（右）．

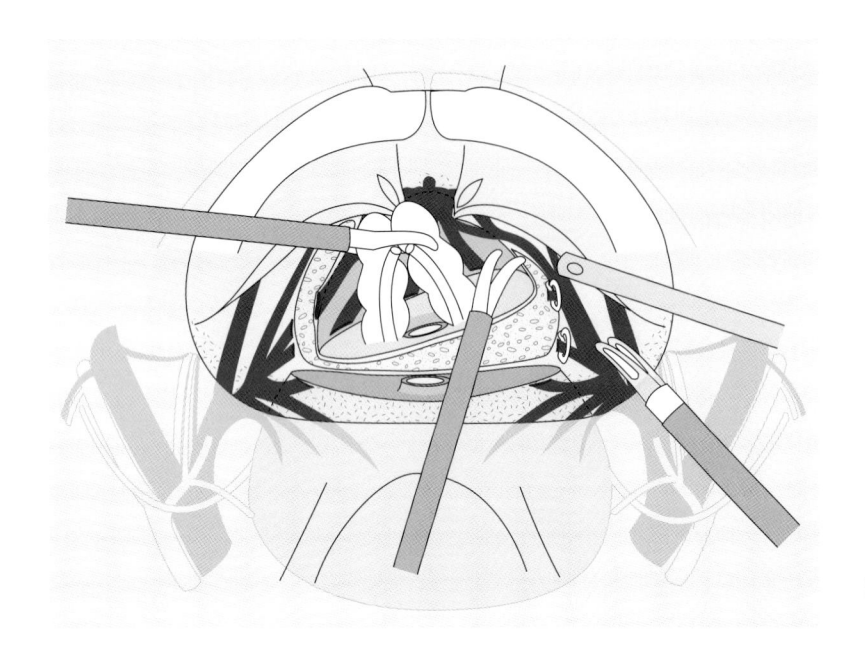

192 第3章 腹腔鏡下前立腺全摘術

図 3-94 前立腺と神経血管束の間の切離を進める（右）．

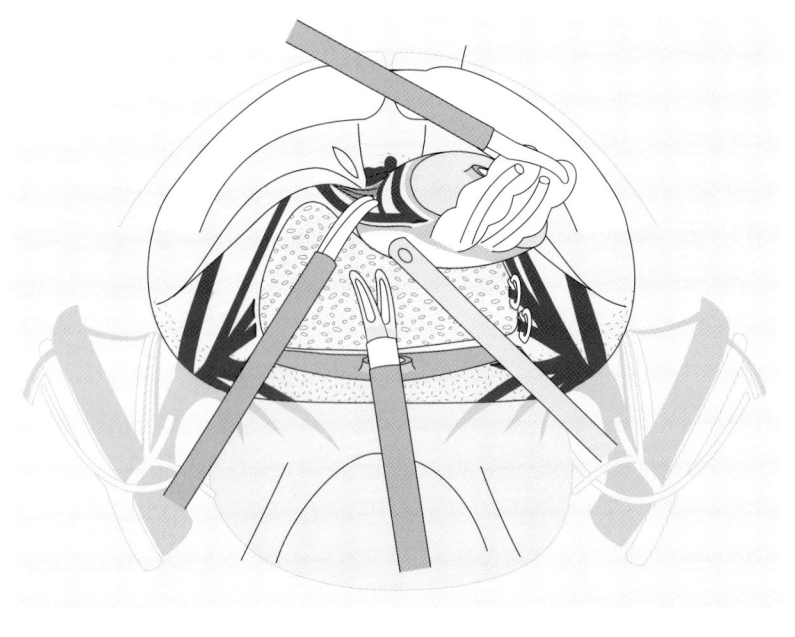

図 3-95 前立腺尖部の処理は前立腺をひねるようにして行う．前立腺にトラクションをかけつつ恥骨直腸筋を前立腺尖部から剥離する（左）．

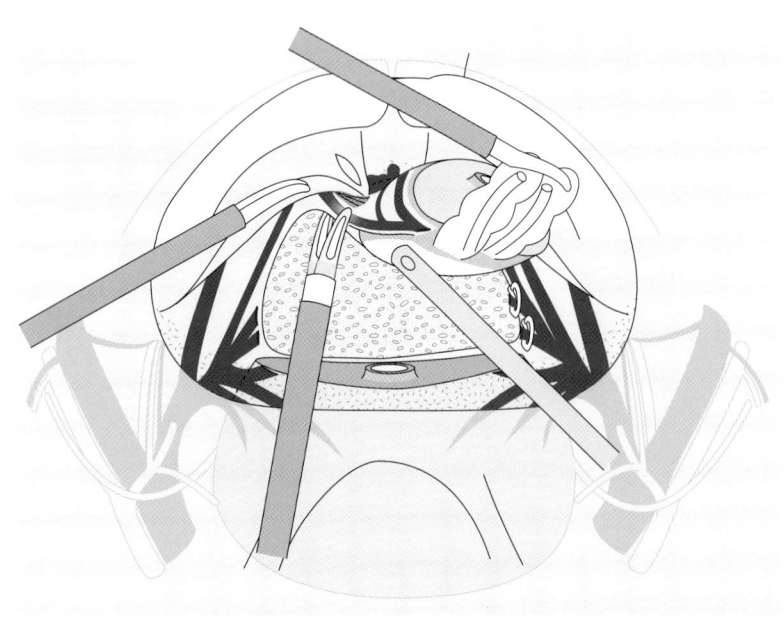

図 3-96 神経血管束の遠位をバイポーラーで凝固する（左）．

前立腺側方血管処理(右片側神経温存) 193

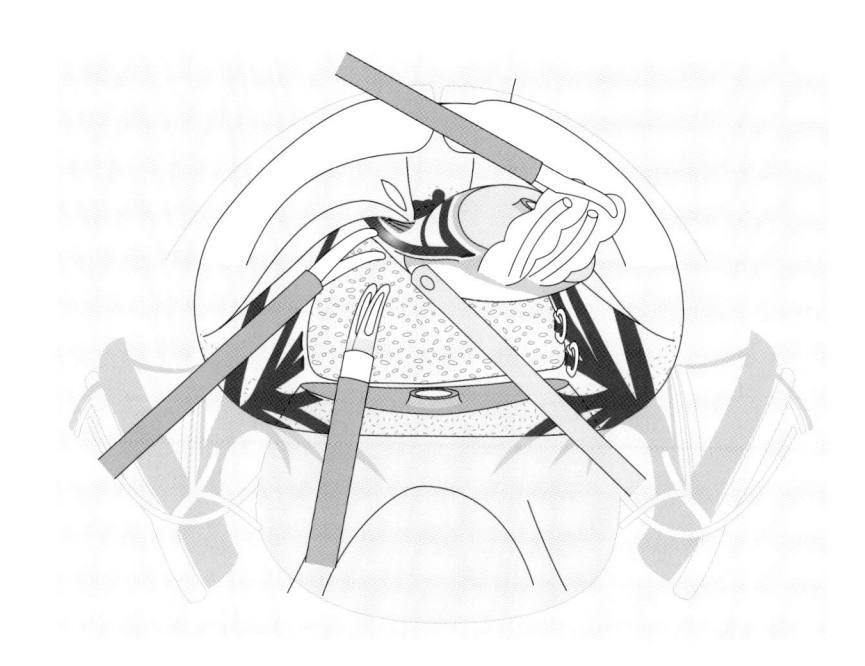

図 3-97 凝固した神経血管束を切断する(左).

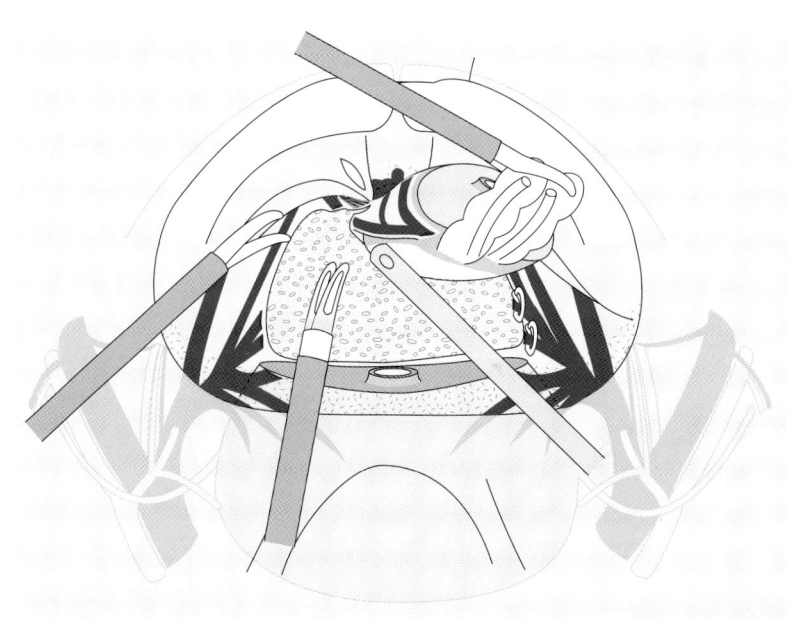

図 3-98 尿道近傍まで十分剥離する(左).

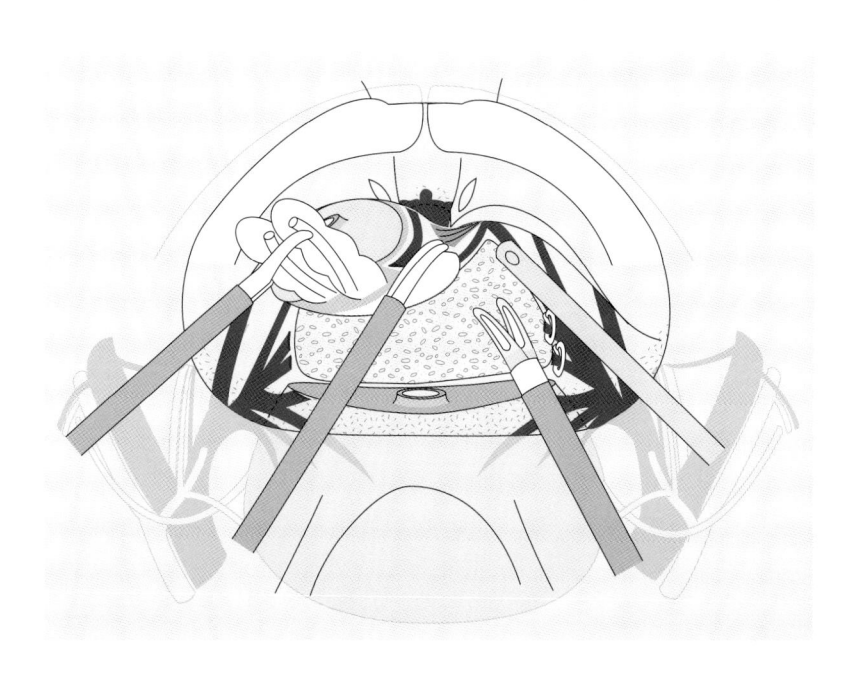

図 3-99 右側も同様にして，前立腺をひねるようにして尖部の処理を行う．恥骨直腸筋を前立腺尖部から剥離する．

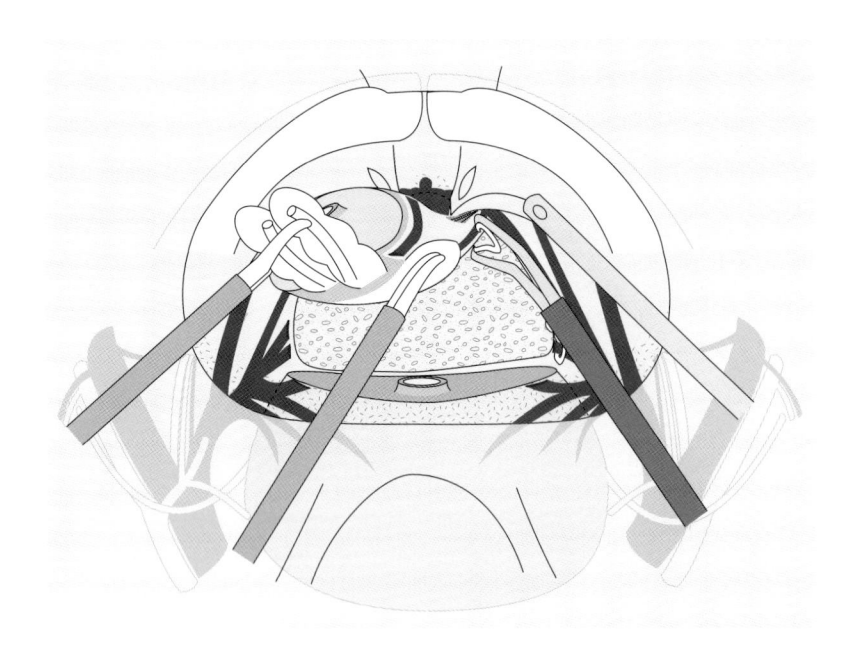

194　第3章　腹腔鏡下前立腺全摘術

図 3-100 神経血管束から前立腺尖部へ向かう血管に Hem-o-lok®XL をかける（右）．

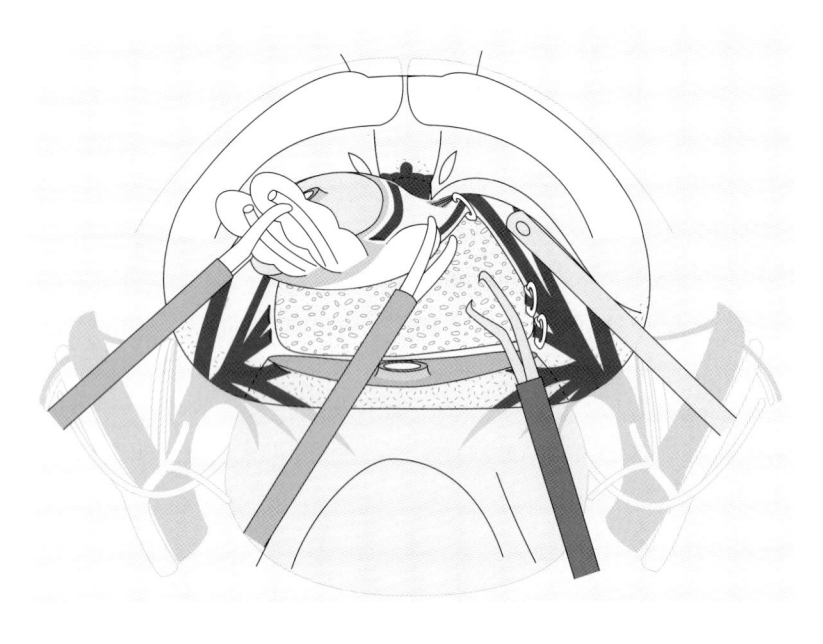

図 3-101 神経血管束から前立腺尖部へ向かう血管を切断する（右）．

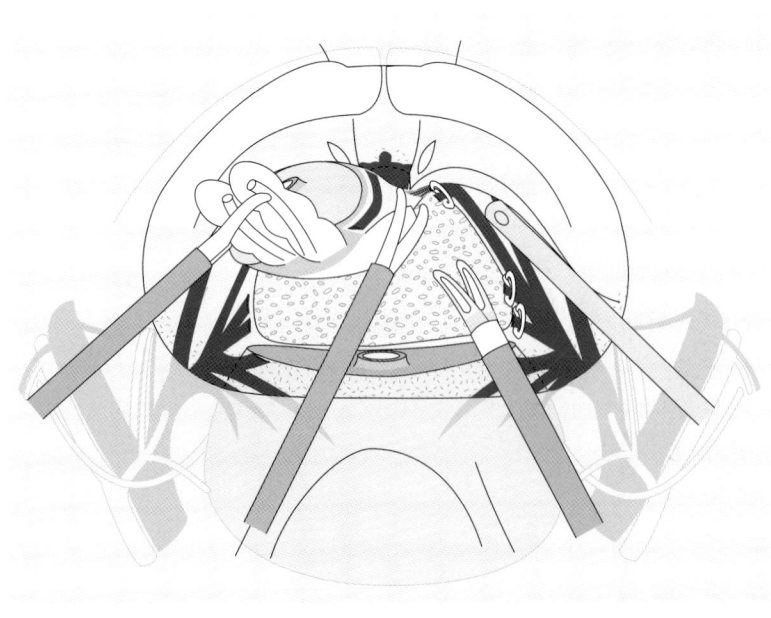

図 3-102 尿道近傍まで前立腺尖部を十分に剥離する（右）．

背静脈群の処理〜
尿道切断

▶ 動画あり（図3-103〜105）

図3-103 背静脈群はほほとんどの場合，バイポーラーでの凝固止血で処理する．前立腺尖部で血管群を大きく挟み込む．背静脈群の処理の際には気腹圧を10〜12 mmHgへ上げておく．

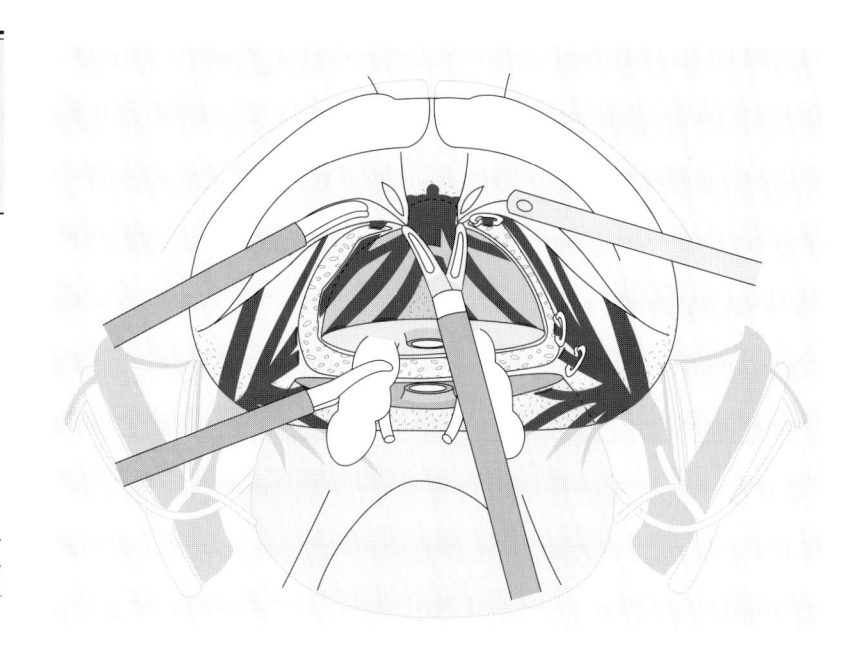

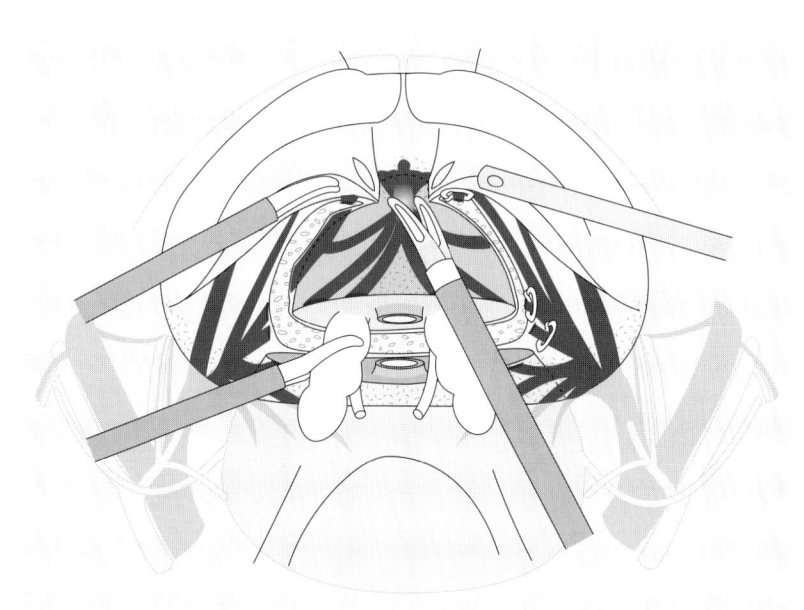

図3-104 バイポーラーで十分に凝固止血する．

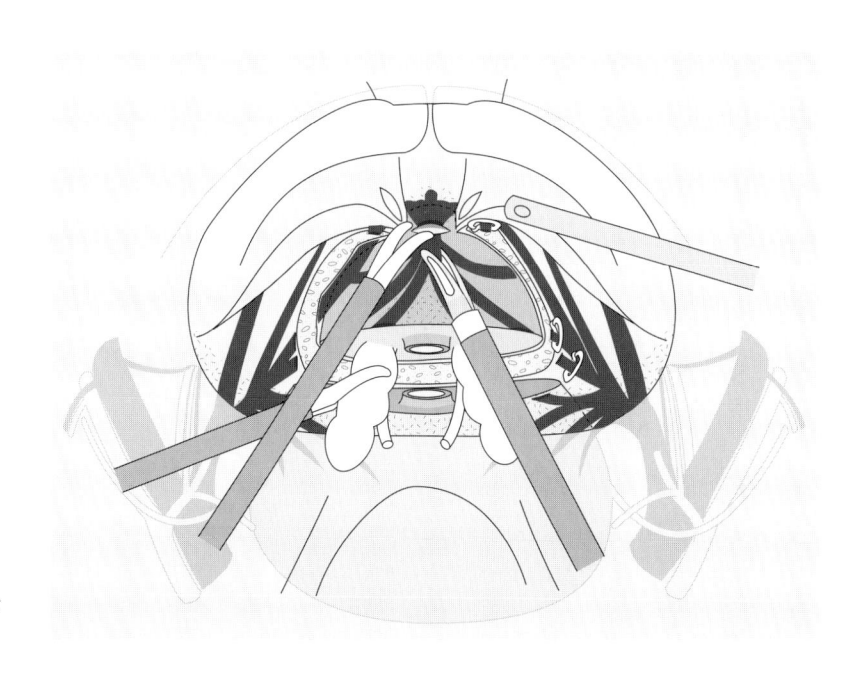

図3-105 前立腺を牽引しながら凝固した背静脈群を切断する．

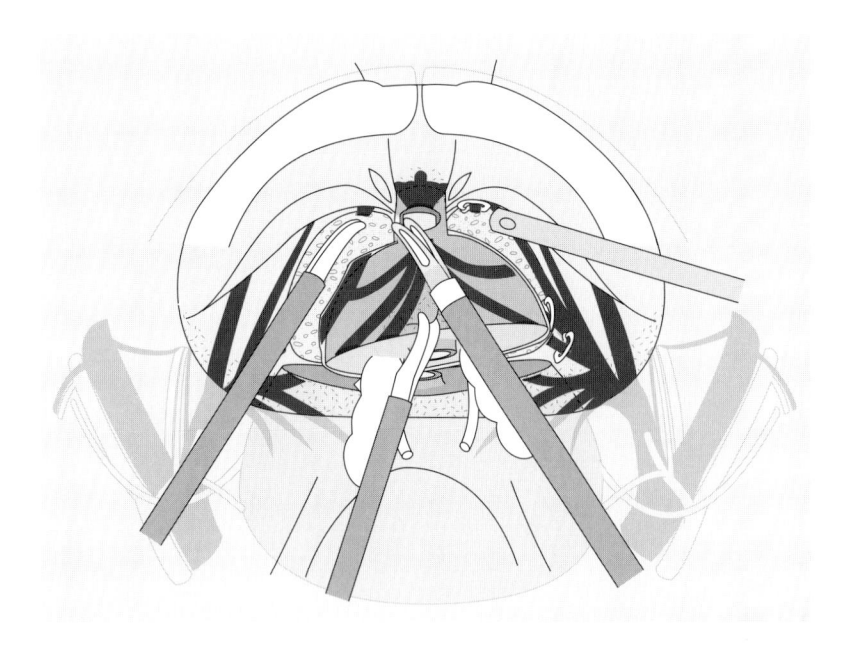

図 3-106 尿道脇の組織・血管群をバイポーラーで凝固する．尿道付近では Hem-o-lok®などのクリップは使用しない（尿道内腔への逸脱の可能性がある）．尿道脇に太い静脈がある場合には吸収糸（4-0 Vicryl）で縫合止血する．

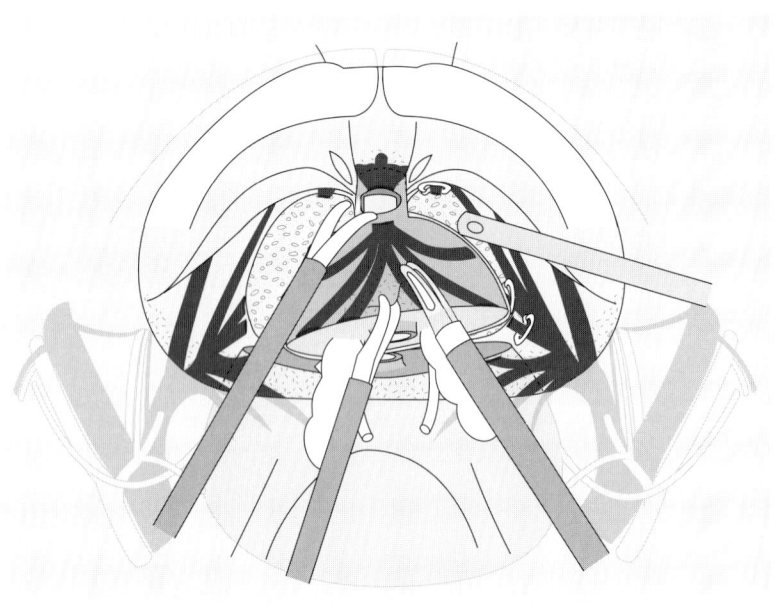

図 3-107 凝固した尿道脇の組織を切開する．

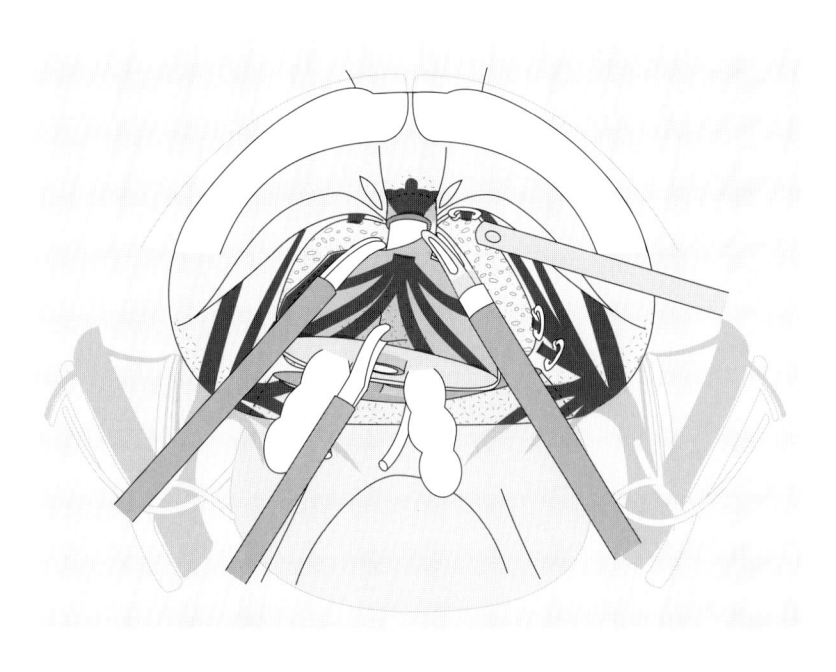

図 3-108 尿道右脇の組織・血管群をバイポーラーで凝固する．

背静脈群の処理〜尿道切断　197

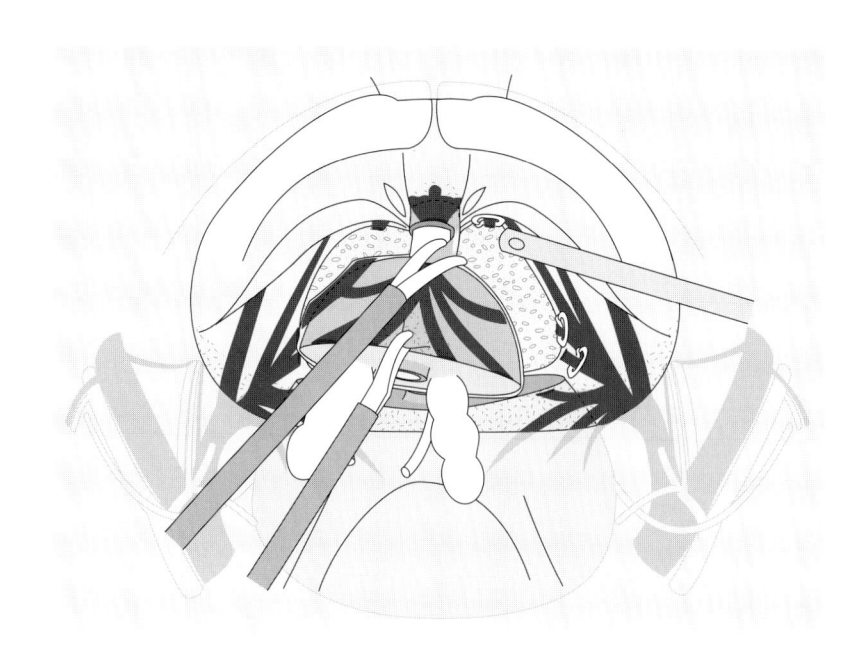

図3-109 凝固した組織を切開する．

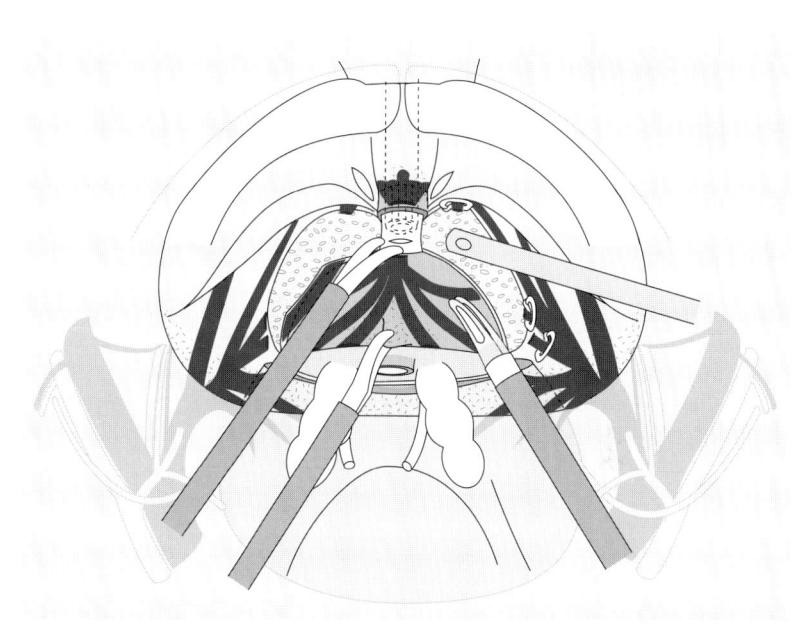

図3-110 尿道ブジー（ここでは溝つきの先孔ブジー：特注品を使用している）をガイドにして尿道前面を切開する．

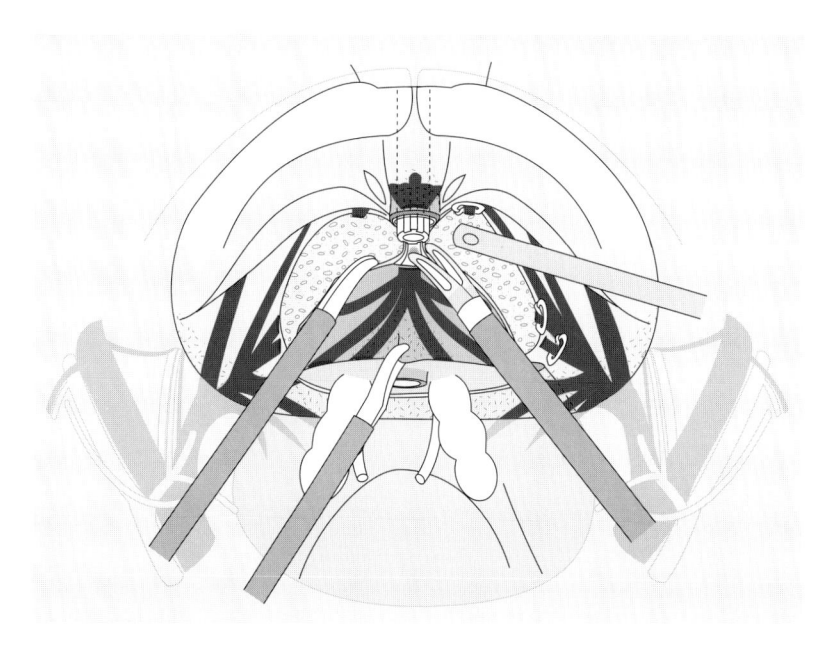

図3-111 尿道6時方向はバイポーラーで凝固する．この部位には動脈が走行することがあり，それを止血しておく目的で凝固する．

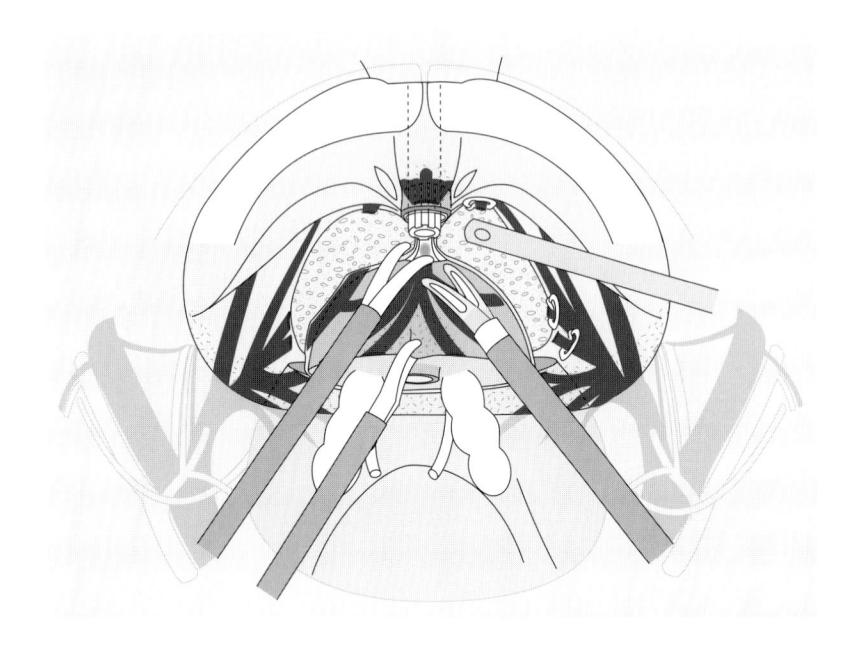

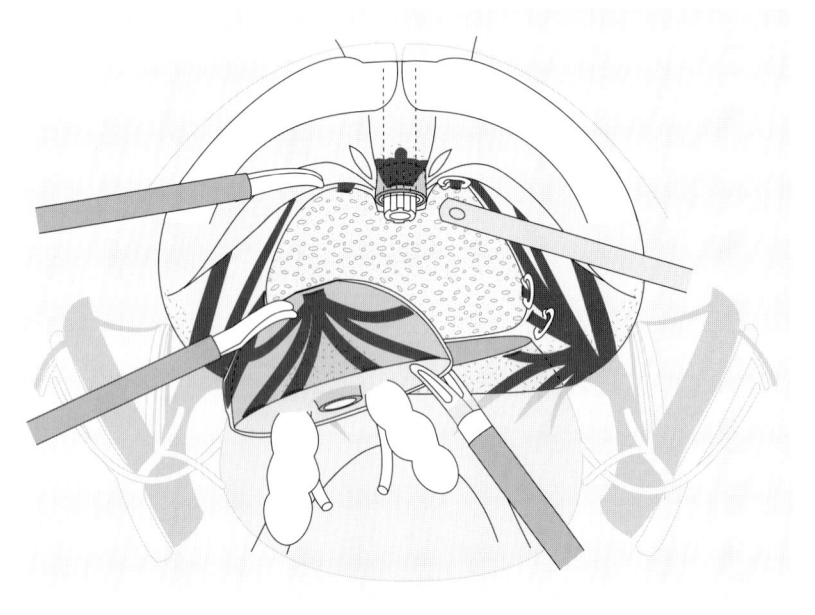

198　第3章　腹腔鏡下前立腺全摘術

図 3-112 凝固した6時方向の尿道組織を切断する．

図 3-113 遊離された前立腺は，尿道吻合が終了してから創外へ取り出す．それまでは腹腔内の邪魔にならない位置に置いておく．

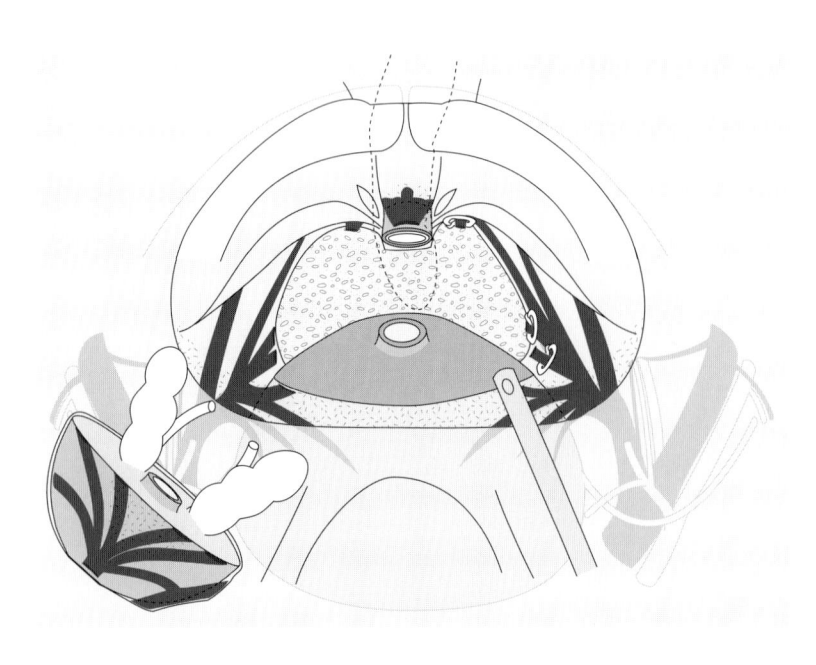

図 3-114 直腸へ示指を挿入し，直腸損傷の有無を確認する．指に血がついてこないことを確認する．

膀胱-尿道吻合

▶ 動画あり

図3-115 吸収糸(2-0 Vicryl)で尿道吻合を開始する．膀胱頸部が大きすぎる場合はテニスラケット型に2針縫縮する．

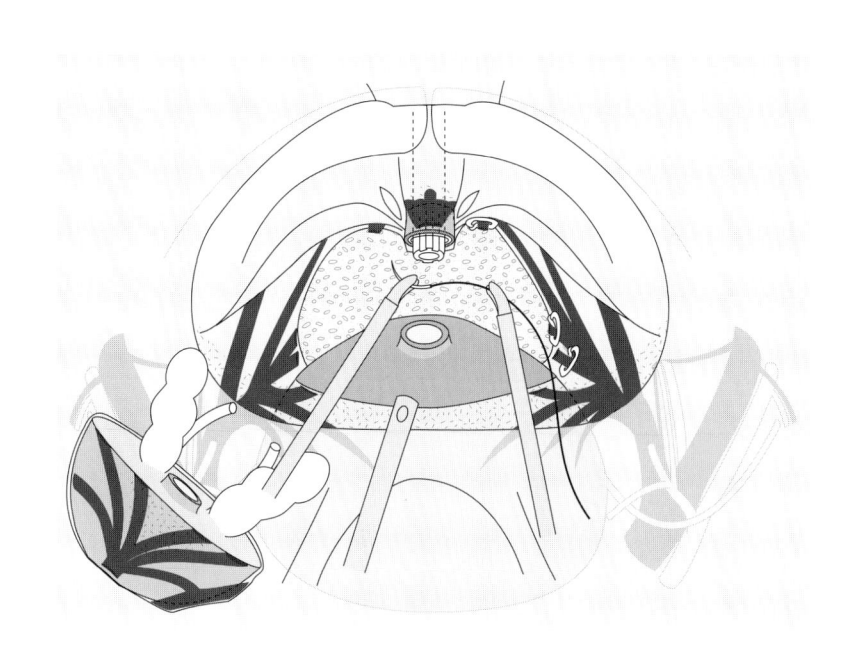

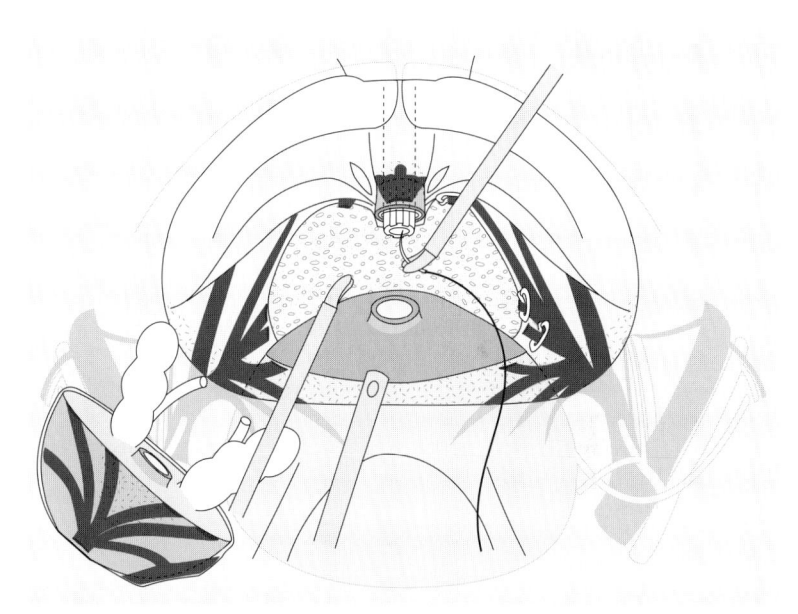

図3-116 まず尿道6時方向にマットレス縫合を置く．先孔のブジーにて針先を尿道内に導く．

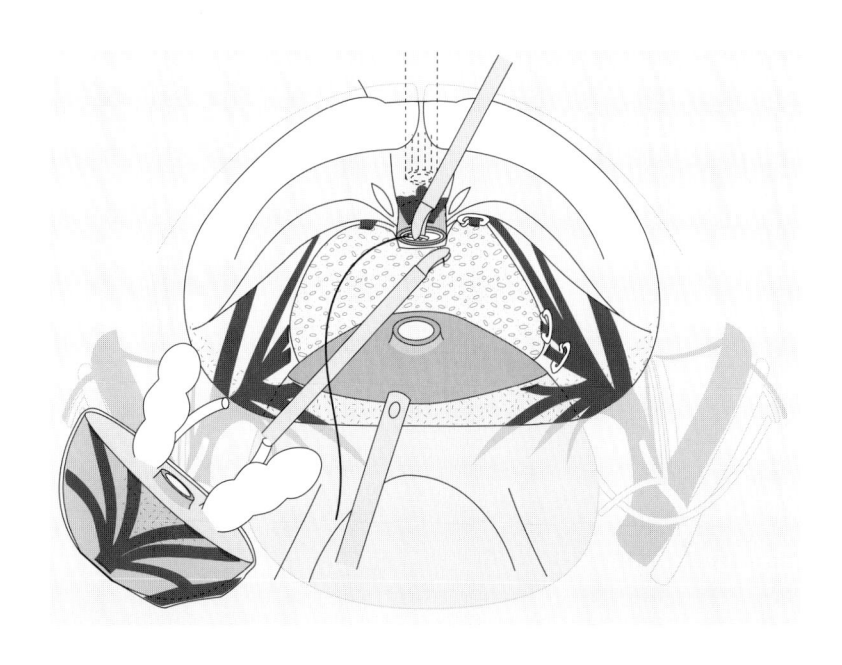

図3-117 ブジーを少し引き抜き，尿道に針をかける．

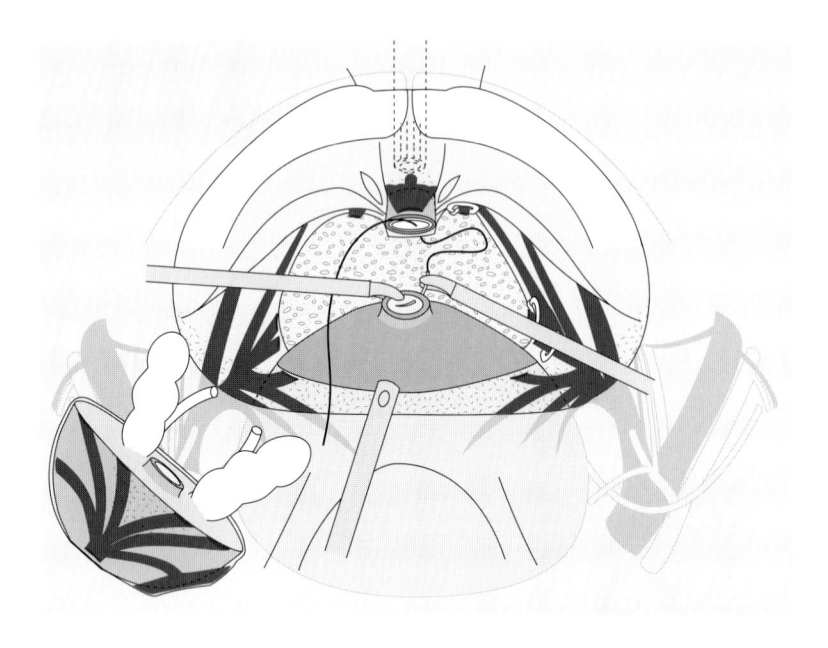

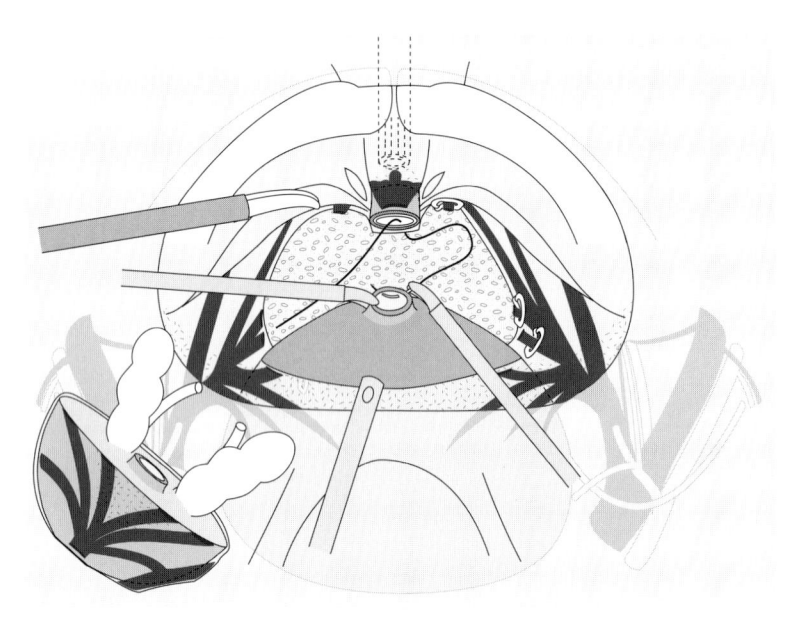

200　第3章　腹腔鏡下前立腺全摘術

図3-118 膀胱頸部に運針する．

図3-119 そのまま膀胱内腔から外へと運針する．

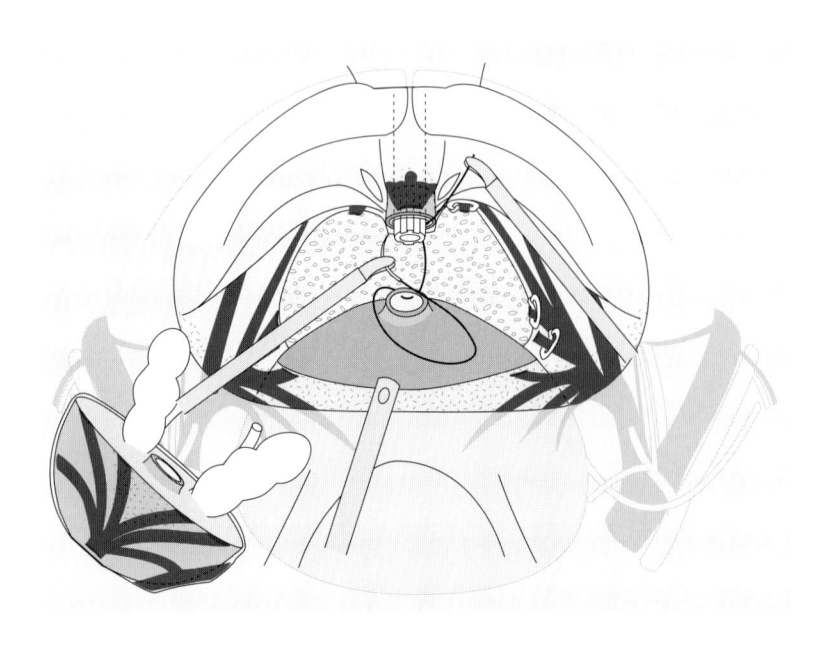

図3-120 糸の端を牽引しながら，ブジーの側溝を利用して尿道の外内に運針する．

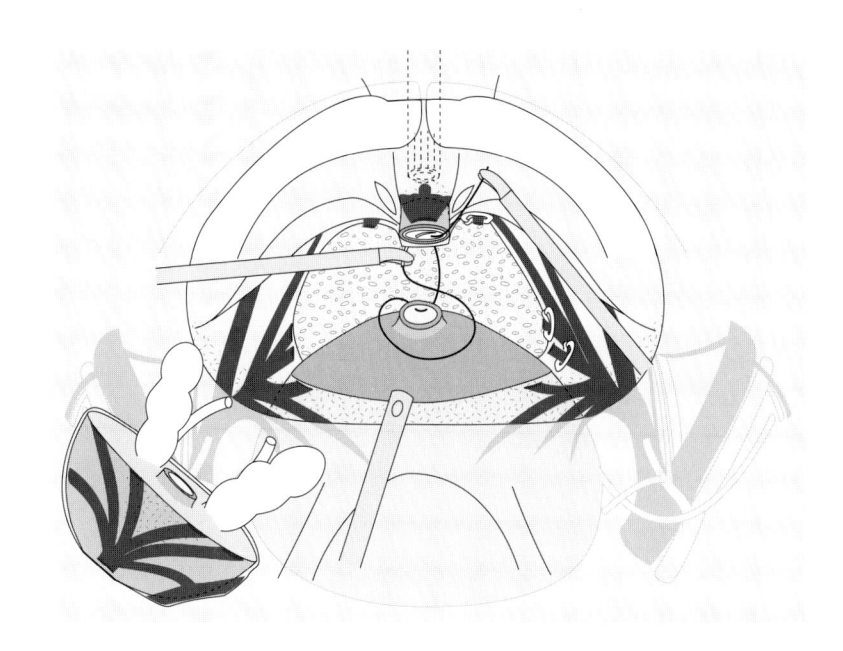

図 3-121 針を尿道内腔に出す．

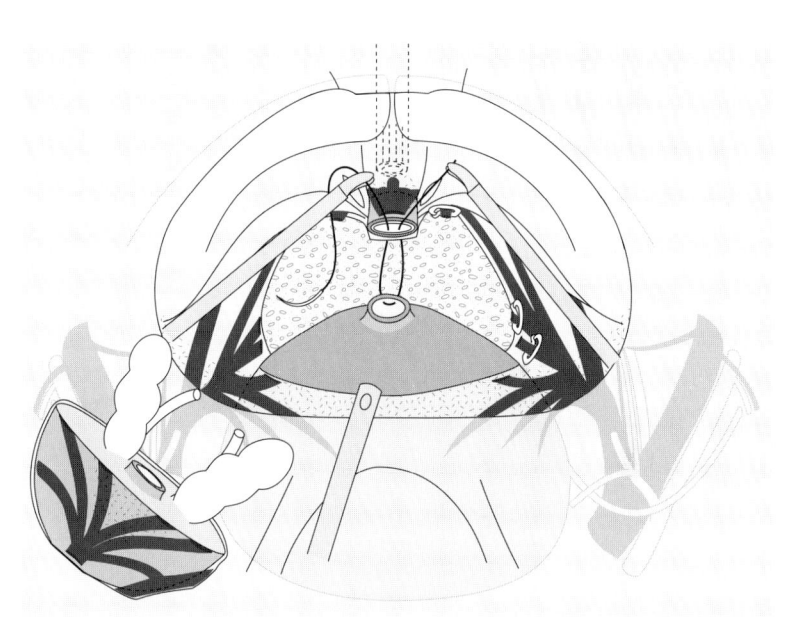

図 3-122 糸の両端を牽引し，膀胱頸部と尿道を寄せる．

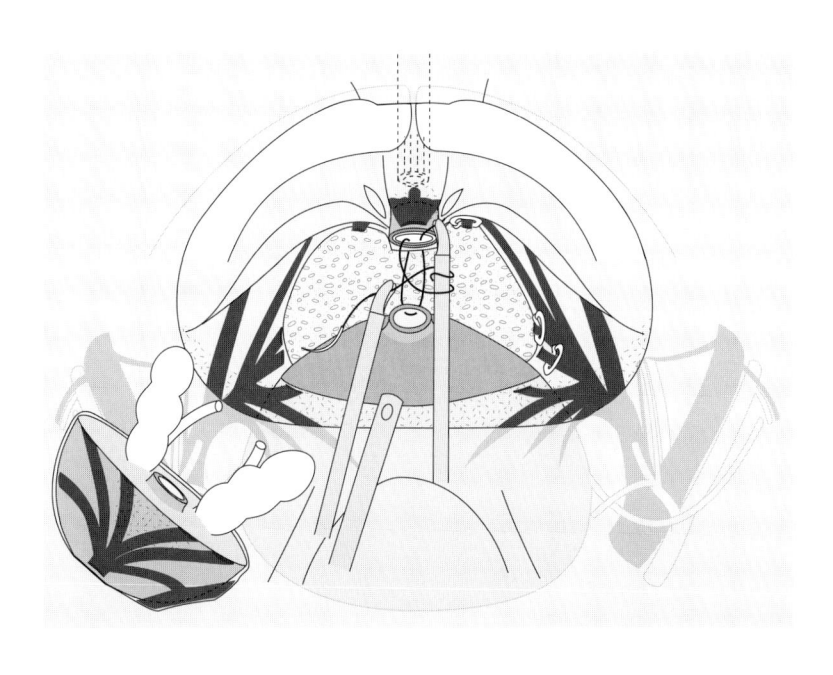

図 3-123 尿道6時方向にかけた縫合糸を結紮する（1回目）．

膀胱-尿道吻合 201

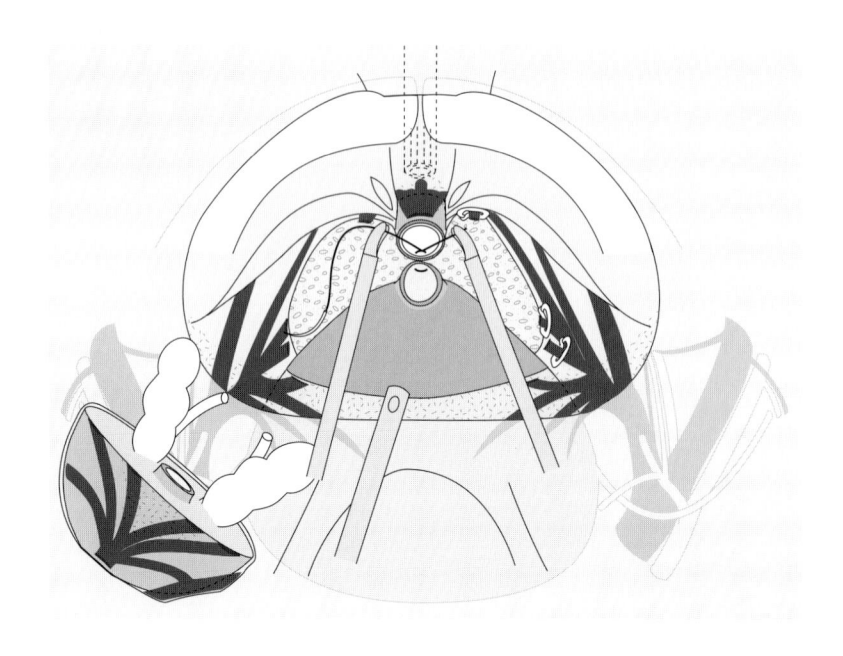

202　第3章　腹腔鏡下前立腺全摘術

図 3-124 尿道 6 時方向にかけた縫合糸を結紮する（1 回目）（つづき）．

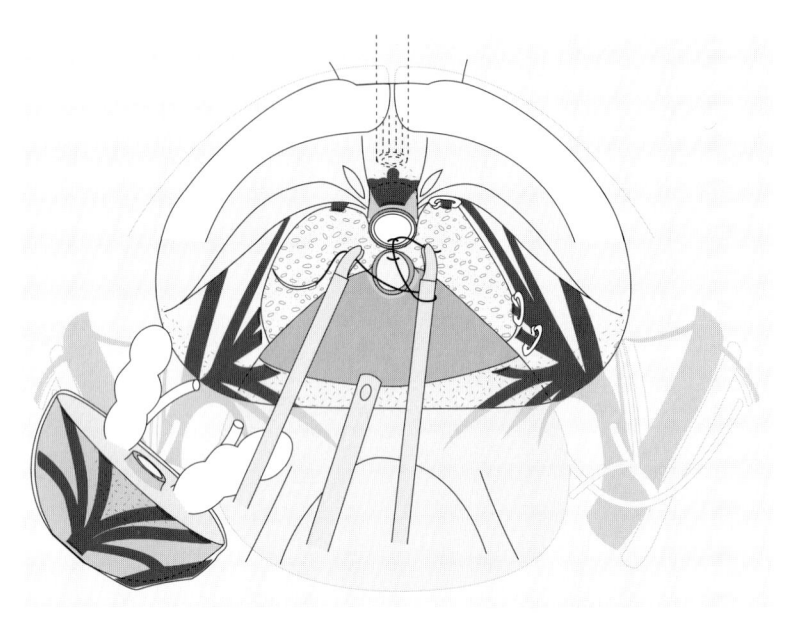

図 3-125 尿道 6 時方向にかけた縫合糸を結紮する（2 回目）．

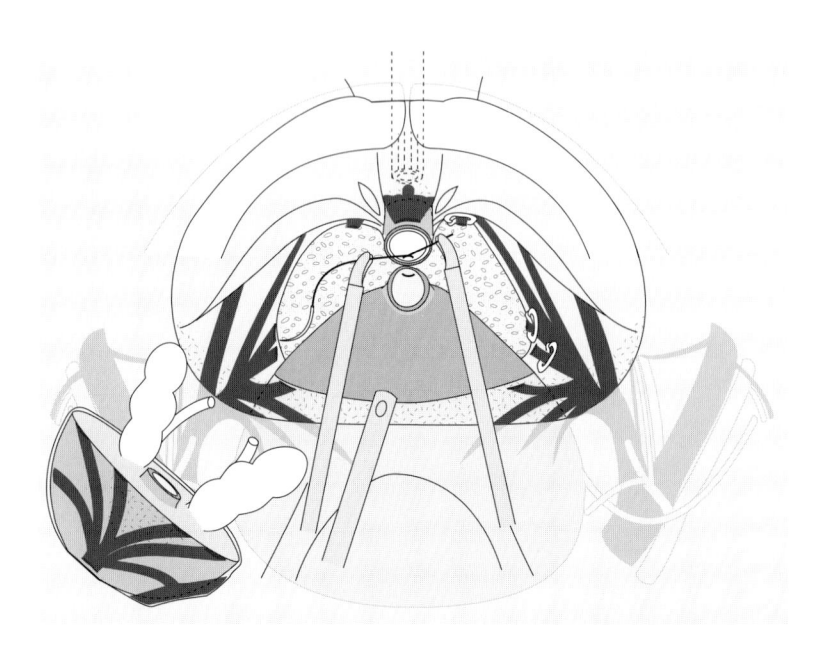

図 3-126 つづき

膀胱–尿道吻合 203

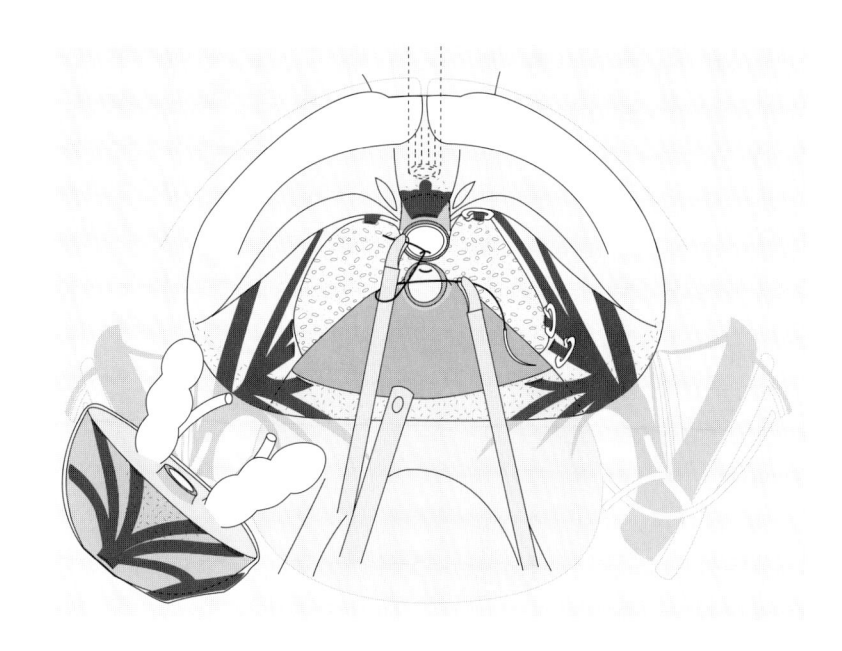

図 3-127 尿道 6 時方向にかけた縫合糸を結紮する（3 回目）．

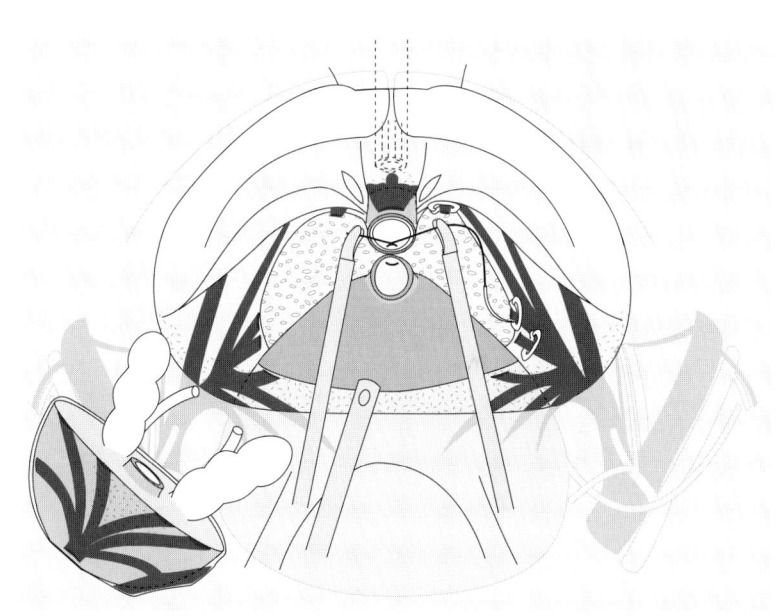

図 3-128 つづき

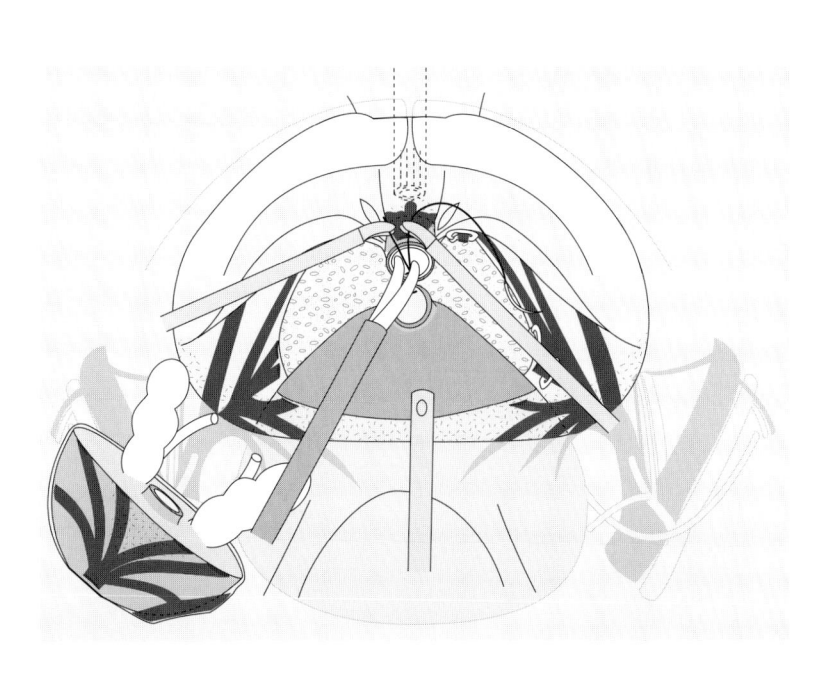

図 3-129 尿道 6 時方向にかけた糸を切断する．

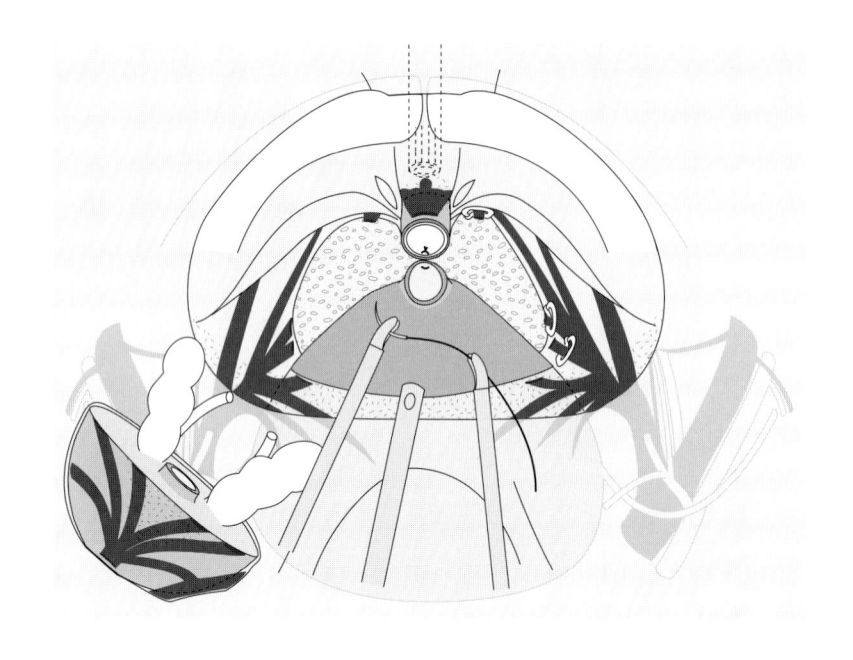

図 3-130 尿道 6 時方向のマットレス縫合により膀胱-尿道吻合部の緊張が減り，またその後の吻合が容易になる．切断した糸を創外へ取り出し，新しい吸収糸(2-0 Vicryl)を挿入する．

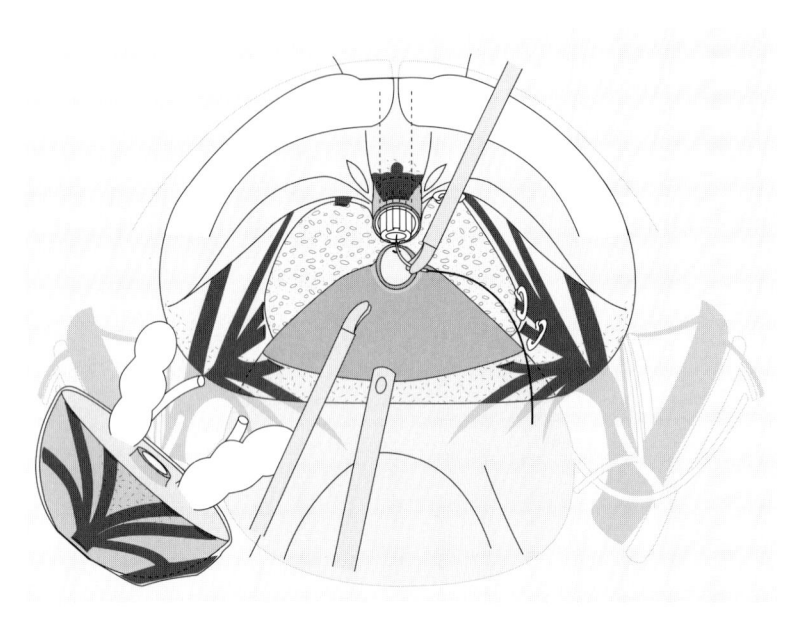

図 3-131 尿道 5 時方向の縫合を開始する．ブジーの内腔へ針先を誘導する．

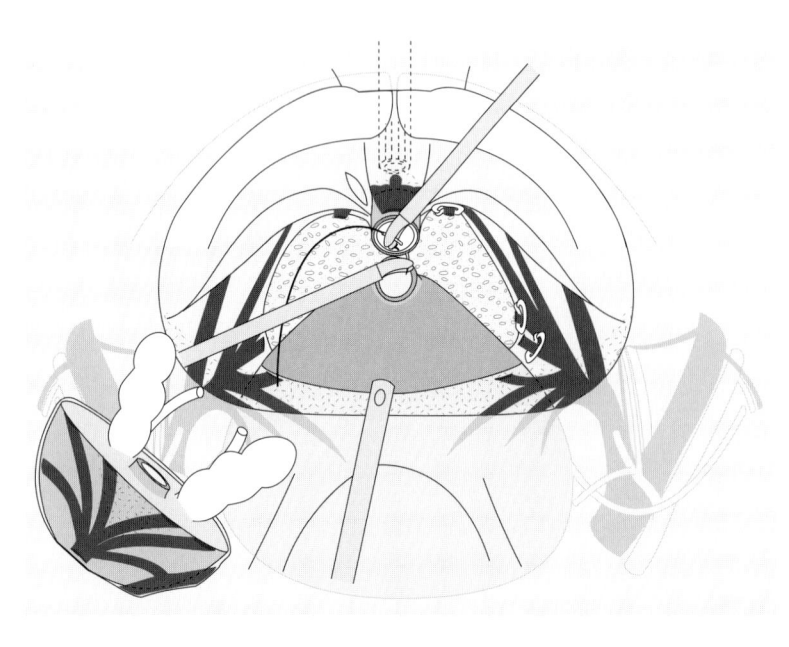

図 3-132 ブジーを少し引き抜き，尿道に糸をかける．

膀胱-尿道吻合　205

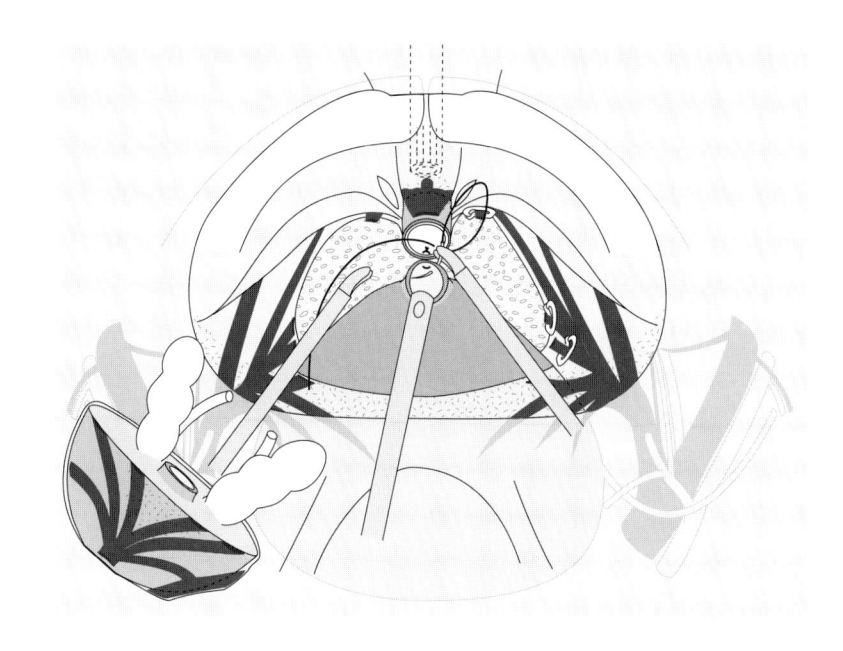

図 3-133 膀胱頸部5時方向に運針する.

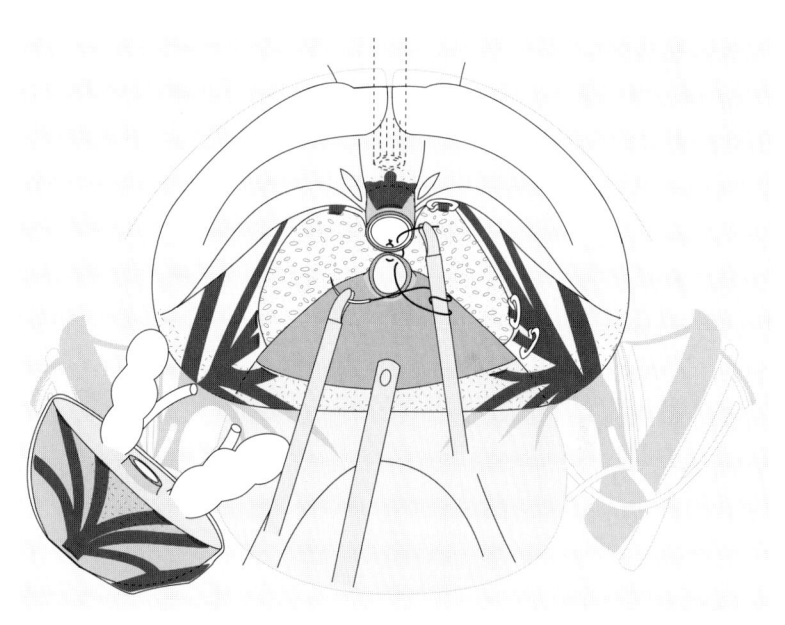

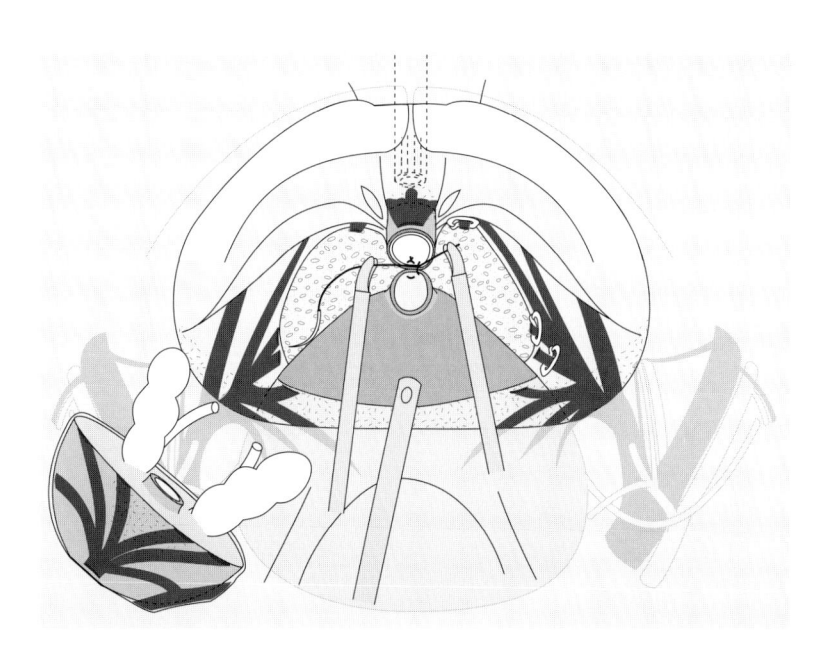

図 3-134 尿道5時方向の縫合糸を結紮する(1回目).

図 3-135 つづき

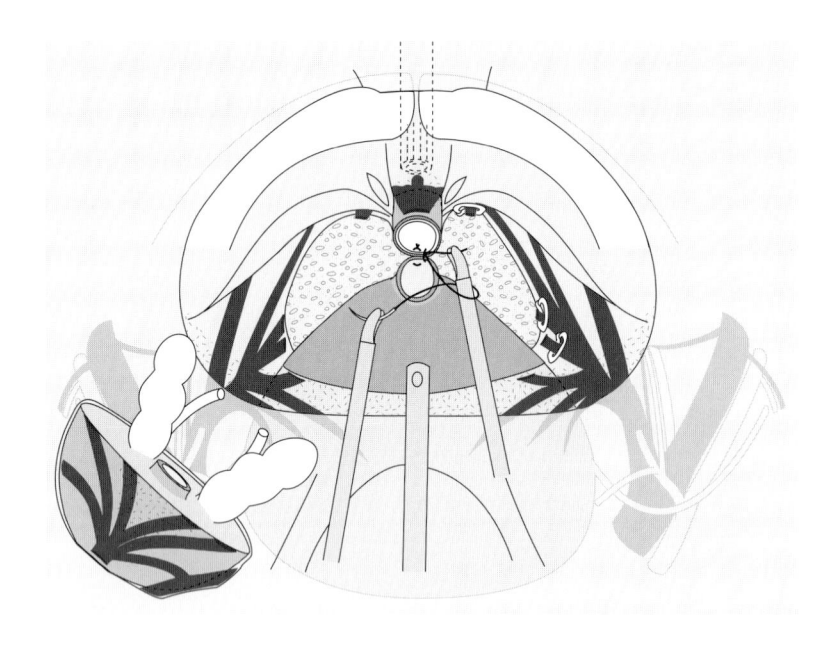

206　第3章　腹腔鏡下前立腺全摘術

図 3-136 尿道5時方向の縫合糸を結紮する(2回目).

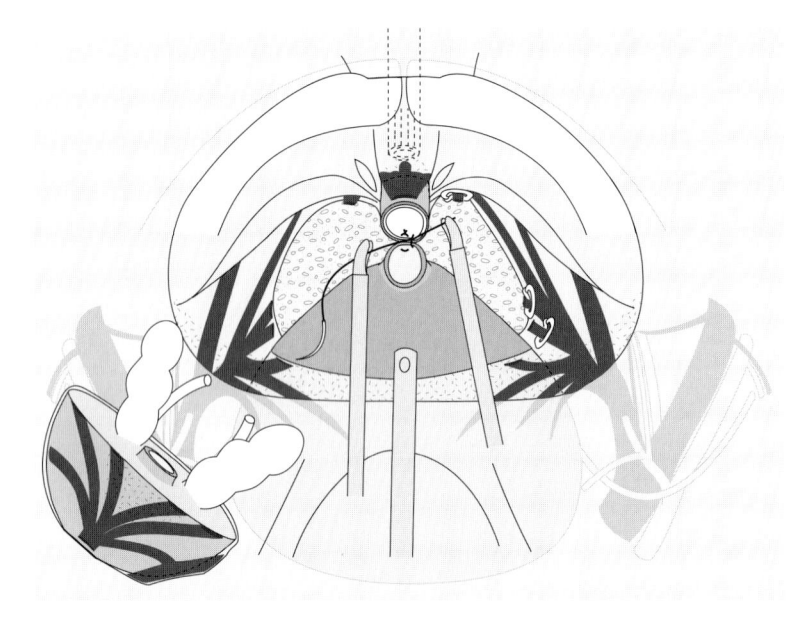

図 3-137 つづき

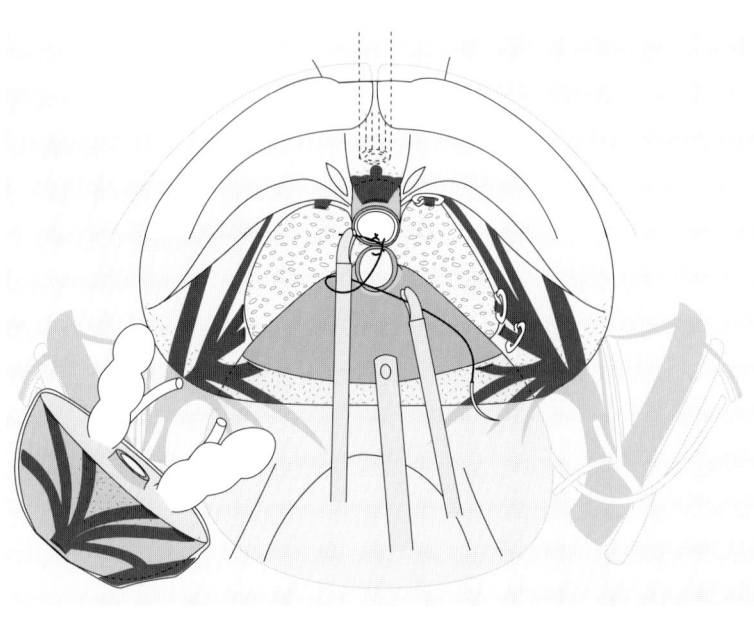

図 3-138 尿道5時方向の縫合糸を結紮する(3回目).

膀胱-尿道吻合　207

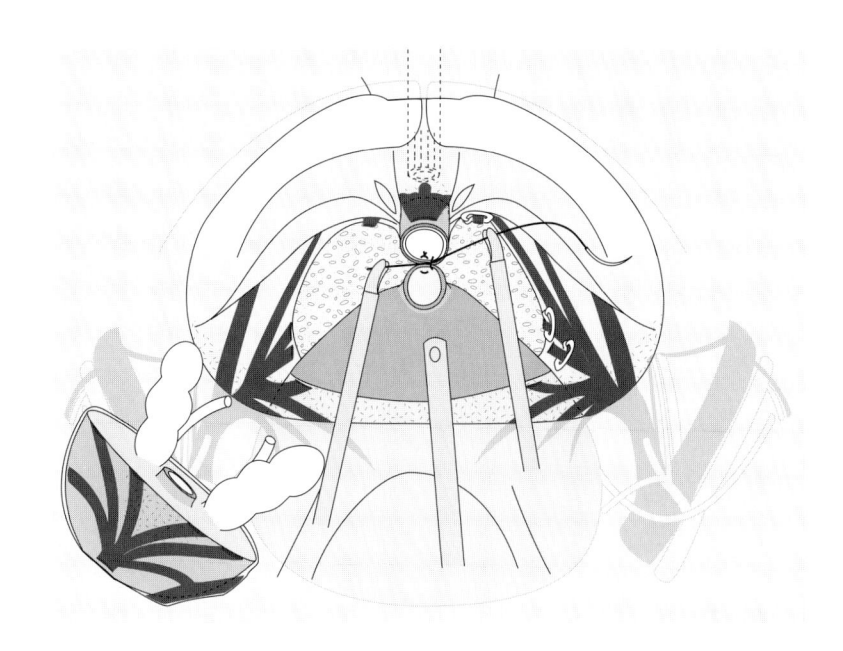

図 3-139 つづき

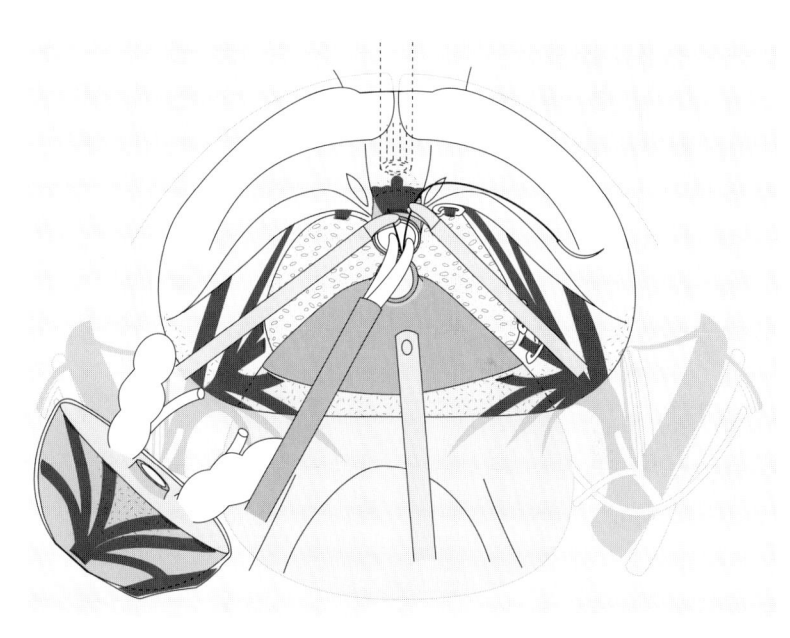

図 3-140 尿道5時方向の縫合糸を切断する．

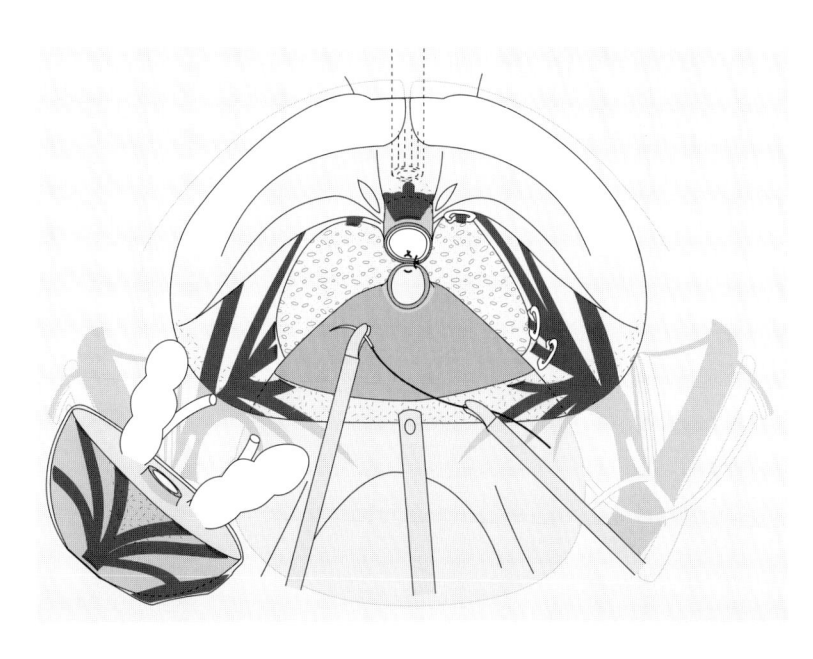

図 3-141 切断した糸を創外へ取り出し，新しい吸収糸(2-0 Vicryl)を挿入する．

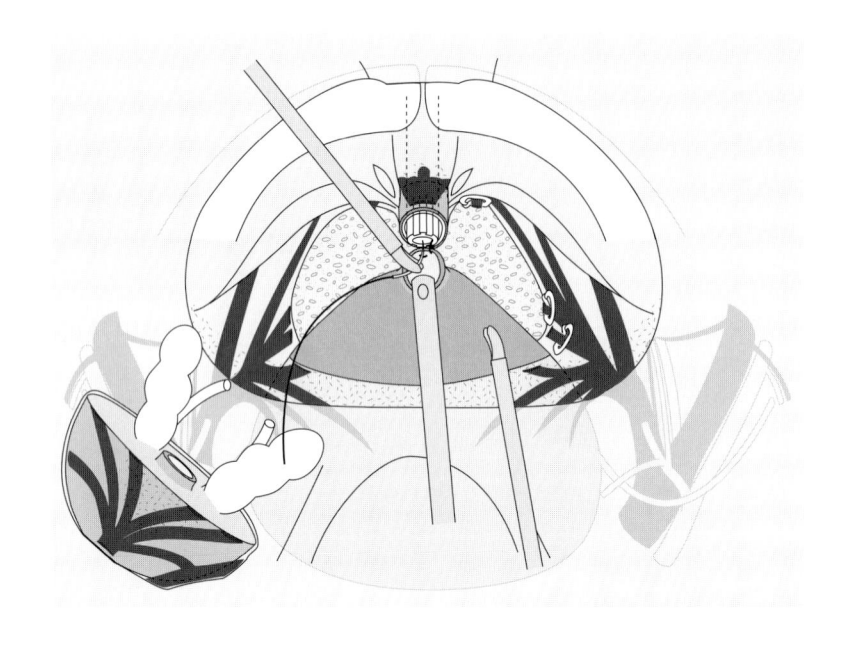

図3-142 尿道7時方向の縫合を開始する．ブジーの内腔へ針先を誘導する．

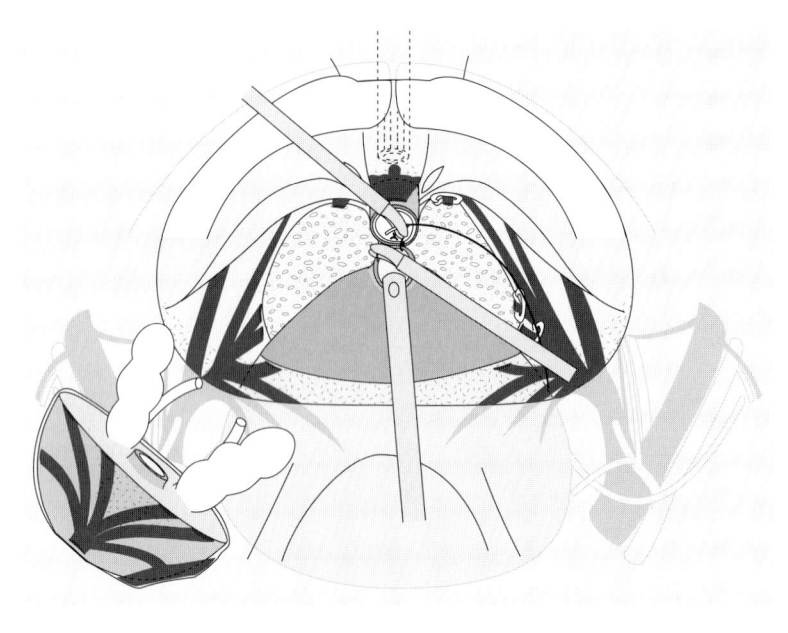

図3-143 ブジーを少し引き抜き，尿道に糸をかける．

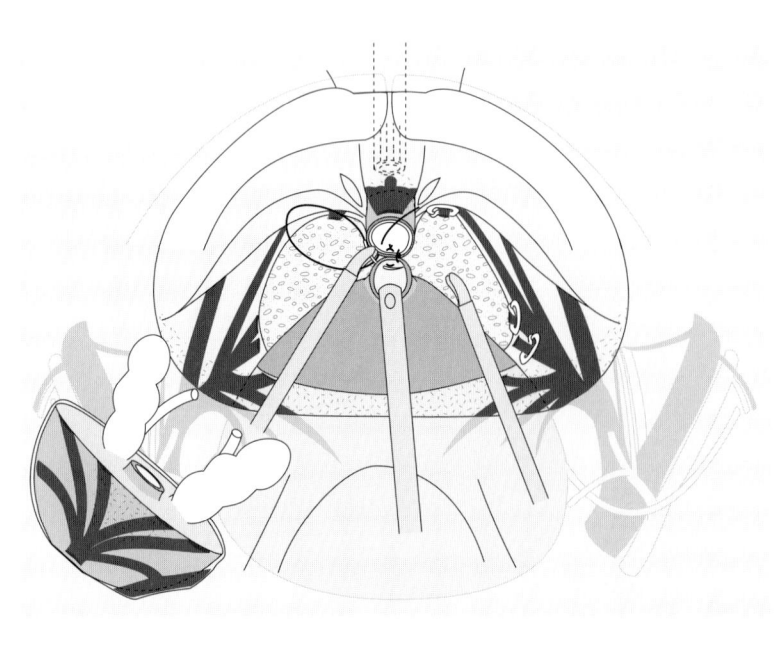

図3-144 膀胱頸部7時方向に運針する．

膀胱-尿道吻合　209

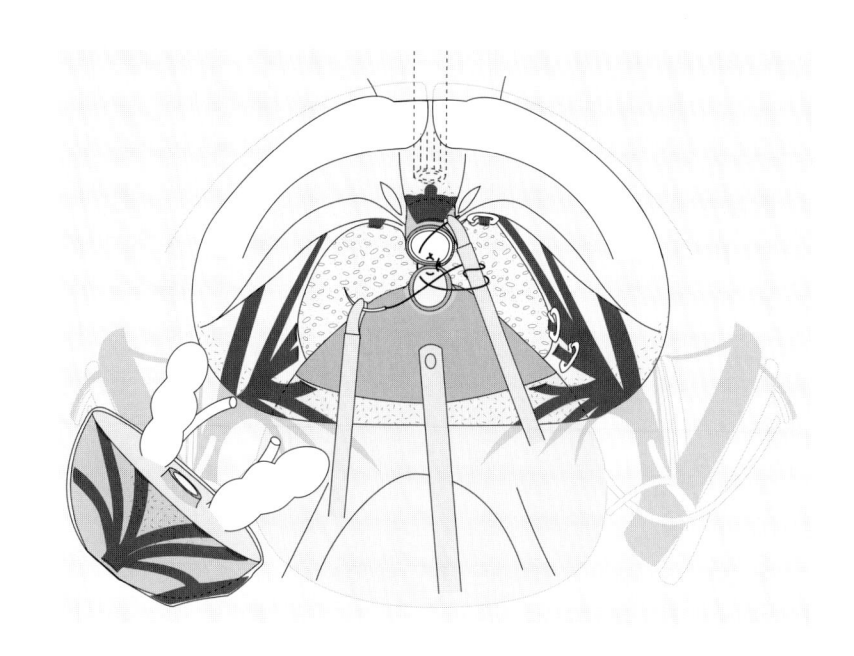

図 3-145 尿道 7 時方向の縫合糸を結紮する（1 回目）．

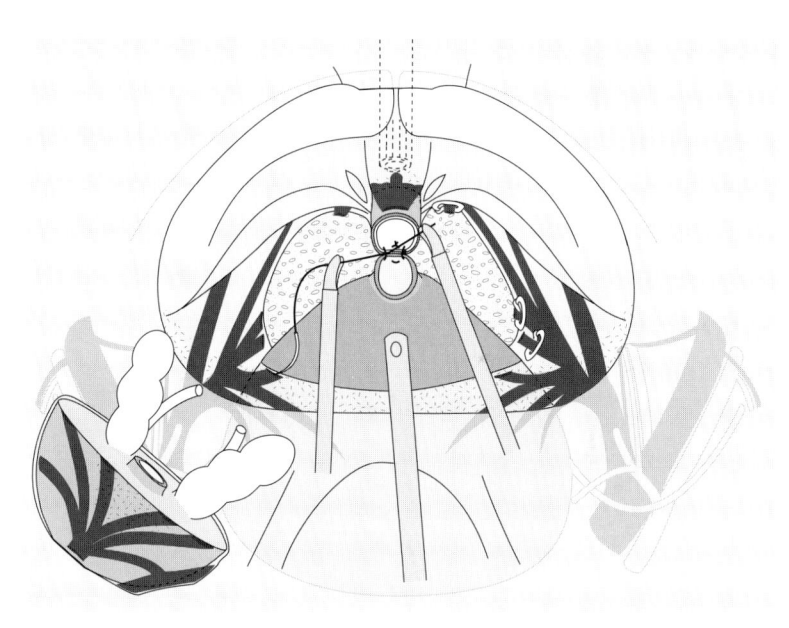

図 3-146 つづき

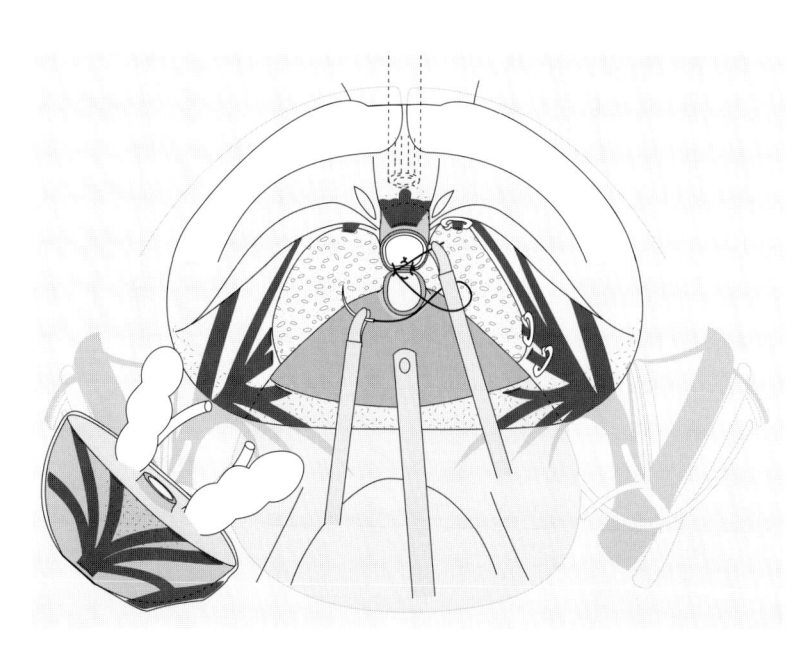

図 3-147 尿道 7 時方向の縫合糸を結紮する（2 回目）．

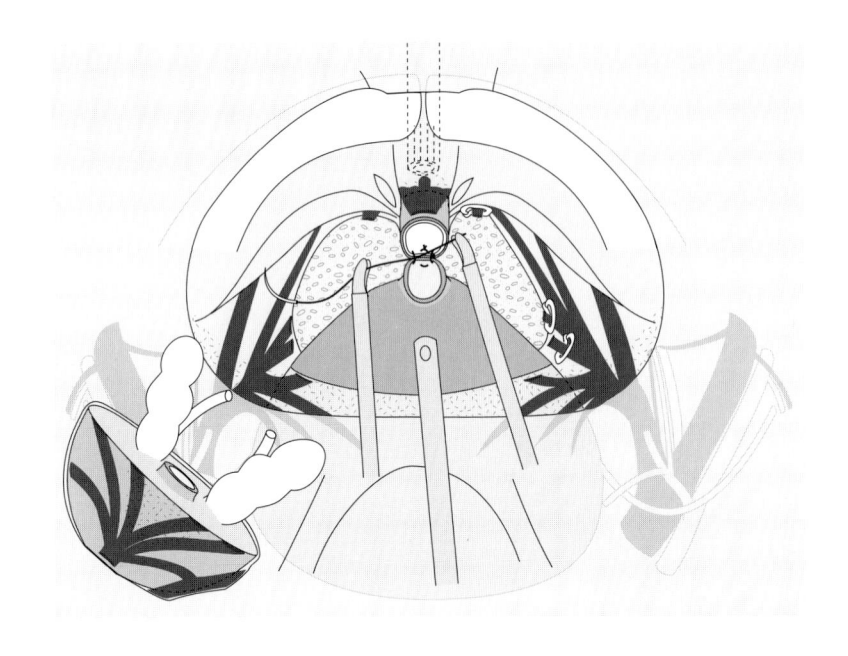

210　第3章　腹腔鏡下前立腺全摘術

図 3-148 尿道7時方向の縫合糸を結紮する(2回目)(つづき).

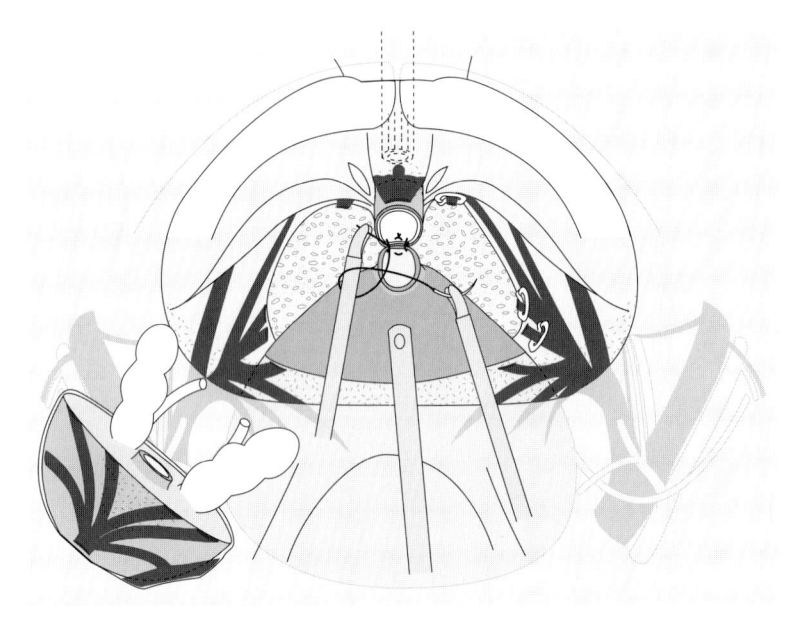

図 3-149 尿道7時方向の縫合糸を結紮する(3回目).

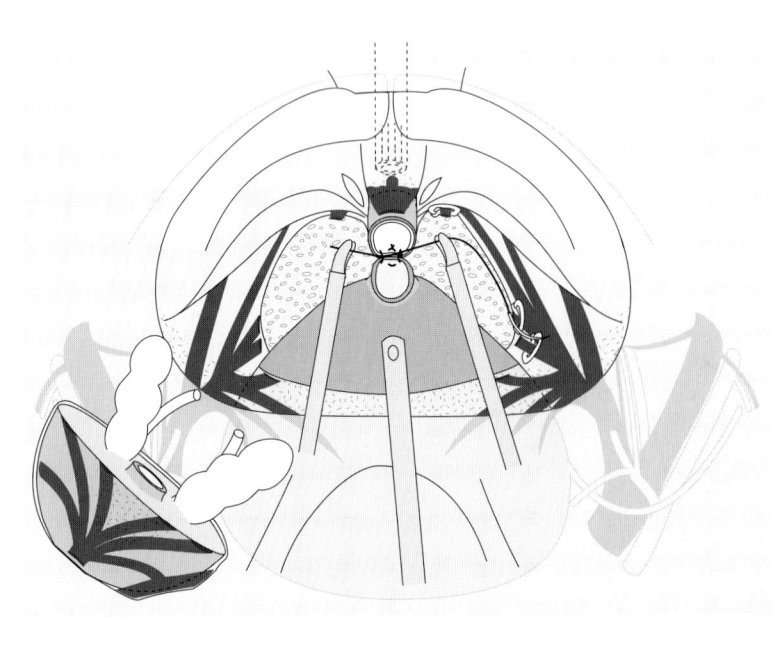

図 3-150 つづき

膀胱-尿道吻合

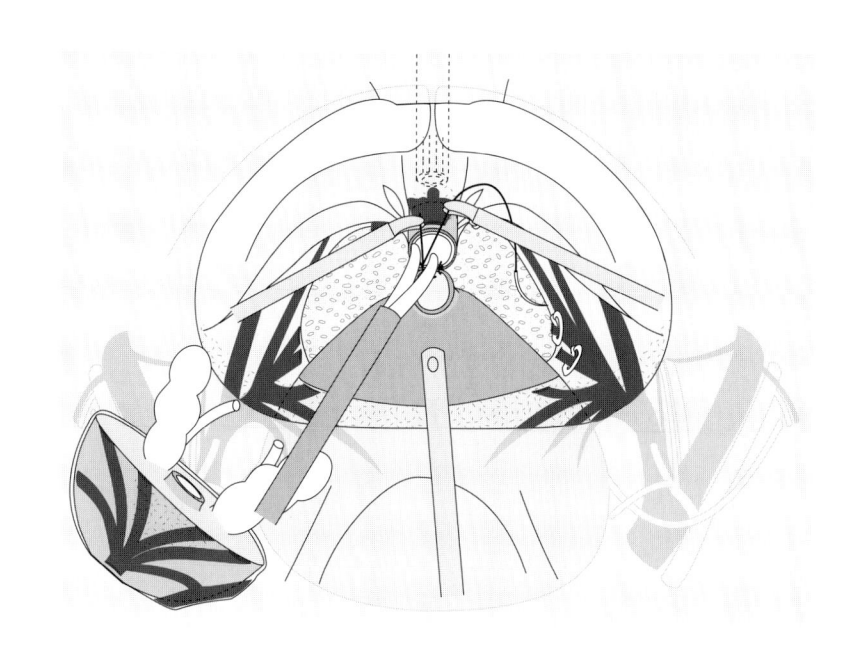

図 3-151 尿道 7 時方向の縫合糸を切断する．

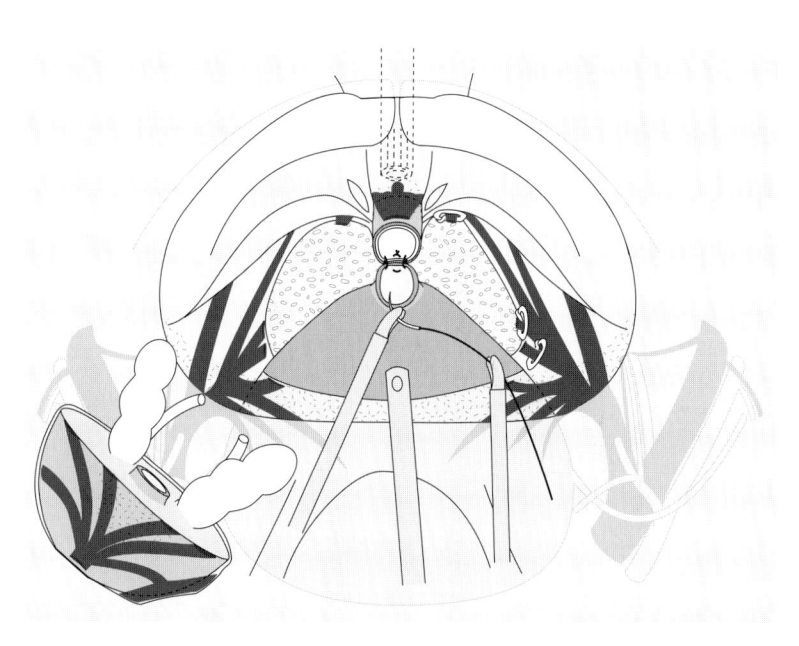

図 3-152 切断した糸を創外へ取り出し，新しい吸収糸(2-0 Vicryl)を挿入する．

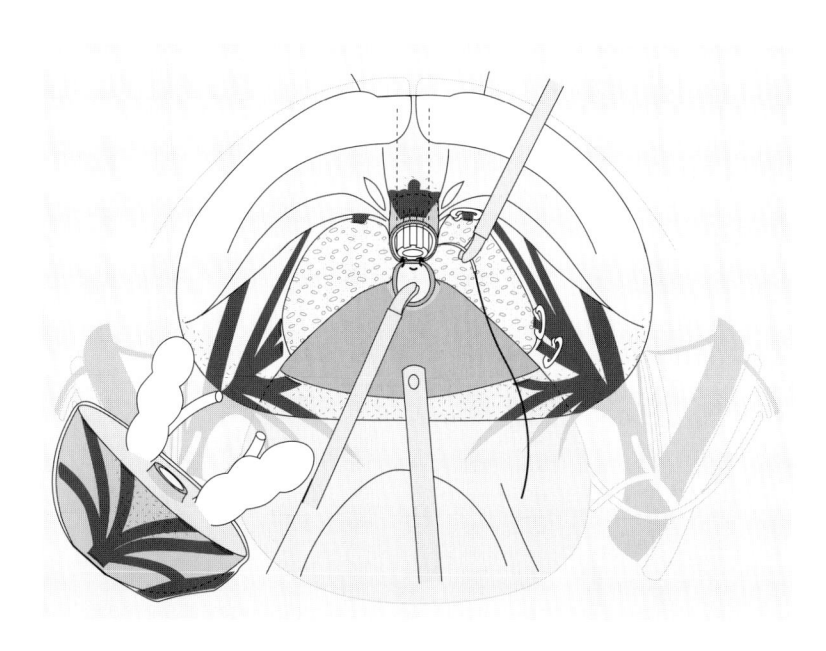

図 3-153 尿道 3 時方向の縫合を開始する．ブジーの側溝を利用して外内に運針する．

212　第3章　腹腔鏡下前立腺全摘術

図 3-154 ブジーを少し引き抜き，尿道に針をかける．

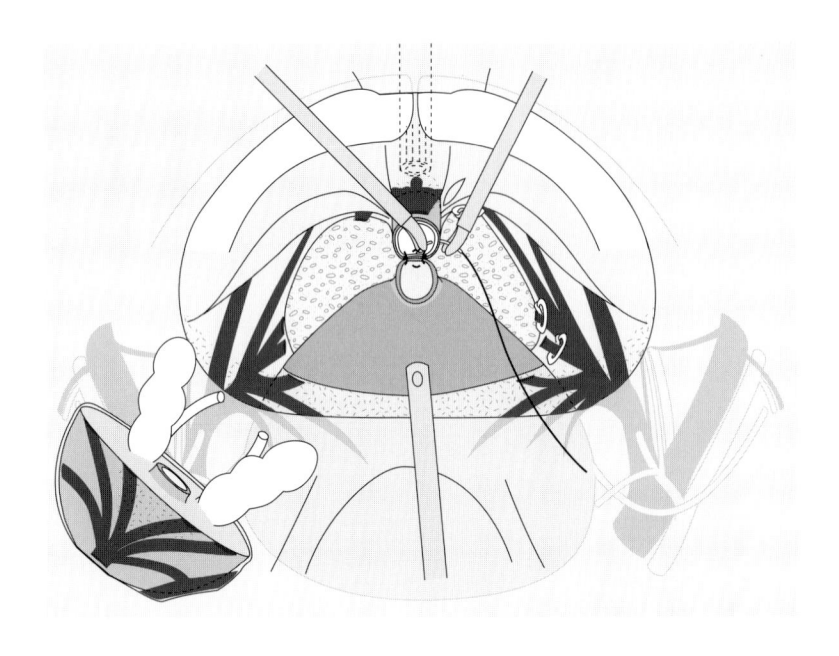

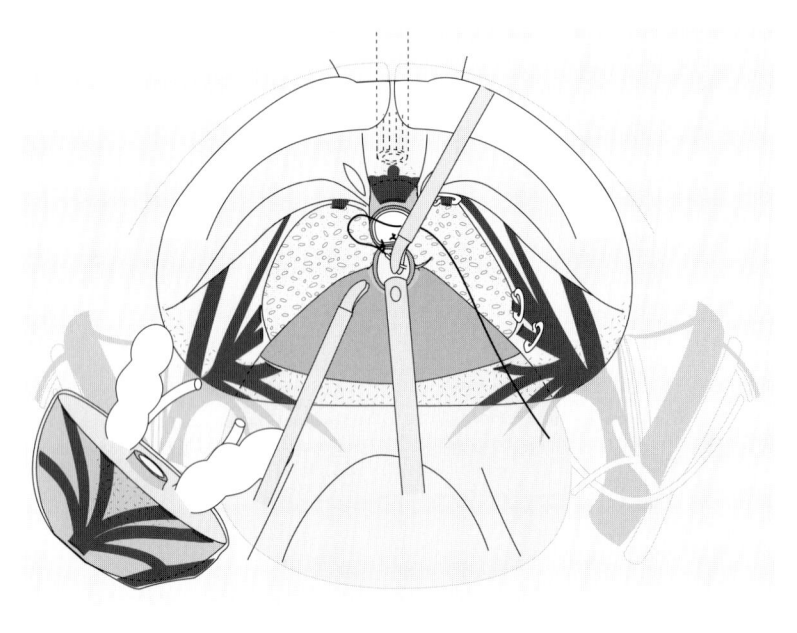

図 3-155 膀胱頸部3時方向に運針する．

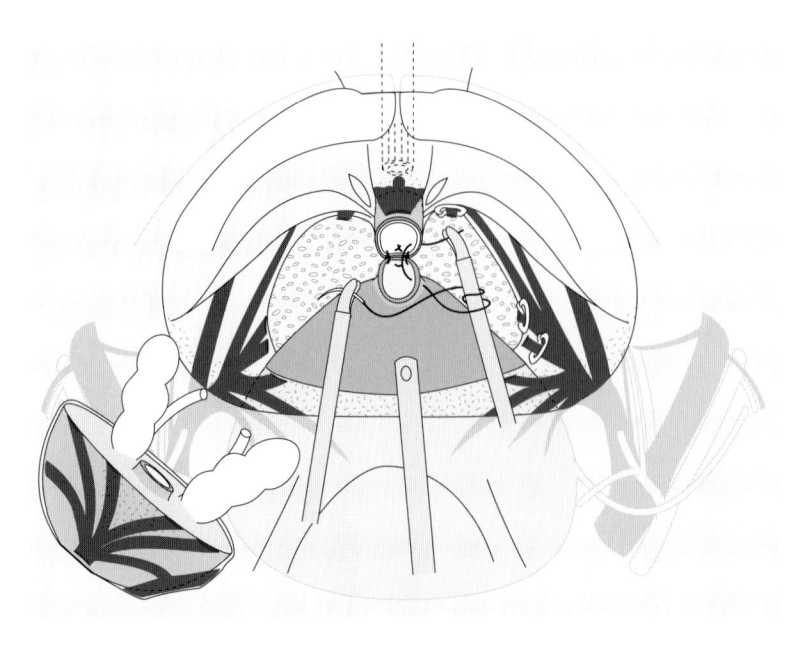

図 3-156 尿道3時方向の縫合糸を結紮する（1回目）．

膀胱-尿道吻合　213

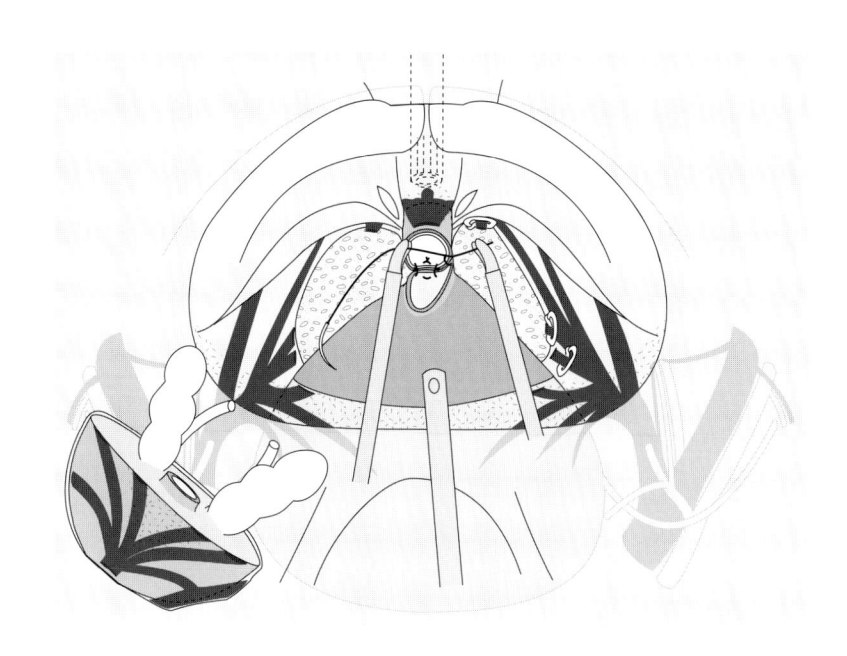

図 3-157 つづき

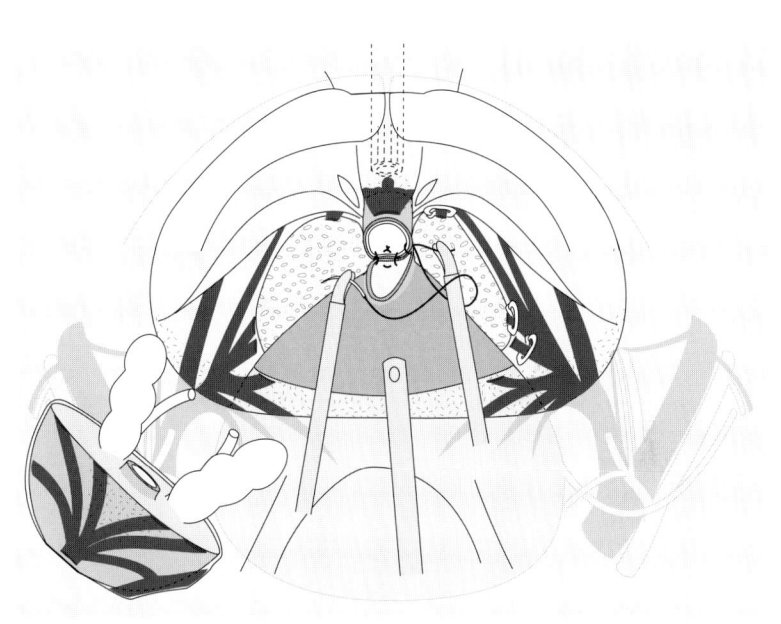

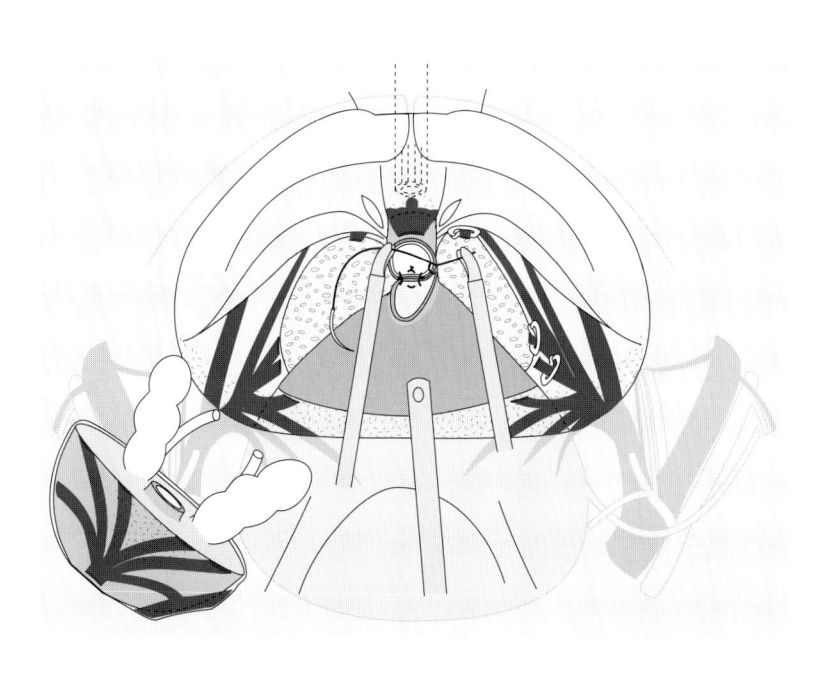

図 3-158 尿道3時方向の縫合糸を結紮する(2回目).

図 3-159 つづき

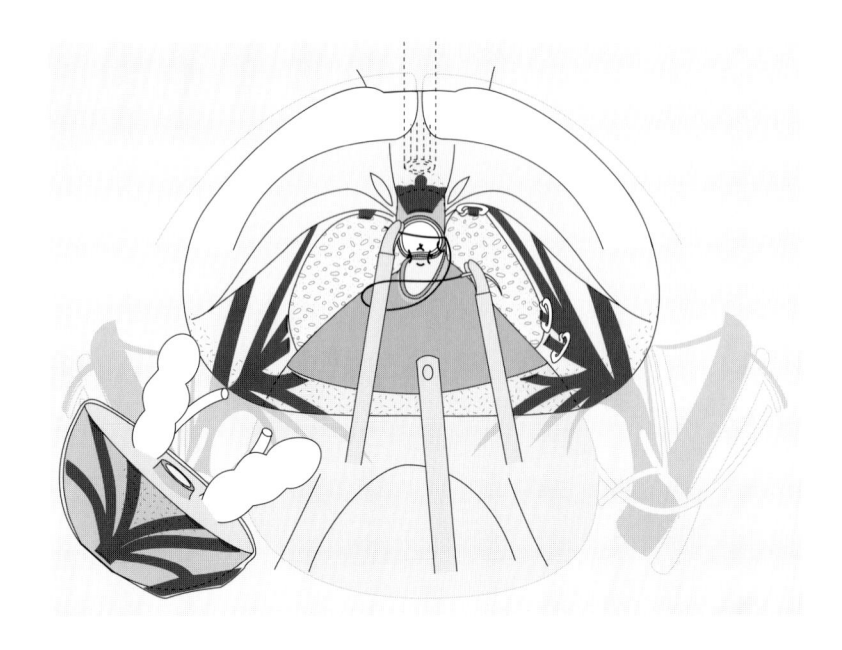

214　第3章　腹腔鏡下前立腺全摘術

図 3-160 尿道3時方向の縫合糸を結紮する（3回目）.

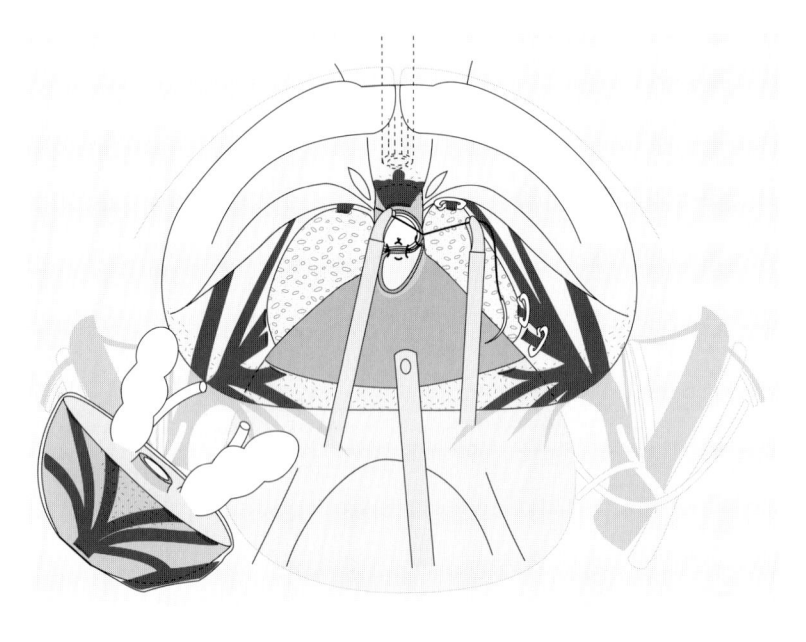

図 3-161 つづき

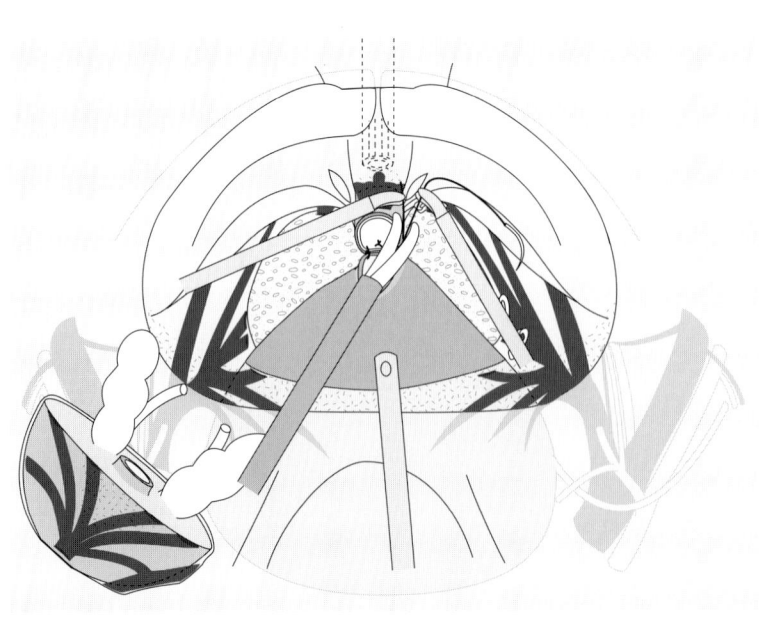

図 3-162 縫合糸を切断する.

膀胱-尿道吻合　215

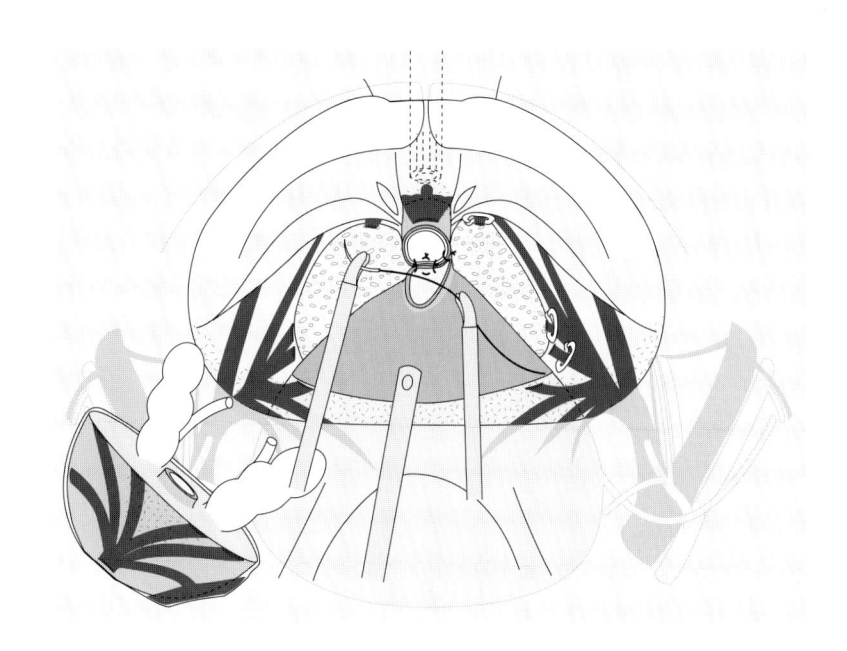

図 3-163 切断した糸を創外へ取り出し，新しい吸収糸(2-0 Vicryl)を挿入する．

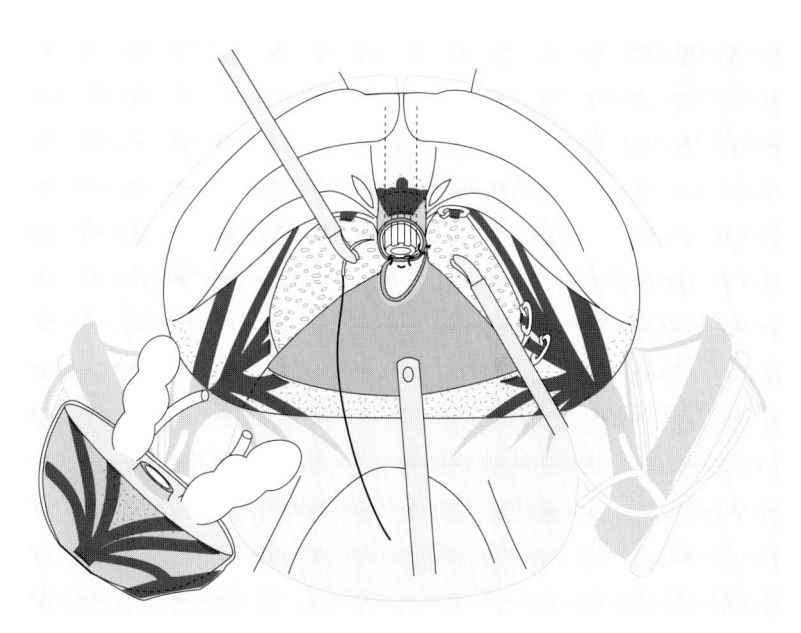

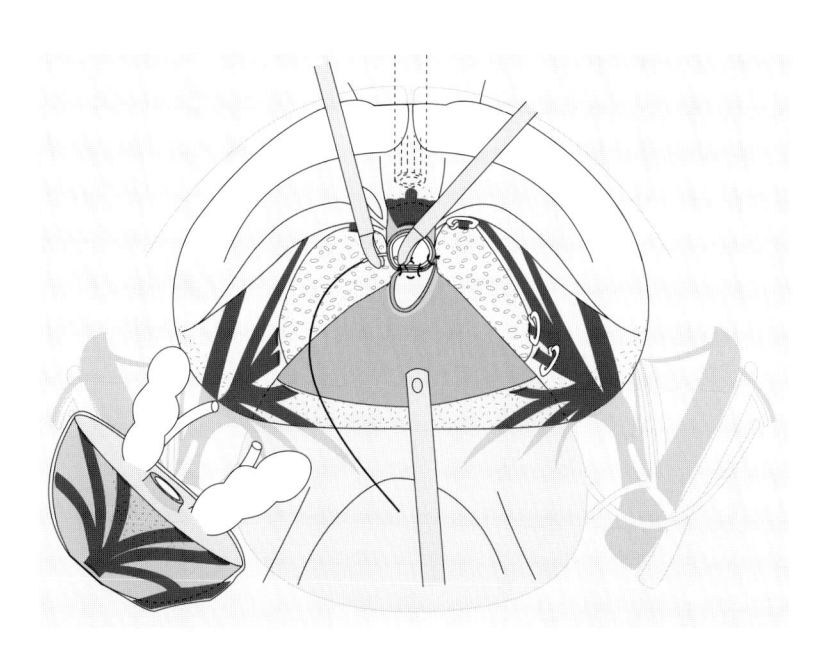

図 3-164 尿道9時方向の縫合を開始する．ブジーの側溝を利用して外内に運針する．

図 3-165 尿道に針をかける．

図 3-166 膀胱頸部 9 時方向に運針する．

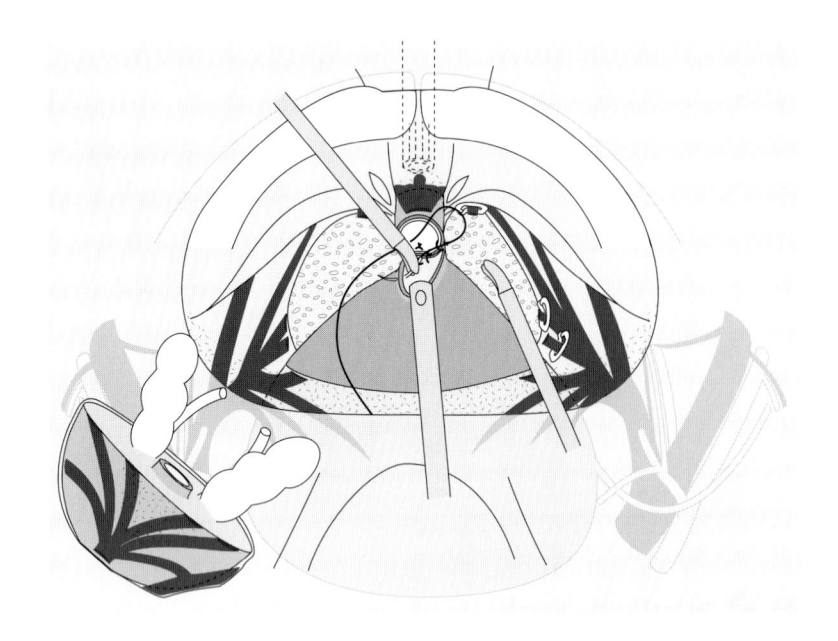

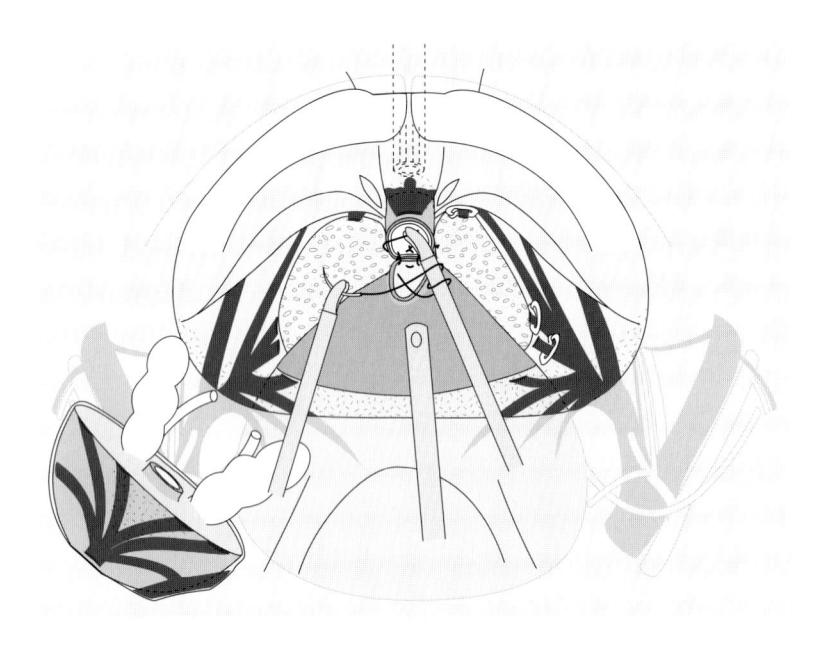

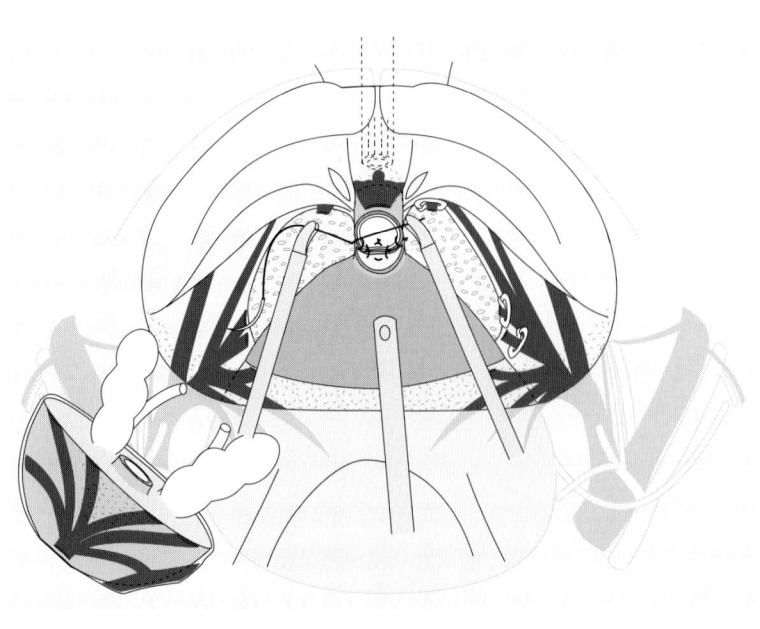

図 3-167 尿道 9 時方向の縫合糸を結紮する（1 回目）．

図 3-168 つづき

膀胱-尿道吻合　217

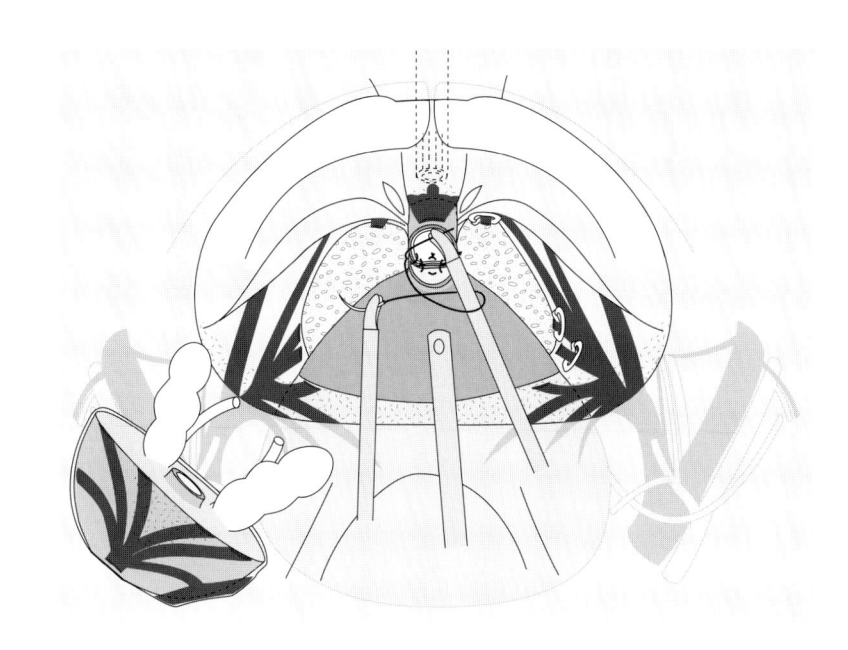

図 3-169 尿道 9 時方向の縫合糸を結紮する（2 回目）.

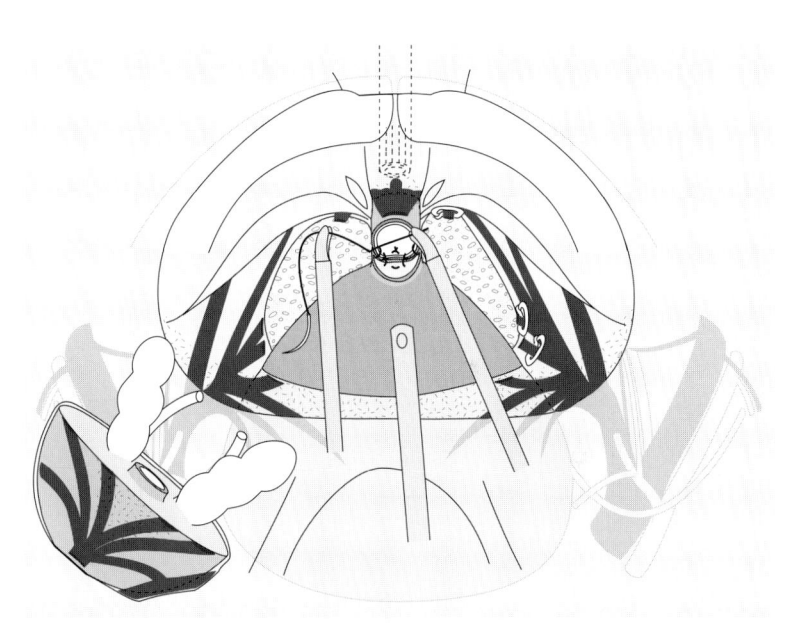

図 3-170 つづき

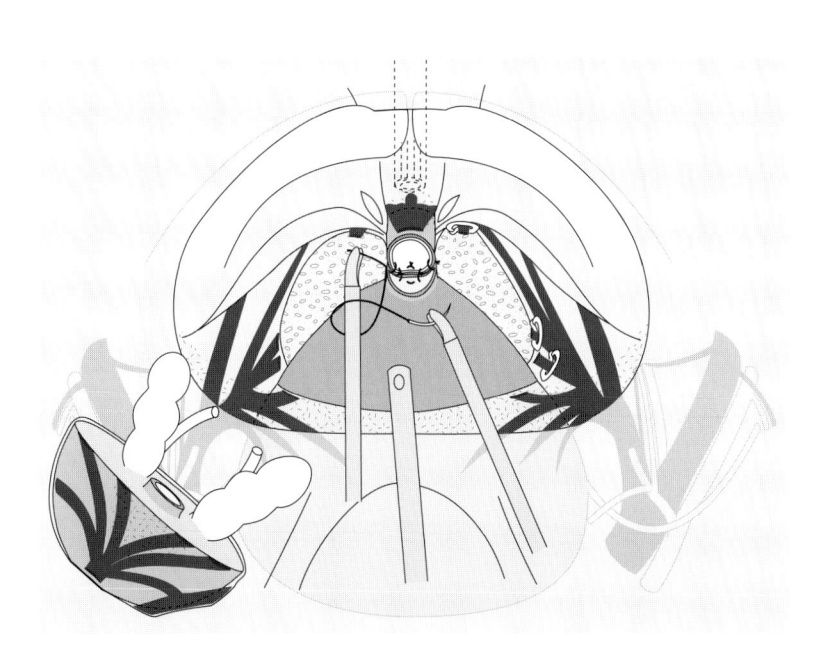

図 3-171 尿道 9 時方向の縫合糸を結紮する（3 回目）.

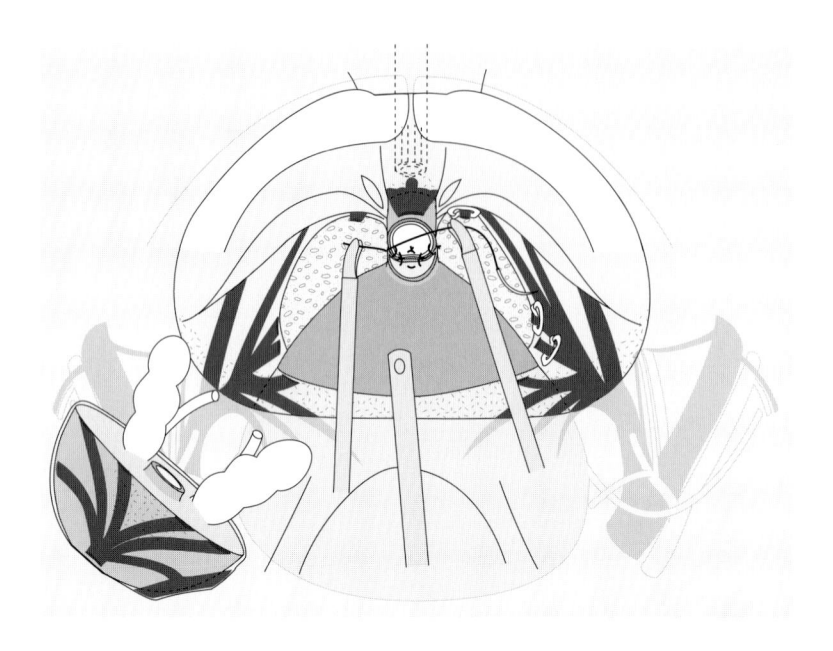

図 3-172 尿道9時方向の縫合糸を結紮する(3回目)(つづき).

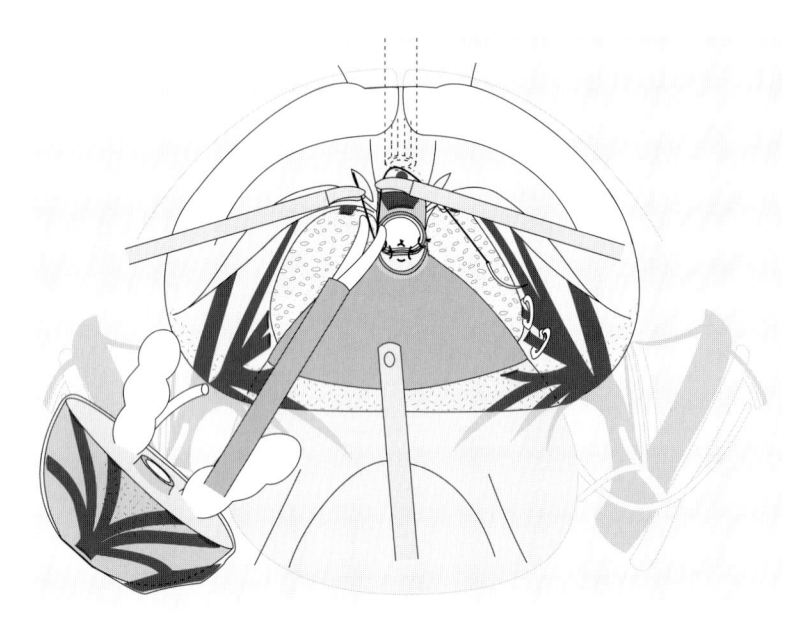

図 3-173 縫合糸を切断する.

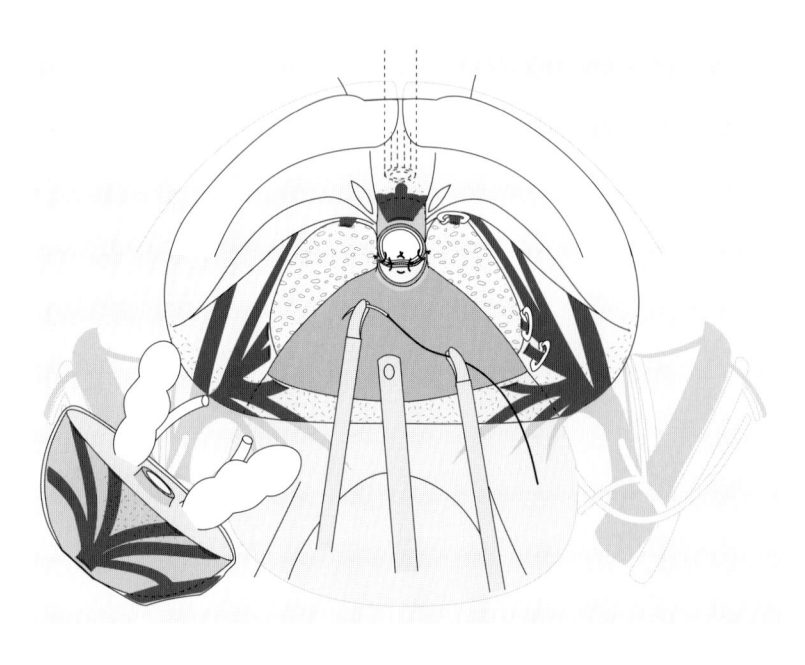

図 3-174 切断した糸を創外へ取り出し，新しい吸収糸(2-0 Vicryl)を挿入する.

膀胱-尿道吻合　219

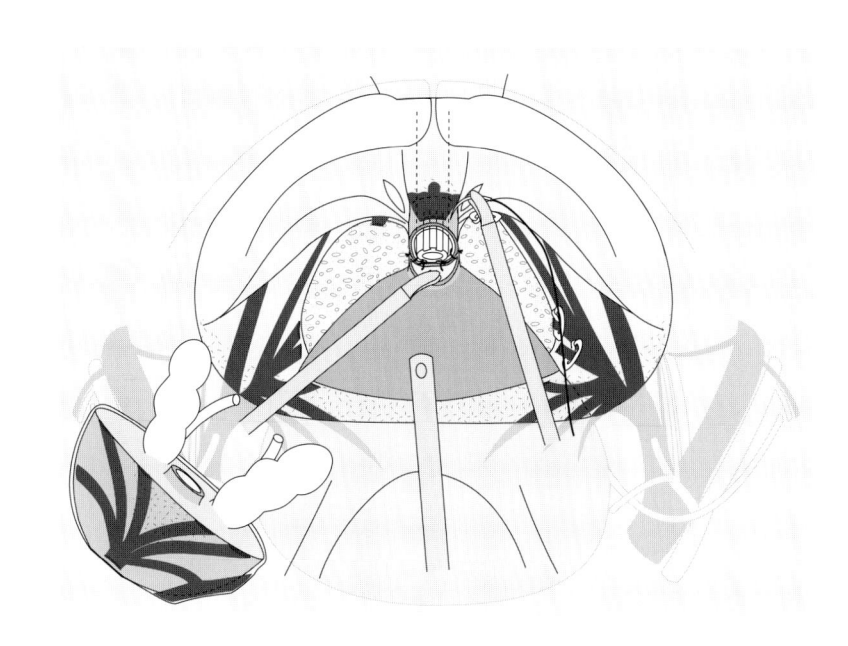

図 3-175 膀胱頸部 1 時方向の縫合を開始する．ブジーの側溝を利用して外内に運針する．

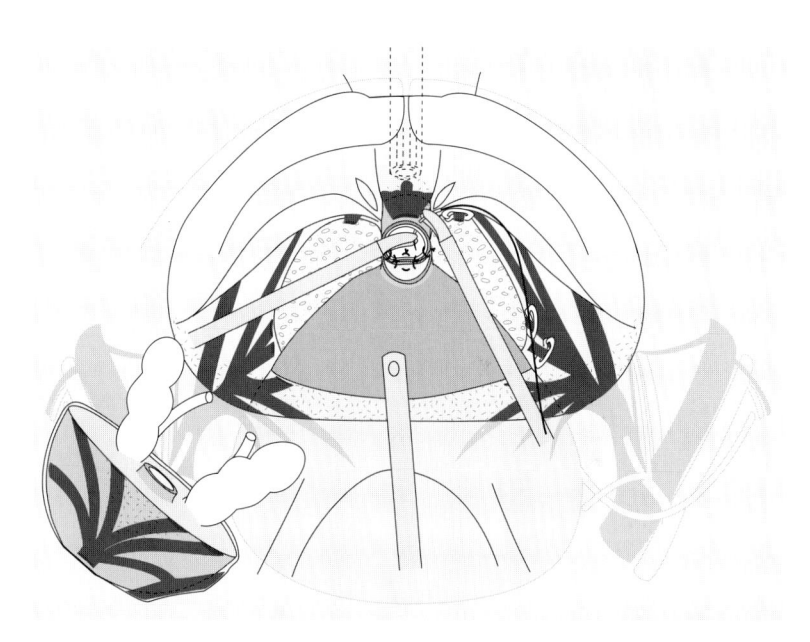

図 3-176 ブジーを少し引き抜き，尿道に糸をかける．

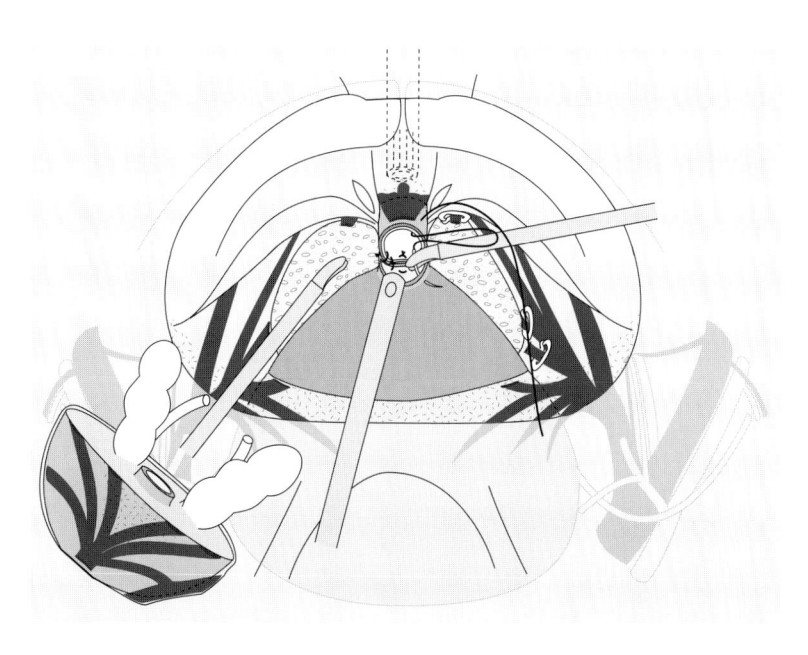

図 3-177 膀胱頸部 1 時方向に運針する．

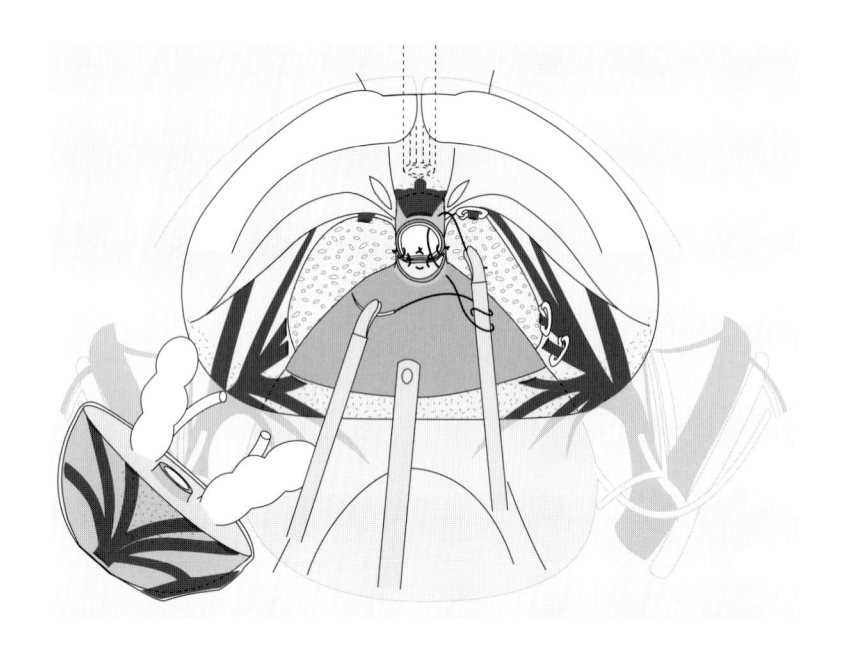

図 3-178 尿道 1 時方向の縫合糸を結紮する（1 回目）．

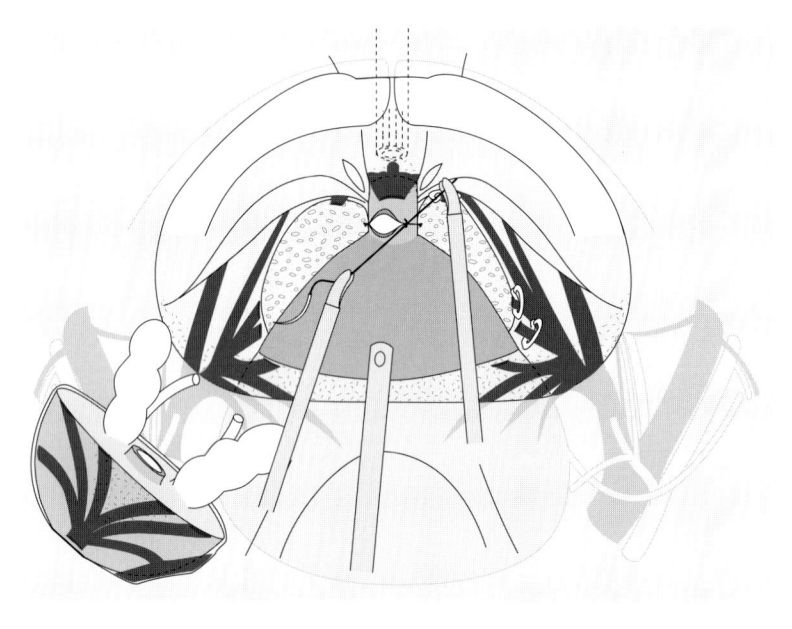

図 3-179 つづき

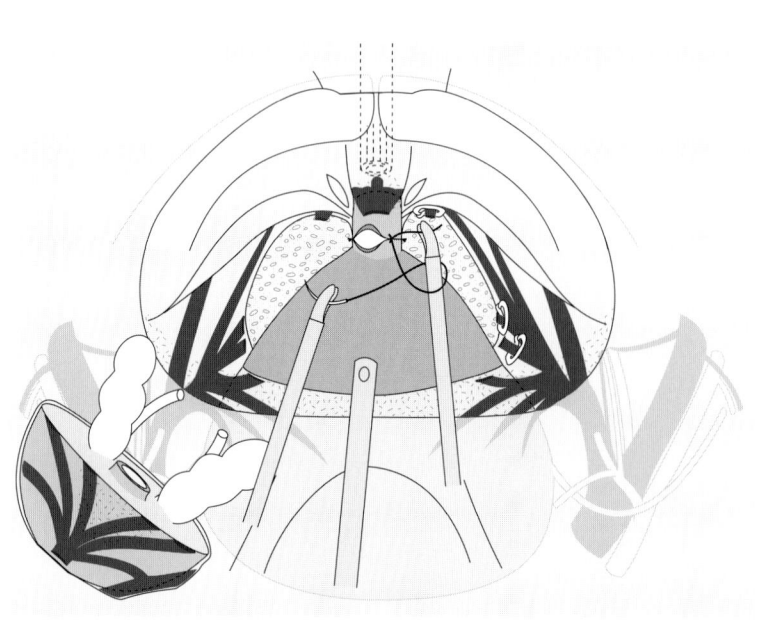

図 3-180 尿道 1 時方向の縫合糸を結紮する（2 回目）．

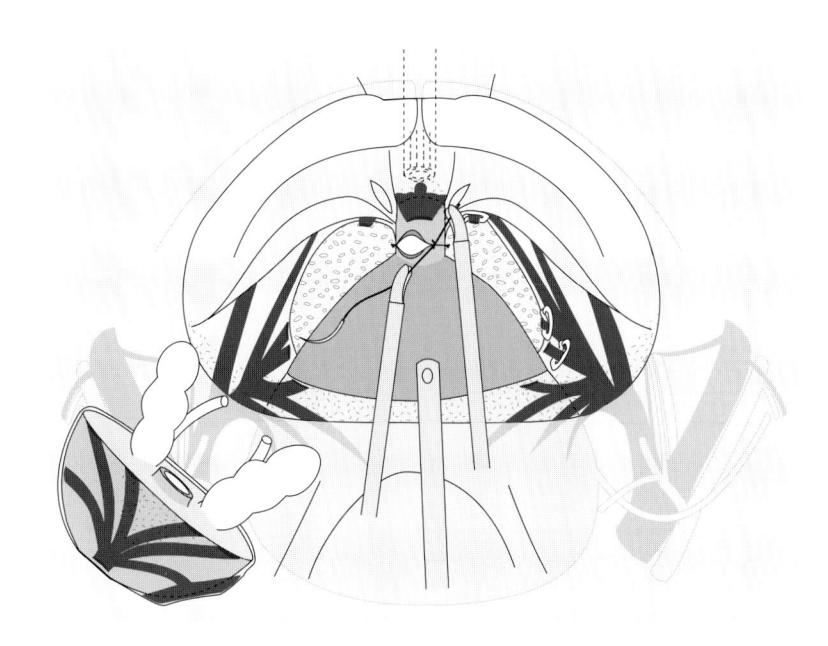

図 3-181 つづき

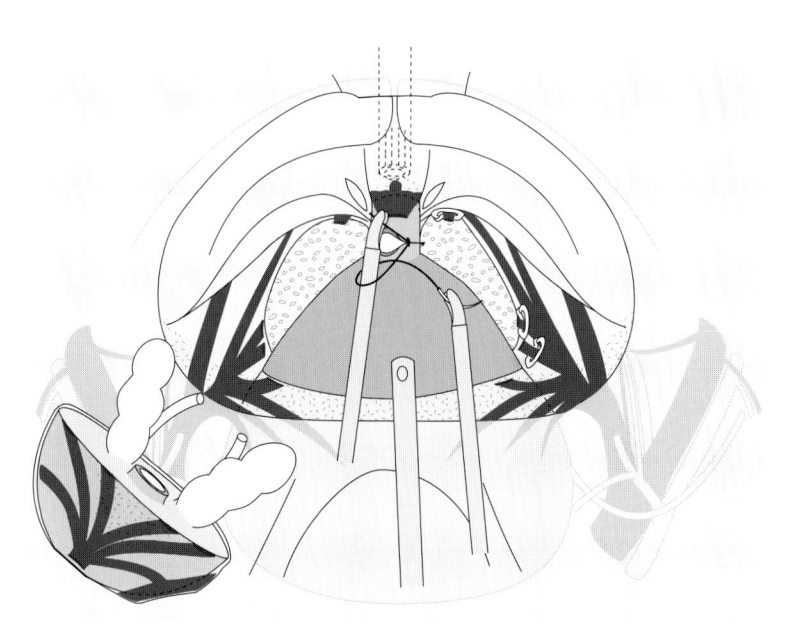

図 3-182 尿道1時方向の縫合糸を結紮する(3回目).

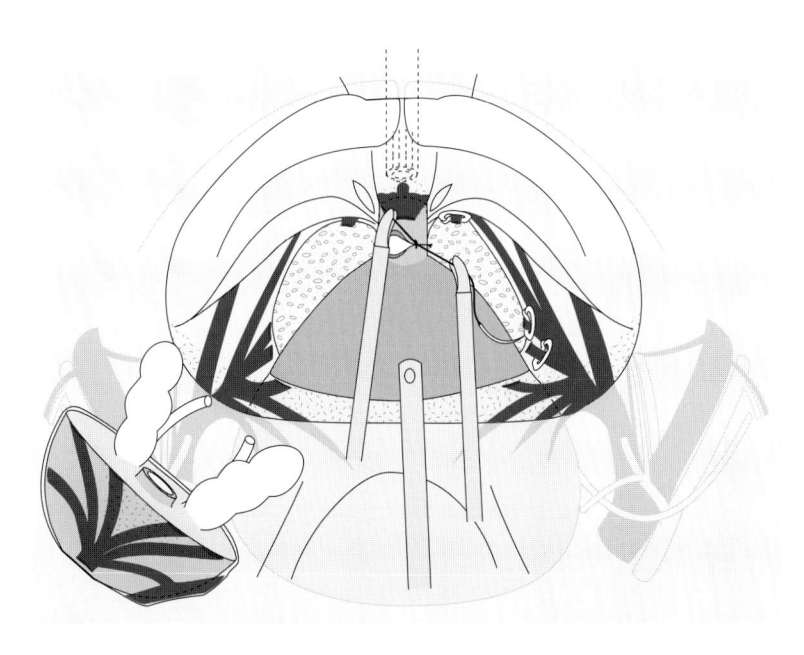

図 3-183 つづき

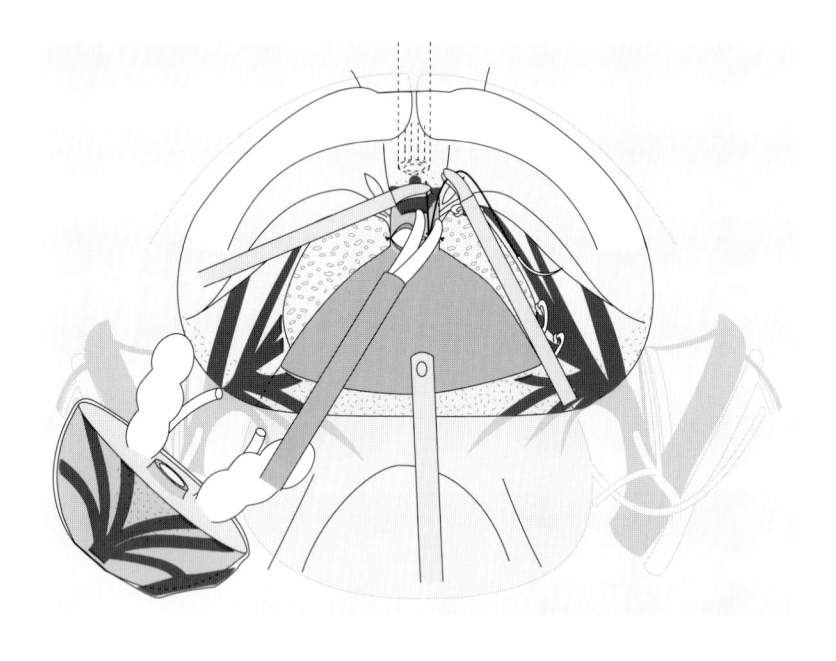

222　第3章　腹腔鏡下前立腺全摘術

図3-184 縫合糸を切断する．

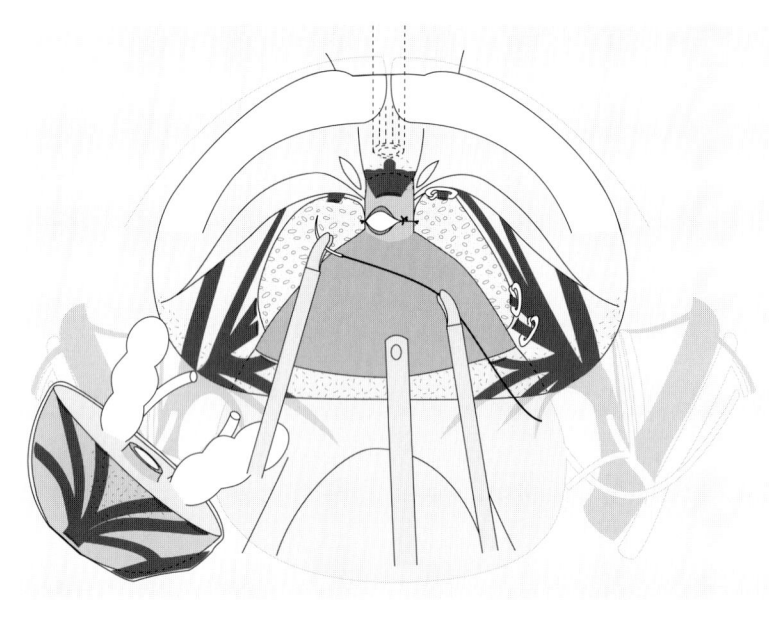

図3-185 切断した糸を創外へ取り出し，新しい吸収糸(2-0 Vicryl)を挿入する．

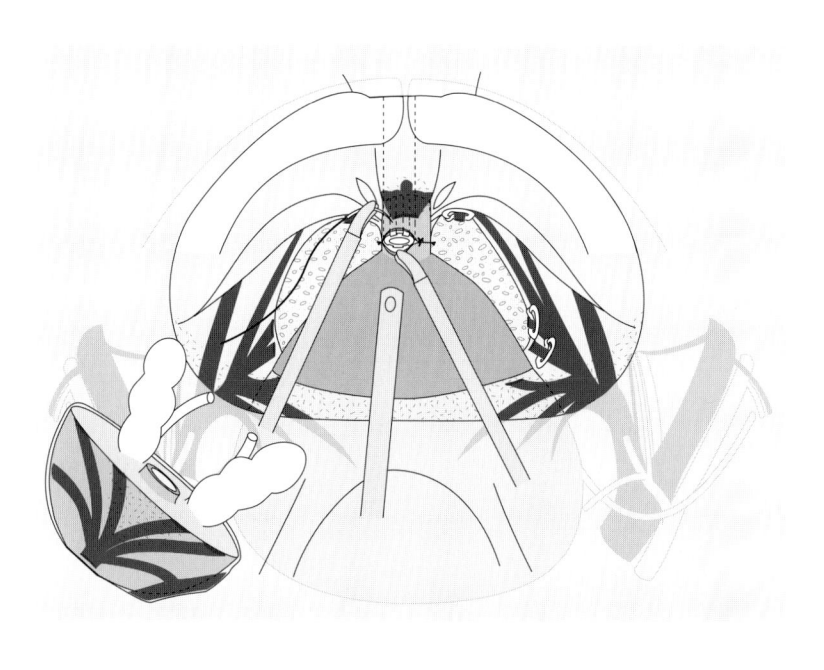

図3-186 尿道11時方向の縫合を開始する．ブジーの側溝を利用し外内に運針する．

膀胱-尿道吻合　223

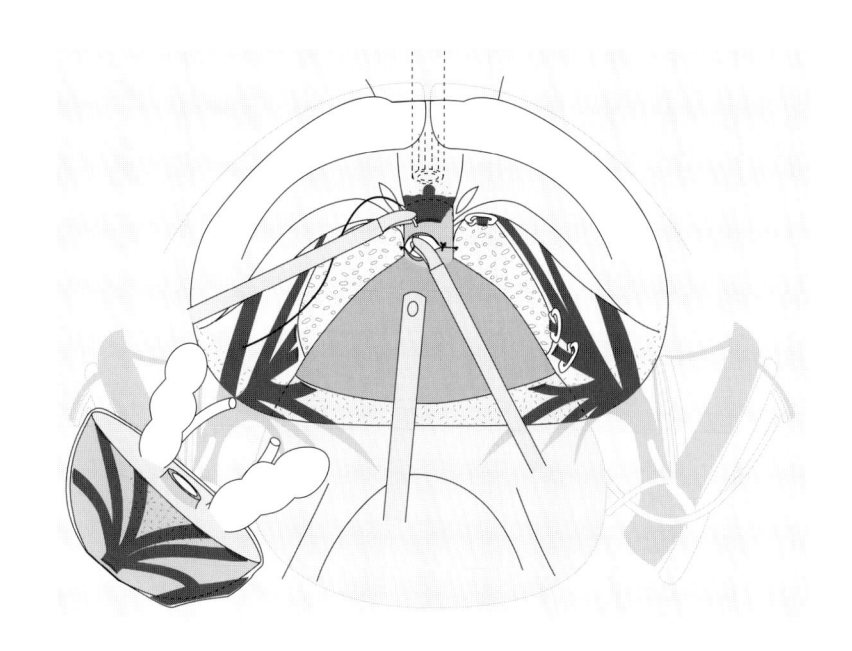

図 3-187 ブジーを少し引き抜き，尿道に糸をかける．

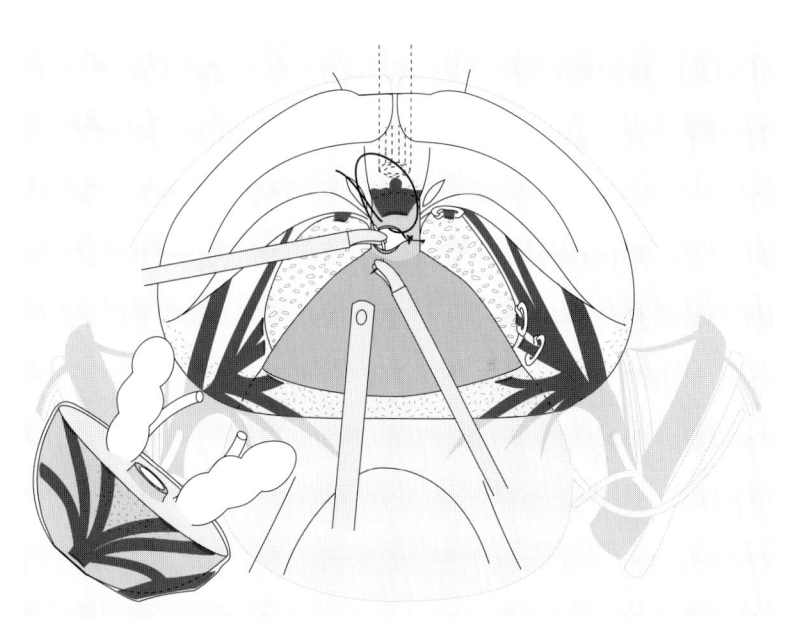

図 3-188 膀胱頸部 11 時方向に運針する．

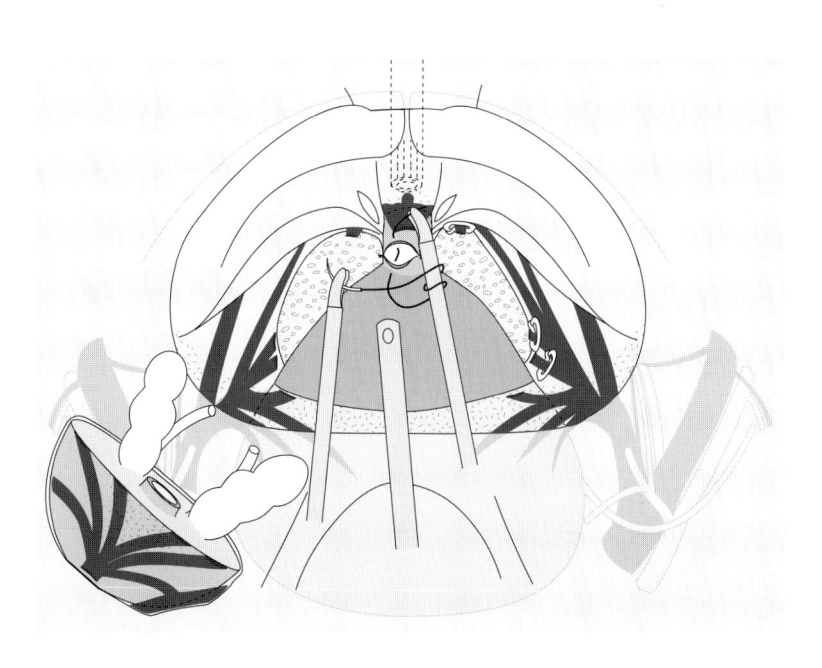

図 3-189 尿道 11 時方向の縫合糸を結紮する（1 回目）．

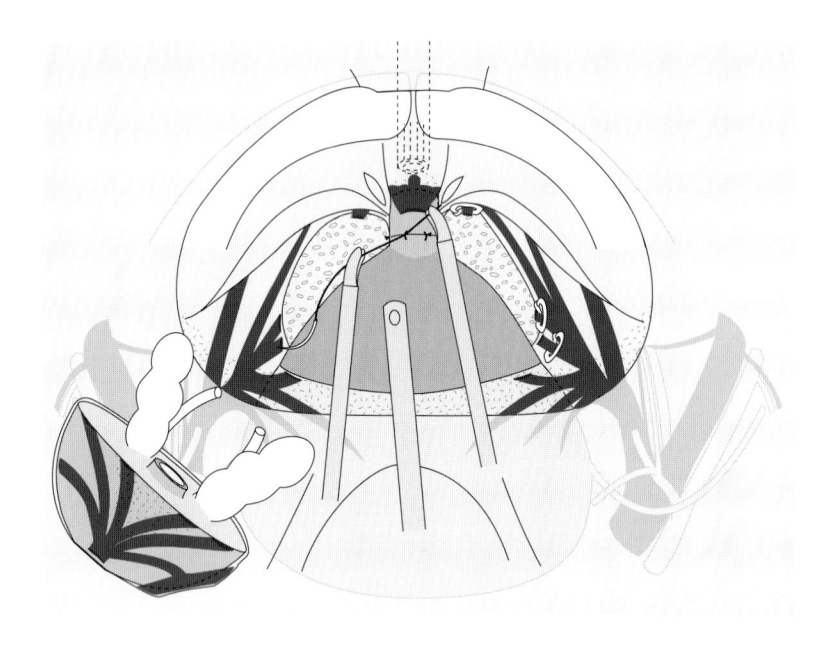

図 3-190 尿道 11 時方向の縫合糸を結紮する(1回目)(つづき).

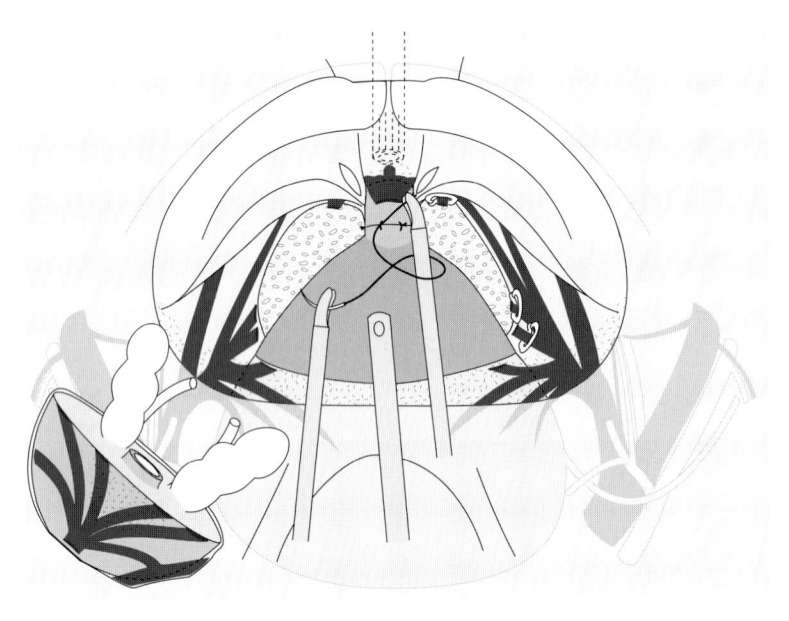

図 3-191 尿道 11 時方向の縫合糸を結紮する(2回目).

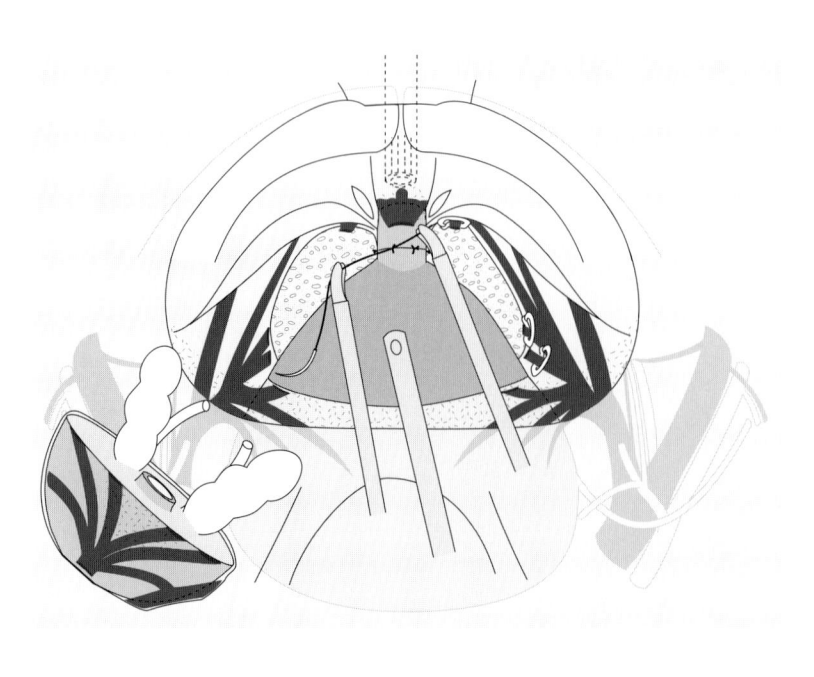

図 3-192 つづき

膀胱-尿道吻合 225

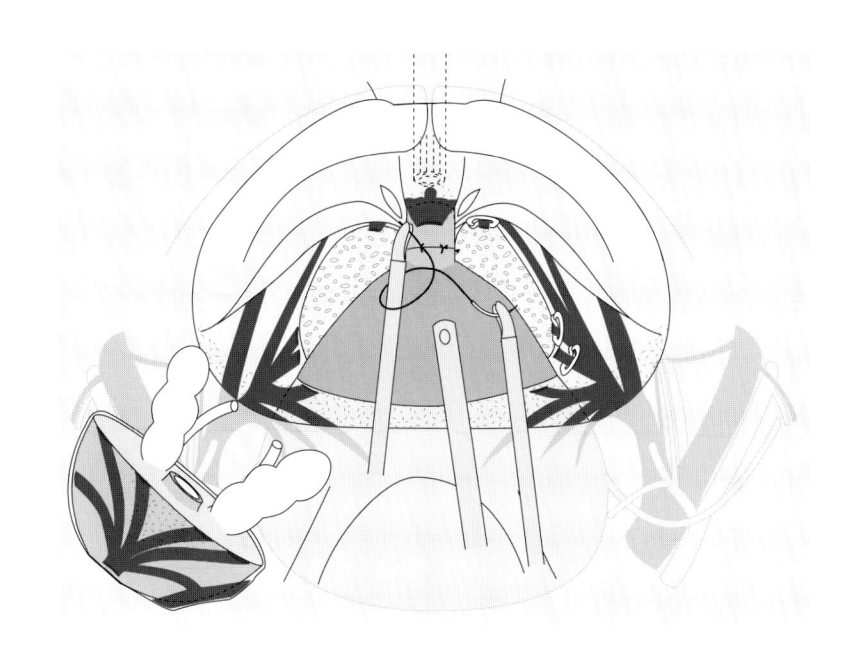

図 3-193 尿道 11 時方向の縫合糸を結紮する（3 回目）.

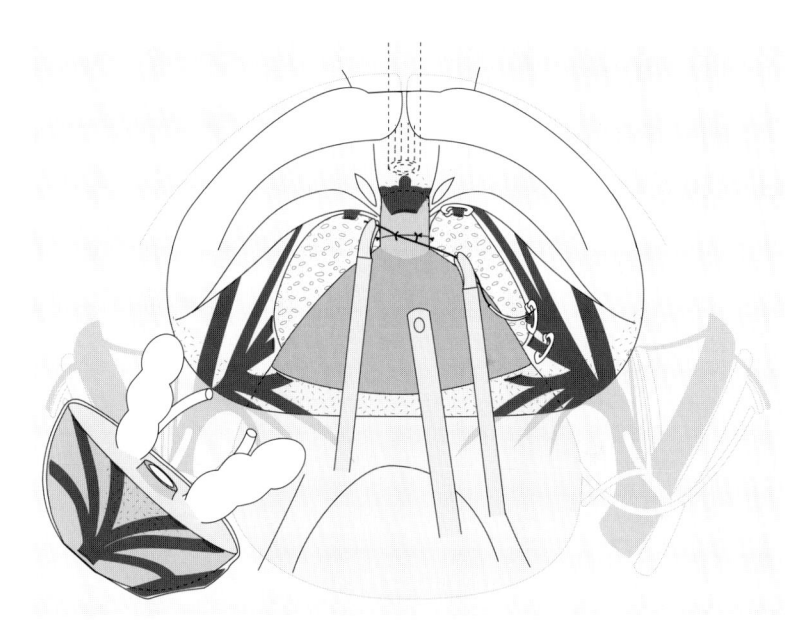

図 3-194 つづき

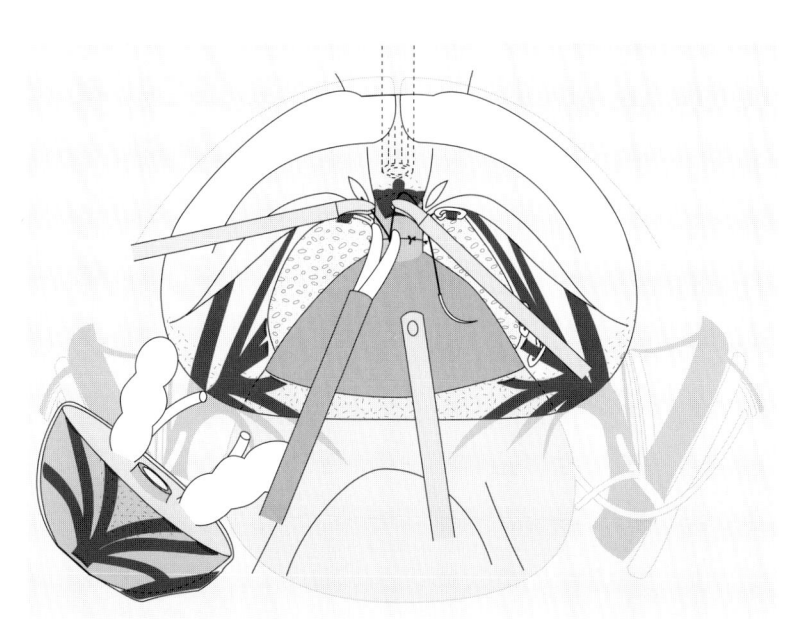

図 3-195 縫合糸を切断する.

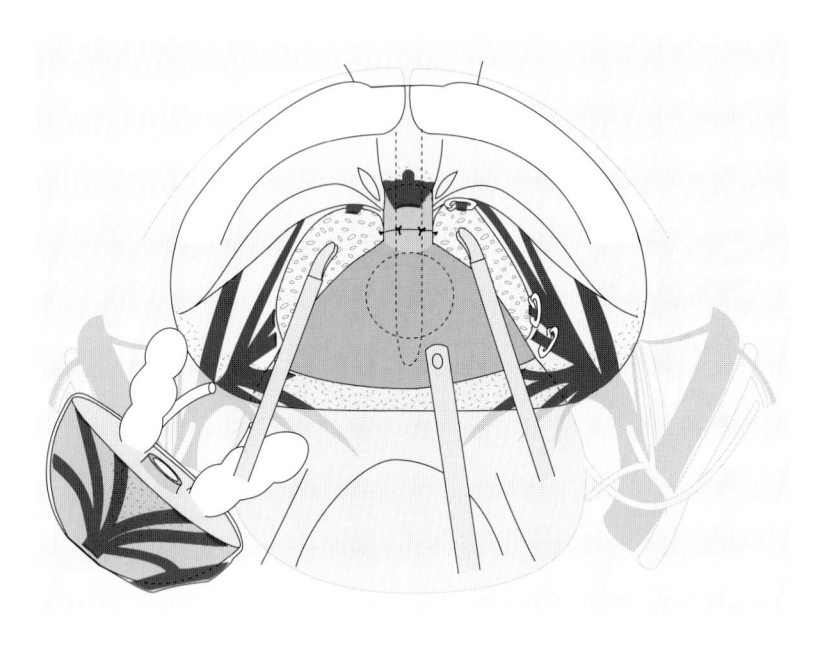

図 3-196 膀胱-尿道吻合終了.

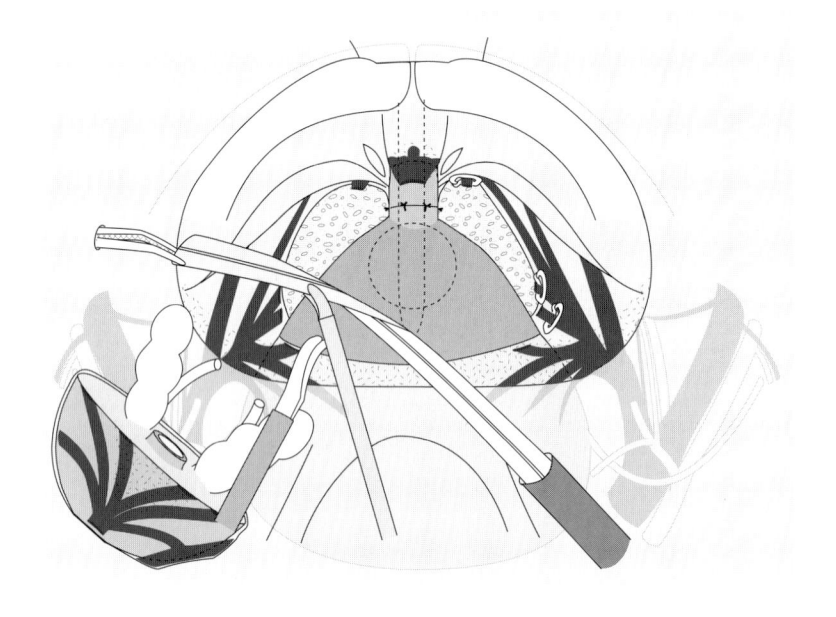

閉創

図 3-197 右下腹のポートからドレーン(ソフトプリーツないしJ-VAC)を挿入, 左下腹部のポートから挿入した鉗子を用いて創外へ引き出す.

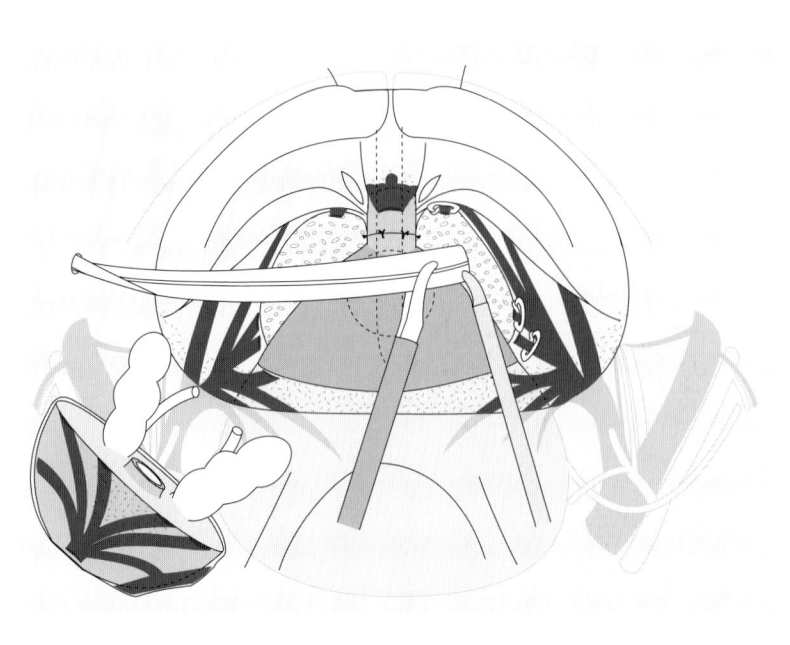

図 3-198 鉗子操作でドレーンの先端を骨盤底へと誘導する.

閉創　227

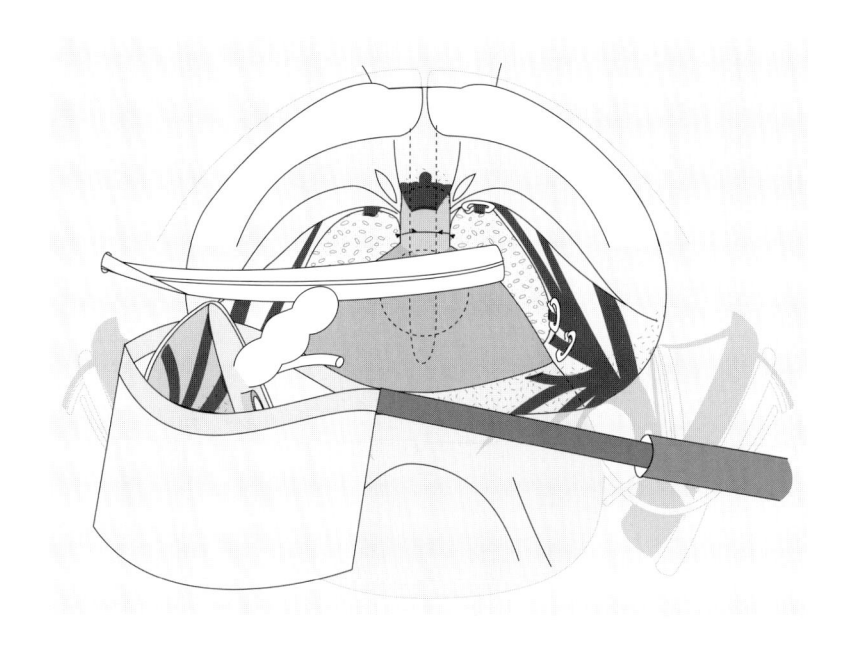

図 3-199 エンドパウチを挿入して前立腺を収納する．

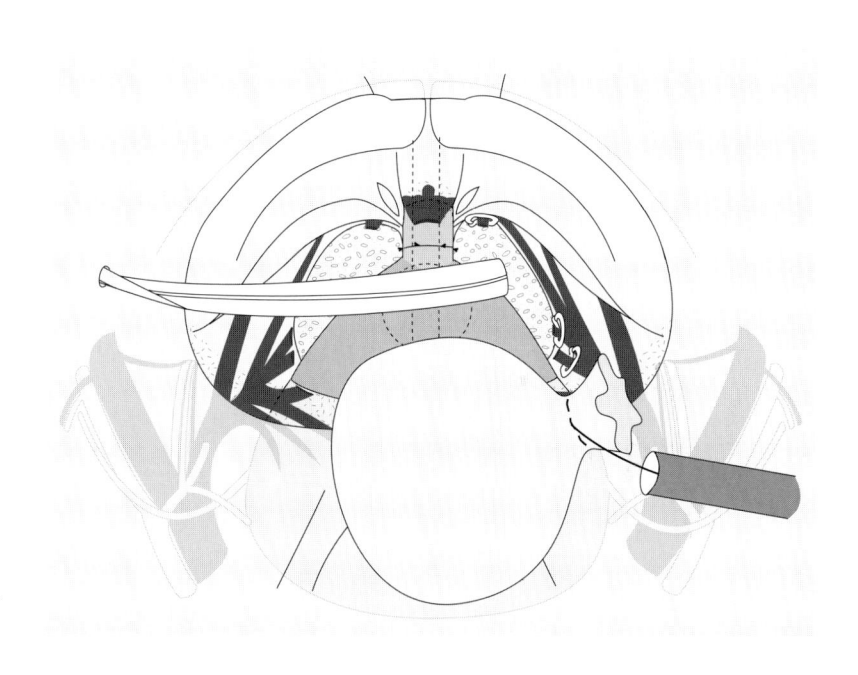

図 3-200 エンドパウチに入れた状態で前立腺を創外へと摘出する．

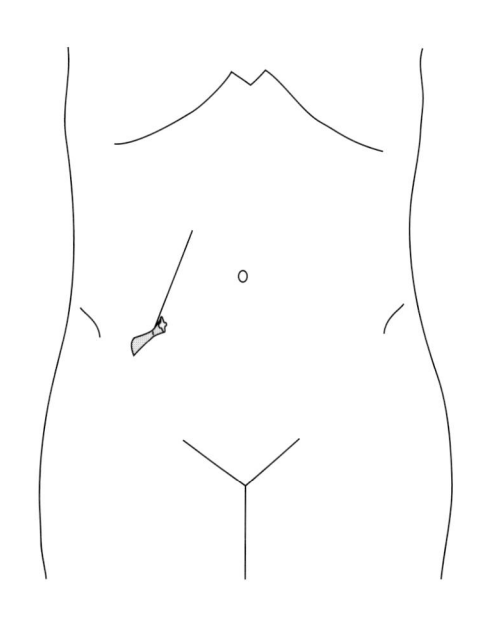

図 3-201 エンドパウチに収納された前立腺は，右下腹部の 10 mm ポートを 3 cm に広げて摘出する．この部位が最も疼痛が少ない．

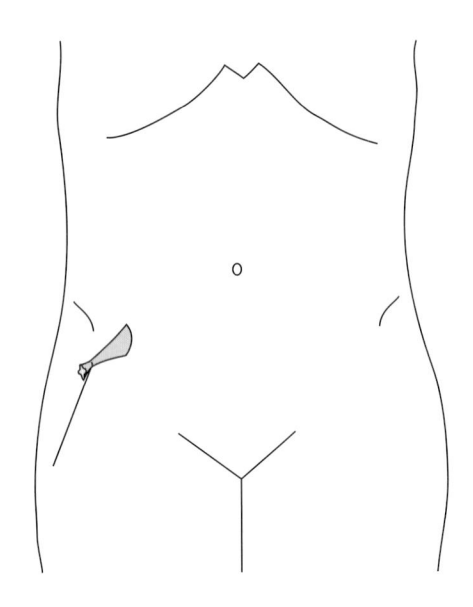

図 3-202 エンドパウチを回転させながら徐々に引き出す．

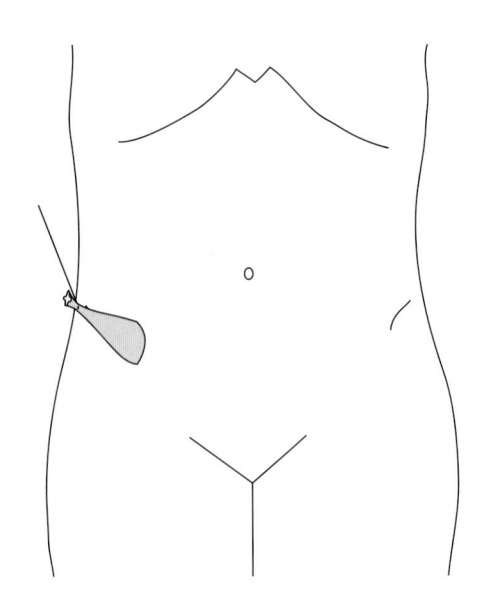

図 3-203 つづき

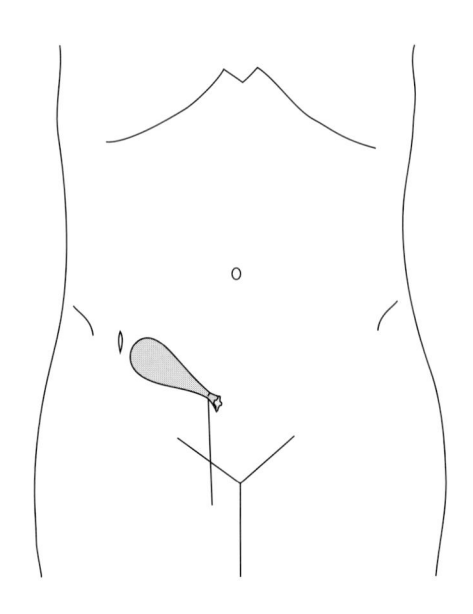

図 3-204 エンドパウチに収納された前立腺が摘出されたところ．

図 3-205 手術終了．ドレーンは左下腹部の 5 mm ポートから挿入されている．尿道留置カテーテルは 16Fr を用いる．

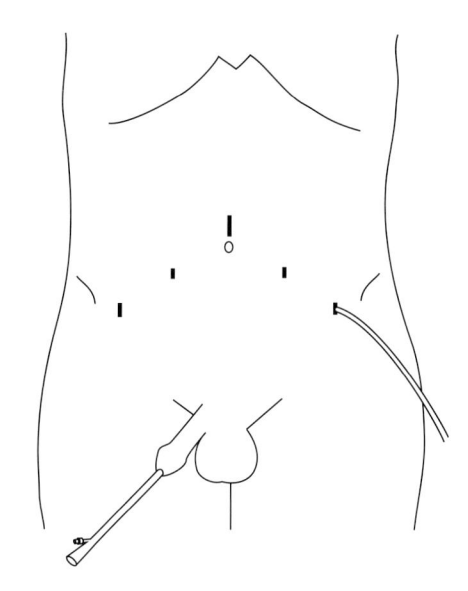

Variation
リンパ節郭清

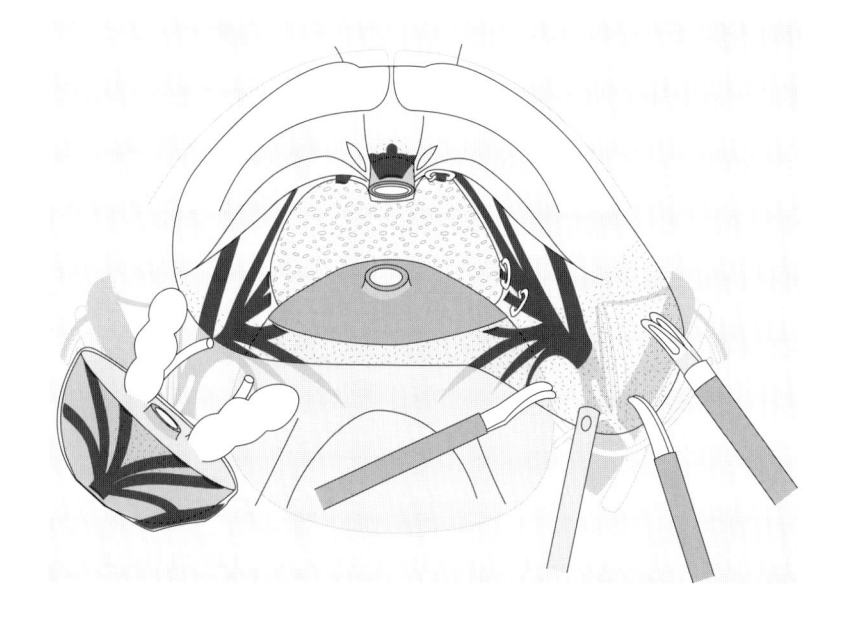

図 3-206 後腹膜の展開を閉鎖リンパ領域周辺へと広げる．

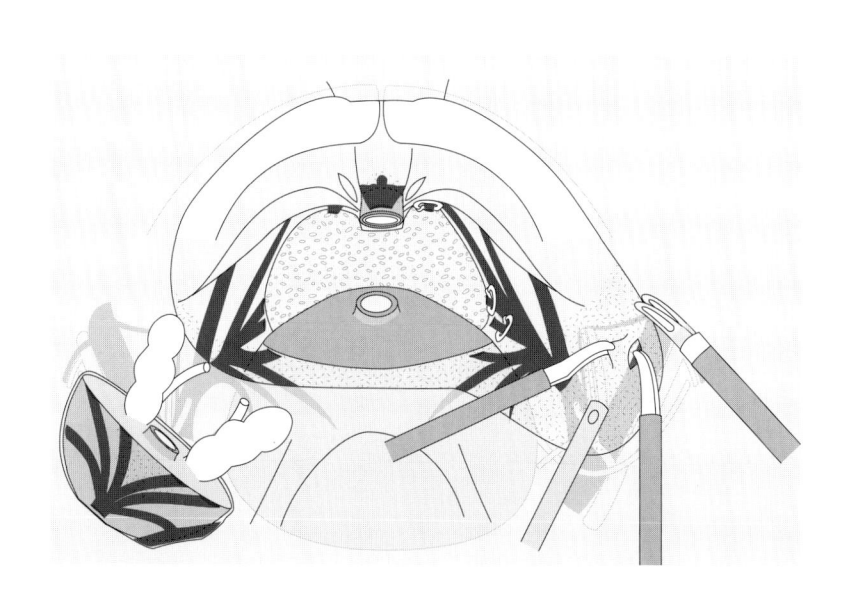

図 3-207 外腸骨静脈の下縁（閉鎖リンパ節群の上縁）を剝離，展開する．

230　第3章　腹腔鏡下前立腺全摘術

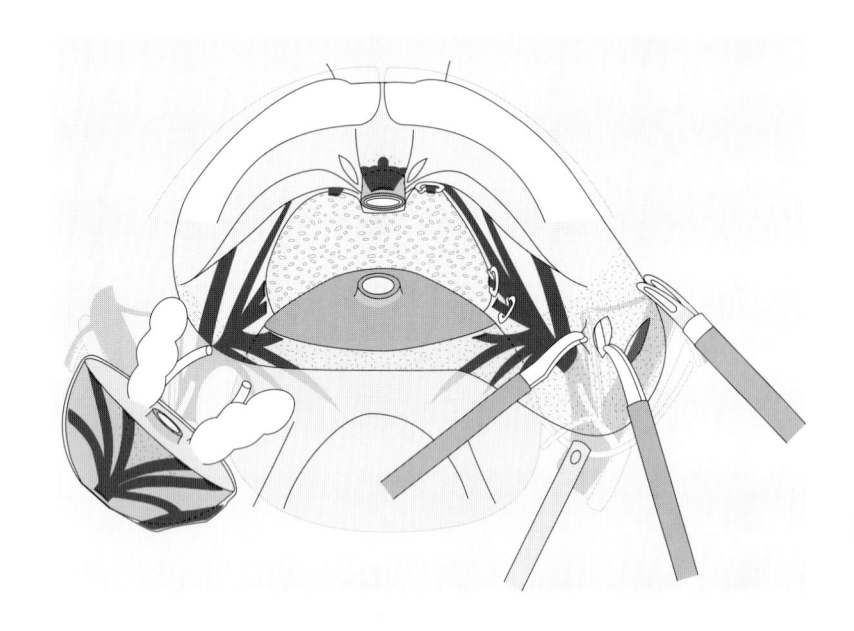

図3-208 閉鎖神経(閉鎖リンパ節群の下縁)を剝離する．閉鎖神経より深い部分にリンパ節が存在する場合はそれも含めて摘出する．

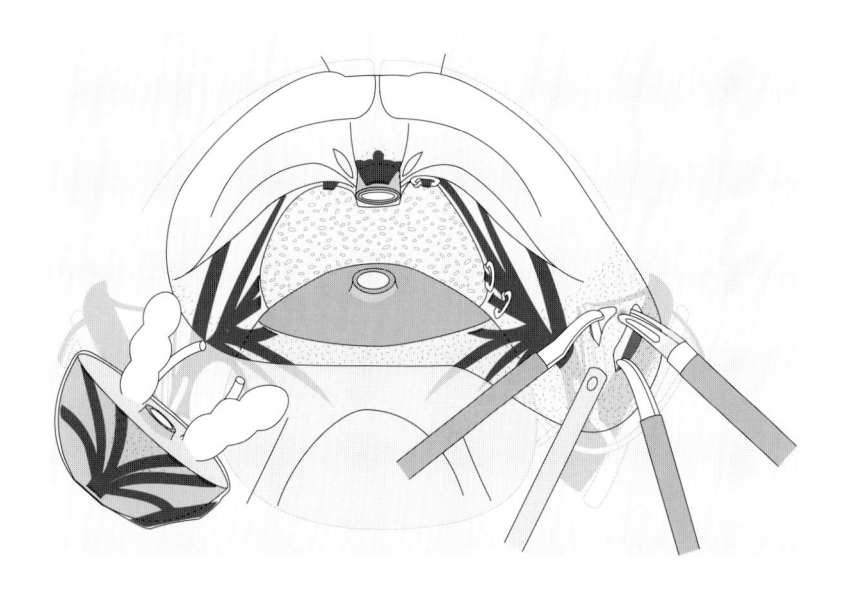

図3-209 閉鎖リンパ節群の遠位端(外腸骨静脈からの回旋枝：副閉鎖静脈の手前)をバイポーラーで凝固し，切断する．

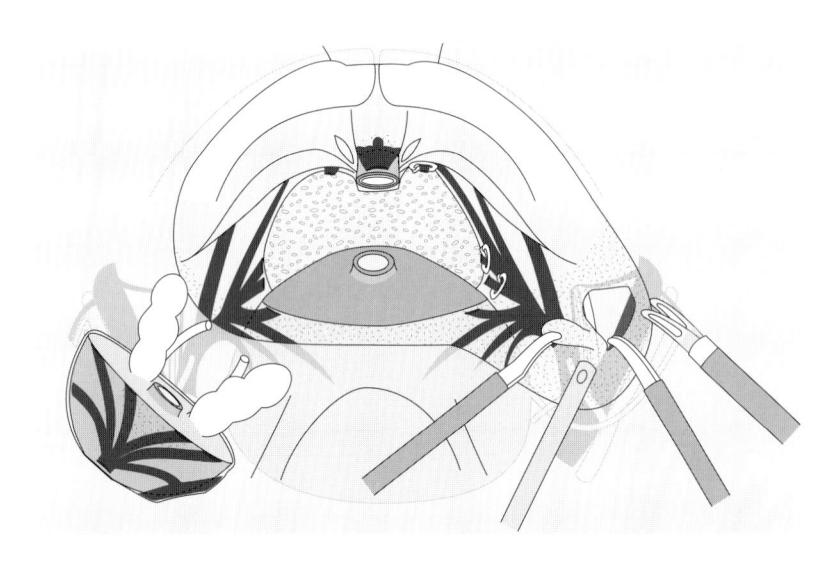

図3-210 リンパ節群を正中方向に牽引しながら周囲から剝離する．

Variation リンパ節郭清

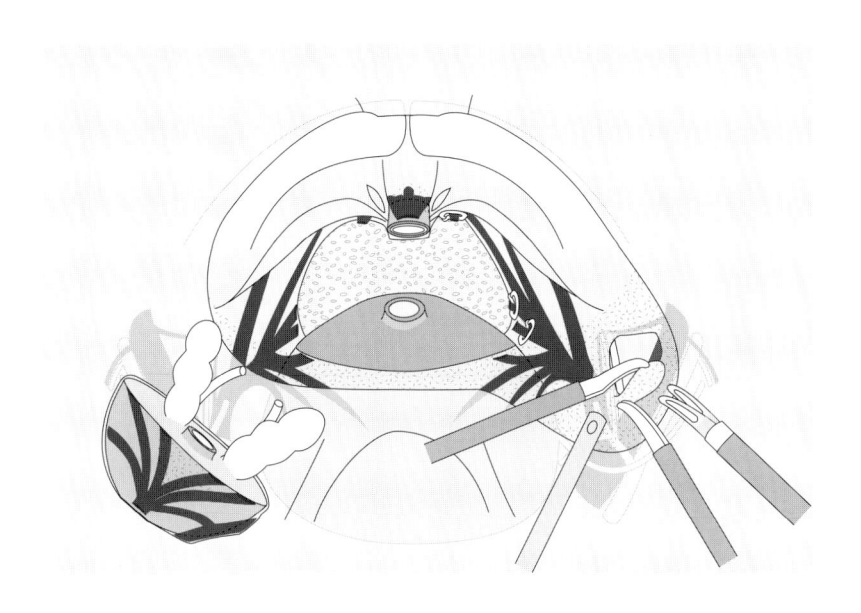

図 3-211 リンパ節群を外側に牽引しながら中枢側へ剝離する．

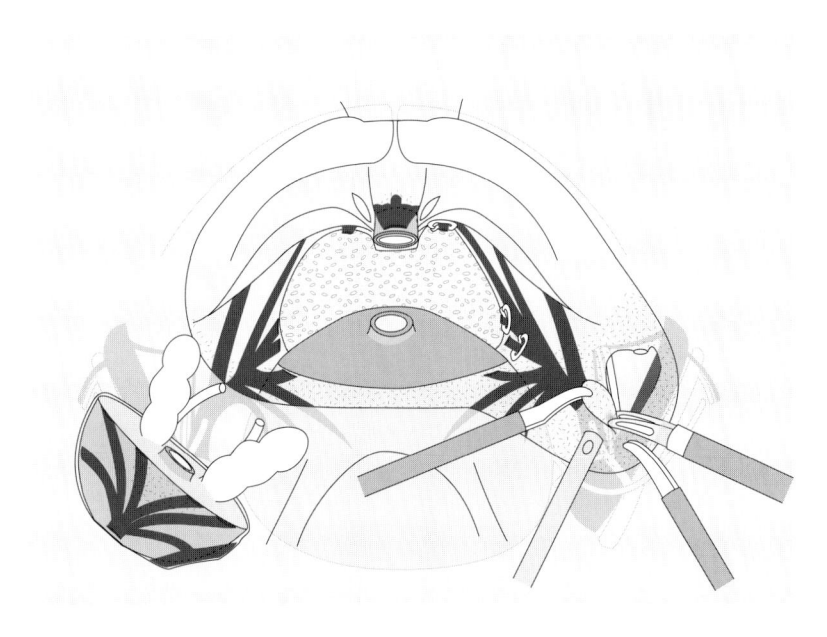

図 3-212 リンパ節群の中枢端をバイポーラーで凝固し，切断する．

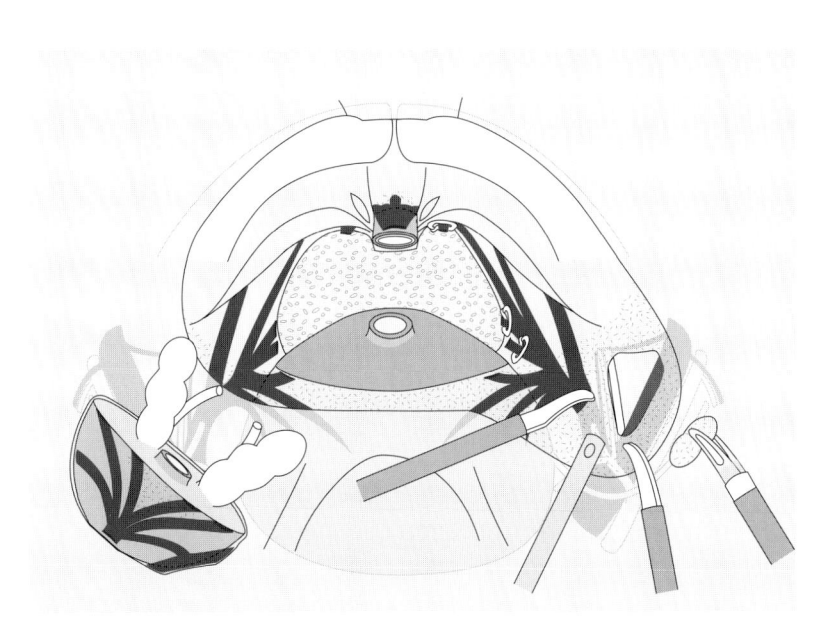

図 3-213 閉鎖リンパ節群を摘出する．ここでは閉鎖リンパ節の郭清のみを示したが，必要があれば閉鎖神経周囲などに拡大して切除する．

小切開順行性前立腺全摘術

Minimum incision antegrade radical prostatectomy

　本章は，蜂矢隆彦先生（春日部市立病院泌尿器科部長）からご提供いただいた手術の動画をもとに描いたものです．イラストと解説は蜂矢先生にご確認いただき，実際の手術をできるだけ忠実に再現するように手直ししてあります．

　わが国で前立腺全摘術が広く行われるようになったのはそれほど古いことではありませんが，蜂矢先生は早くから積極的に前立腺全摘術に取り組んでこられた草分け的な存在です．日本大学在籍中に岡田清己先生のもとで精力的に前立腺全摘術の経験を重ねられ，私が最初にお会いした2005年当時，すでにたくさんの症例数を経験されたエキスパートとして活躍されていました．私自身も蜂矢先生の考え方，手術手技から多くのものを学びました．

　私が親しくしていただいている泌尿器科の先生方，特に手術に力を入れている先生方は皆さん大変謙虚で，常に研鑽を怠らず，よりよい手術を目指して工夫を重ねておられます．蜂矢先生も間違いなくそのお1人で，ご自身の手術の結果を誠実に分析し，問題点を浮き彫りにしてよりよい結果に結びつくように改良を加えておられます．現在は小切開順行性前立腺全摘術に力を入れておられますが，その利点・欠点を緻密に分析され，学会発表，学術誌への投稿などを通じて情報発信しておられます．

　蜂矢先生は緩和医療にも積極的に取り組み，大変多忙な日々を送られておりますが，今回の企画に快く賛同くださり，貴重な時間を割いて対応していただきました．若い世代へ優れた技術を伝えていくことはわれわれの使命ですが，今回描きあげたイラストにより蜂矢先生の技・考え方が読者の皆さんに伝わることを心から祈っています．（影山幸雄）

留意点と心構え

- 小切開での骨盤内手術においては，1か所の狭い創から行う手術器具操作に慣れる必要がある．器械を長軸方向に動かすことは容易であるが，通常の開放手術のように器械の先端を支点にして手元を動かすことは困難な場合が多い．小切開手術に合わせた器具を使用するなど相応の工夫が必要である．また，体位の工夫により十分な操作空間と視野を確保するとともに，体腔鏡を併用して視覚情報を補う必要がある．
- 解剖学的指標を熟知し，それに基づいて操作を進めることが安全かつ効率よく手術を行ううえでのカギとなる．特に直腸-前立腺間の剥離，神経温存においては膜構造の理解が不可欠である．手術中は正しい剥離面を進んでいるかどうかに常に気を配り，必要に応じて修正していく細かい配慮が必要である．
- 順行性の前立腺全摘術の利点として，①直腸-前立腺間の剥離が容易であり直腸損傷の危険性が少ないこと，②ほとんどの血流が遮断された状態で操作するため前立腺尖部の処理が比較的容易であること，などがあげられる．一方で膀胱頸部温存の作業と精嚢剥離終了までの作業は逆行性術式よりも煩わしく，相応の工夫が必要になる．前立腺 base と精嚢の剥離を丁寧に行い，Denonvillier 腔の正しい剥離面を確保することが最も重要なコツと考えられる．
- 小切開順行性前立腺全摘術の平均的な成績を表4-1に示す．

表4-1 平均的な成績

- 平均的手術時間：2時間40分
- 平均的出血量：550 mL
- 飲水開始：1POD
- 食事開始：2POD
- ドレーン抜去：3～4POD
- カテーテル抜去：7POD
- 退院：14POD

（蜂矢隆彦）

準備

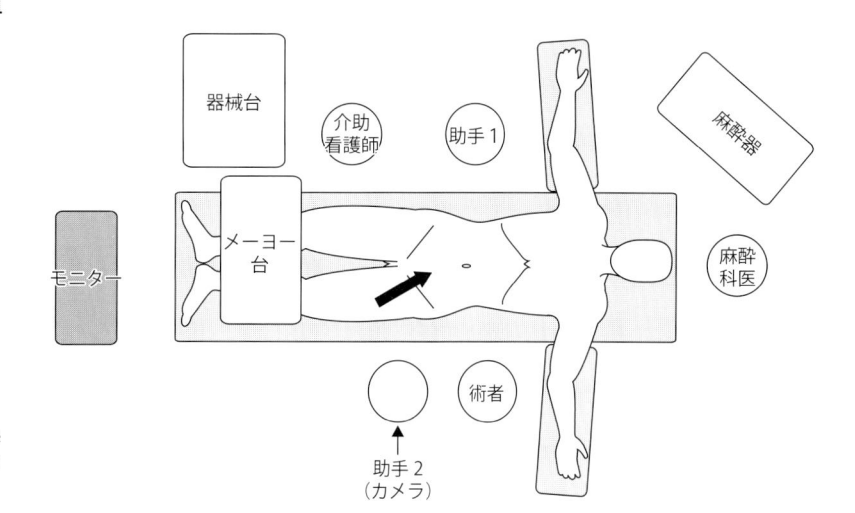

図 4-1 **スタッフ・器機の配置** 内視鏡(flexible type 5 mm LTF TYPE VP-S)〔オリンパス〕を術創の足方向から術野へ挿入する.

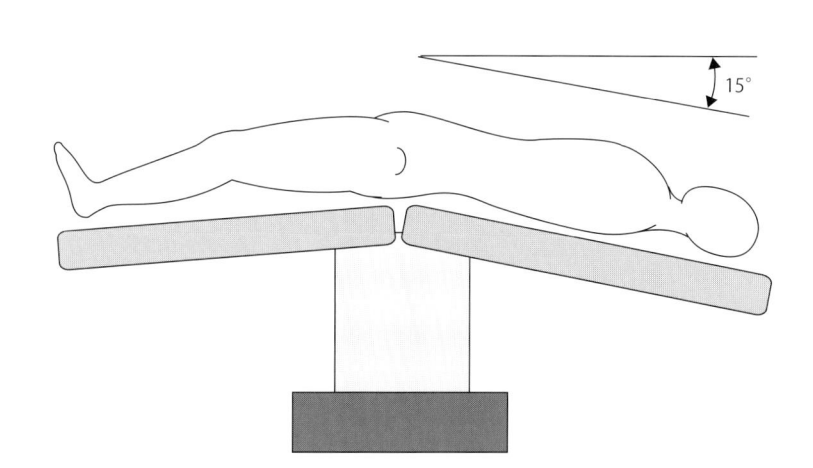

図 4-2 約 15°の頭低位とし,大転子の位置で手術台を屈曲させる.

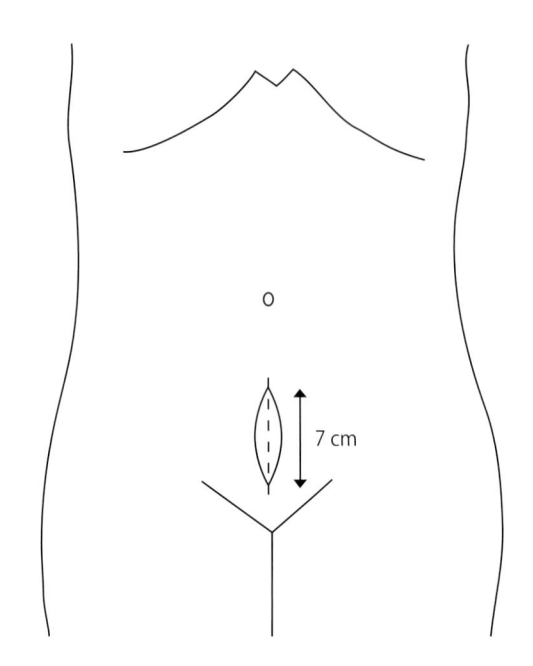

皮膚切開と骨盤展開

図4-3 18Fr フォーリーカテーテルを留置し，恥骨上下腹部正中に7 cmの皮膚切開を置く．筋膜は皮切よりも少し長めに切開する．

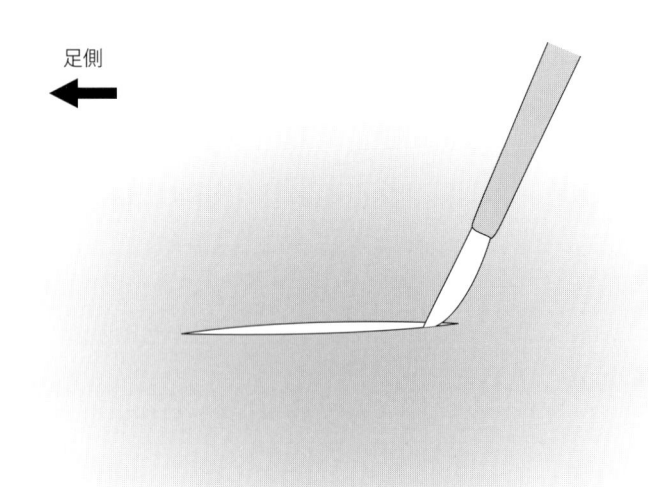

図4-4 表皮を切開する．

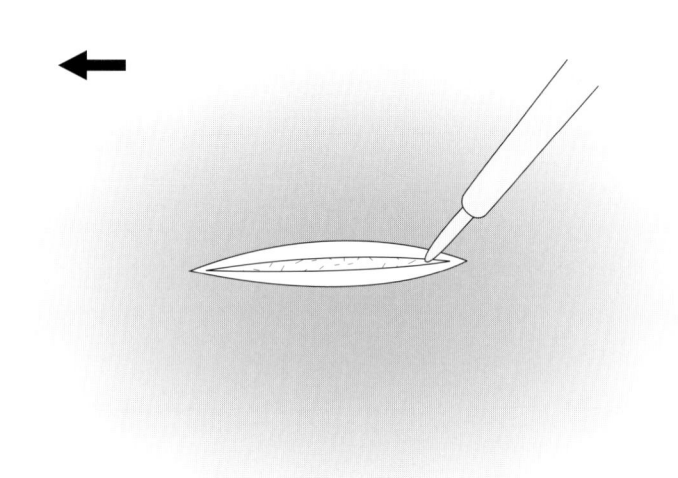

図4-5 真皮を切開する．

皮膚切開と骨盤展開 237

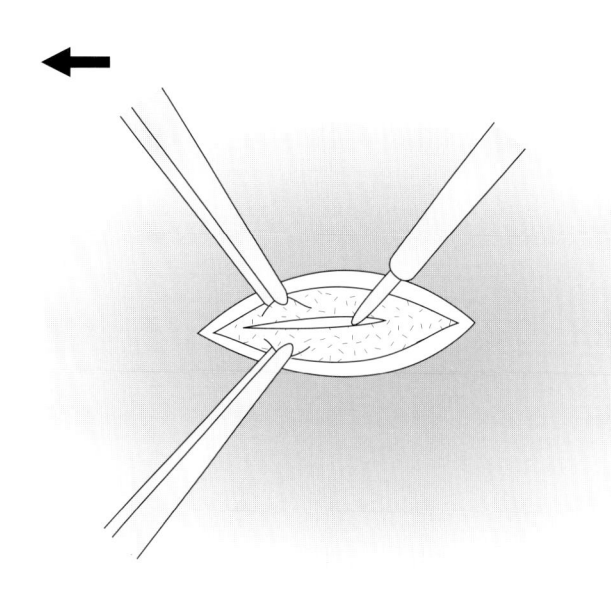

図 4-6 皮下脂肪層（浅腹筋膜）を切開する．

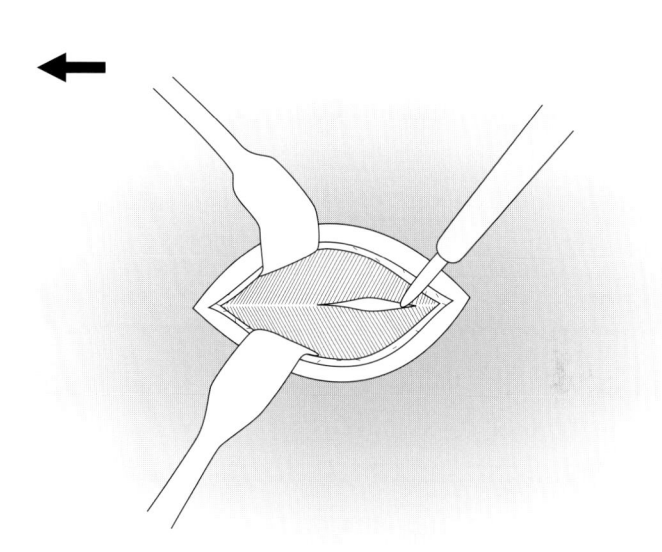

図 4-7 白線で筋膜を切開する．

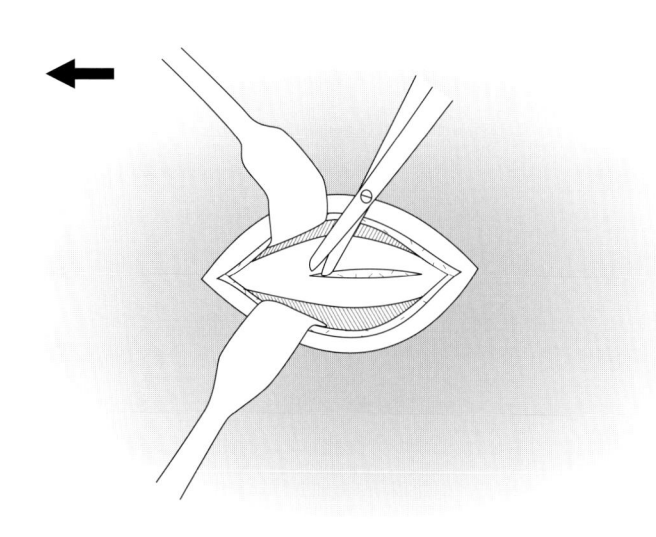

図 4-8 横筋筋膜を切開する．

238　第4章　小切開順行性前立腺全摘術

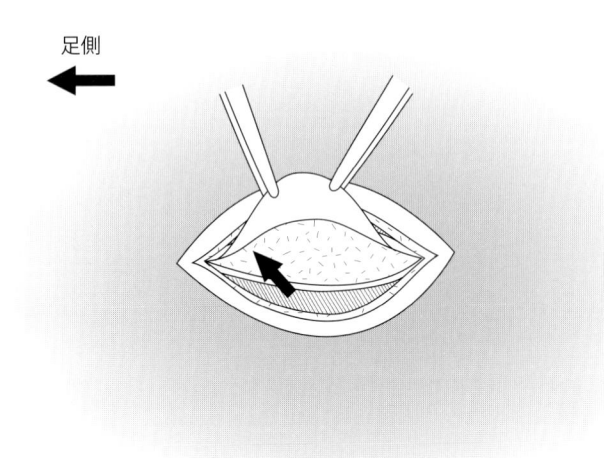

図4-9 足側から腹膜と横筋筋膜間を鈍的に剥離する.

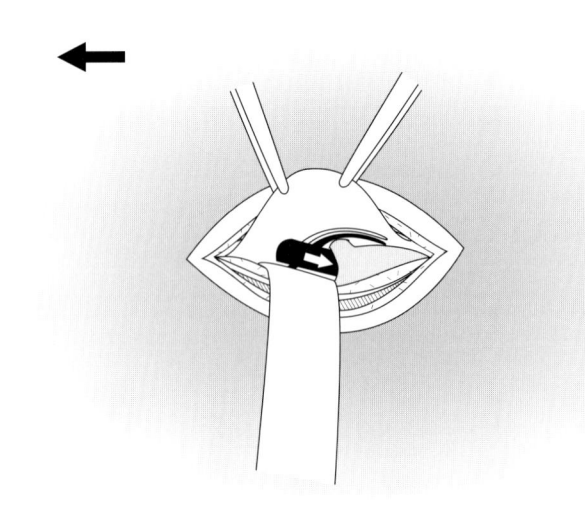

図4-10 外腸骨静脈の表面に沿って鈍的に頭側へ剥離する.

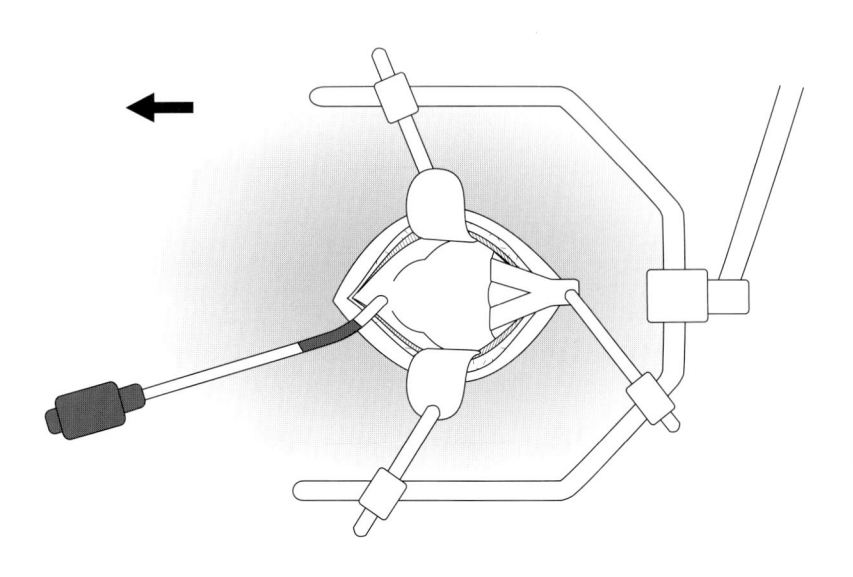

図4-11 開創器グレイマルチフレックスレトラクター（グレイサージカル）をセットし，術野を展開する．内視鏡（flexible type 5 mm LTF TYPE VP-S）〔オリンパス〕を足側から術野へ挿入する.

右側方展開と閉鎖リンパ節郭清　239

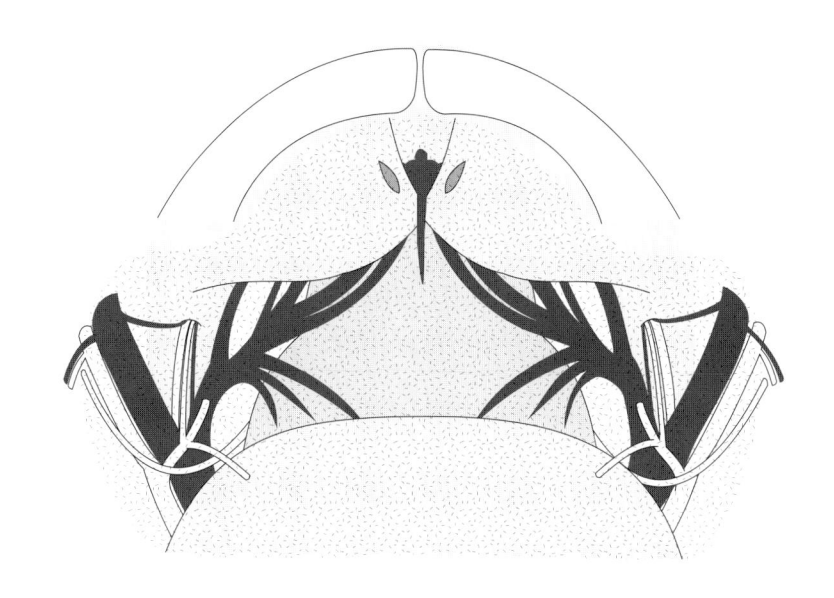

図 4-12 展開された前立腺周辺．

右側方展開と
閉鎖リンパ節郭清

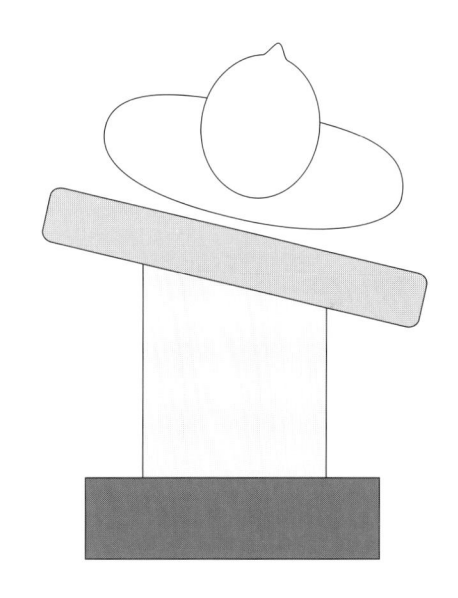

図 4-13 右(助手側)に手術台を傾ける．

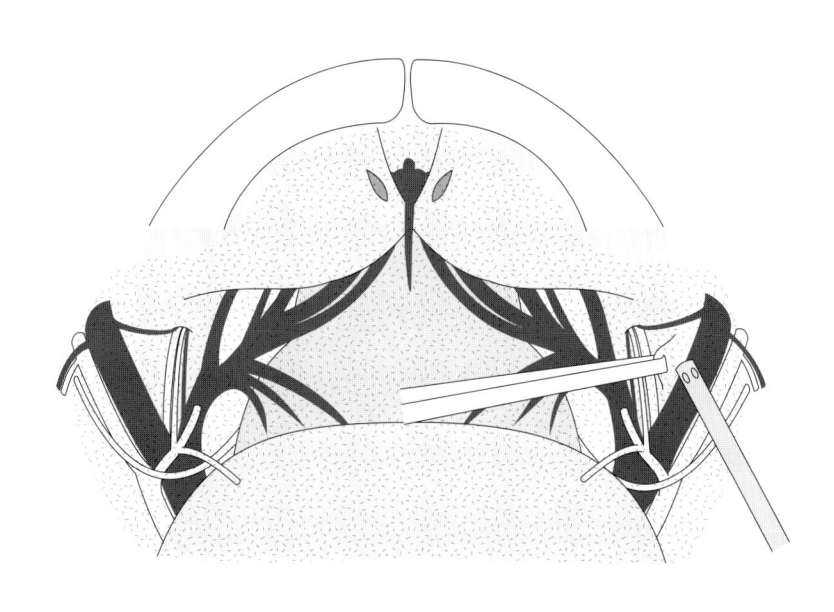

図 4-14 閉鎖リンパ節を郭清する(右)．リンパ組織をルシアン鑷子で牽引しながら外腸骨静脈の下縁を剝離する．

240　第4章　小切開順行性前立腺全摘術

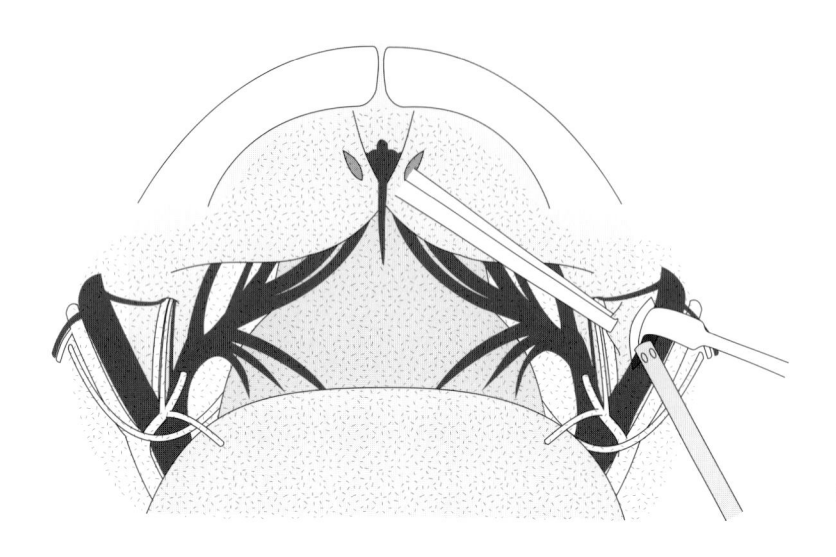

図 4-15 静脈鈎で外腸骨静脈を外側に牽引しつつ，リンパ組織と内閉鎖筋の間を鈍的に剥離する．

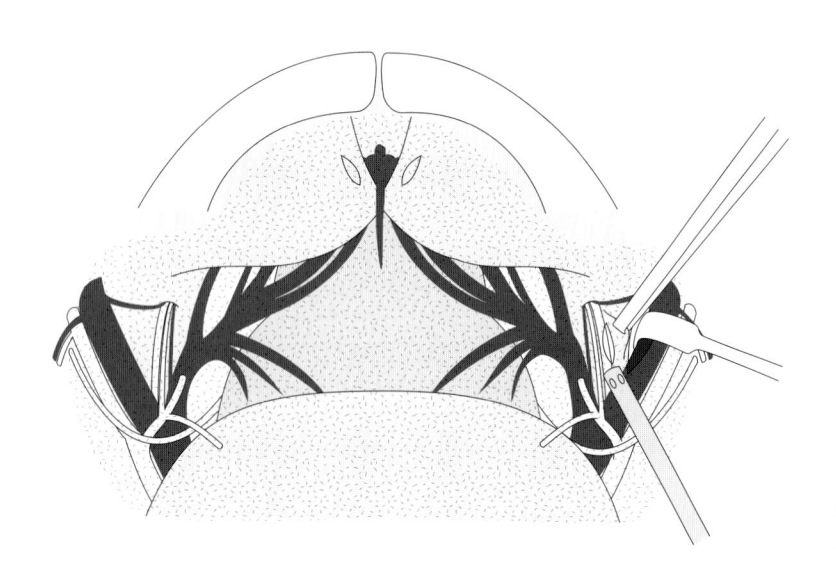

図 4-16 リンパ組織を上方に牽引し，閉鎖神経を同定し，その上縁を剥離する．

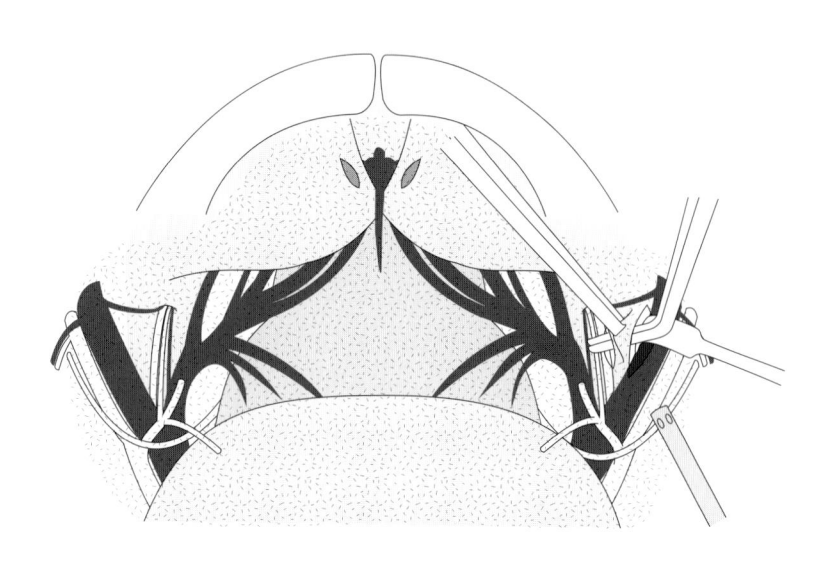

図 4-17 直角鉗子をリンパ組織の下に通す．

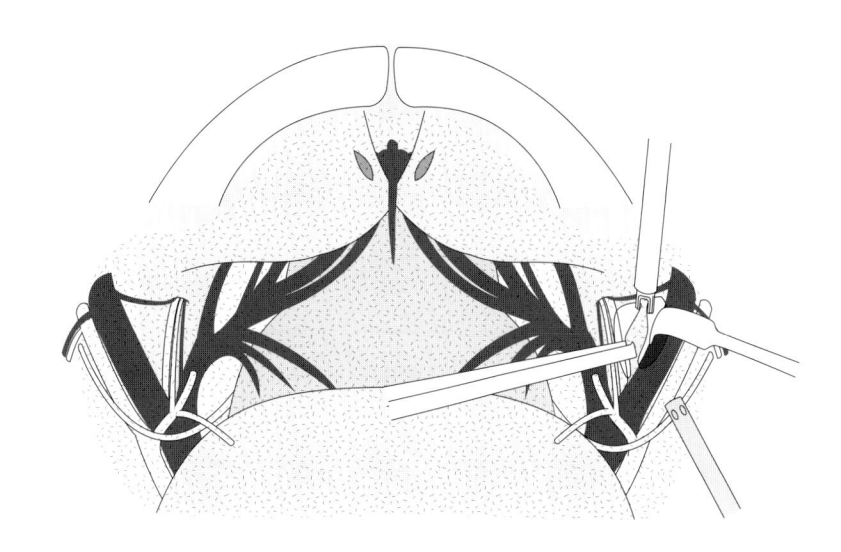

図 4-18 リンパ組織の遠位端にクリップをかける.

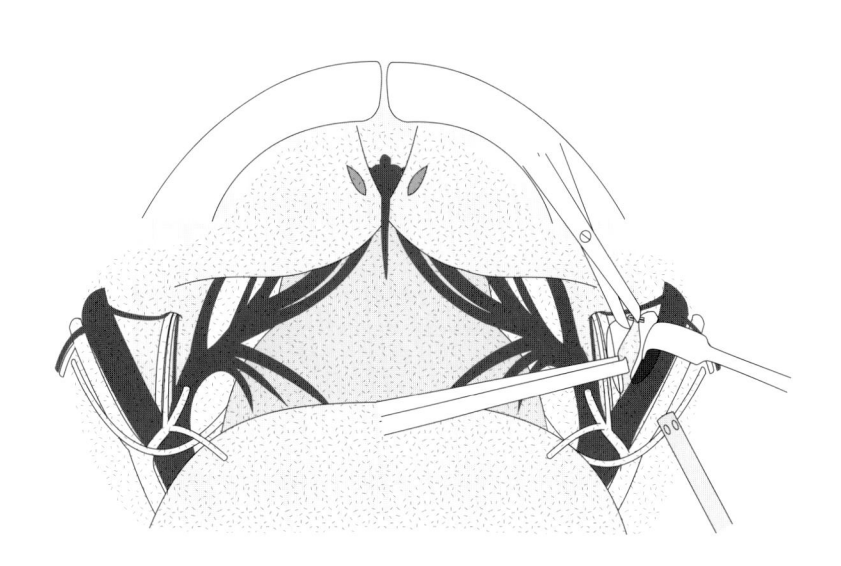

図 4-19 リンパ組織の遠位端を切断する.

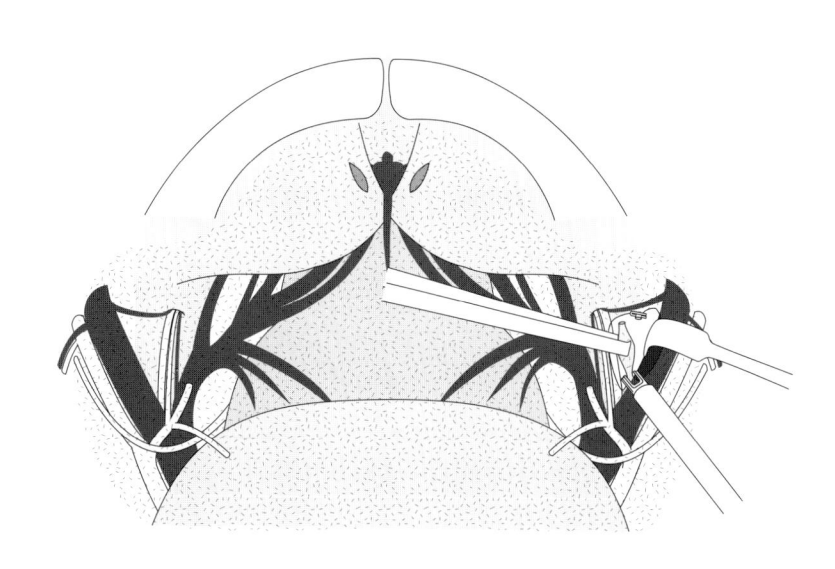

図 4-20 リンパ組織の近位端にクリップをかける.

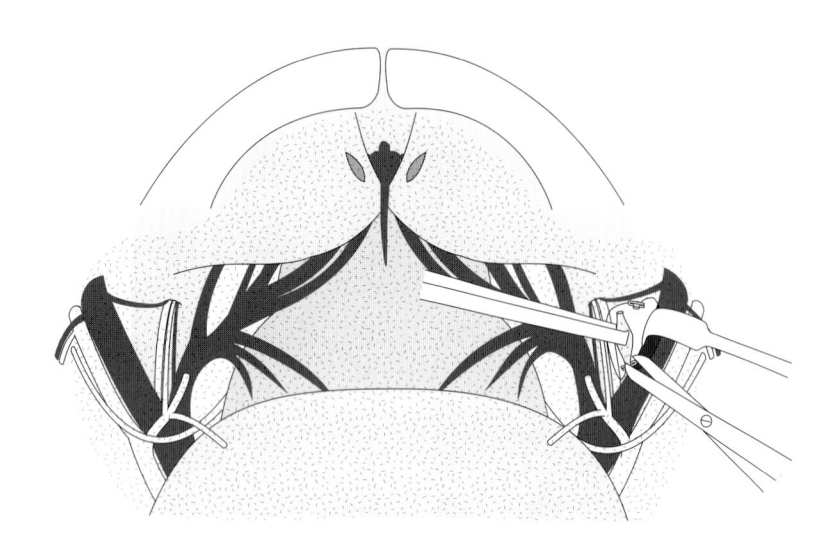

242 第4章 小切開順行性前立腺全摘術

図 4-21 リンパ組織の近位端を切断し，閉鎖リンパ節を摘出する．

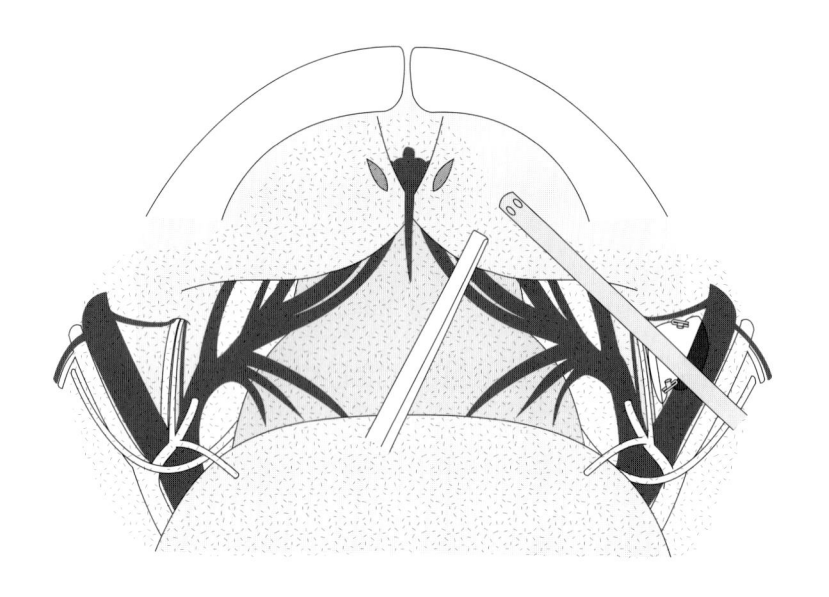

図 4-22 脂肪組織を正中頭側方向にはがすようにして内骨盤筋膜を展開する．

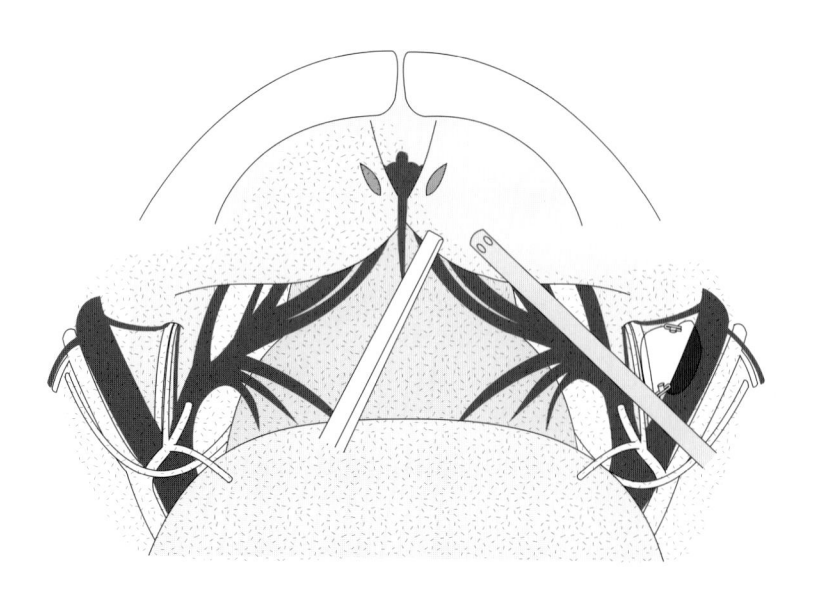

図 4-23 内骨盤筋膜を十分に露出する．

右側方展開と閉鎖リンパ節郭清 243

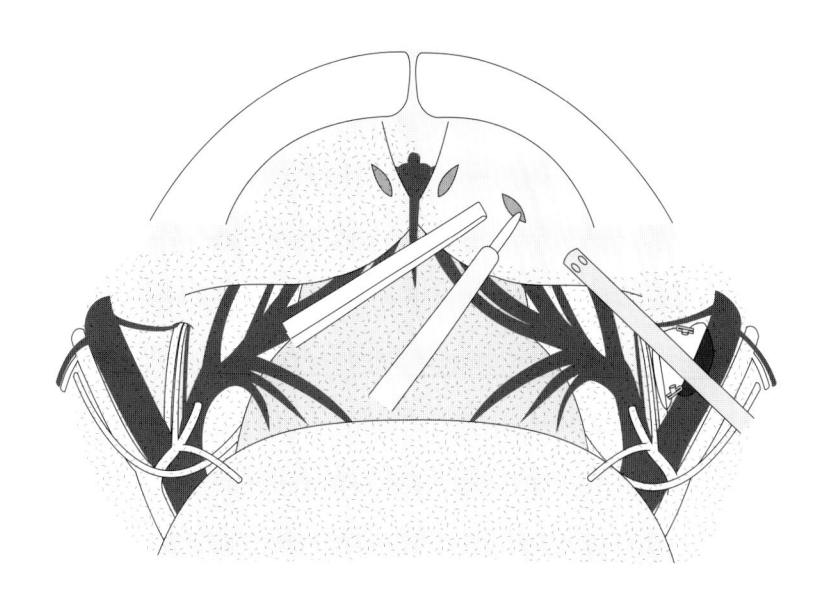

図 4-24 内骨盤筋膜を電気メスで切開する.
▶動画あり（図 4-24〜30）

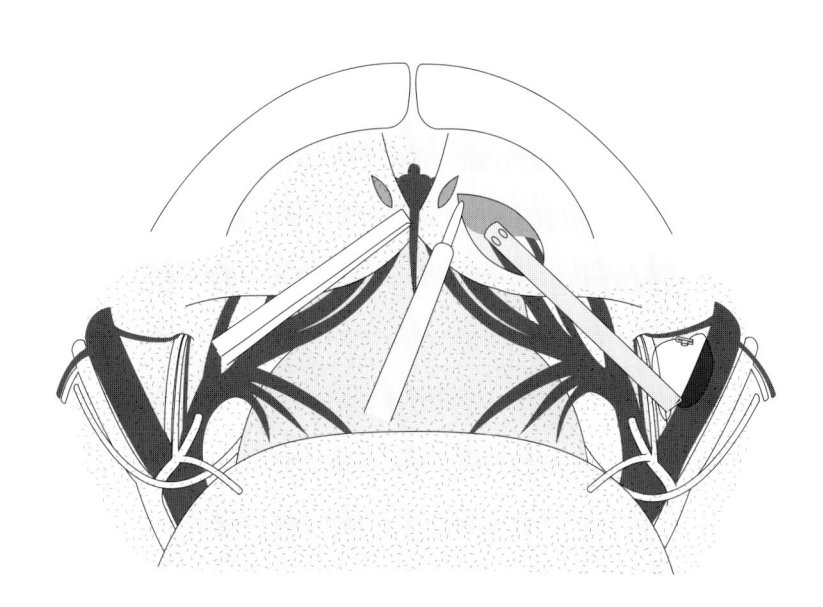

図 4-25 内骨盤筋膜の切開を延長する.

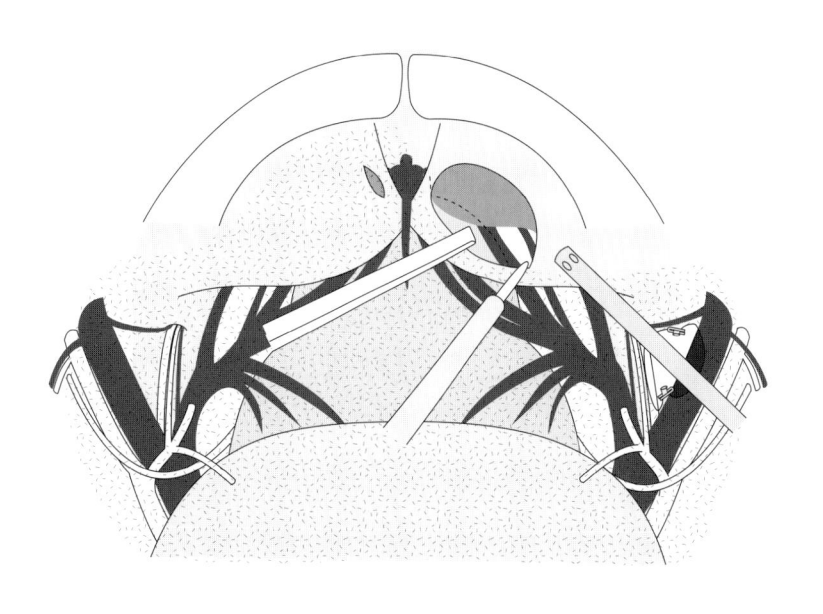

図 4-26 肛門挙筋筋束および前立腺側方が展開される.

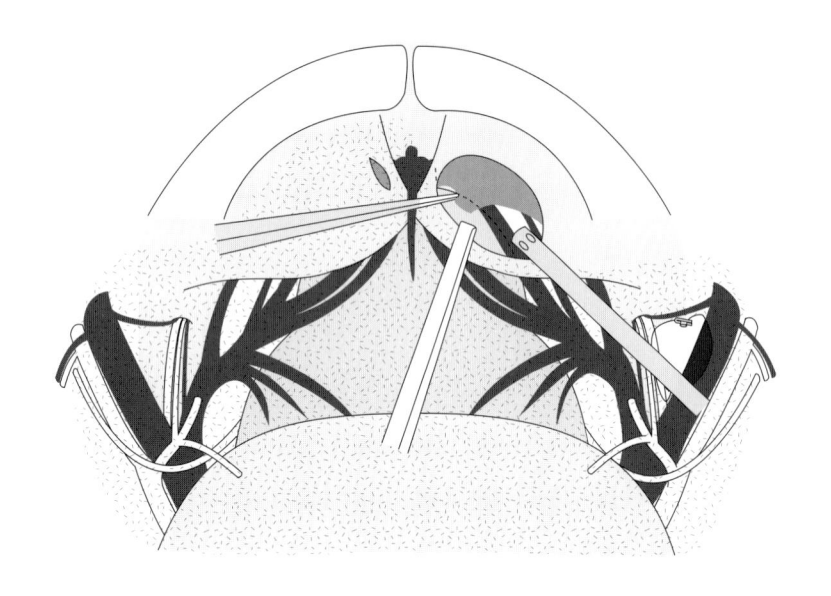

第4章 小切開順行性前立腺全摘術

図 4-27 バイポーラー鑷子で前立腺側面から肛門挙筋筋束を剥離する．肛門挙筋の裏を静脈枝が走行することがあるため，丁寧に処理する．

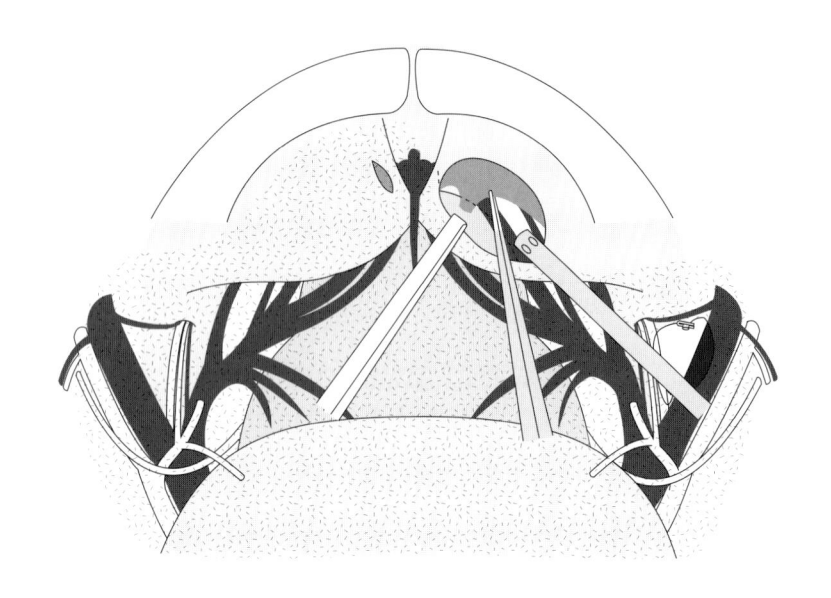

図 4-28 必要に応じて凝固しながら静脈の存在が想定される部分を残してバイポーラー鑷子で丁寧に剥離していく．

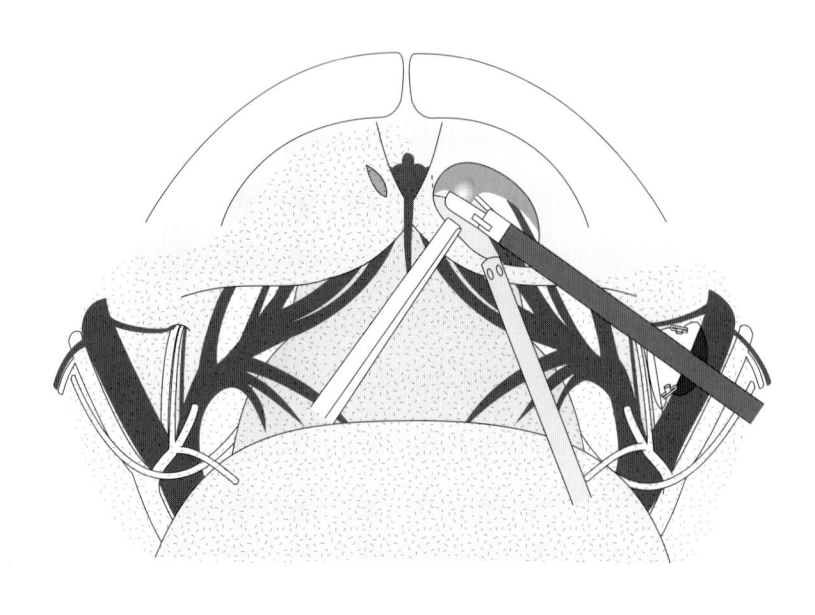

図 4-29 静脈枝の存在が想定される部分の肛門挙筋筋束を LigaSure™ で凝固・切断する．

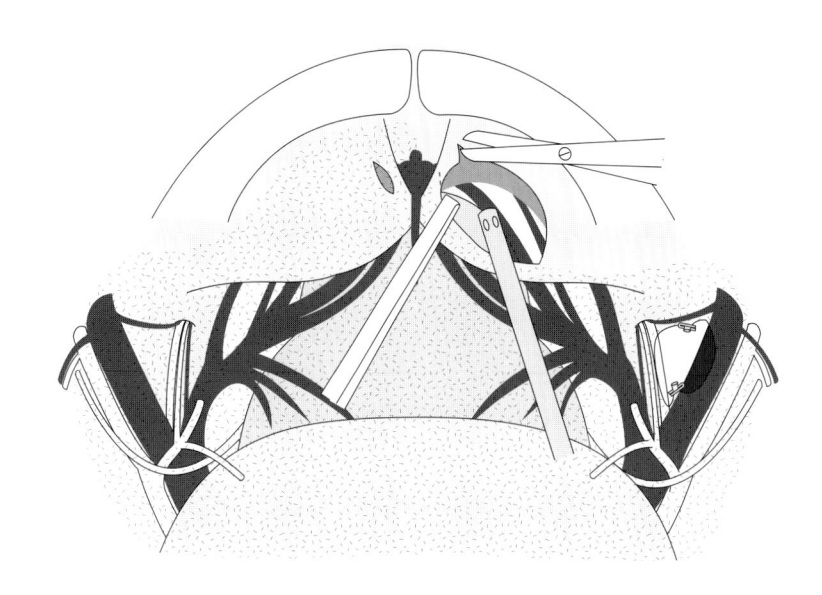

図 4-30 恥骨前立腺靱帯を骨盤壁近くで切開する．

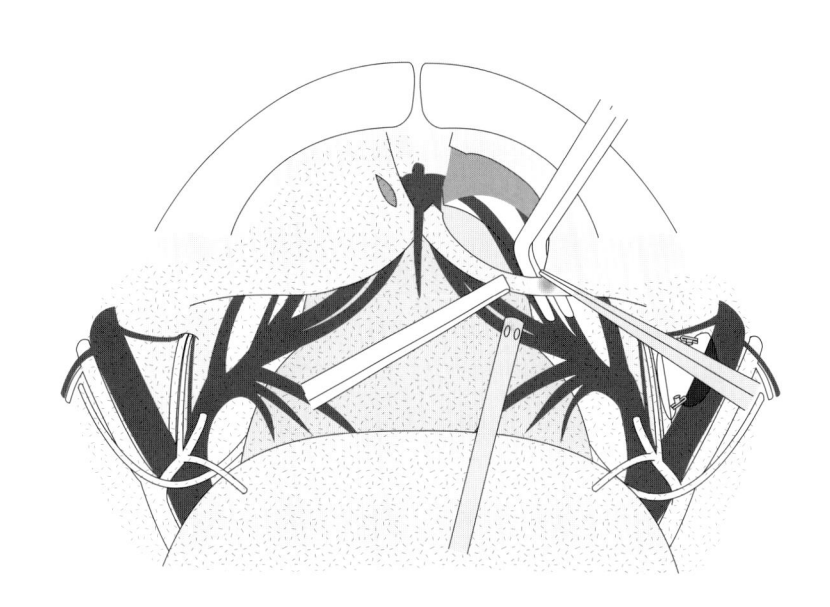

図 4-31 頭側に残った内骨盤筋膜をオーバーホルト鉗子ですくいあげ，バイポーラー鑷子で凝固しながら切断する．

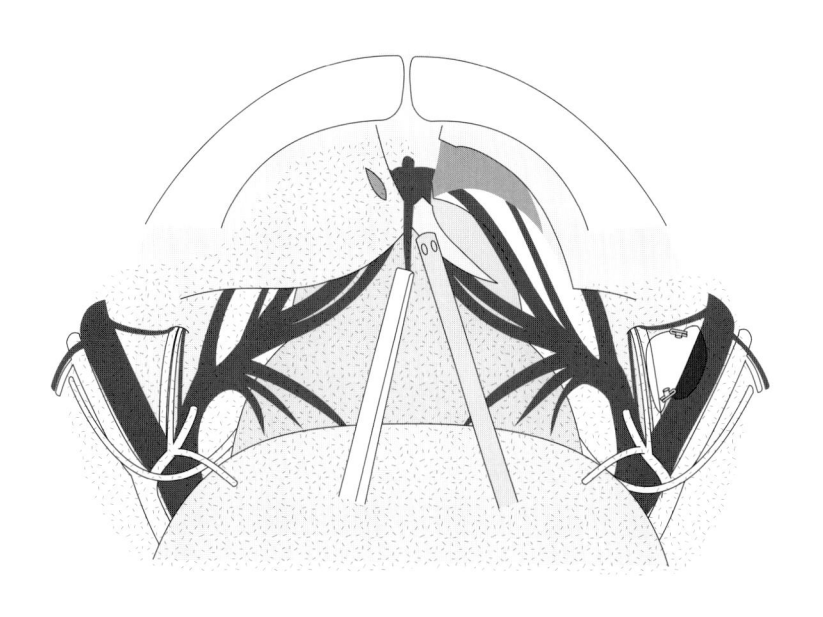

図 4-32 浅中心静脈を右側から剝離する．

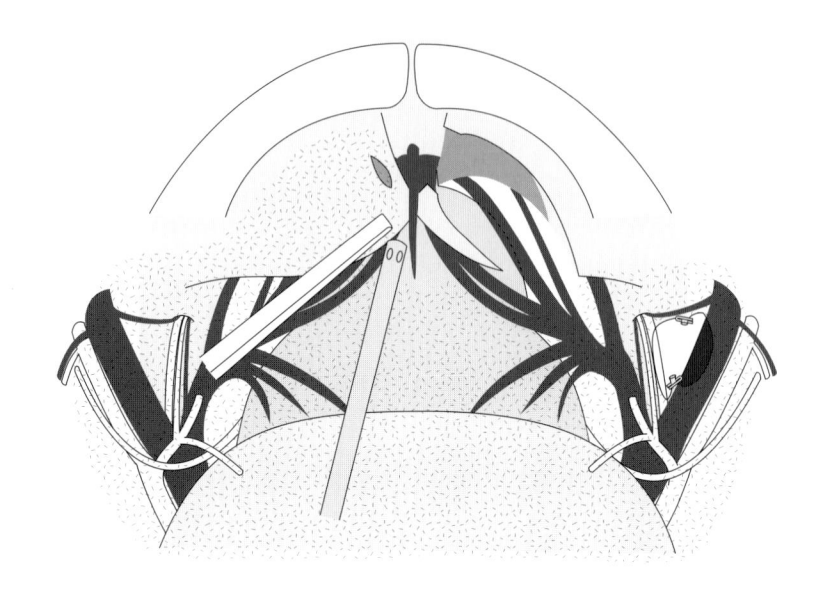

図 4-33 浅中心静脈の剥離を左側へと進める．浅中心静脈は結紮や凝固はせず，bunching の際に一緒に処理する．

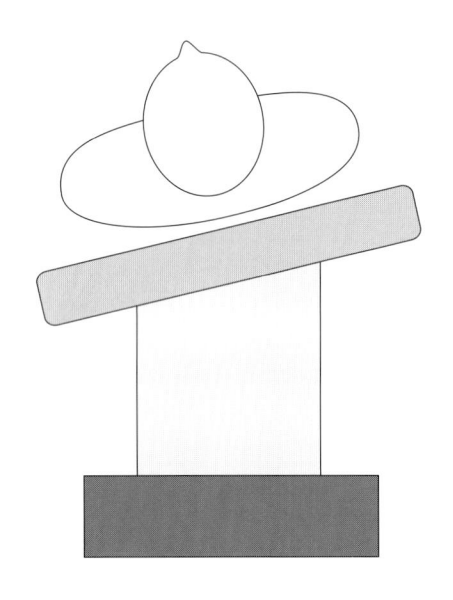

左側方展開と閉鎖リンパ節郭清

図 4-34 左（術者側）に手術台を傾ける．

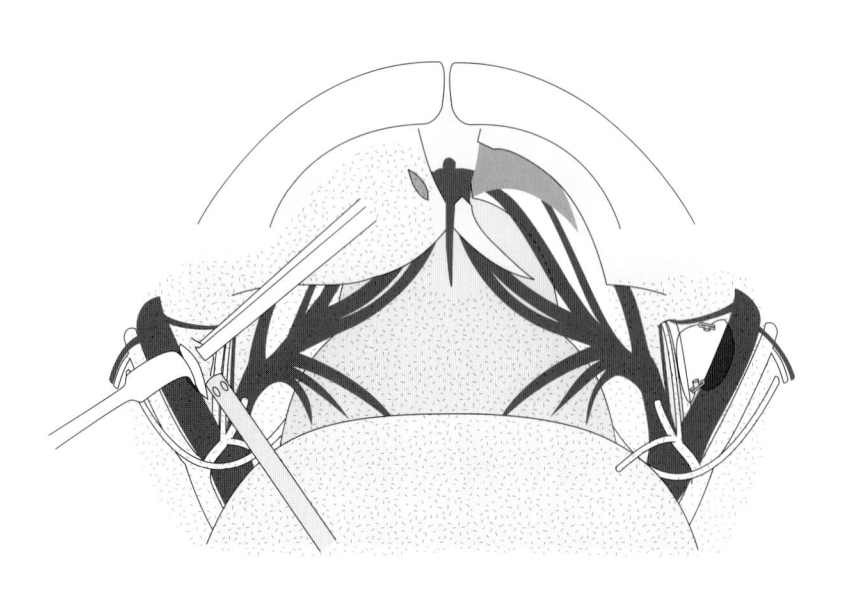

図 4-35 外腸骨静脈を牽引しながら，リンパ組織と内閉鎖筋の間を剥離する．

左側方展開と閉鎖リンパ節郭清　247

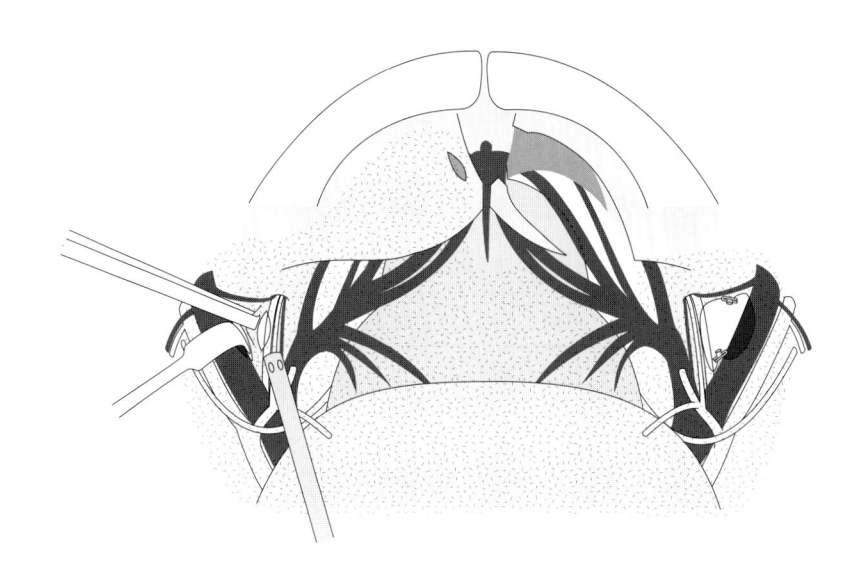

図 4-36　閉鎖神経の上縁を剝離する．

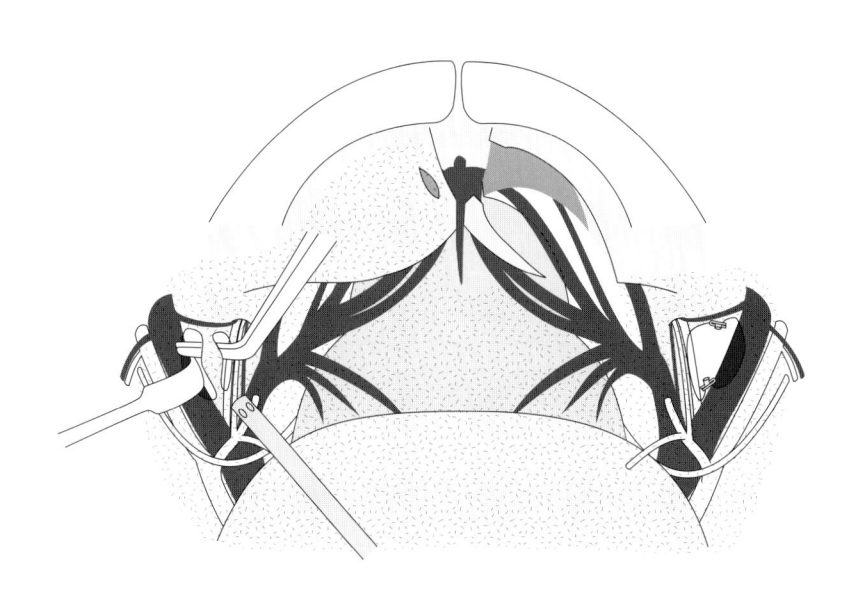

図 4-37　直角鉗子をリンパ組織の下に通す．

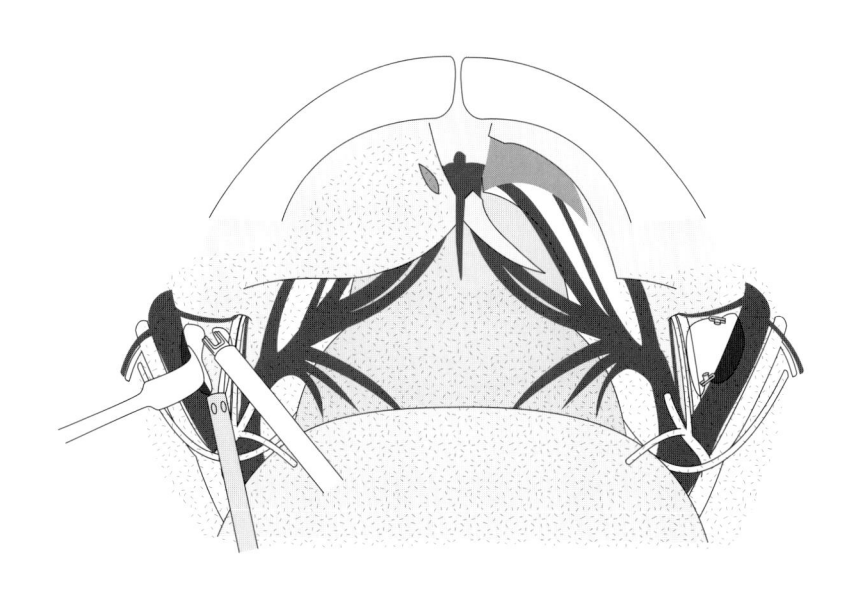

図 4-38　リンパ組織の遠位端にクリップをかける．

248　第4章　小切開順行性前立腺全摘術

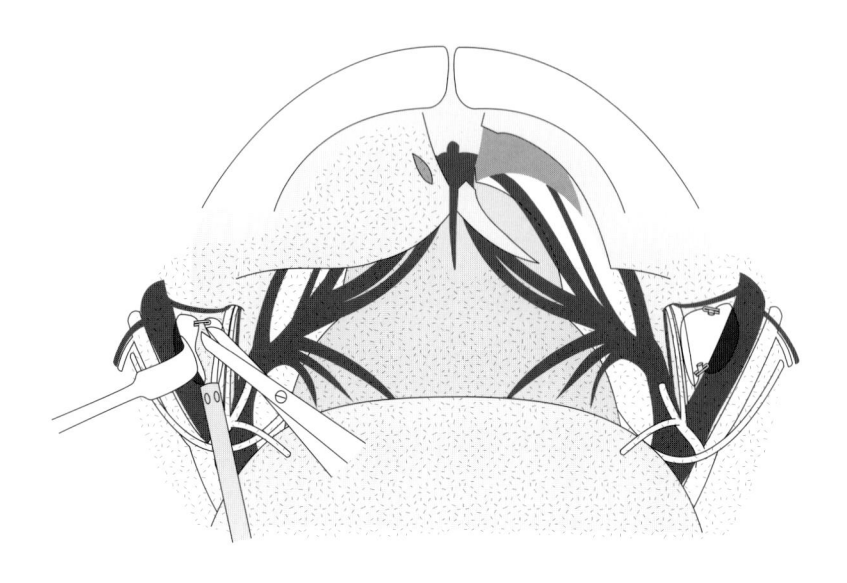

図 4-39 リンパ組織の遠位端を切断する．

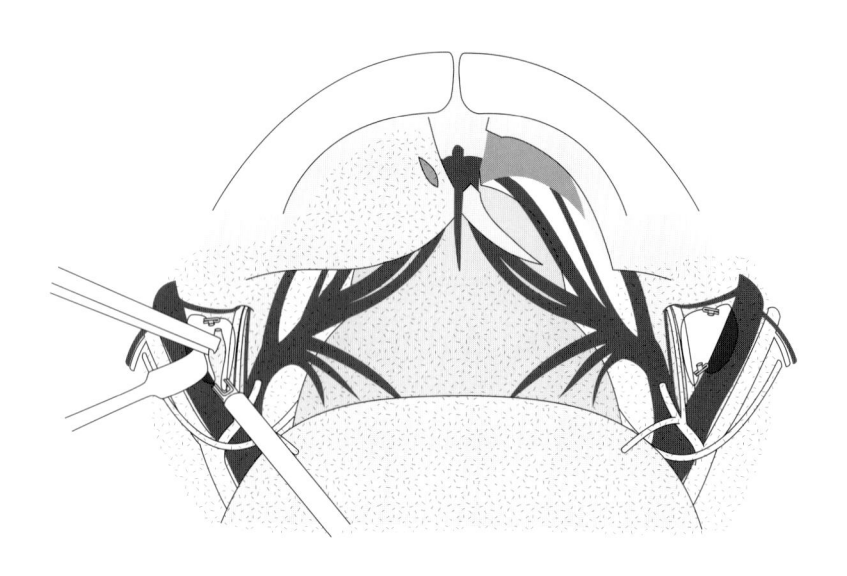

図 4-40 リンパ組織の近位端にクリップをかける．

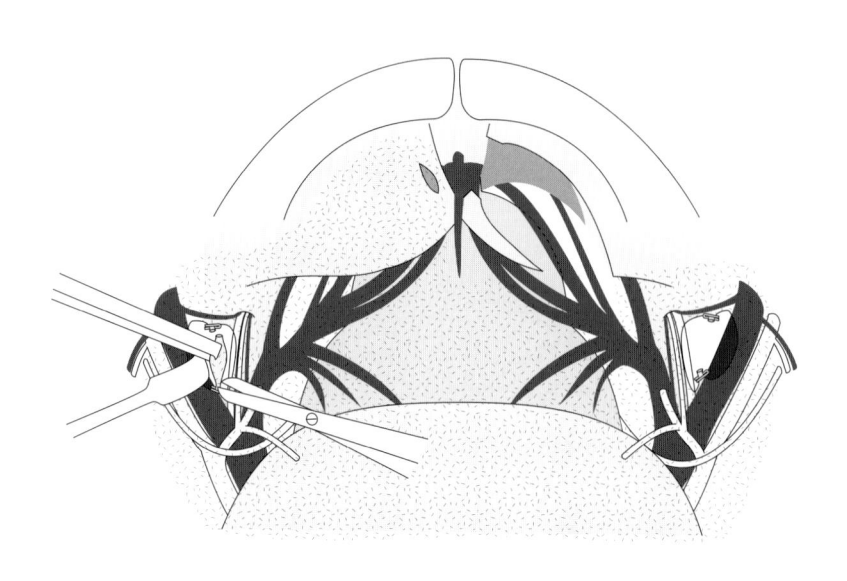

図 4-41 リンパ組織の近位端を切断する．

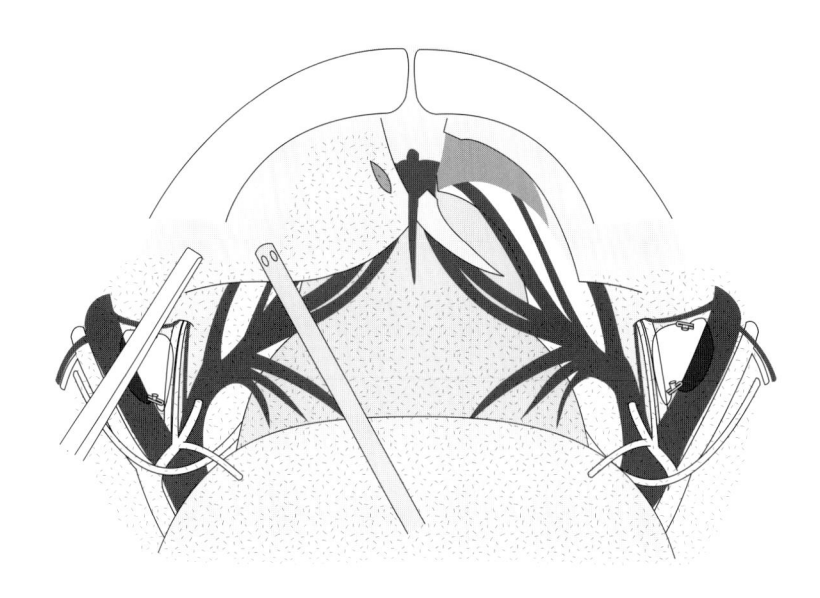

図 4-42 脂肪組織を正中頭側方向にはがすようにして内骨盤筋膜を展開する.

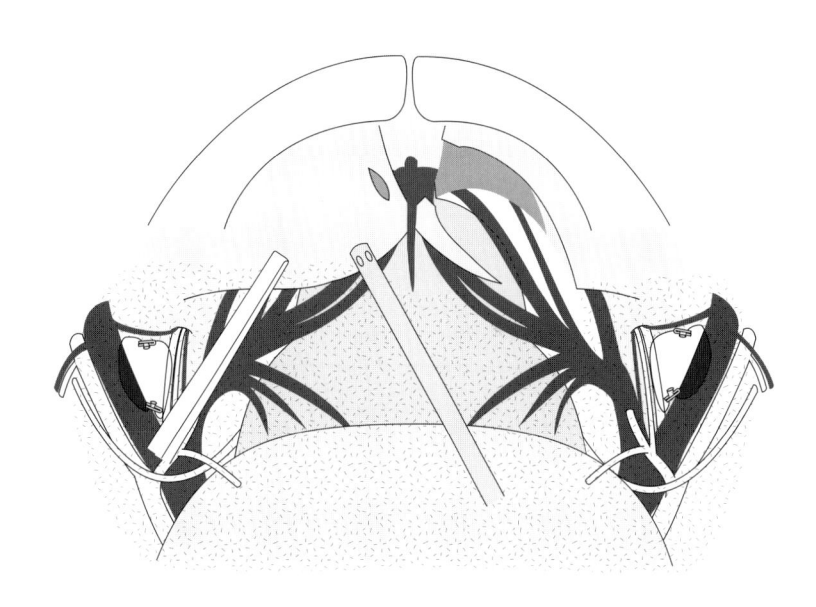

図 4-43 内骨盤筋膜を十分に露出する.

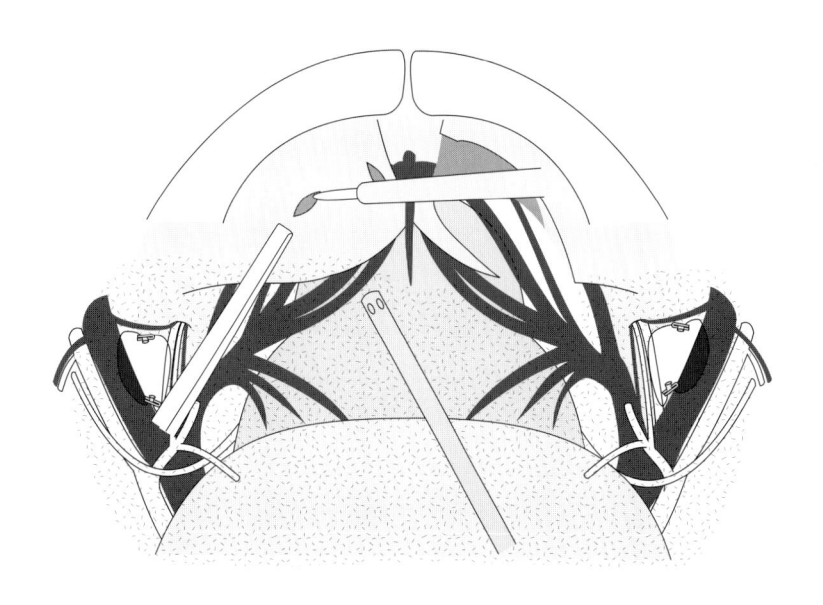

図 4-44 内骨盤筋膜を電気メスで切開する.
▶ 動画あり（図 4-44〜50）

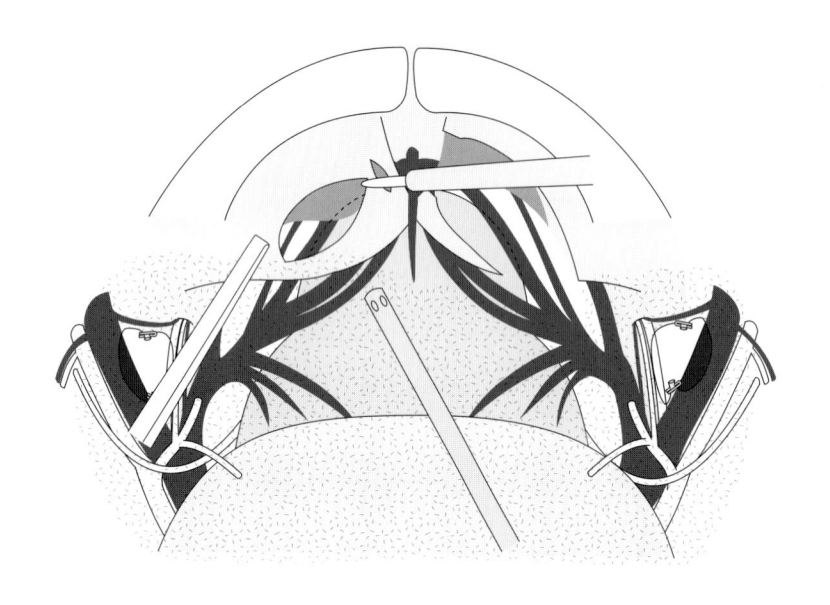

図 4-45 内骨盤筋膜の切開を足側へ延長する．

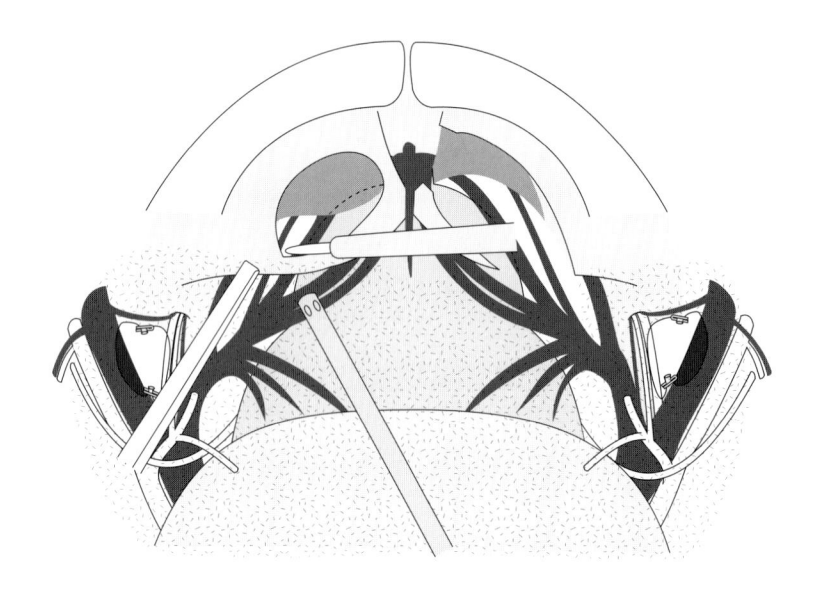

図 4-46 内骨盤筋膜の切開を頭側に延長する．

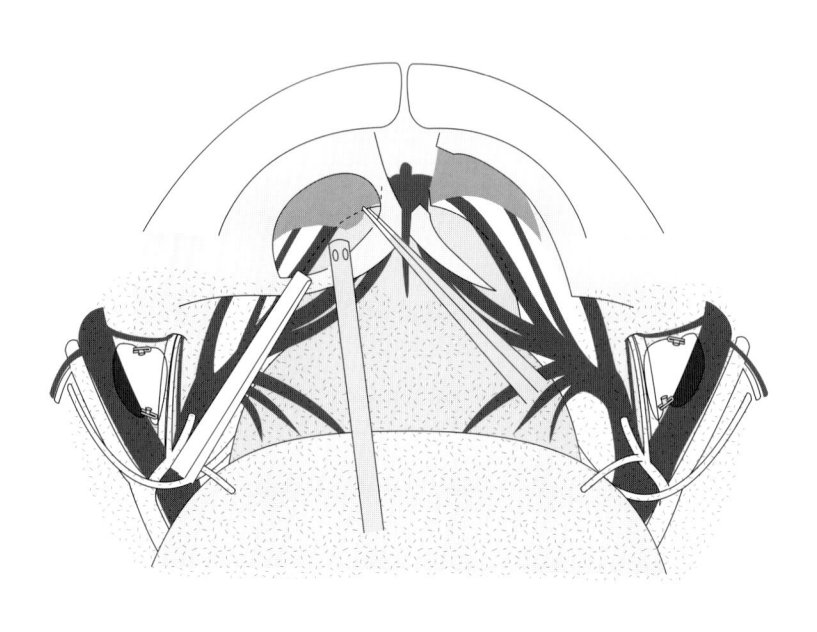

図 4-47 静脈枝の存在が想定される部分を残して，肛門挙筋筋束を前立腺から剥離する．

左側方展開と閉鎖リンパ節郭清　251

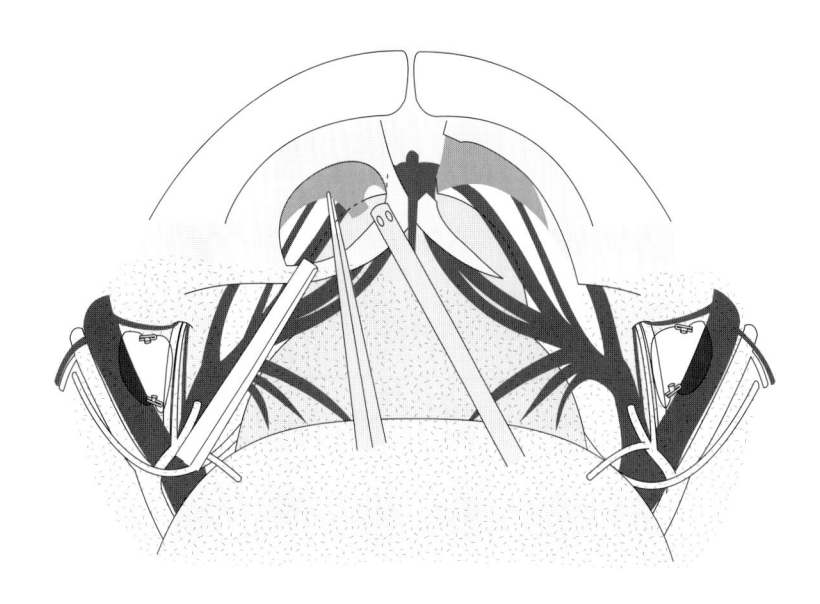

図 4-48 肛門挙筋筋束の剝離を進める．

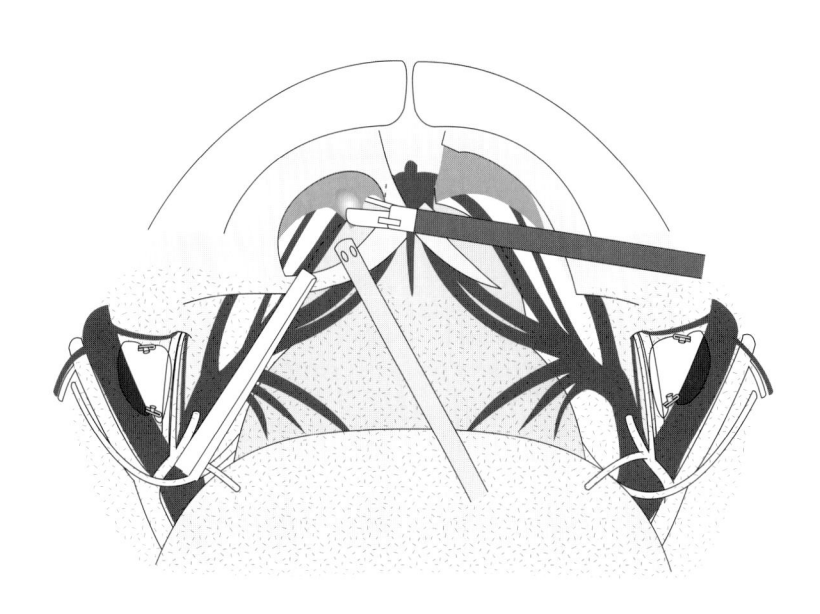

図 4-49 静脈枝の走行が想定される部分の肛門挙筋筋束を LigaSure™ で凝固・切断する．

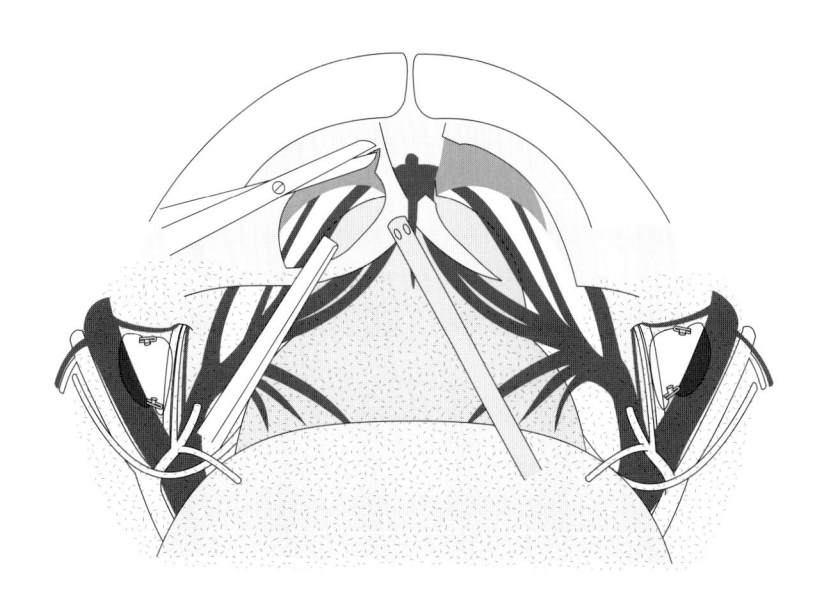

図 4-50 恥骨前立腺靱帯を骨盤壁近くで切断する．

第4章　小切開順行性前立腺全摘術

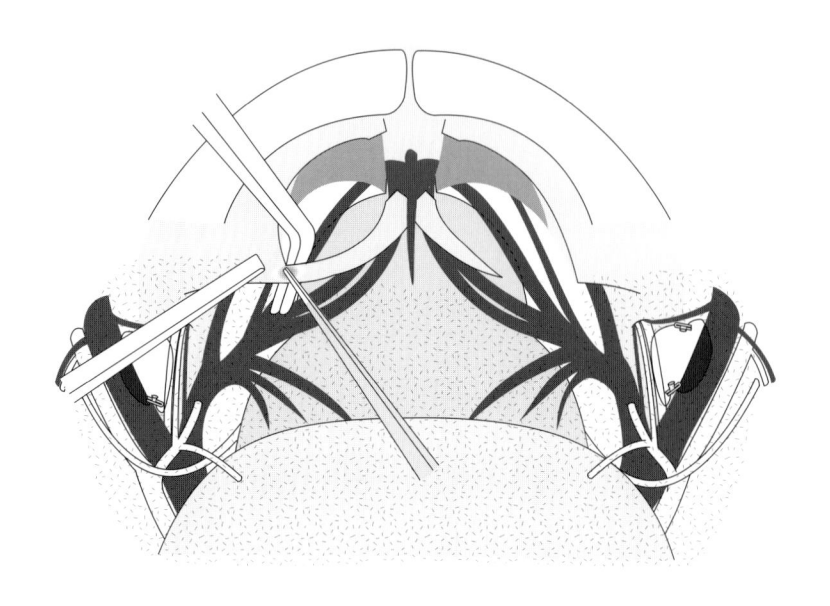

図 4-51　手前側に残った内骨盤筋膜をオーバーホルト鉗子ですくいあげ，バイポーラー鑷子で凝固しながら切断する．

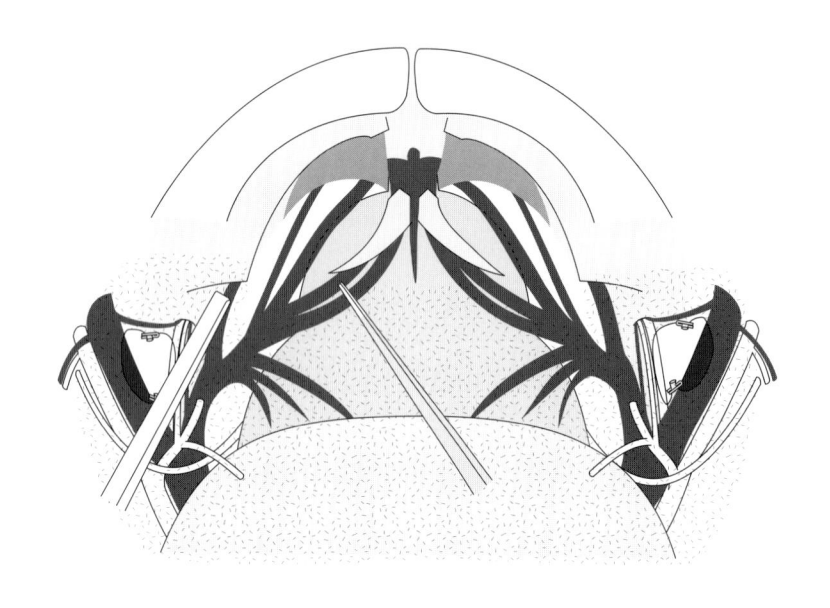

図 4-52　内骨盤筋膜の切開，肛門挙筋の剝離が終了．

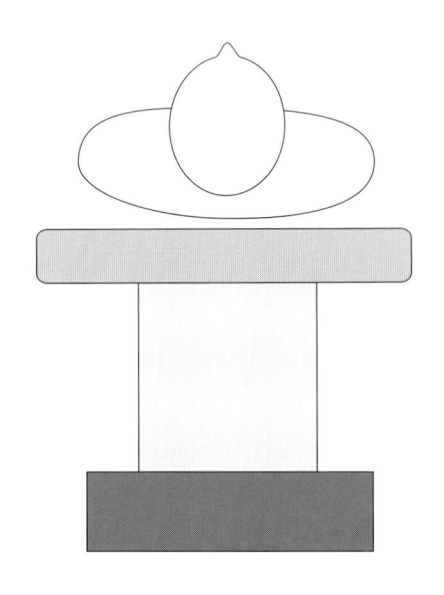

尿道–前立腺背側静脈群のbunching

▶ 動画あり

図 4-53　手術台の傾きを元に戻す．

図 4-54 前立腺背面の静脈群を収束結紮 (bunching) する．順行性前立腺全摘術においては，手前側（膀胱頸部付近）の bunching を十分に行うことが手際よい手術のカギとなる．ここでは比較的尿道に近い部分から bunching を開始している．こうすることで膀胱頸部付近の bunching が容易となる．もちろん容易に処理可能であれば，最初から膀胱頸部付近で bunching してもよい．

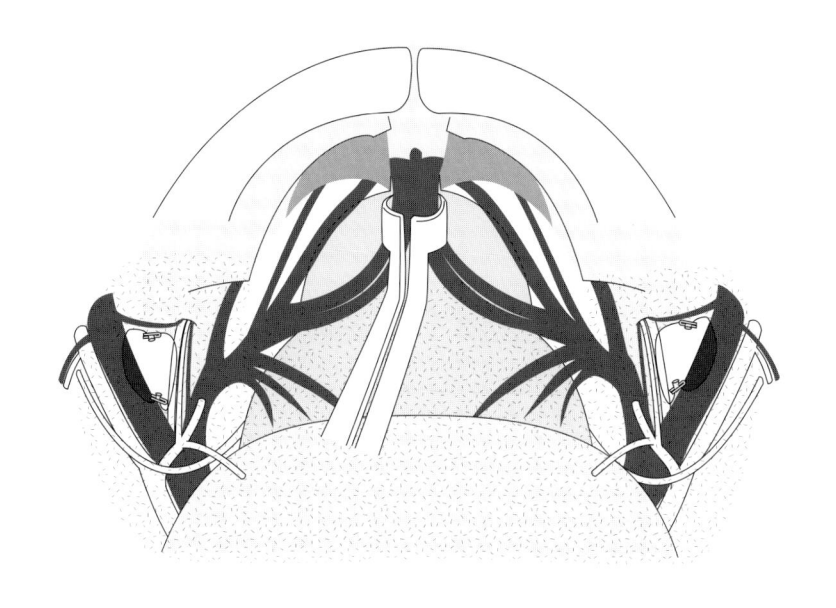

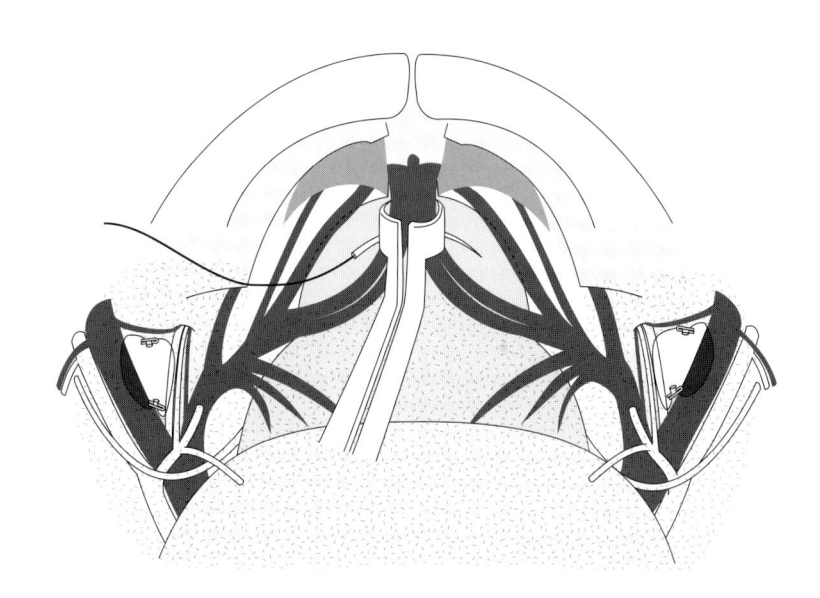

図 4-55 bunching 鉗子でまとめあげた静脈群に縫合糸 (GS21-2-0 ポリゾーブ) をかける．

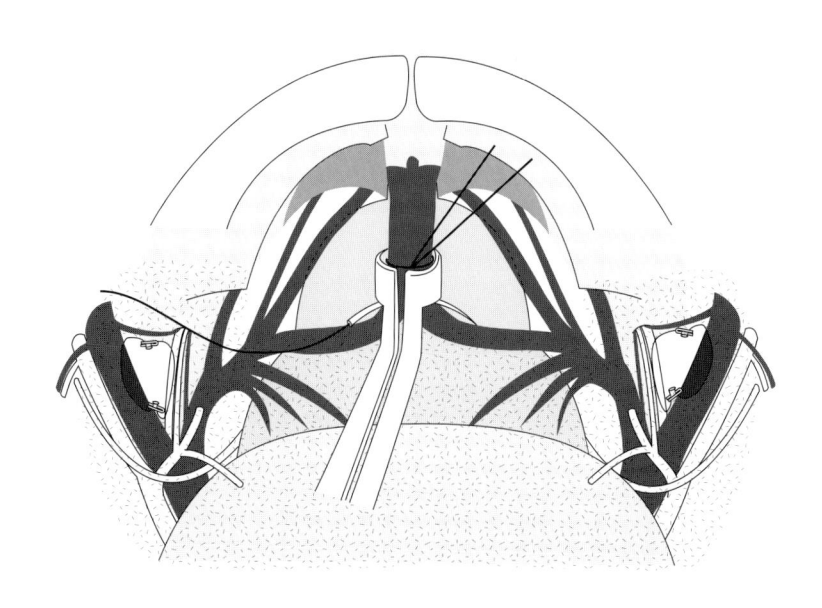

図 4-56 縫合糸を結紮したあと，膀胱頸部付近で再度 bunching し，縫合糸をかける．

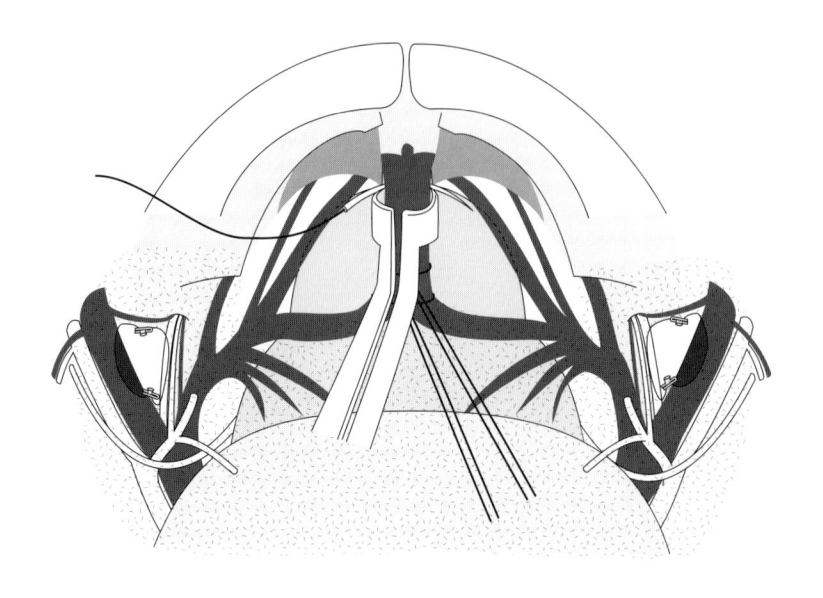

図 4-57 前立腺尖部付近で再度 bunching し, 縫合糸をかける.

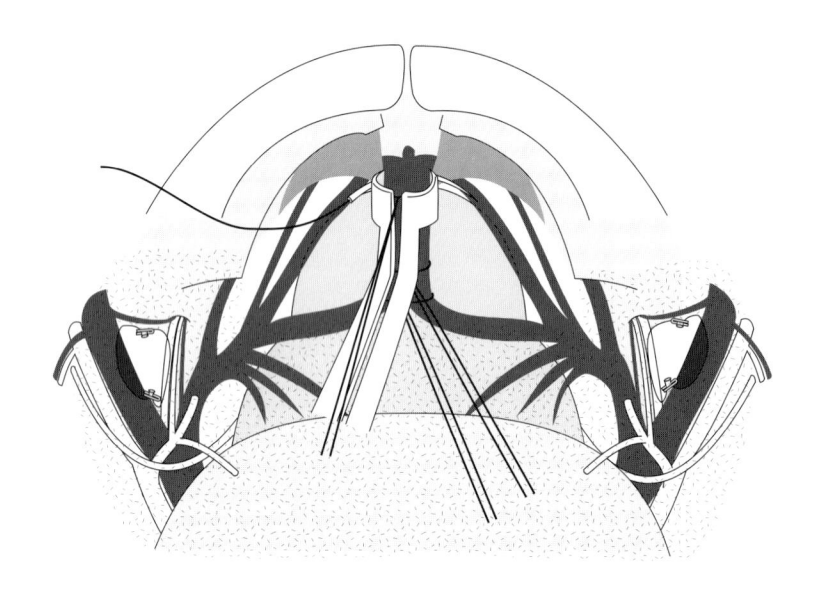

図 4-58 さらに奥へと bunching を進める. 近位も遠位も静脈群がきれいに 1 本にまとまるまで bunching を繰り返す.

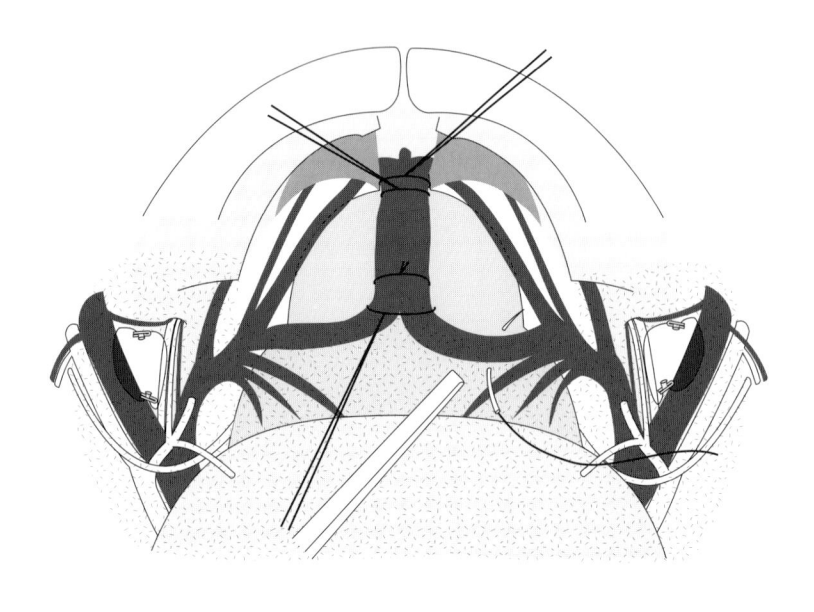

膀胱-前立腺間剝離

▶ 動画あり

図 4-59 これまでの操作で膀胱側に引き寄せられた側方の静脈群に, 縫合糸(GS21-2-0 ポリゾーブ)をかける. これが back bleeding の予防となり, 以後の出血が減少する(側方 bunching).

膀胱-前立腺間剥離

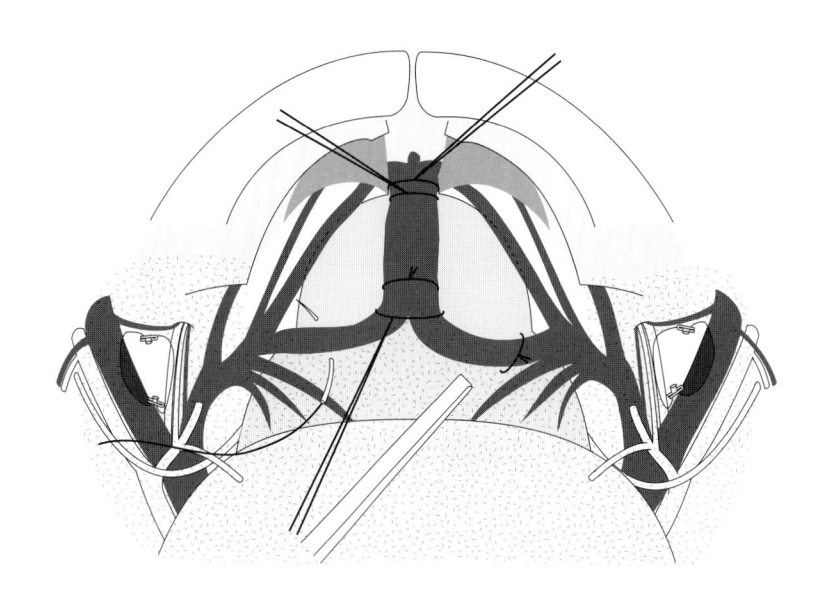

255

図 4-60 左も側方の静脈群に縫合糸をかけ，back bleeding を予防する．

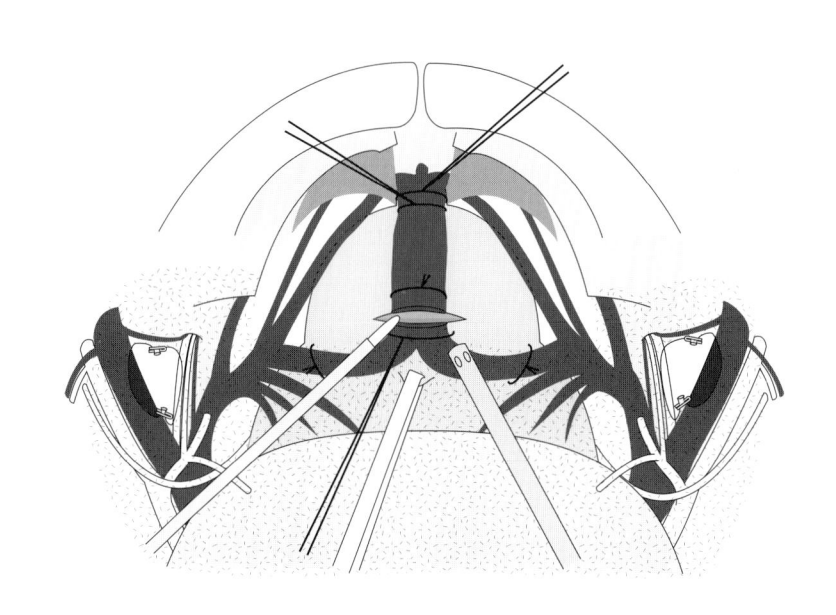

図 4-61 bunching が十分であれば，膀胱頸部のどこを切開すればよいかが明瞭になる．切開部にトラクションをかけながら，結紮糸の辺縁で切開を開始する．モノポーラーを用いて膜だけを薄く切開する．尿道を残すように十分なトラクションをかけて操作する．

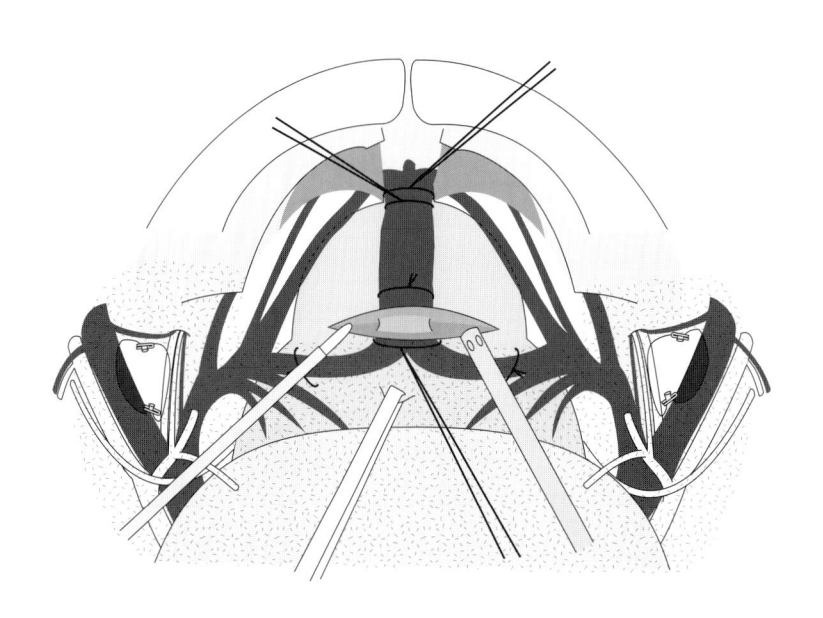

図 4-62 側方の静脈群を縫合した部分（側方 bunching）に向かって膀胱頸部の切開を広げる．

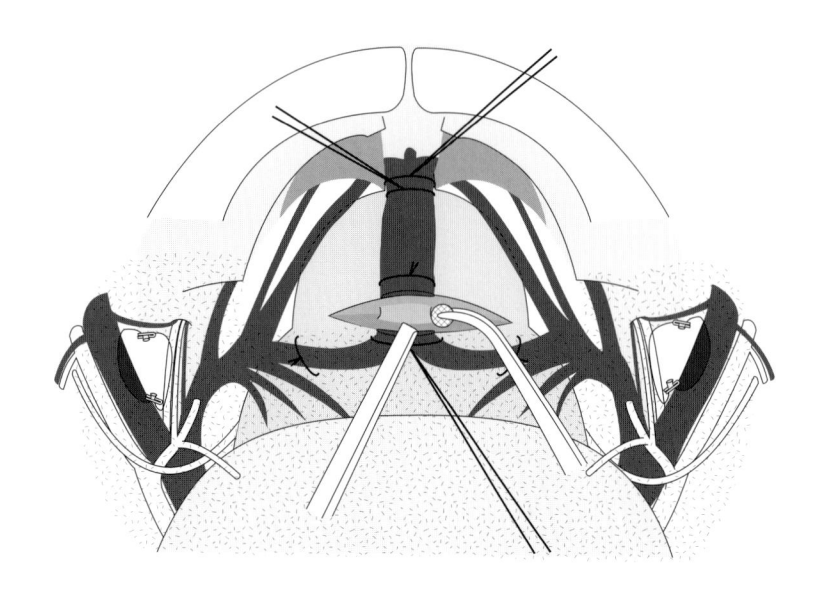

256　第4章　小切開順行性前立腺全摘術

図 4-63　ツッペル鉗子，吸引，電気メスを使い分けて尿道を残しつつ切開面を広げていく．

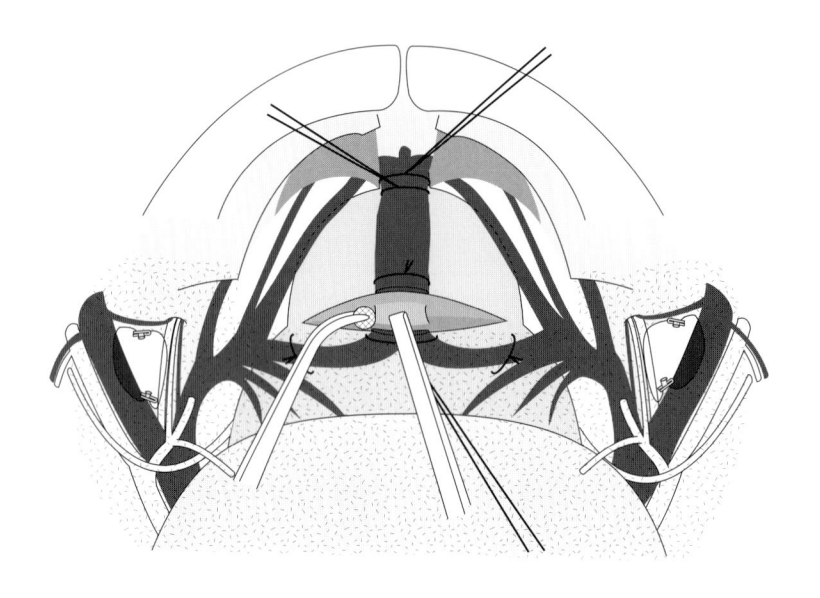

図 4-64　つづき

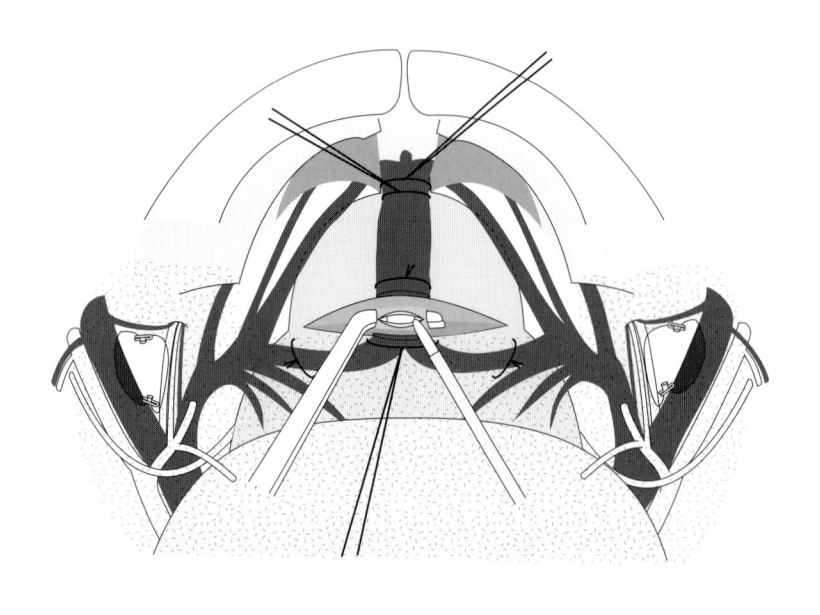

図 4-65　尿道が十分に剝離できたらオーバーホルト鉗子を尿道の裏に通し，尿道の前壁を電気メスで切開する．

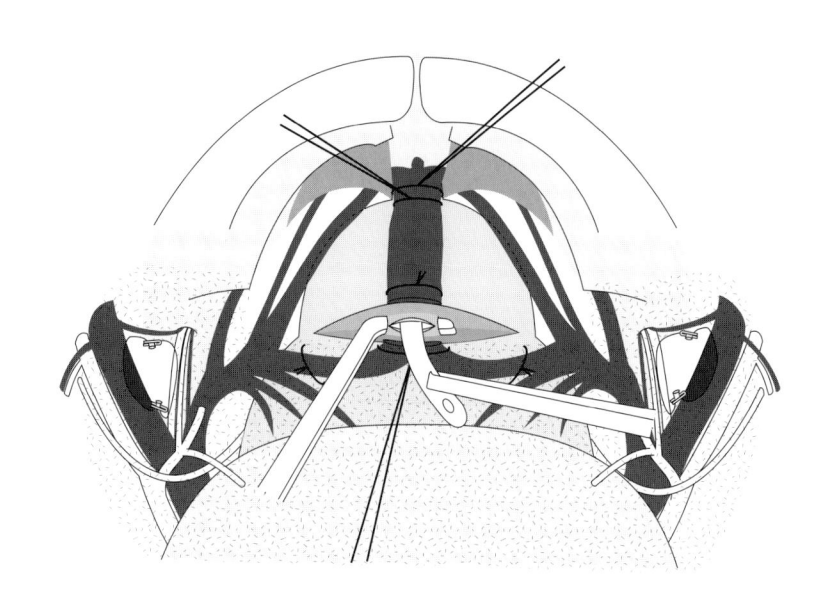

図 4-66 尿道の切開孔から留置カテーテルを取り出す．

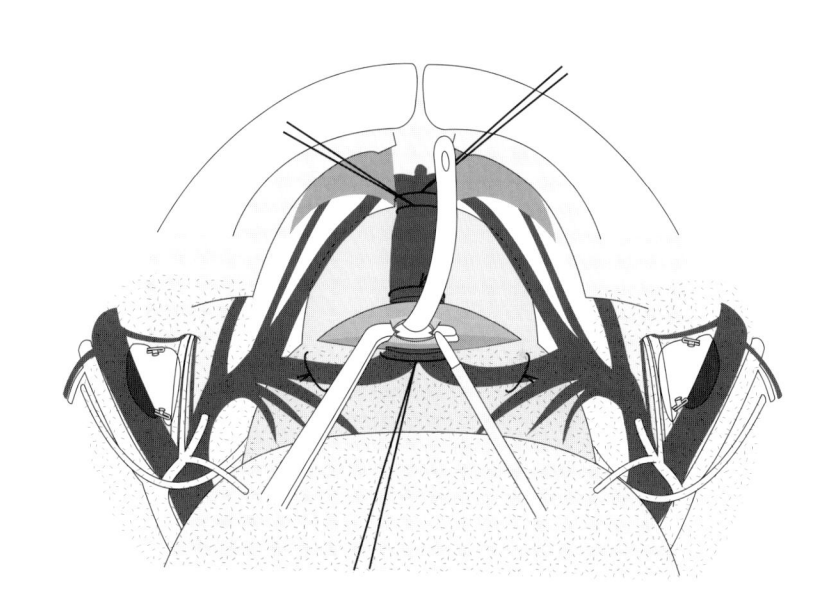

図 4-67 留置カテーテルを上方，尿道寄りに牽引しつつ，尿道の後壁を電気メスで切開する．

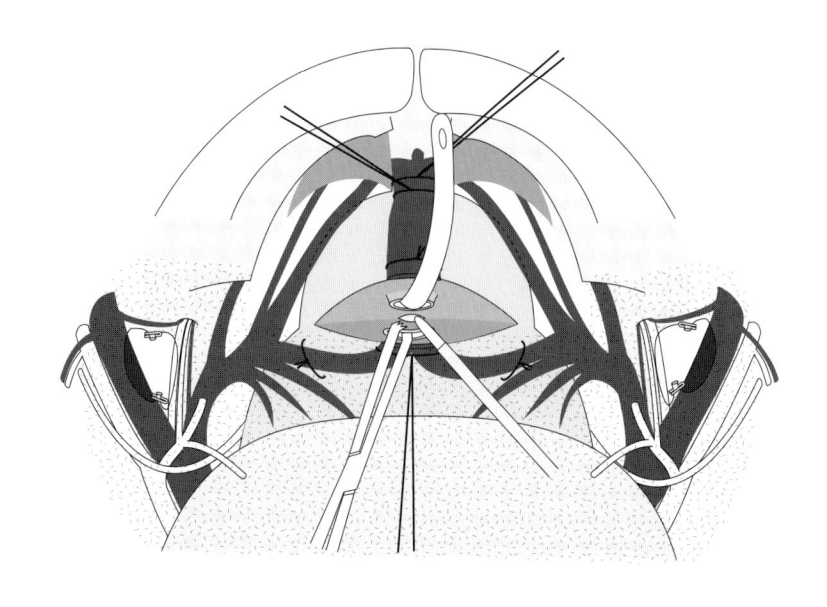

図 4-68 膀胱頸部6時方向をアリス鉗子で把持しつつ，膀胱-前立腺間の切開を奥へと進める．最初に電気メスで切開を加えてからハサミなどで直下に剥離を進める．この部分の切開は難易度が高く，膀胱の厚みを考えながら切開方向を調整する．膀胱内に鉗子を入れて膀胱壁の厚みを確かめてもよい．出血してくるときは切開面が正しくない可能性がある．

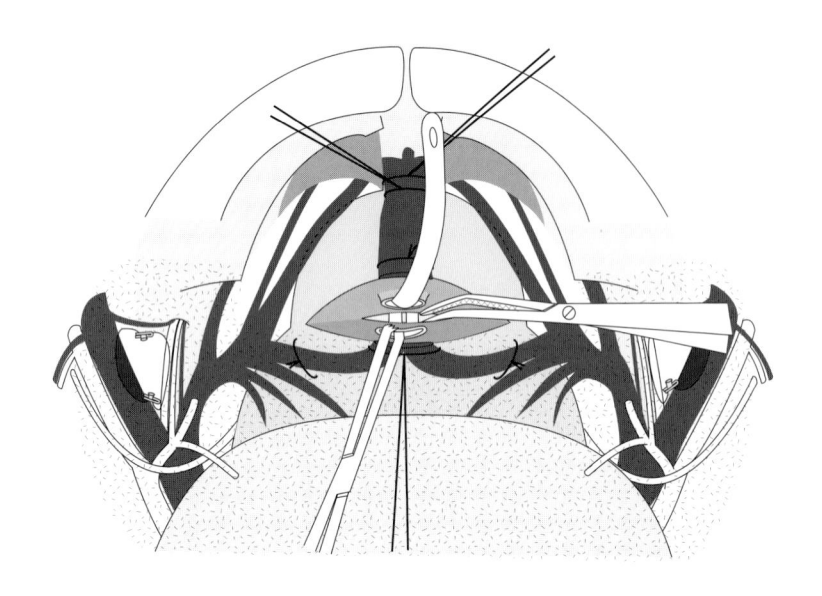

258　第4章　小切開順行性前立腺全摘術

図 4-69 正しい切開線を剝離すると自然に切開面が左右に広がるので，力を加える必要がない．

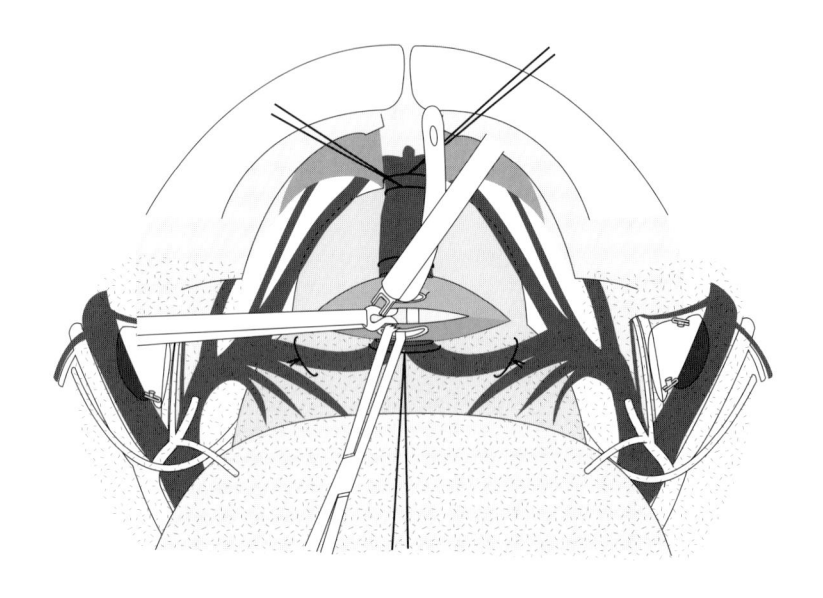

精管・精囊処理

図 4-70 精管(左)を同定，剝離しクリップをかける．

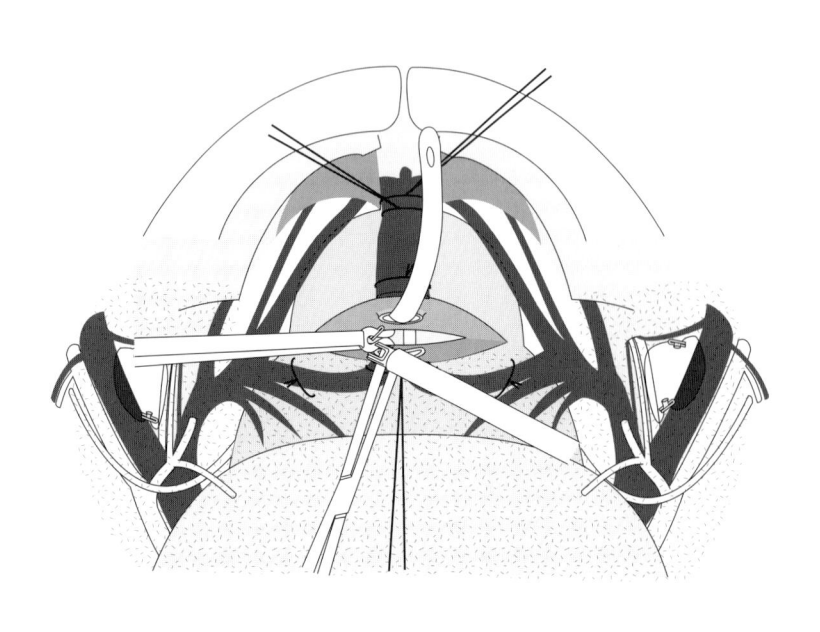

図 4-71 精管(左)の手前側に再度クリップをかける．

精管・精嚢処理 259

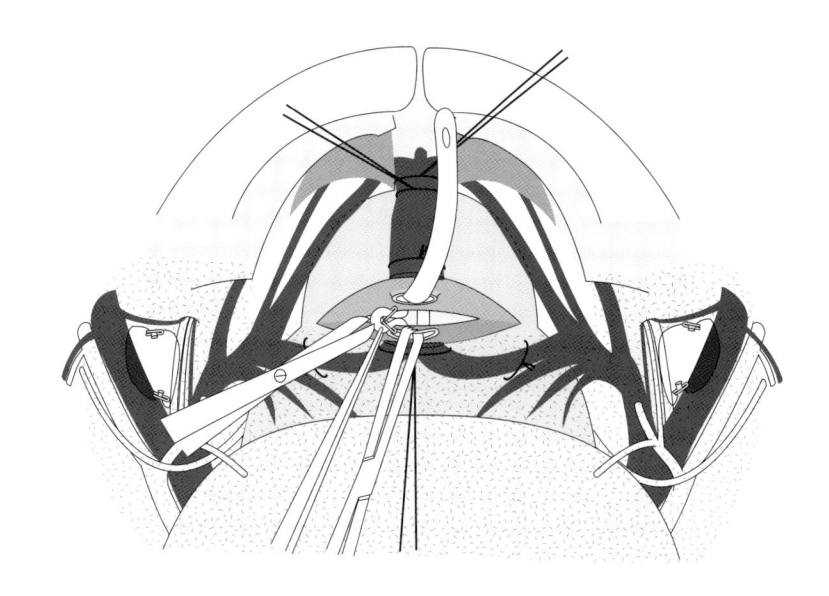

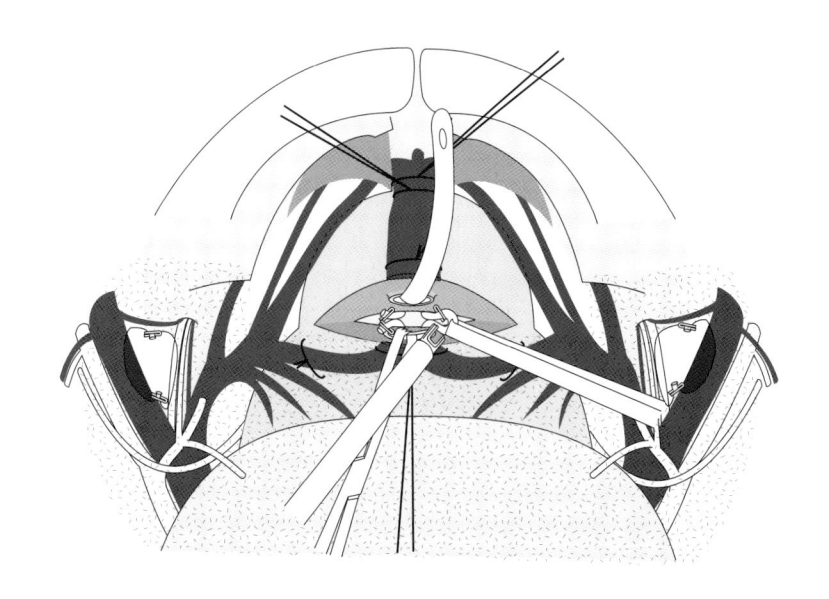

図 4-72 クリップの間で精管(左)を切断する.

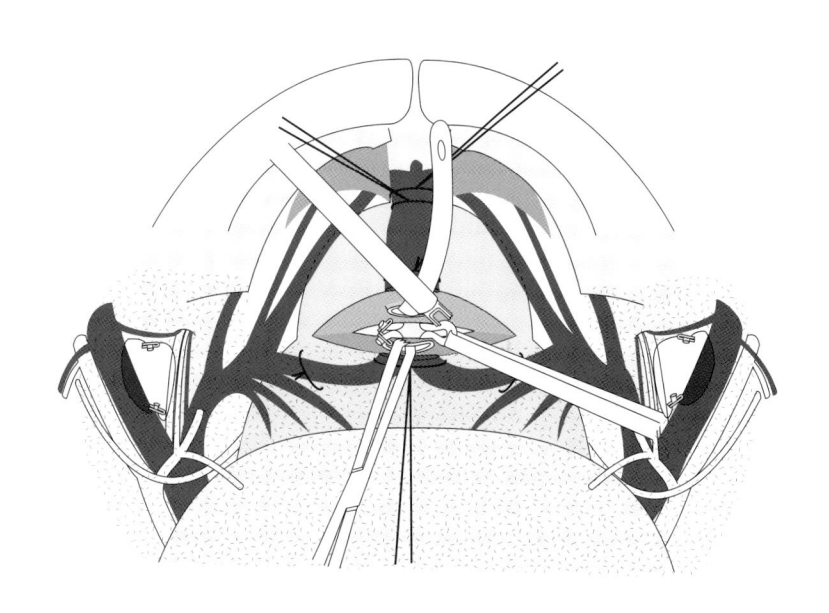

図 4-73 右側も同様に精管を同定,剥離しクリップをかける.

図 4-74 精管(右)の手前側に再度クリップをかける.

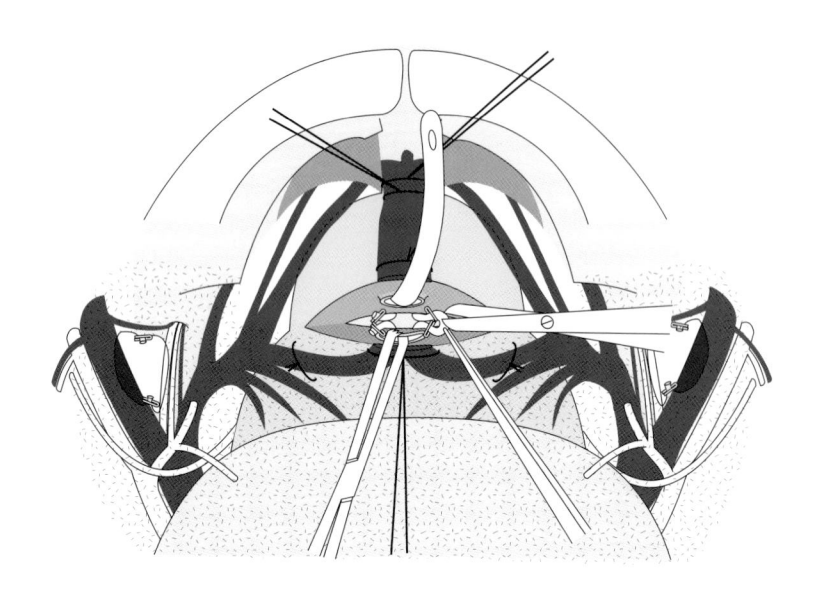

第 4 章　小切開順行性前立腺全摘術

図 4-75 クリップの間で精管（右）を切断する．

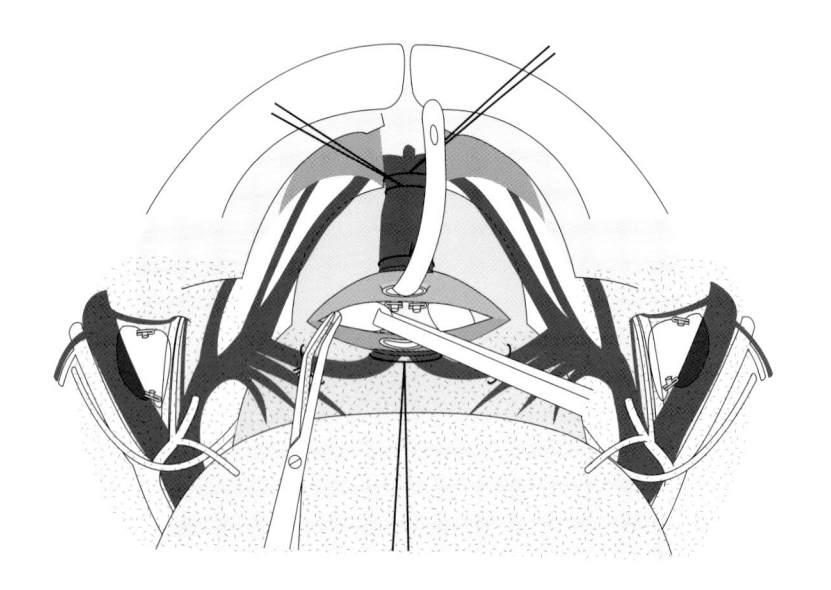

図 4-76 精嚢（左）を鑷子で牽引しながら剝離する．ここでは用いていないが，ハート型のマレアブルブレードにより膀胱を頭側へ牽引すると，精嚢周辺の剝離が容易となる．
▶ 動画あり（図 4-76〜83）

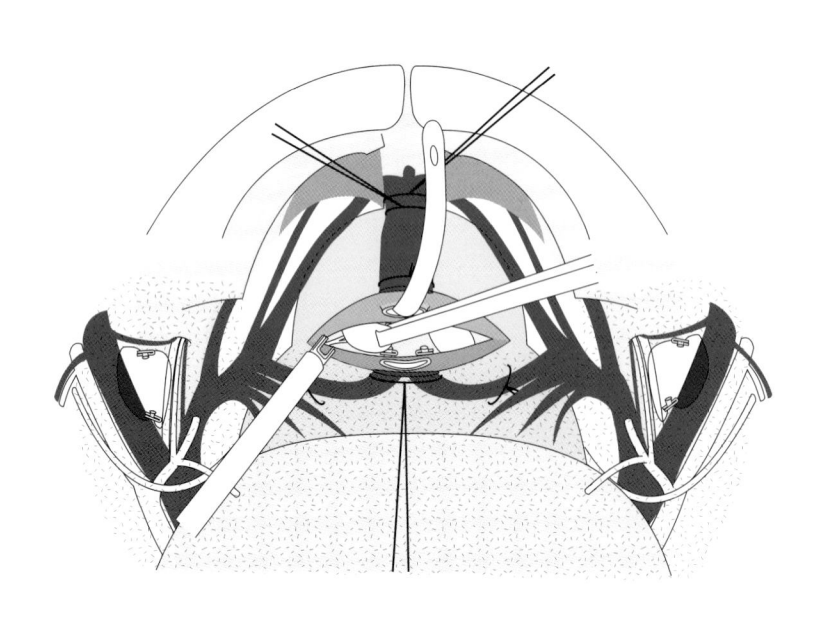

図 4-77 精嚢（左）に流入する動脈を剝離し，その中枢側にクリップをかける．

精管・精嚢処理   261

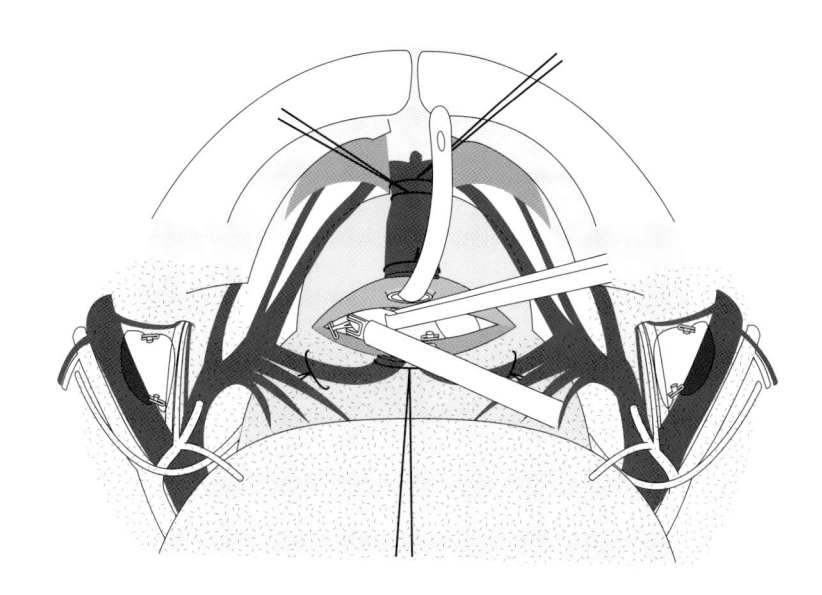

図 4-78　動脈の末梢側にもクリップをかける．

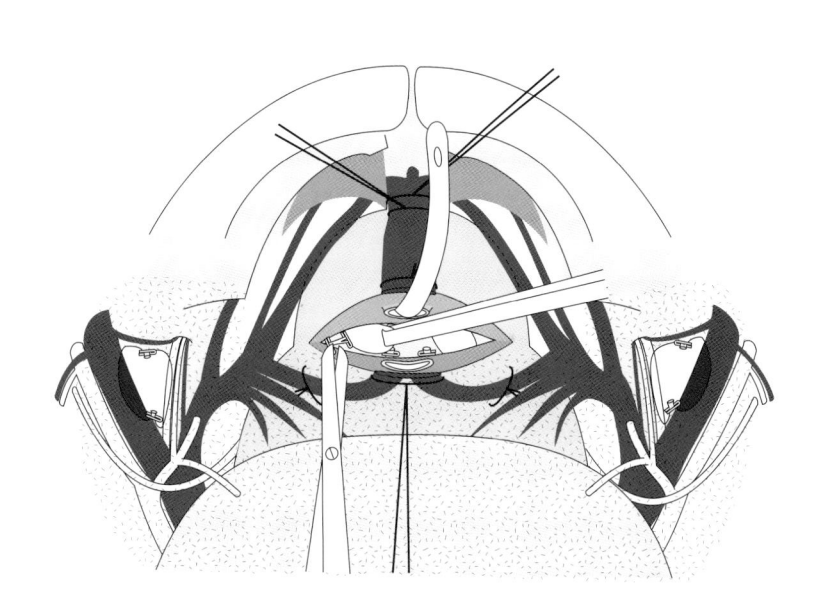

図 4-79　クリップをかけた動脈を切断する．

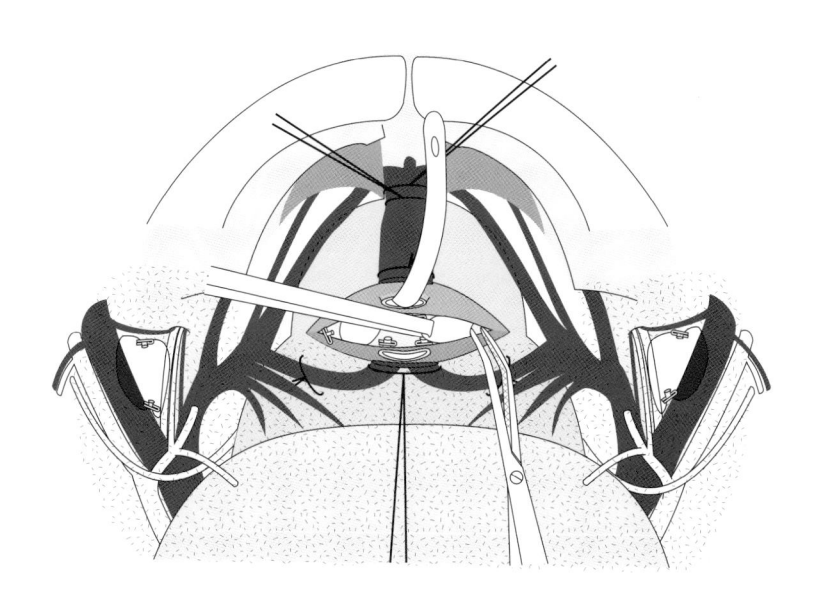

図 4-80　精嚢周囲を剝離する（右）．

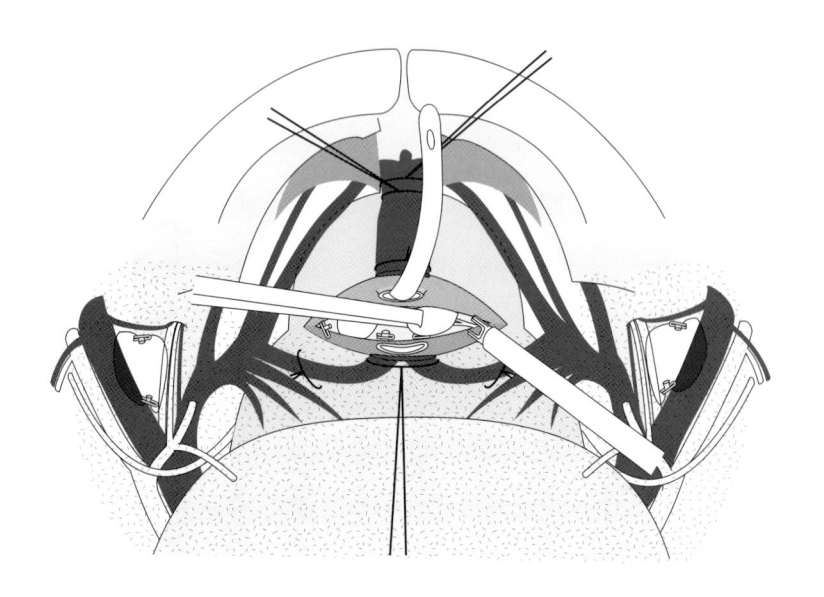

262　第4章　小切開順行性前立腺全摘術

図 4-81　精嚢（右）に流入する動脈を剝離し，その中枢側にクリップをかける．

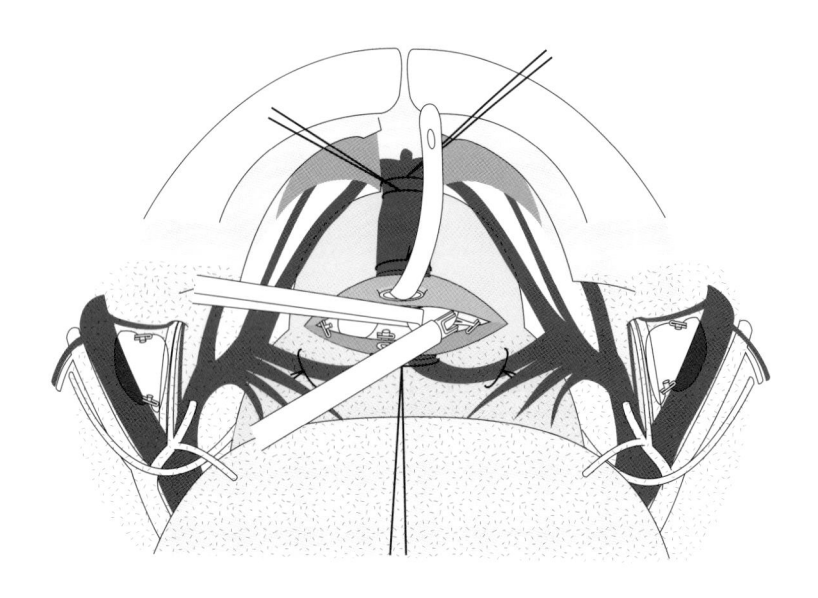

図 4-82　動脈の末梢側にもクリップをかける．

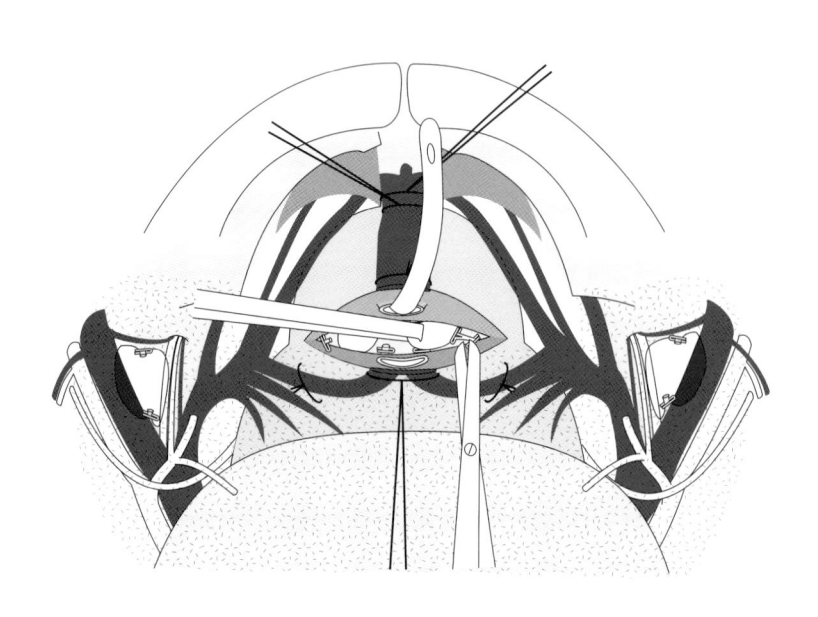

図 4-83　クリップをかけた動脈を切断する．

膀胱頸部 everting

▶ 動画あり

図 4-84 内尿道口を外翻縫合(everting)する．ここでは膀胱の可動性を高めるため精嚢を処理したあとに everting しているが，精嚢処理の前に行ってもよい．膀胱頸部浸潤により膀胱の切開孔が大きくなった場合はテニスラケット型に縫縮するが，その場合は精嚢処理の前に行う．まず7時方向で膀胱粘膜に運針する．粘膜から粘膜へ針を出し，さらに膀胱壁に運針すると粘膜の翻転が確実になる．

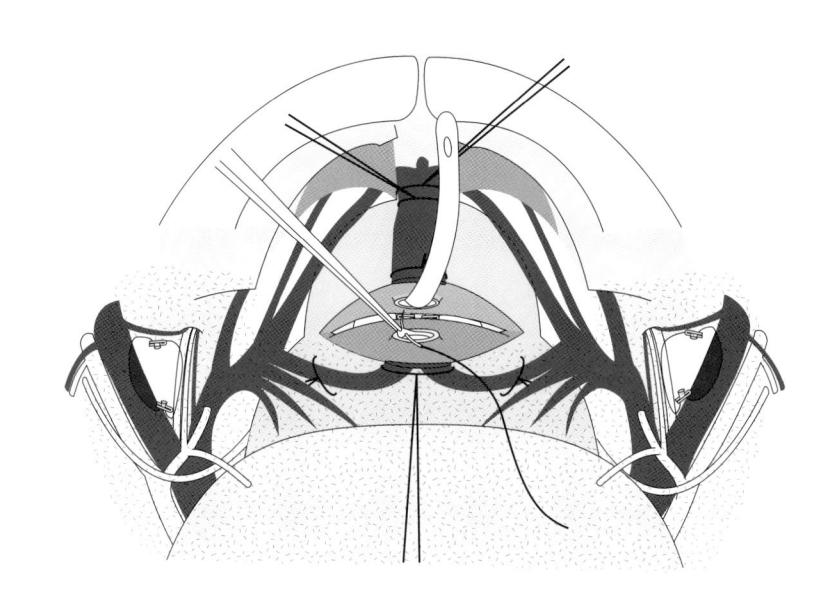

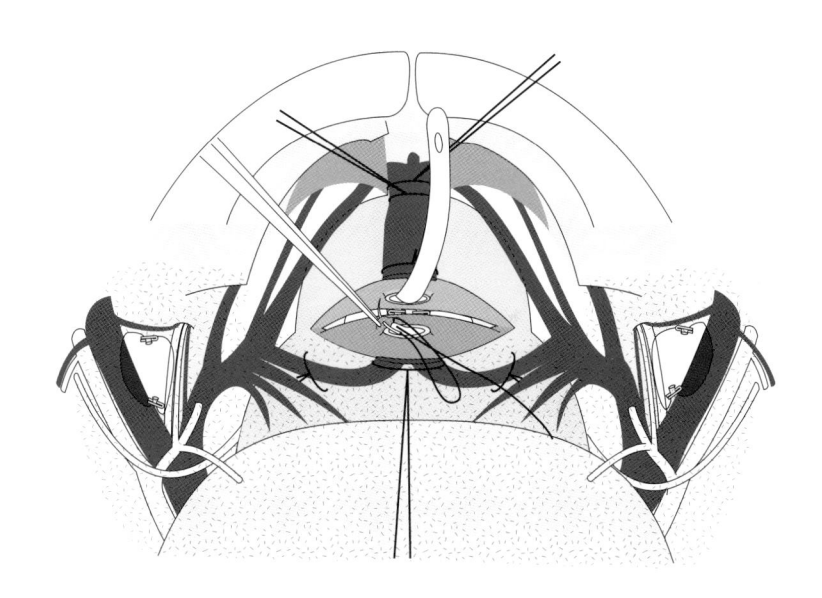

図 4-85 少し離れた位置で膀胱壁に運針する．

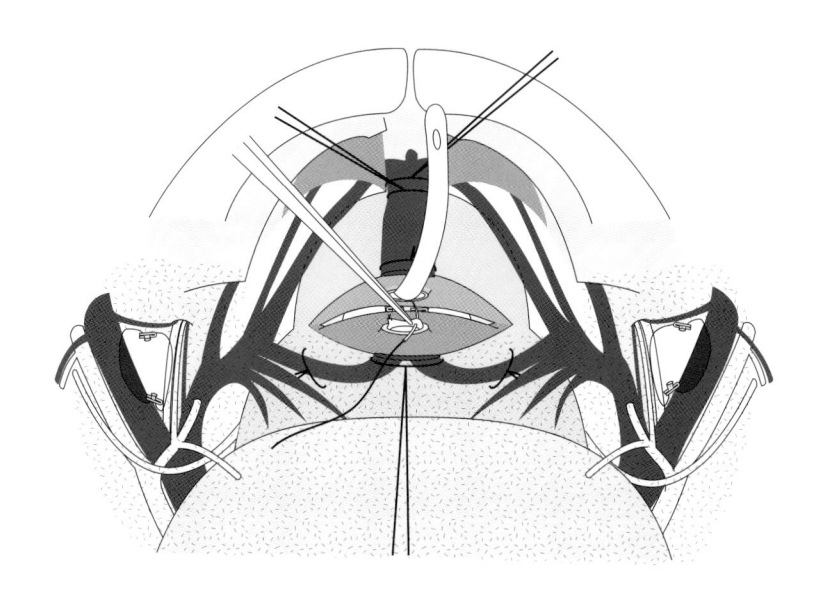

図 4-86 7時方向の糸を結紮したあと，膀胱頸部5時方向で粘膜に運針する．

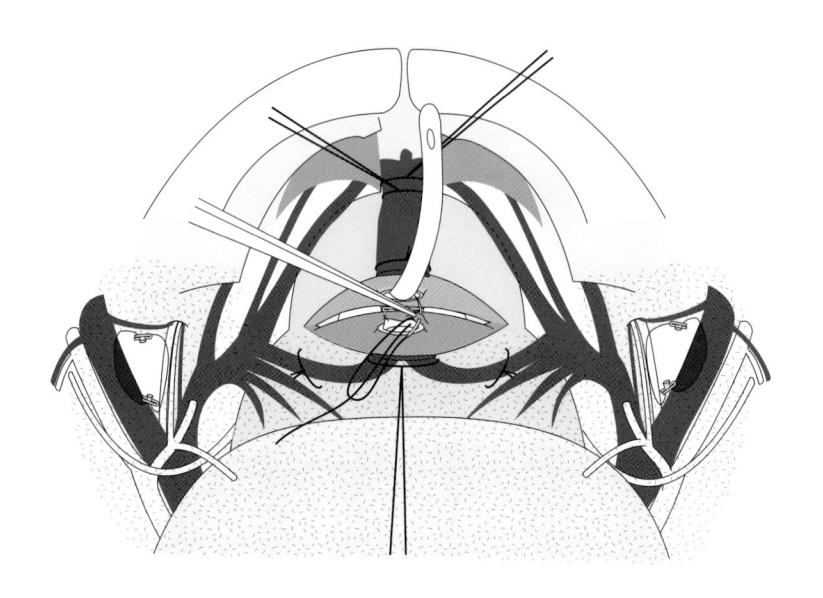

図 4-87 少し離れた位置で膀胱壁に運針する．

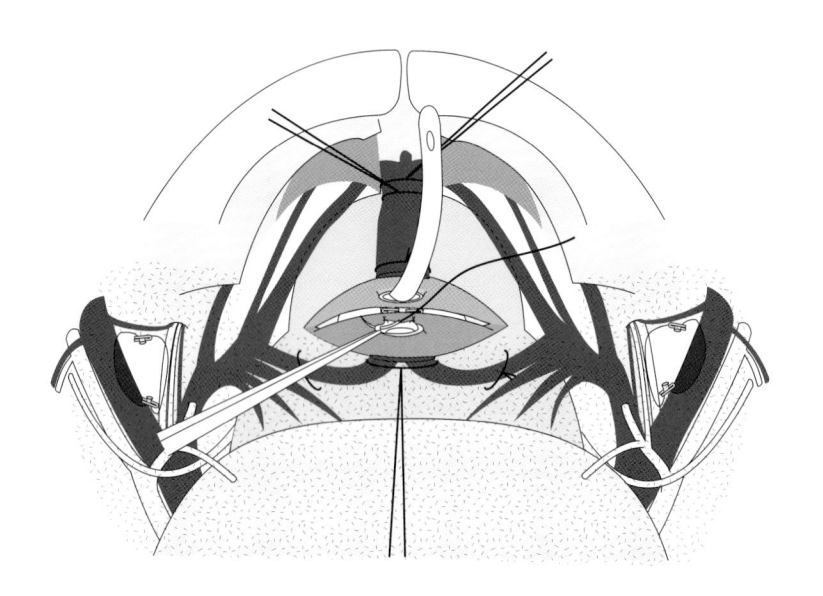

図 4-88 5時方向の糸を結紮したあと，膀胱頸部9時方向の粘膜に運針する．

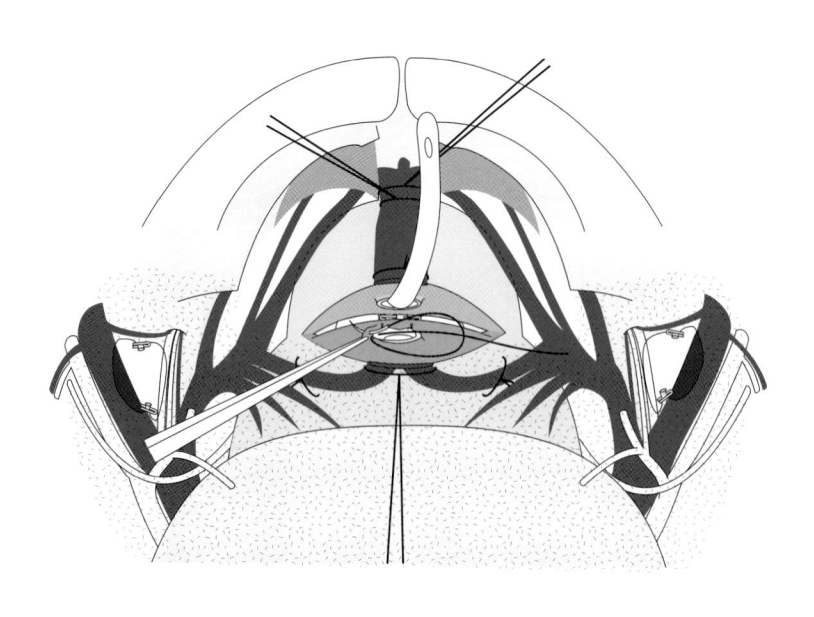

図 4-89 少し離れた位置で膀胱壁に運針する．

膀胱頸部 everting 265

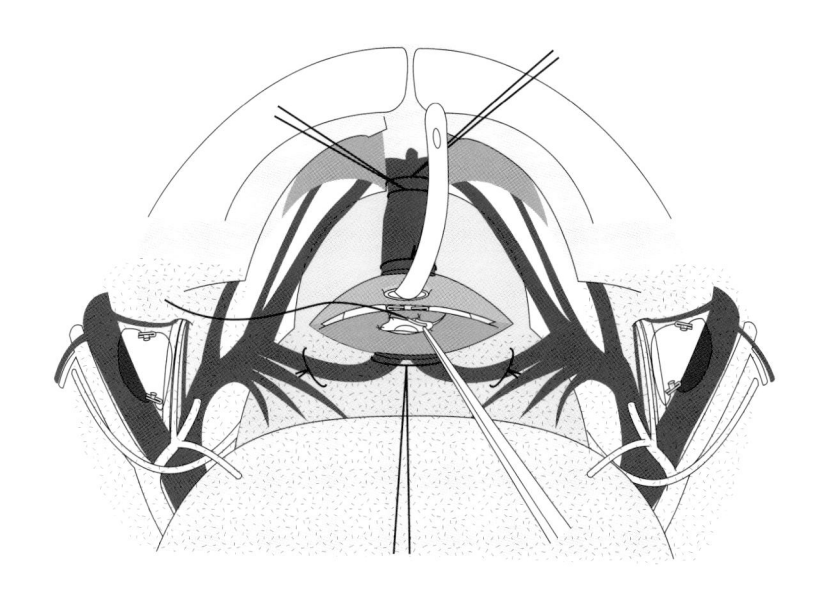

図 4-90 9時方向の糸を結紮したあと，膀胱頸部3時方向の粘膜に運針する．

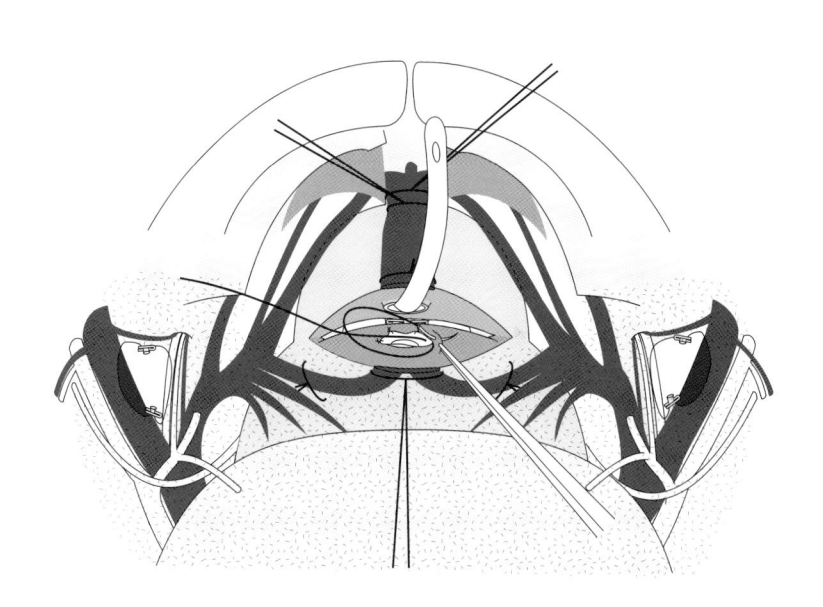

図 4-91 少し離れた位置で膀胱壁に運針する．

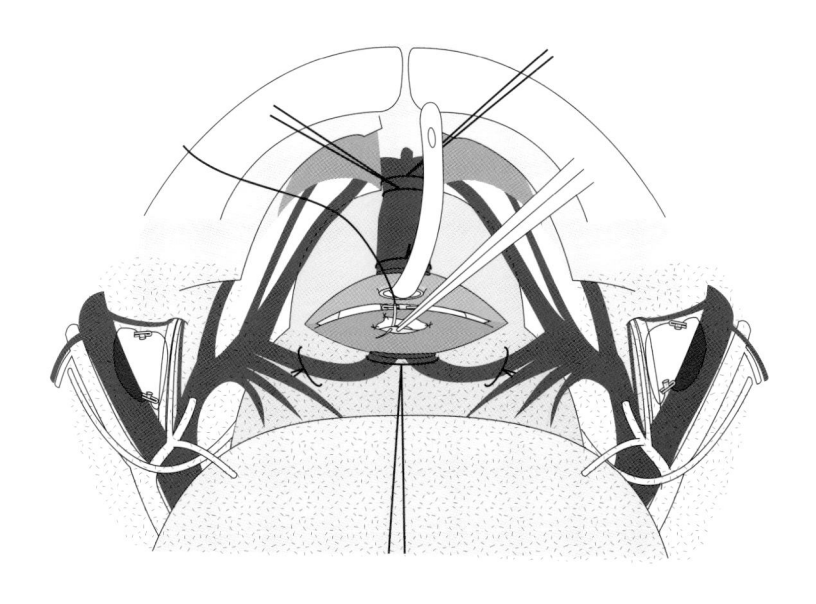

図 4-92 3時方向の糸を結紮したあと，膀胱頸部11時方向の粘膜に運針する．

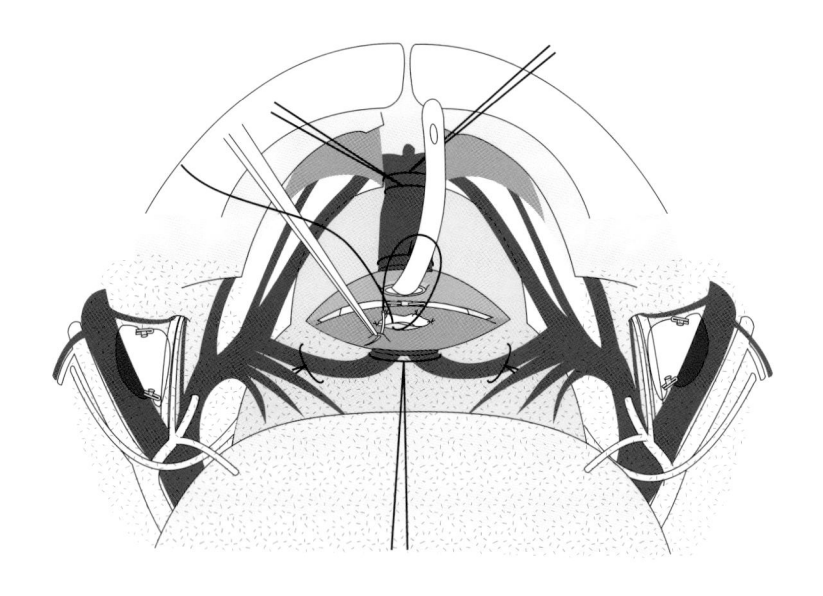

266　第4章　小切開順行性前立腺全摘術

図 4-93 少し離れた位置で膀胱壁に運針する．

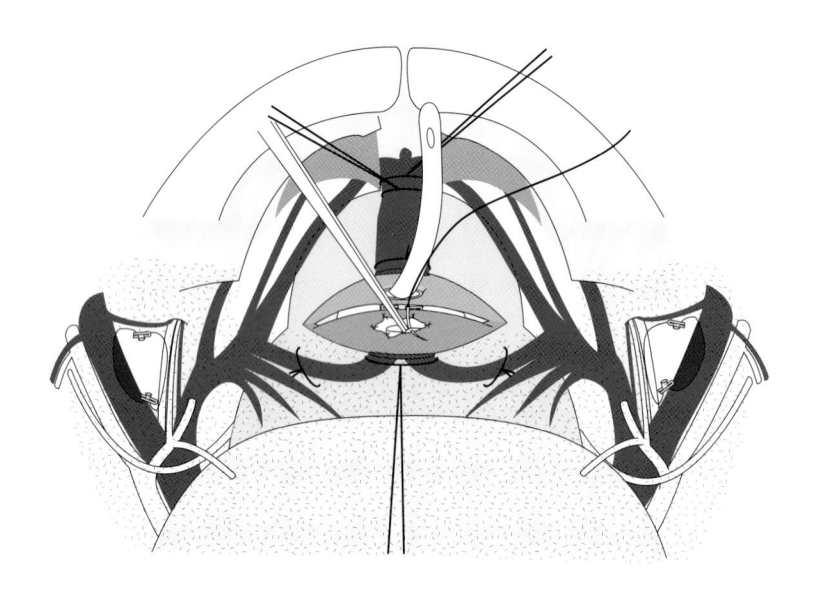

図 4-94 11時方向に糸を結紮したあと，膀胱頸部1時方向の粘膜に運針する．

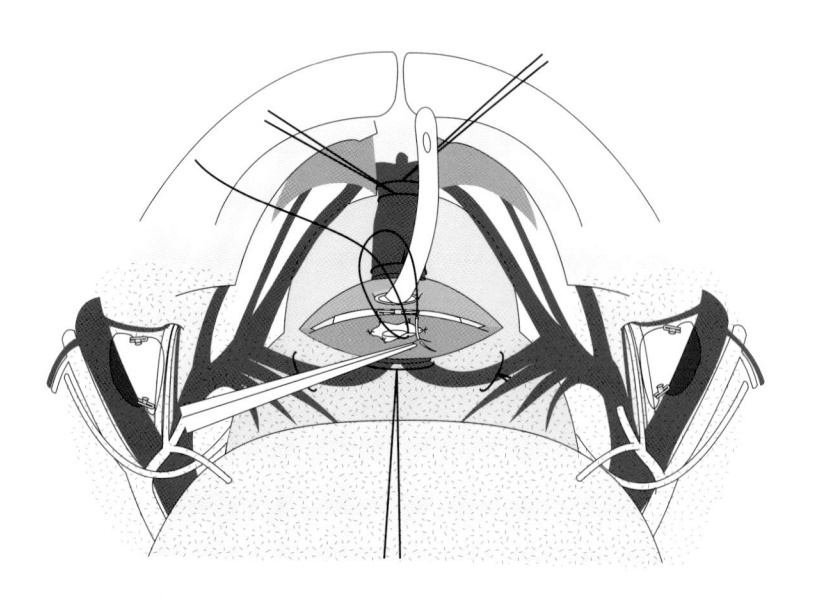

図 4-95 少し離れた位置で膀胱壁に運針し，糸を結紮する．

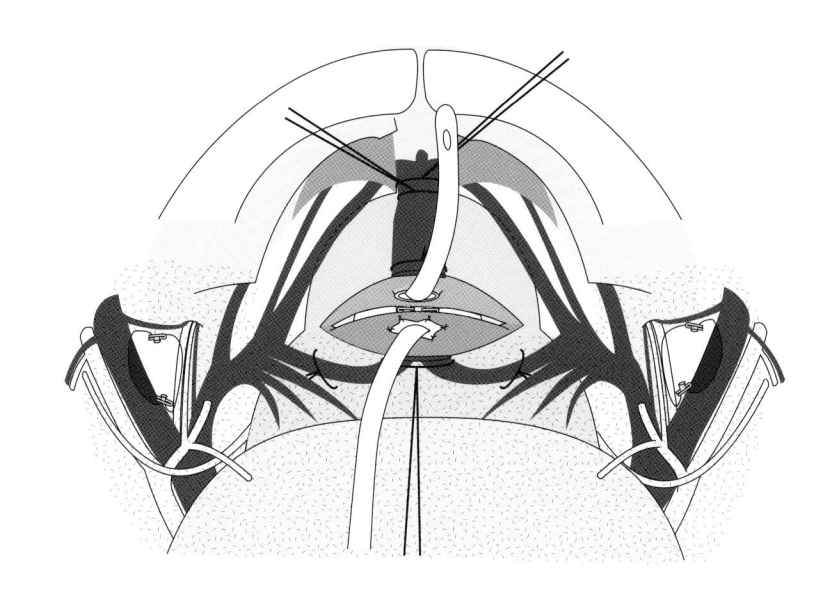

図4-96 everting終了後，16Frフォーリーカテーテルを膀胱内に挿入・留置し頭側へ牽引する．evertingは5～6針の結節縫合を置く場合が多いが，急ぐときは全周に連続縫合する場合もある．

Retrotrigonal zone 展開

▶ 動画あり

図4-97 膀胱へフォーリーカテーテルを挿入したら，そこにタオルをかぶせて内尿道口を保護する．そのうえでハート型のマレアブルブレードを先端が膀胱頸部より下にくるように膀胱にかけて，膀胱を頭側・直腸側に牽引する．

ハート型マレアブルブレード

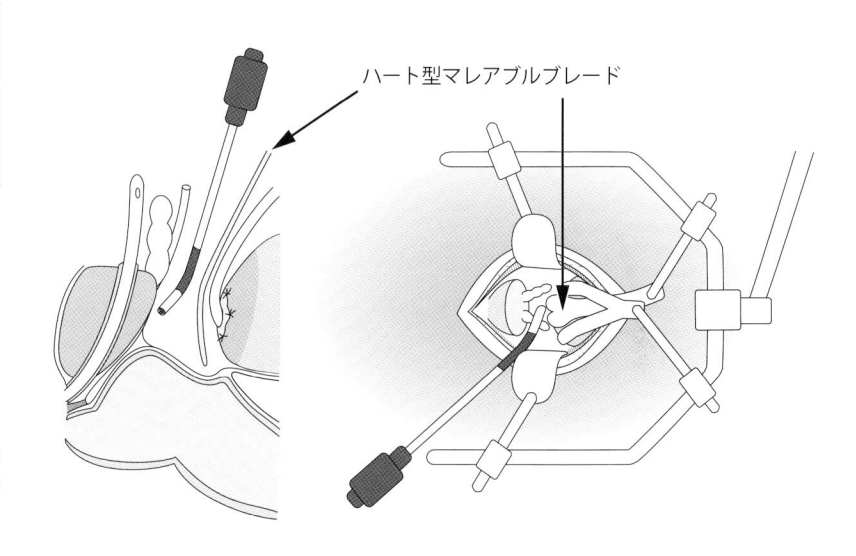

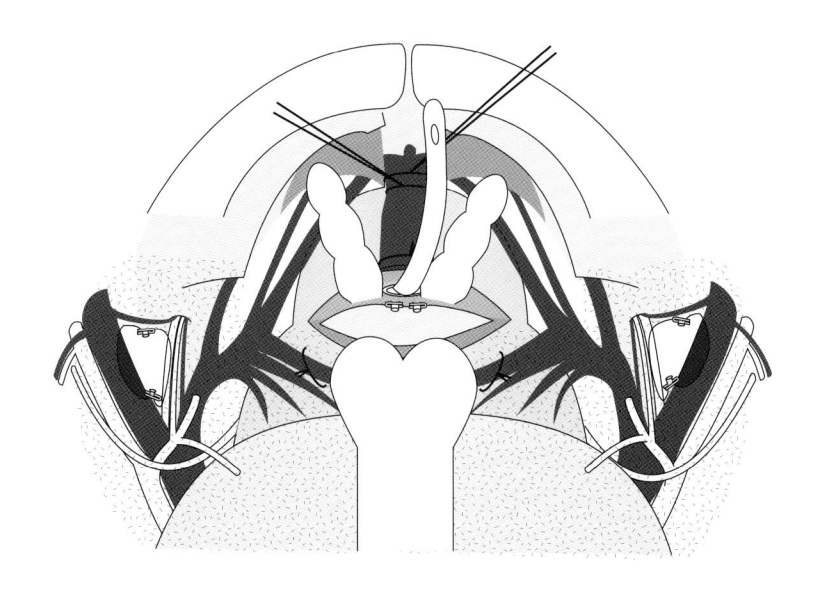

図4-98 ハート型のマレアブルブレードを固定し，膀胱-前立腺間を展開したところ．

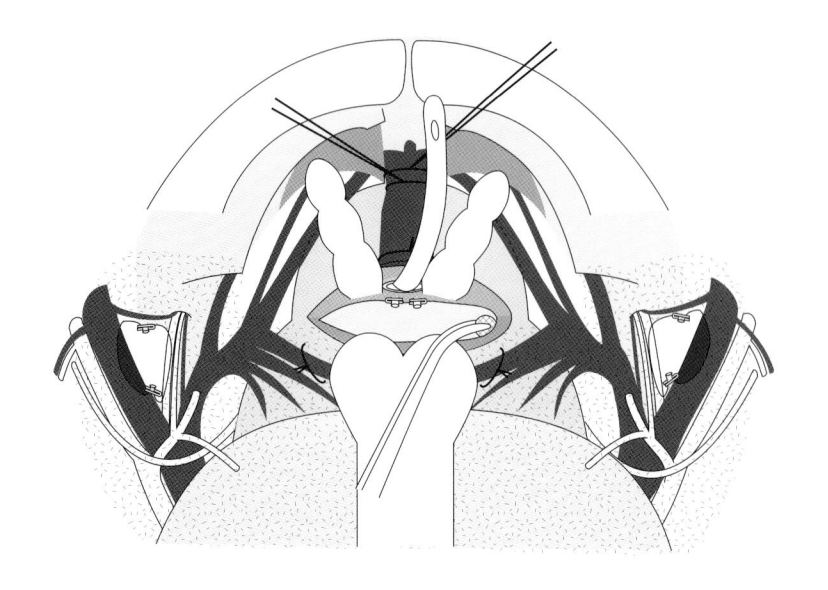

268　第4章　小切開順行性前立腺全摘術

図4-99 精嚢を上方に牽引しながらDenonvillier筋膜の表面を展開する．ツッペルガーゼを用いて膀胱-前立腺間の組織・血管を剝離する（右）．

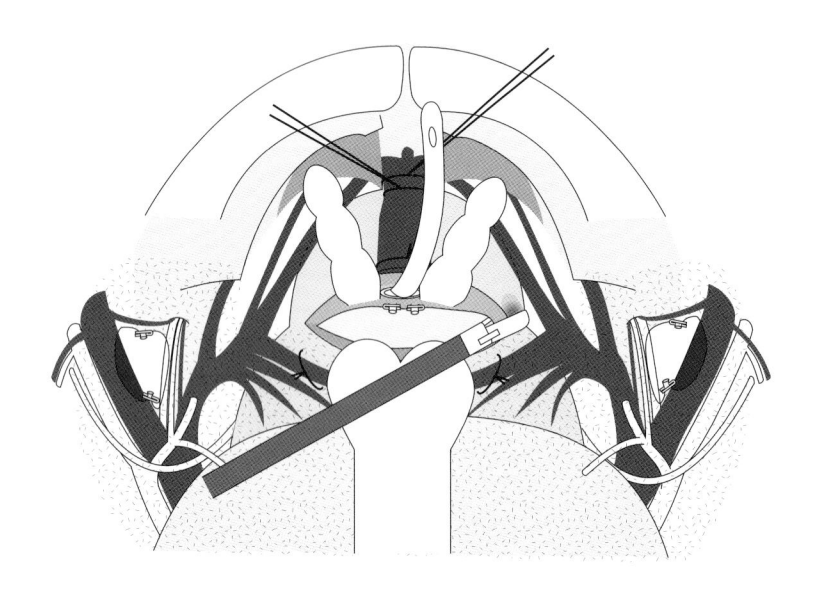

図4-100 剝離した組織をLigaSure™で凝固する．

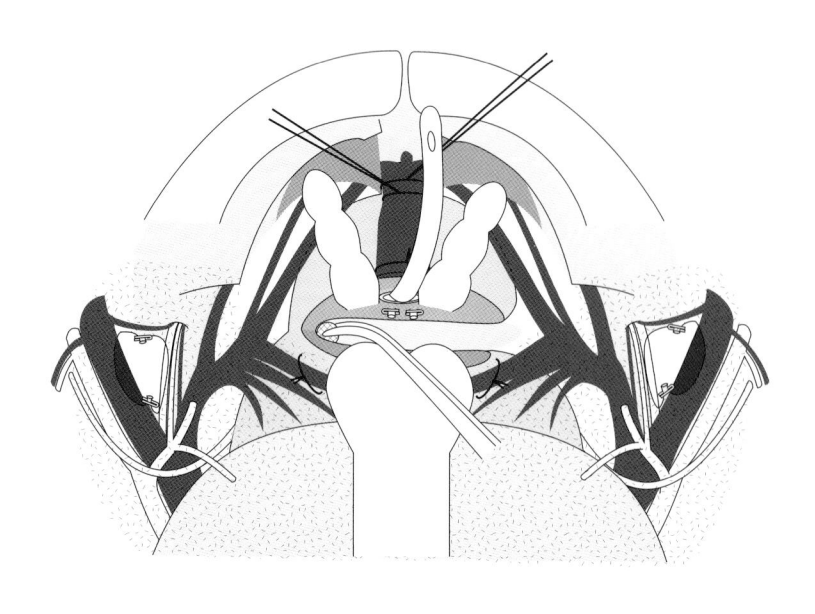

図4-101 左も同様に膀胱-前立腺間の組織をツッペルガーゼを用いて剝離する．

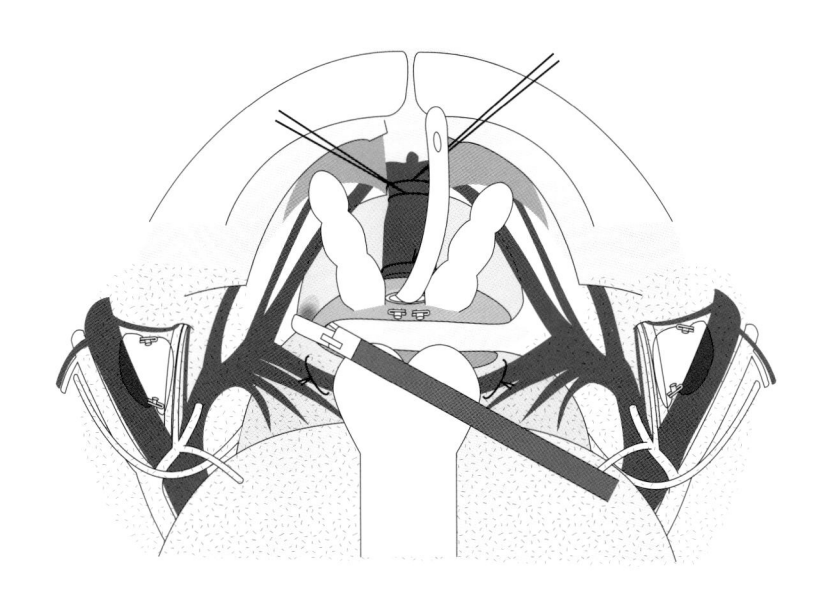

図 4-102 膀胱-前立腺間の組織を LigaSure™ で凝固する．

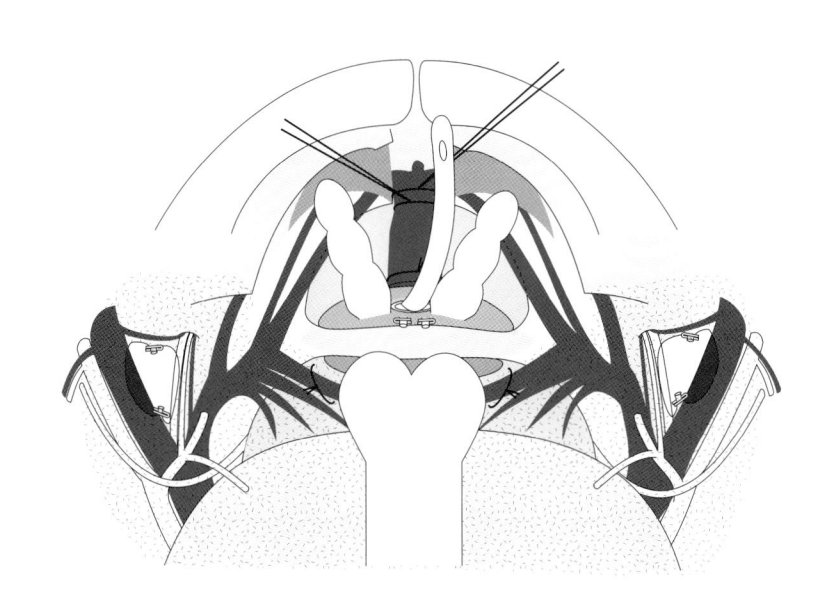

図 4-103 膀胱-前立腺間の組織が離断され，前立腺側方へ向かう血管群が残る．

直腸-前立腺間剝離〜前立腺側方処理

▶ 動画あり

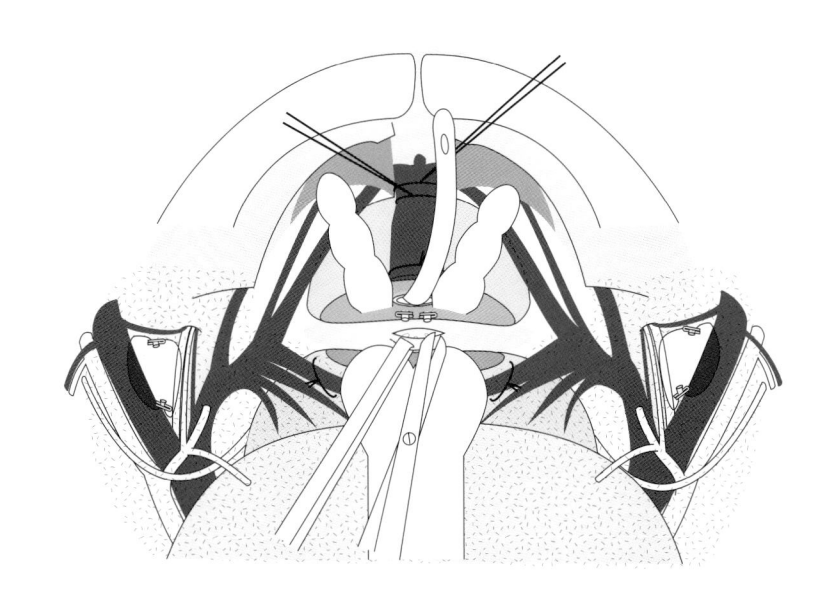

図 4-104 Denonvillier 筋膜を切開して直腸-前立腺間の疎なスペースに入る．

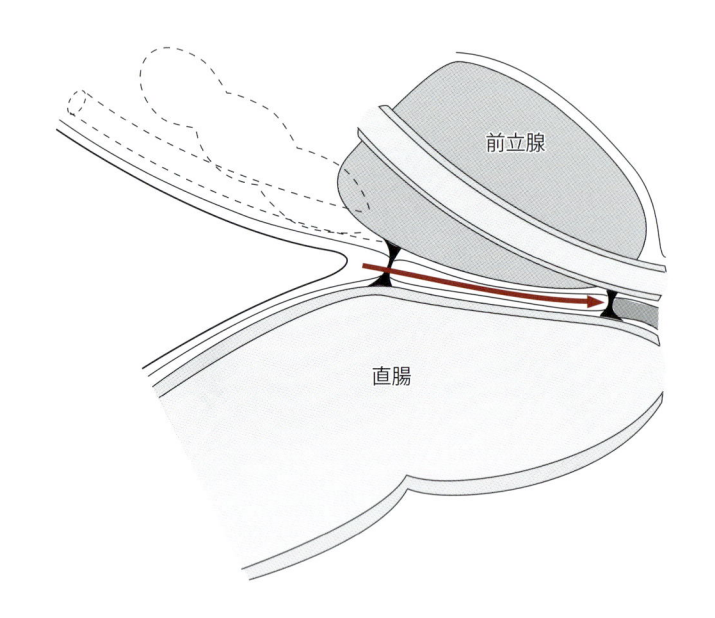

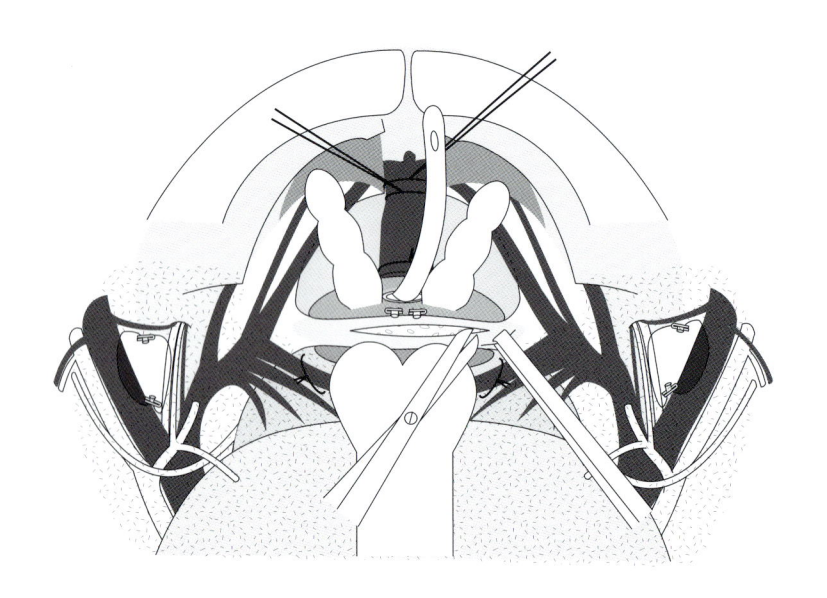

図 4-105 神経温存を意図しない場合の剝離面
直腸-前立腺間の剝離面は，①前立腺寄り，②直腸寄り，③その間，の3つあると考えられる．ここでは③の最も疎で剝離が容易なスペースを展開する（矢印）．

図 4-106 直腸-前立腺間を鈍的に剝離しながら，切開を右側へ延長する．

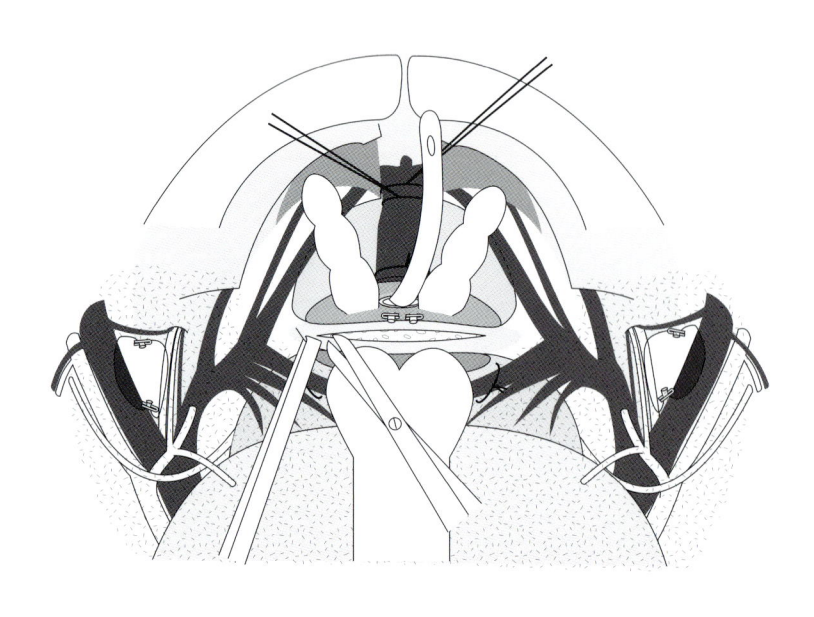

図 4-107 直腸-前立腺間を鈍的に剝離しながら，切開を左側へ延長する．

直腸-前立腺間剥離〜前立腺側方処理 271

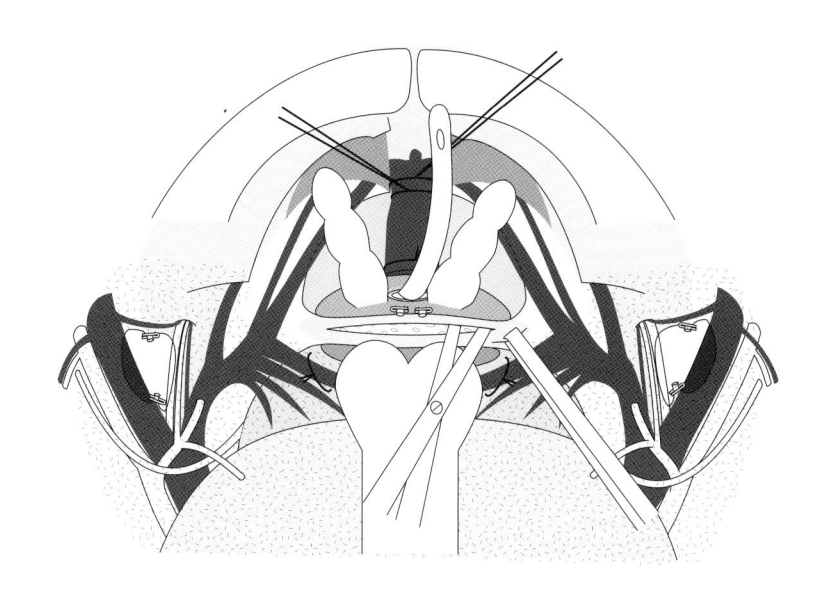

図 4-108 ハサミなどの開閉操作により，lateral wing に向かって直腸-前立腺間の剥離腔を広げる(右)．

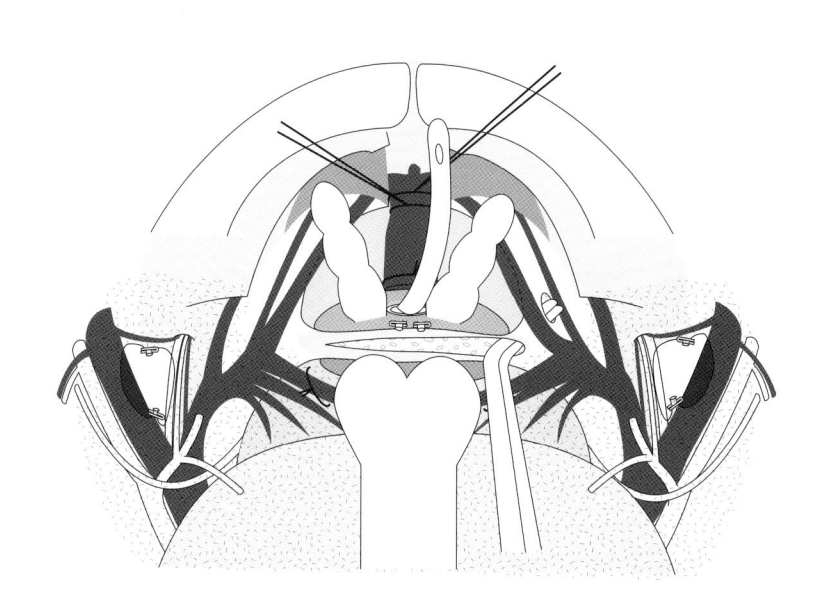

図 4-109 直腸脇がポケット状になったところで，神経血管束の近位にオーバーホルト鉗子を通す．

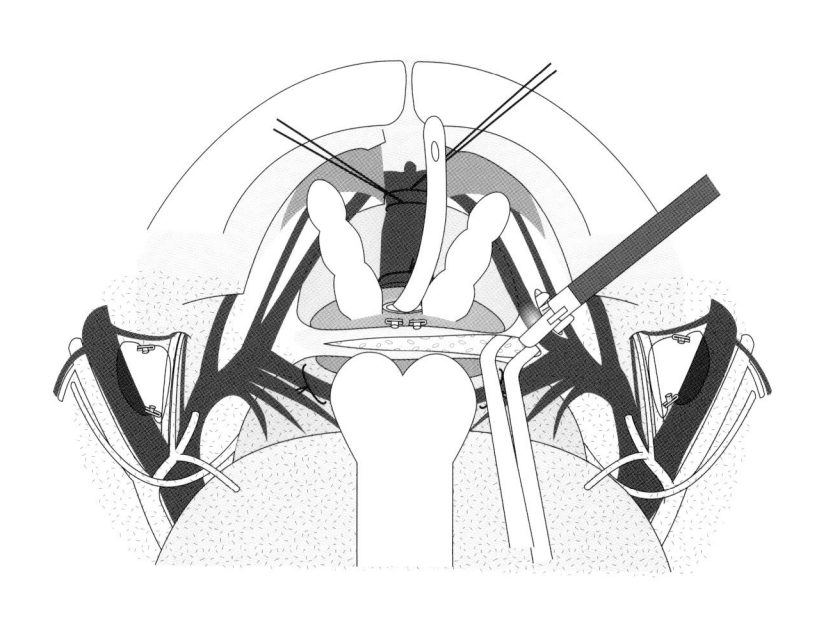

図 4-110 オーバーホルト鉗子ですくいあげた神経血管束の基部を，LigaSure™ で凝固・切断する．

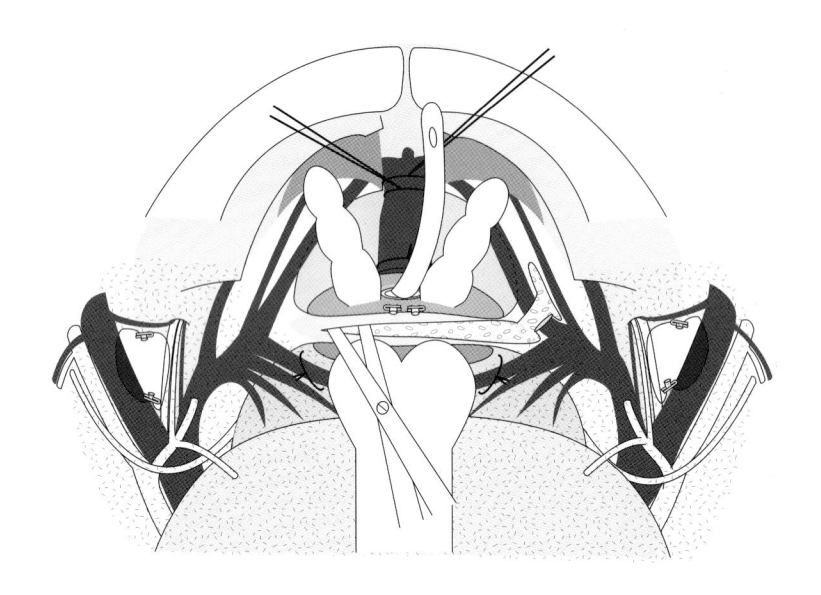

272　第4章　小切開順行性前立腺全摘術

図4-111 ハサミなどの開閉操作により，lateral wing に向かって直腸-前立腺間の剝離腔を広げる(左)．

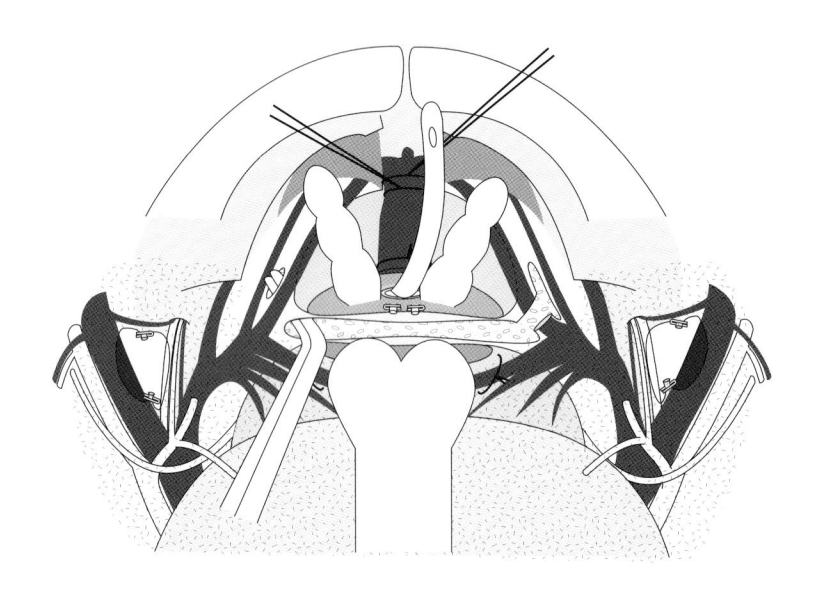

図4-112 直腸脇がポケット状になったところで，神経血管束の近位にオーバーホルト鉗子を通す．

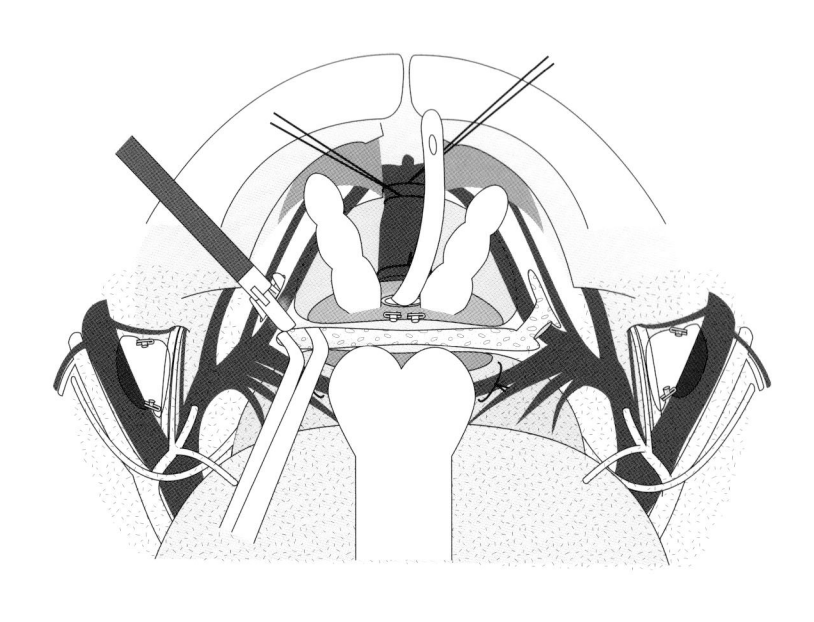

図4-113 オーバーホルト鉗子ですくいあげた神経血管束の基部を LigaSure™ で凝固・切断する．

直腸-前立腺間剥離〜前立腺側方処理 273

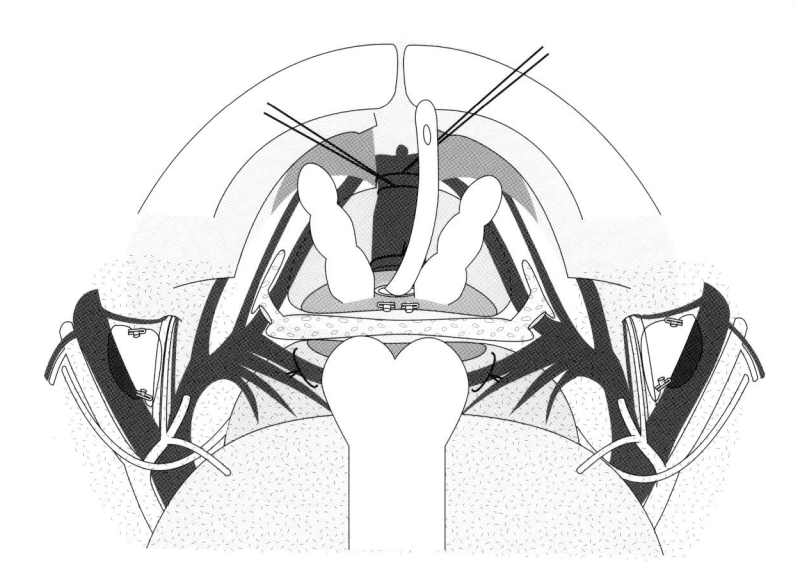

図 4-114 神経血管束基部の処理が終了. 前立腺の可動性はさらに増し, 直腸-前立腺間の展開が容易となる.

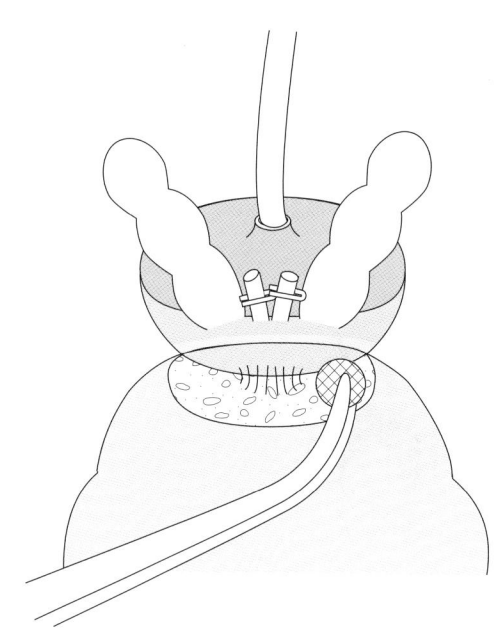

図 4-115 頭側からみた術野. 前立腺を上方に引きあげながら, ツッペルガーゼで直腸-前立腺間の疎な結合組織を鈍的に剥離する(右).

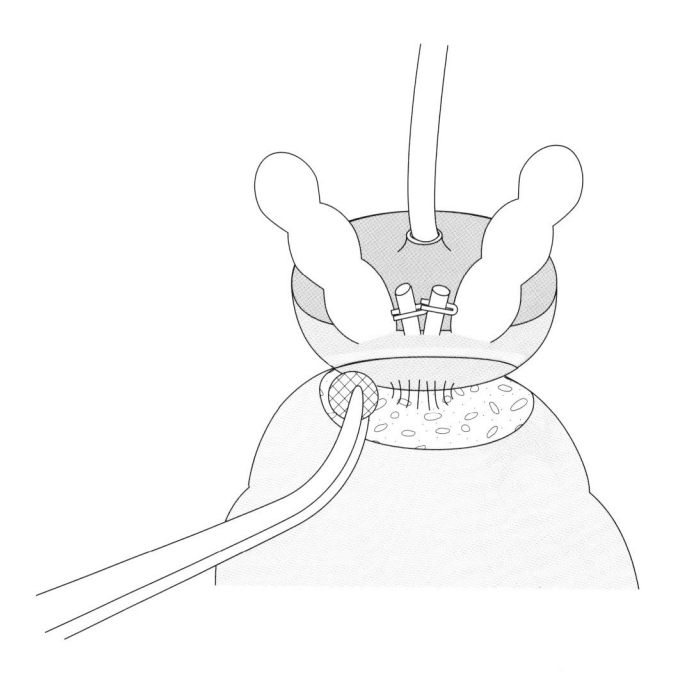

図 4-116 ツッペルガーゼで直腸-前立腺間の疎な結合組織を鈍的に剥離する(左).

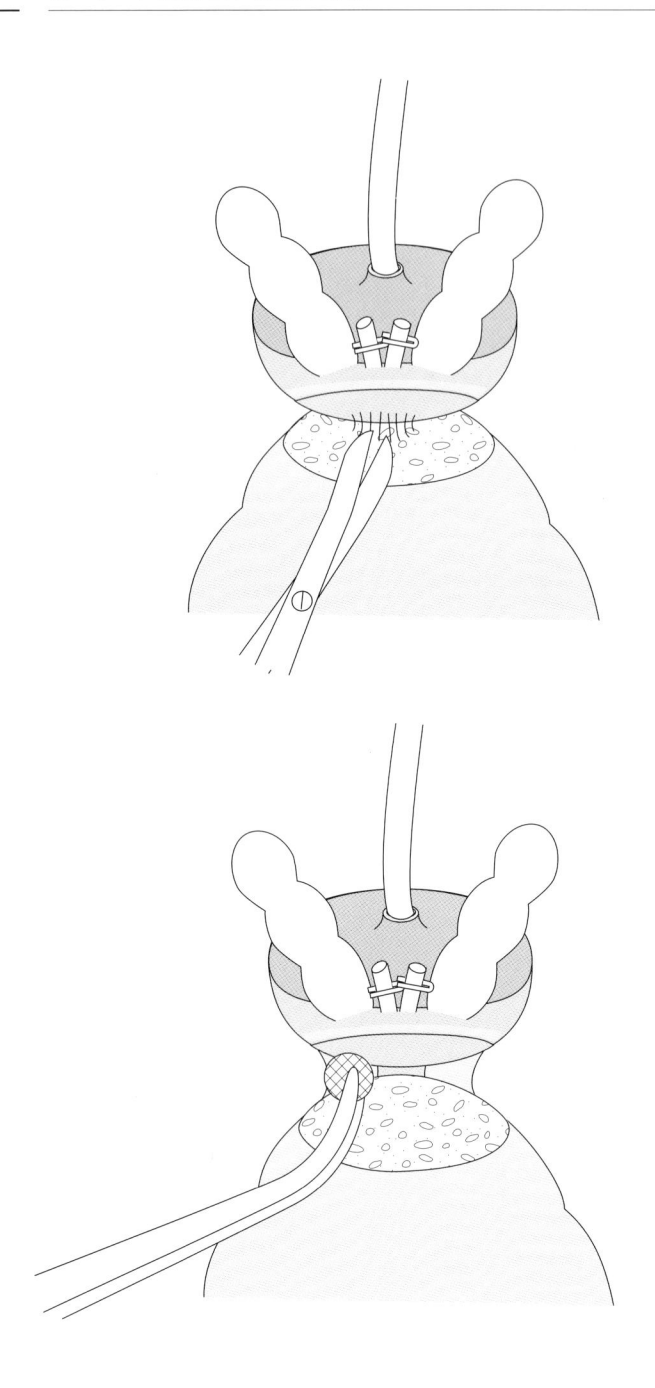

第4章 小切開順行性前立腺全摘術

図 4-117 直腸-前立腺間の組織を鈍的・鋭的に尿道方向へ剝離する．

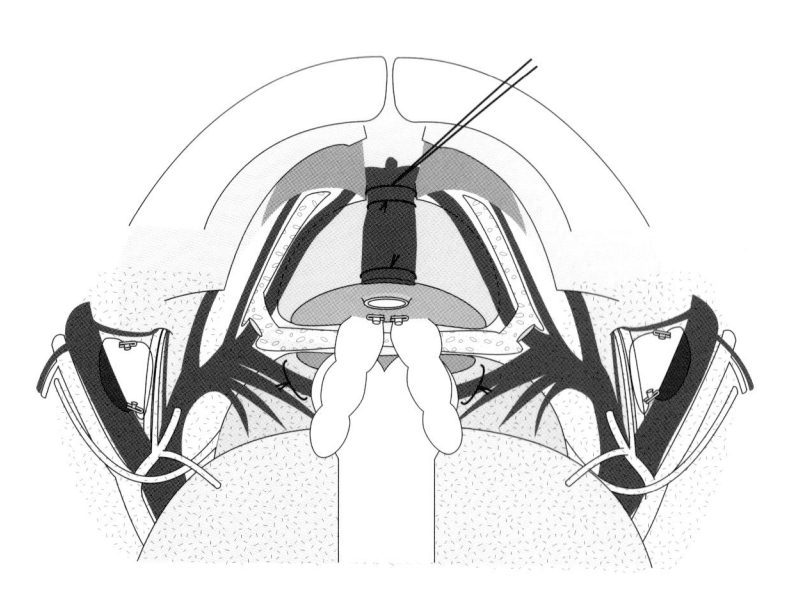

図 4-118 尿道がみえるところまで剝離する．

図 4-119 直腸-前立腺間の剝離が終了．ここから尖部処理に移る．

尖部処理〜前立腺摘出

▶ 動画あり

図 4-120 塚原鉗子で前立腺を頭側に牽引しながら，遠位の結紮糸の手前で背静脈群を電気メスにて切開する．

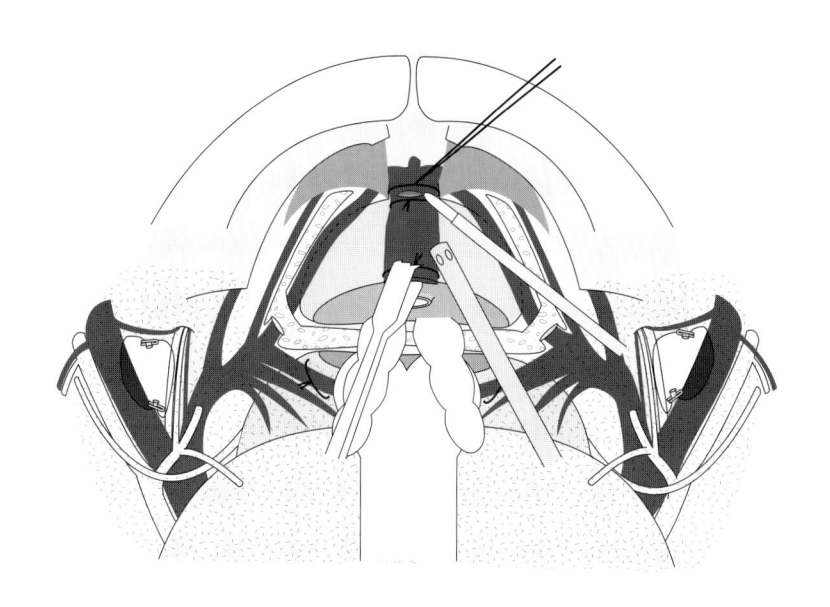

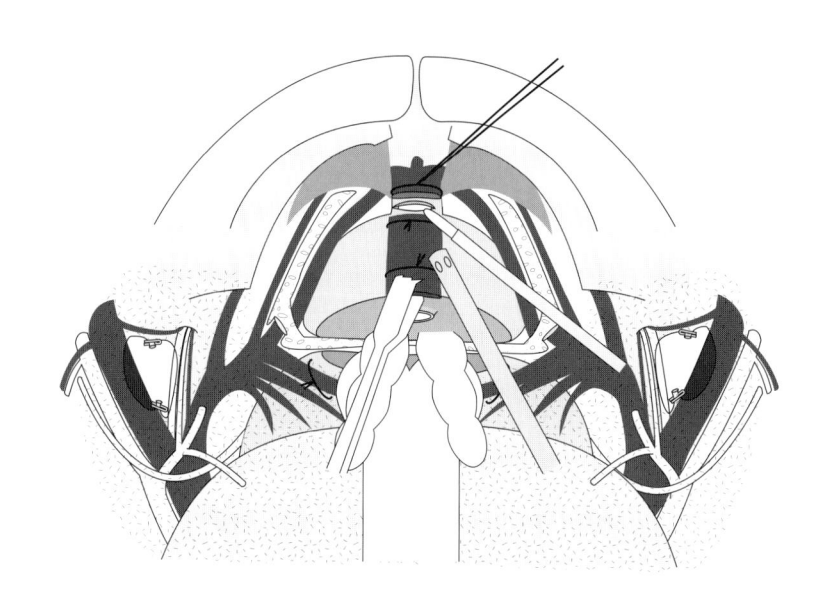

図 4-121 塚原鉗子で前立腺を頭側に牽引しながら，尿道前面の組織を切開する．

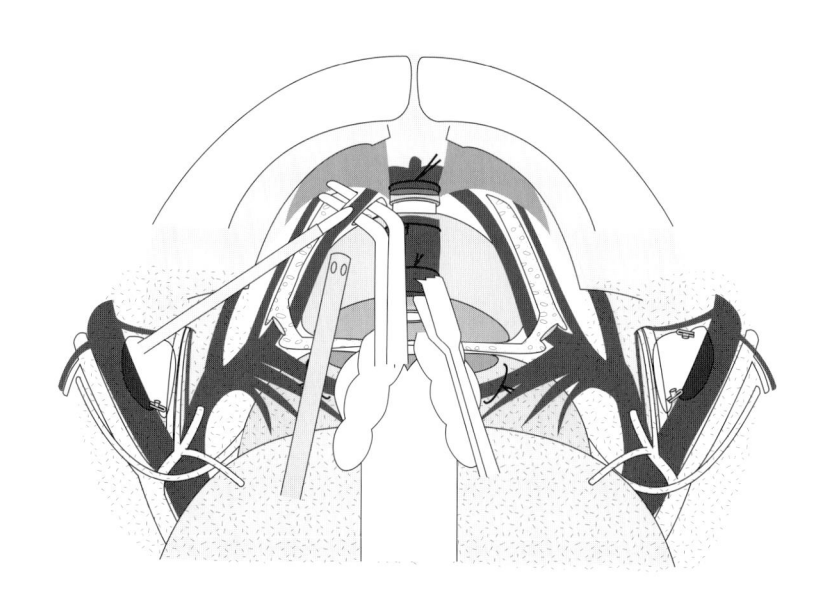

図 4-122 尿道の左側で lateral pelvic fascia を切開し，神経血管束の遠位部に直角鉗子を通し電気メスで切開する．出血があった場合には Z 縫合にて止血する．あらかじめ縫合して切断してもよい．

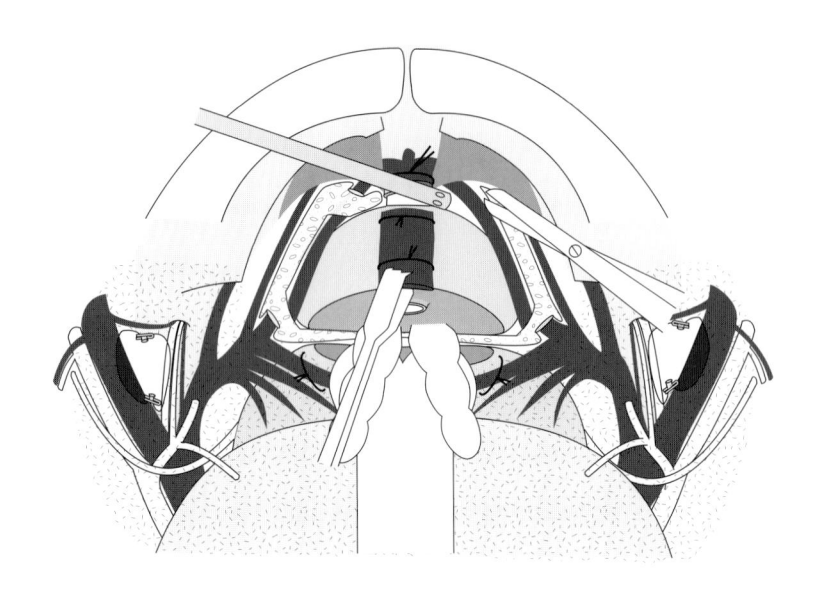

276　第4章　小切開順行性前立腺全摘術

図 4-123 右側での神経血管束遠位処理．本症例ではハサミで鋭的に切断した．電気メスでの凝固，縫合止血，クリッピングなどを必要に応じて行ってもよい．

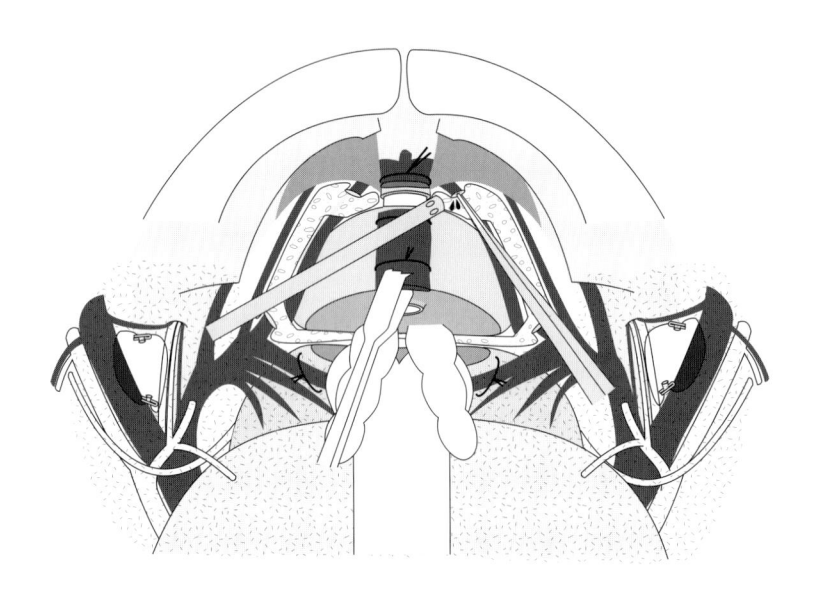

図 4-124 神経血管束遠位切断端からの出血をバイポーラー鑷子で凝固止血する．

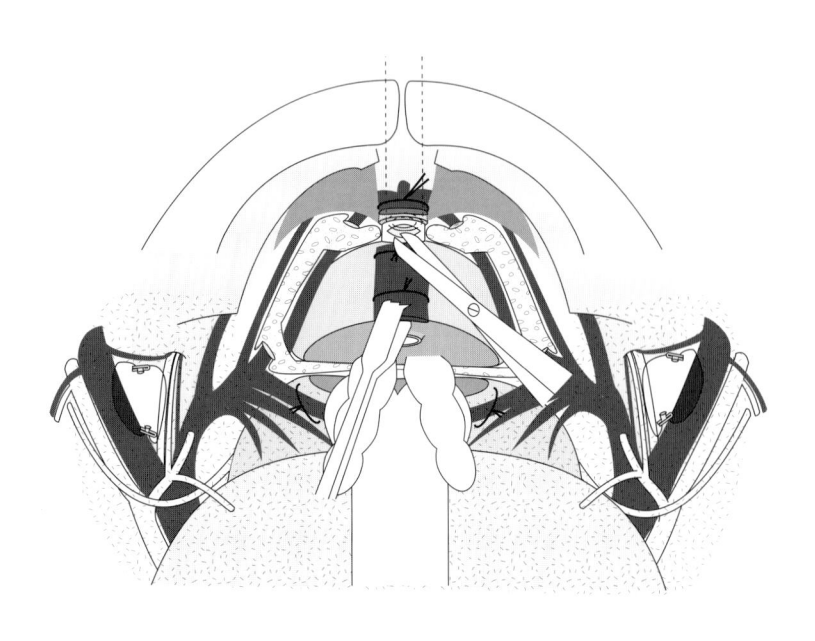

図 4-125 尿道ブジー(19Fr, 先孔特注品)をガイドにして尿道前壁を切開する．

尖部処理〜前立腺摘出 277

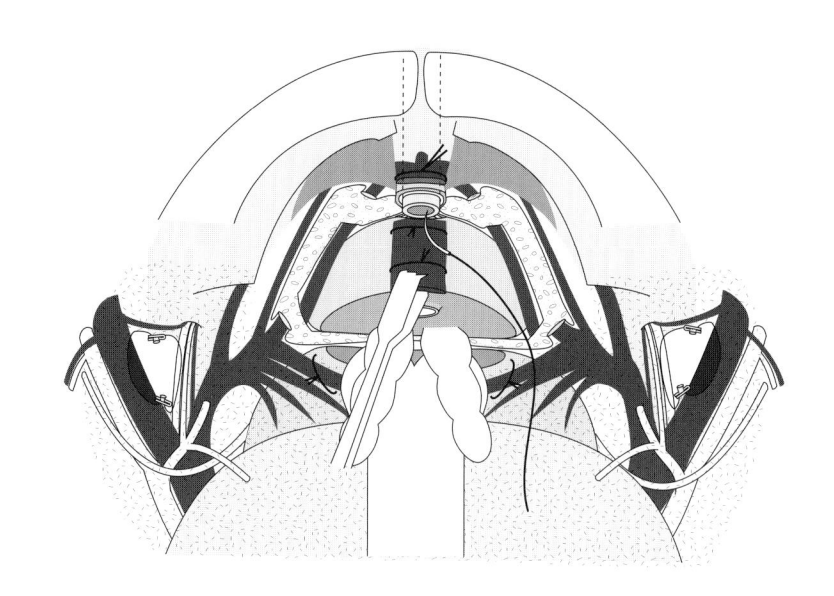

図 4-126 先孔ブジーをガイドにして尿道2時方向に内外で運針する．運針は吸収糸(GU46 ポリゾーブ 3-0)を用いて行う．

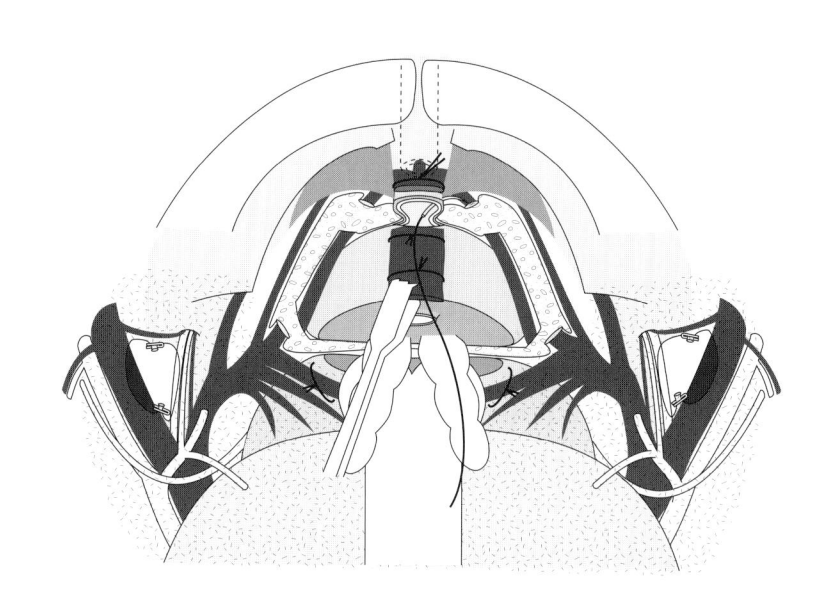

図 4-127 先孔ブジーを少し引き抜き，尿道に針をかける．

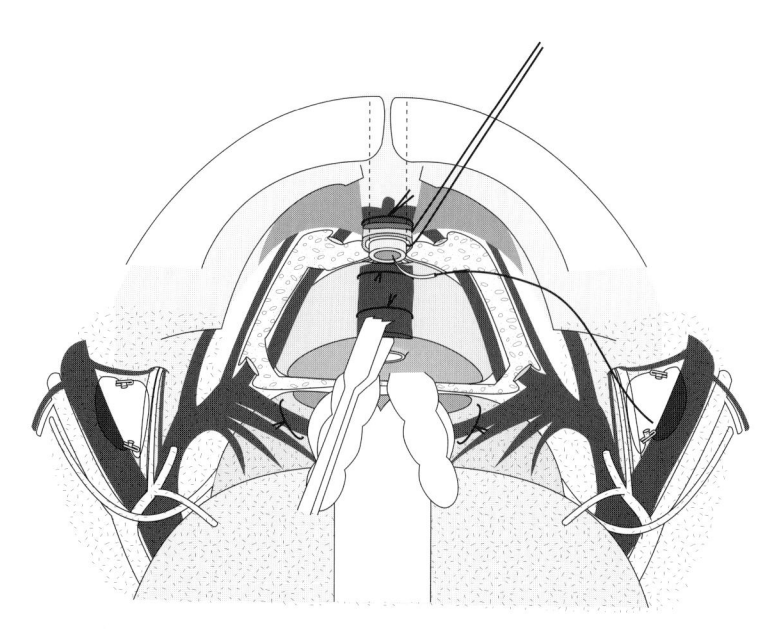

図 4-128 先孔ブジーをガイドにして，尿道12時方向を内外に運針する．

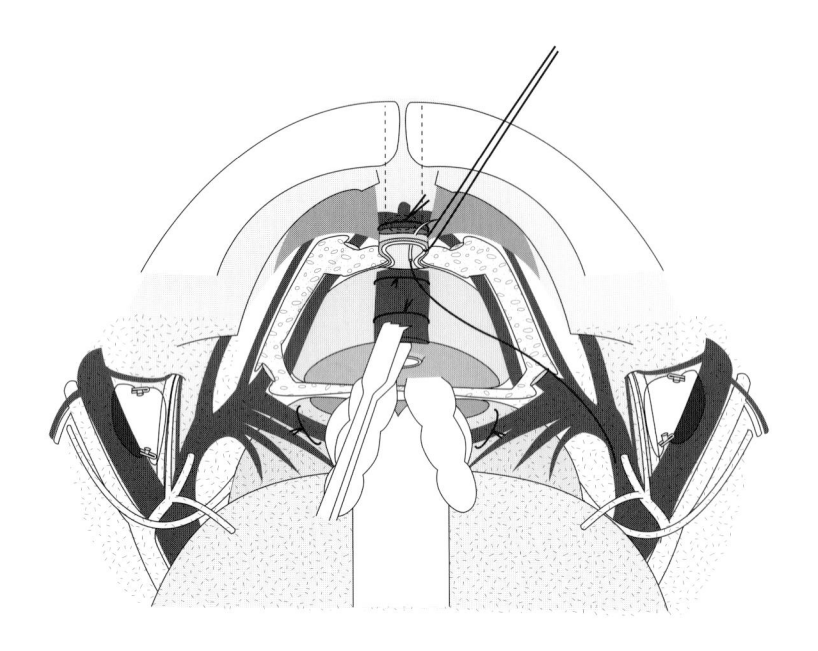

図 4-129 先孔ブジーを少し引き抜き，尿道に針をかける．

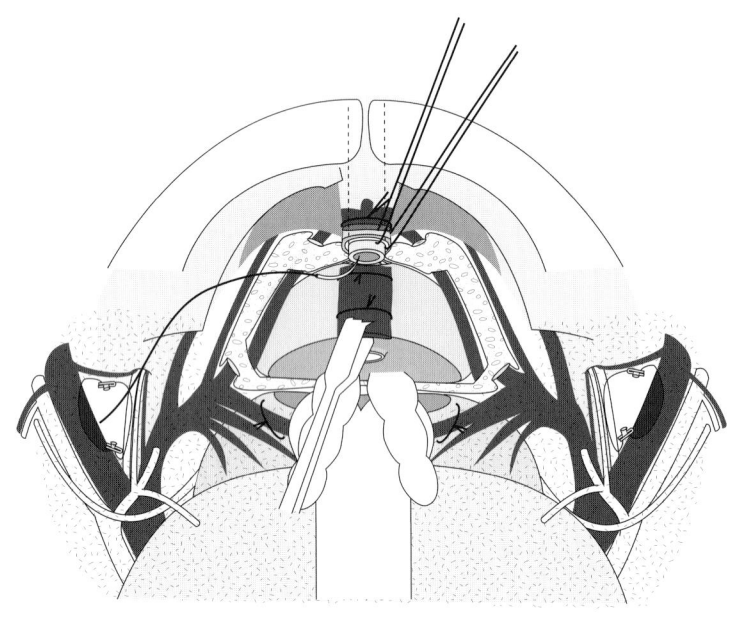

図 4-130 先孔ブジーをガイドにして，尿道10時方向を内外に運針する．

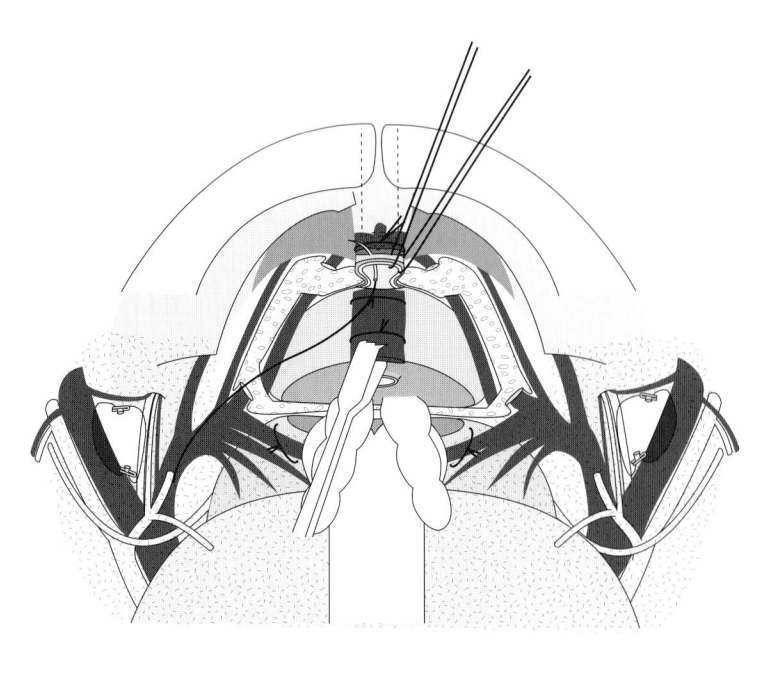

図 4-131 先孔ブジーを少し引き抜き，尿道に針をかける．

尖部処理〜前立腺摘出　279

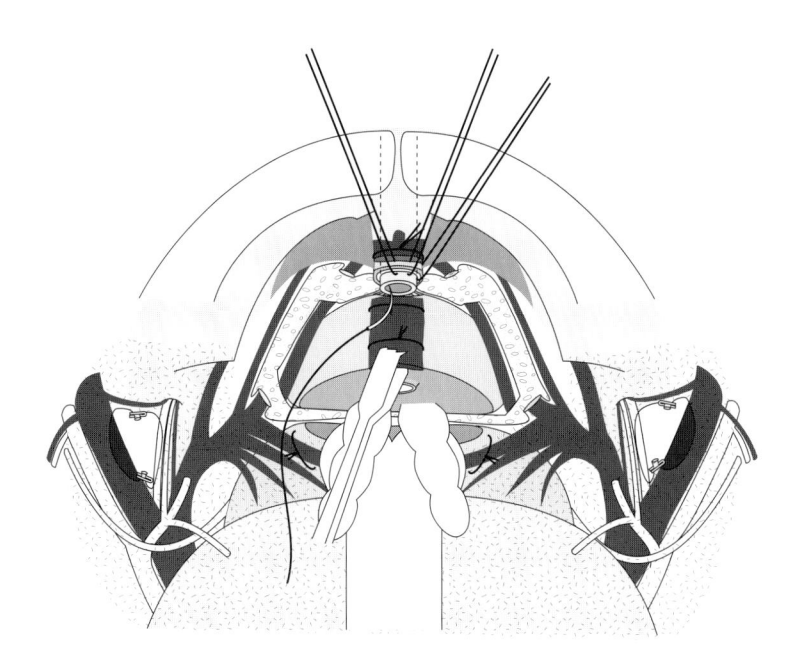

図 4-132 先孔ブジーをガイドにして，尿道8時方向を内外に運針する．

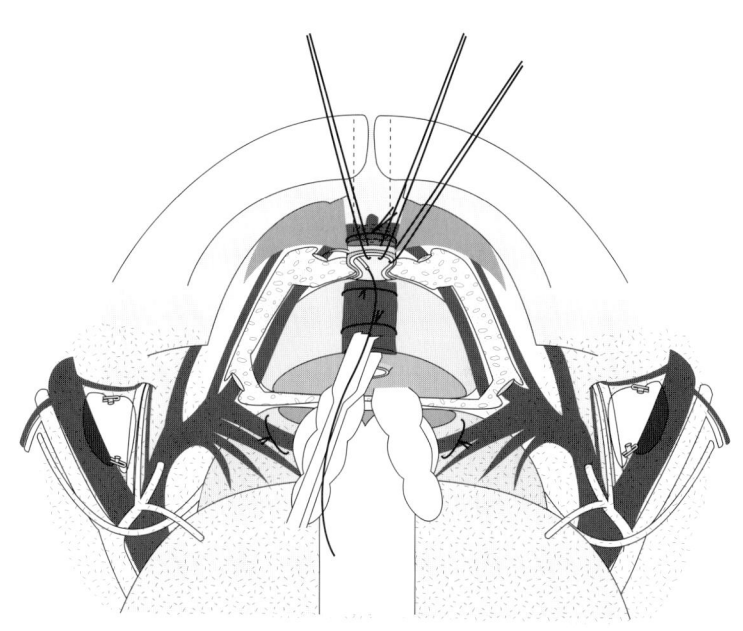

図 4-133 先孔ブジーを少し引き抜き，尿道に針をかける．

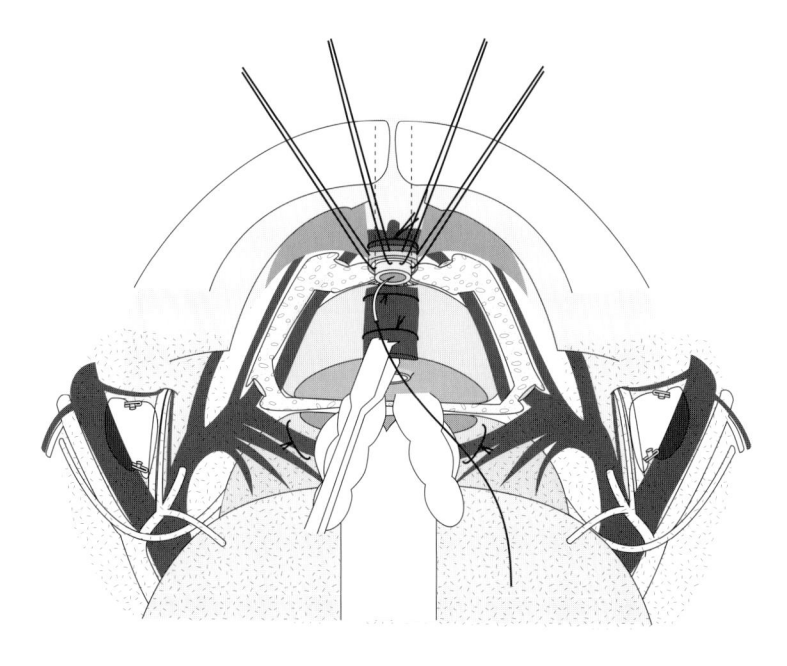

図 4-134 先孔ブジーをガイドにして，尿道4時方向を内外に運針する．

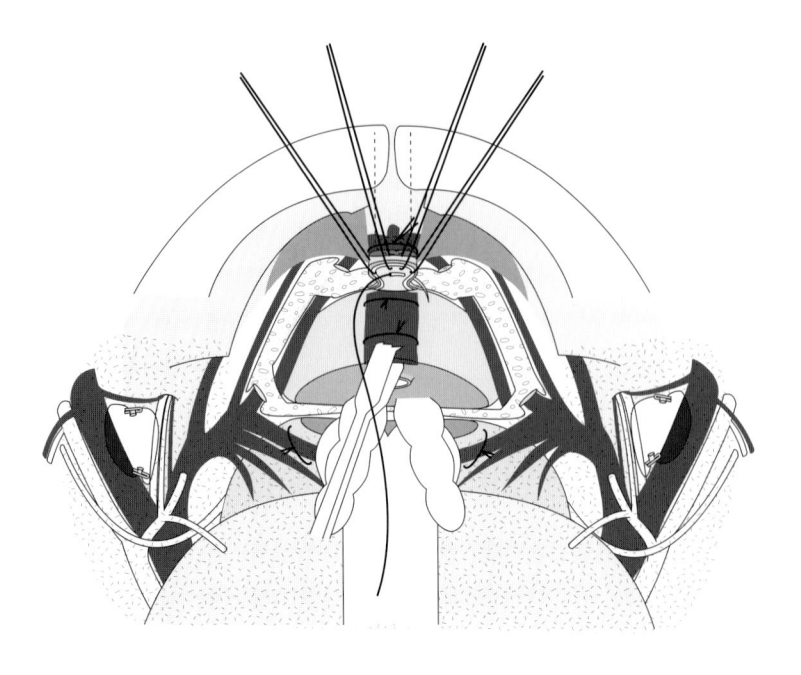

280　第4章　小切開順行性前立腺全摘術

図 4-135 先孔ブジーを少し引き抜き，尿道に針をかける．

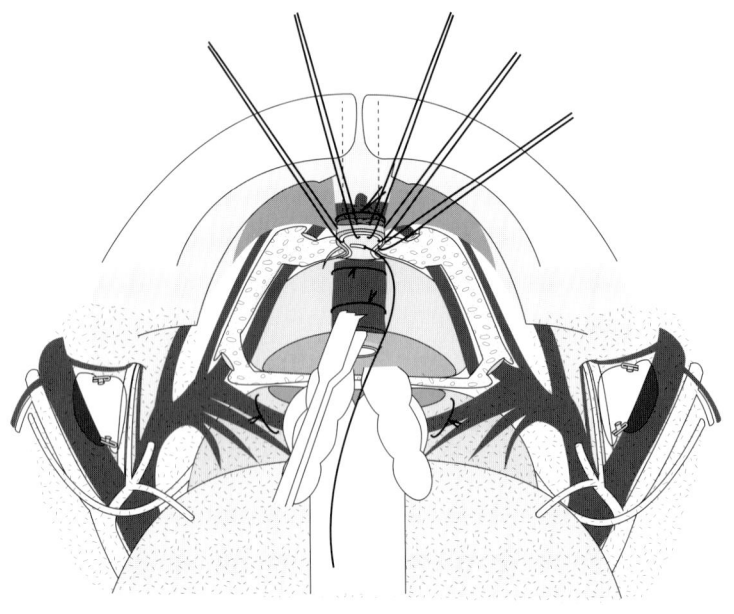

図 4-136 先孔ブジーをガイドにして，尿道6時方向を内外に運針する．

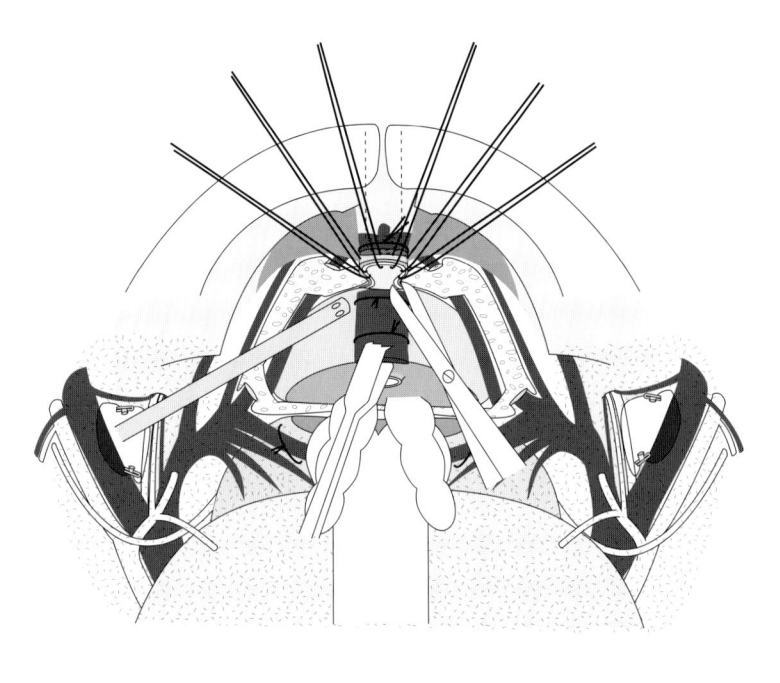

図 4-137 尿道後壁をハサミで切断する．

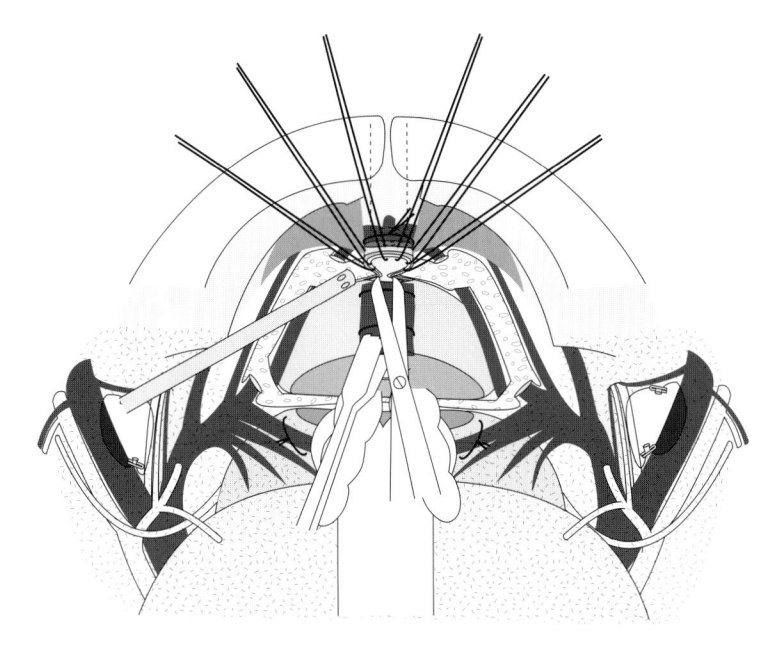

図 4-138 尿道後壁を切断している．

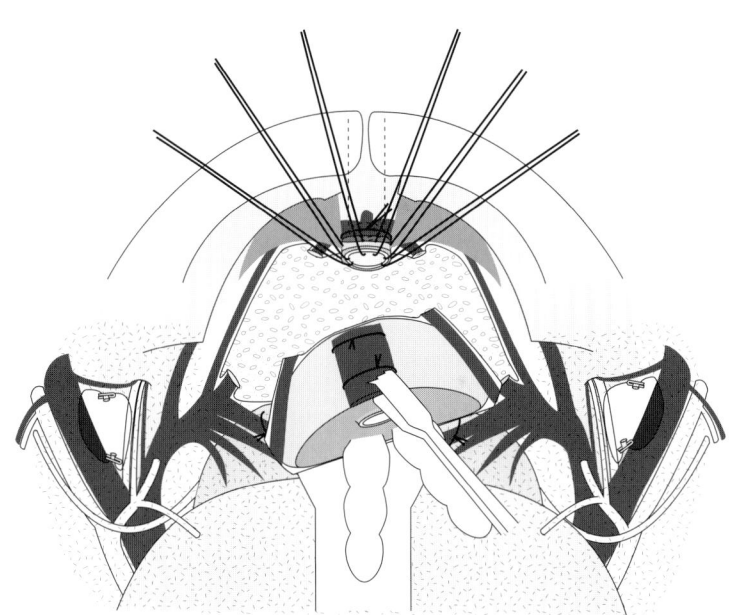

図 4-139 前立腺を摘出する．

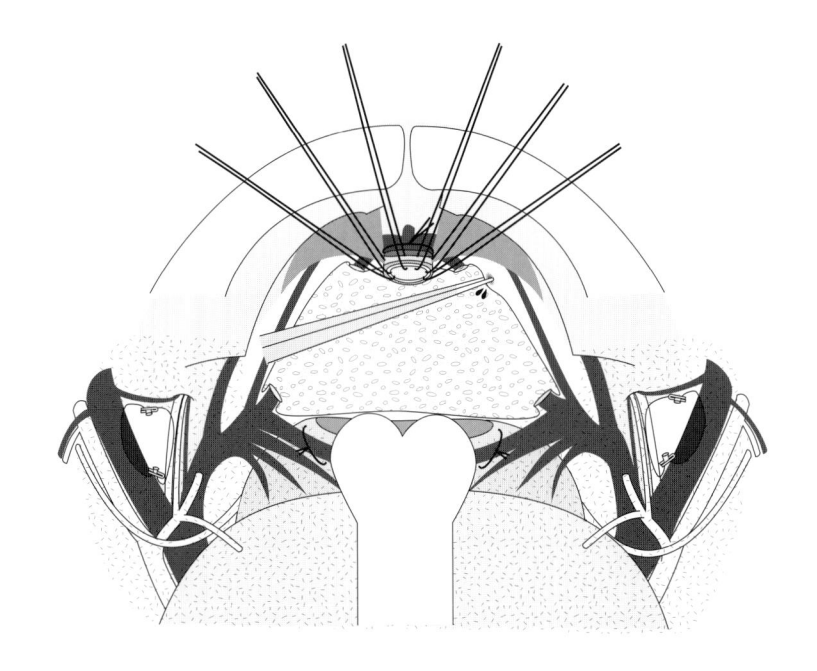

止血

図 4-140 前立腺摘出後，バイポーラー鑷子で剥離面からの出血を凝固止血する．

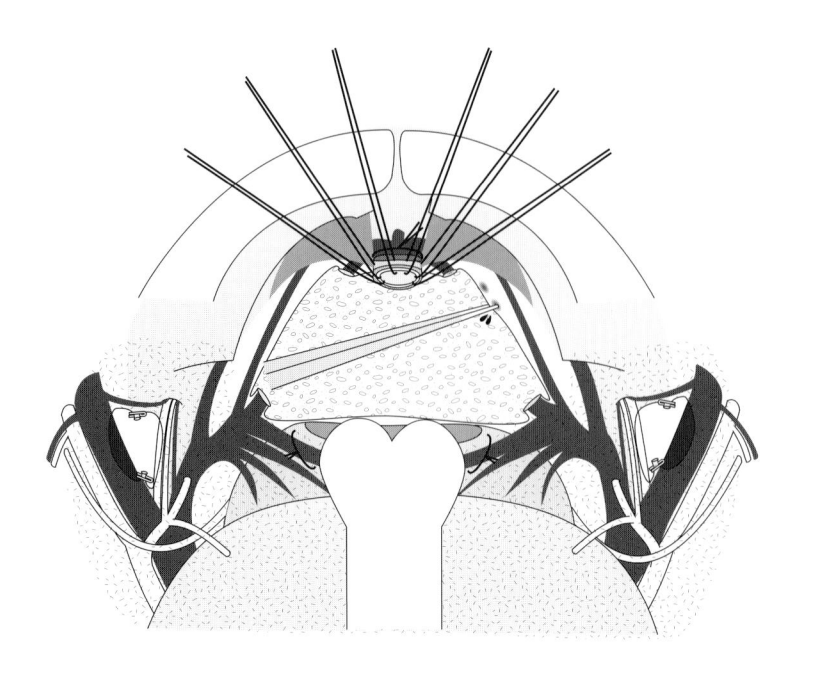

第4章 小切開順行性前立腺全摘術

図 4-141 バイポーラー鑷子で出血点をこまめに凝固止血する．

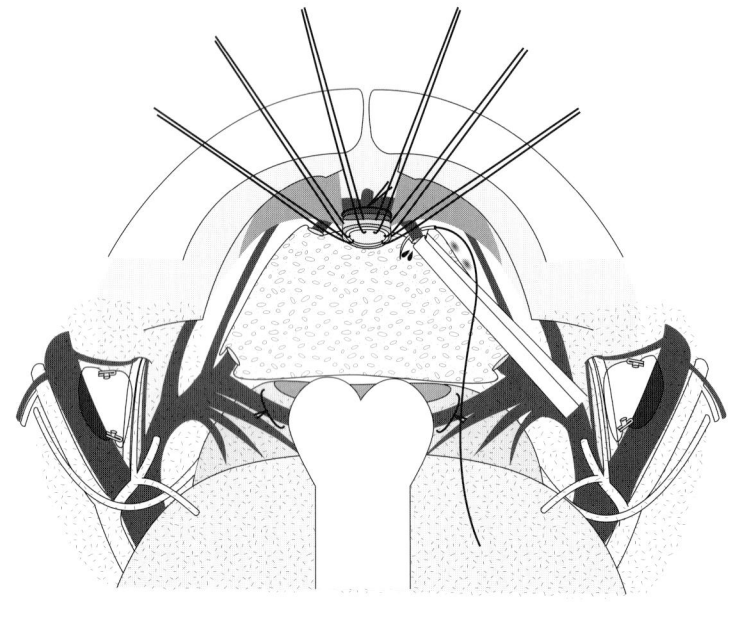

図 4-142 神経血管束遠位断端に縫合糸をかける．

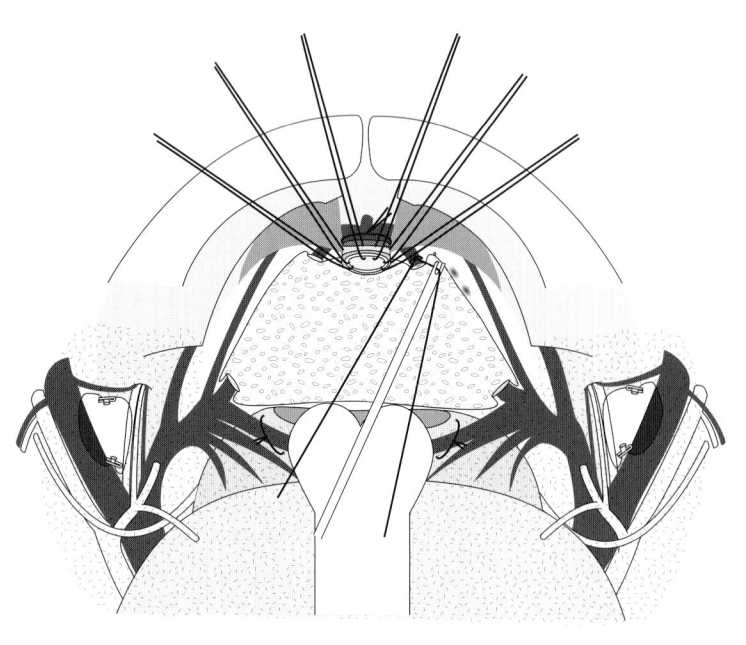

図 4-143 神経血管束遠位断端に縫合糸を結紮して，確実に止血する（右）．

止血　283

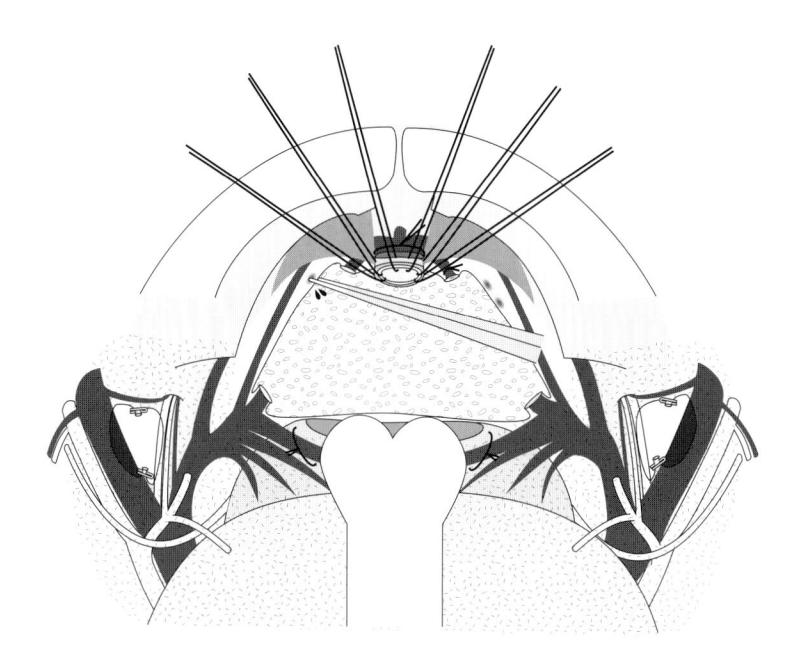

図 4-144 左側も同様にして，バイポーラー鑷子で出血点を止血する．

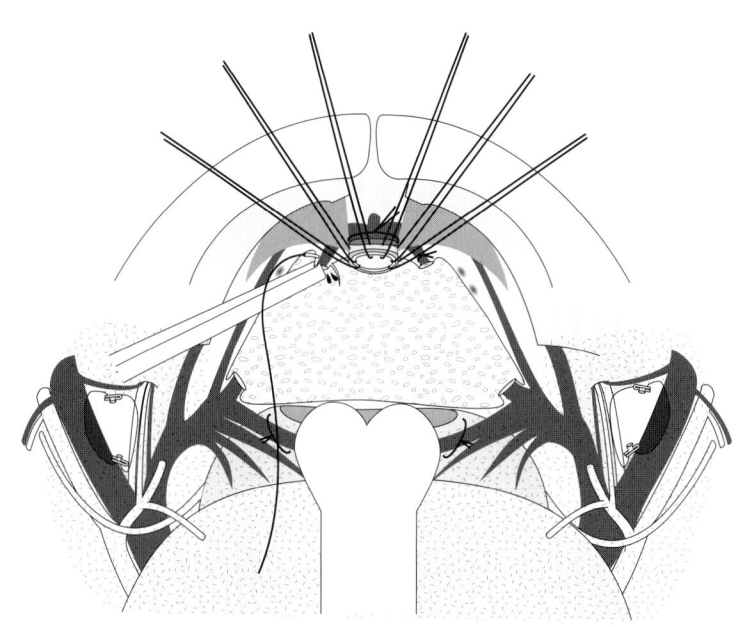

図 4-145 神経血管束遠位切断端に止血用の縫合糸をかける（左）．

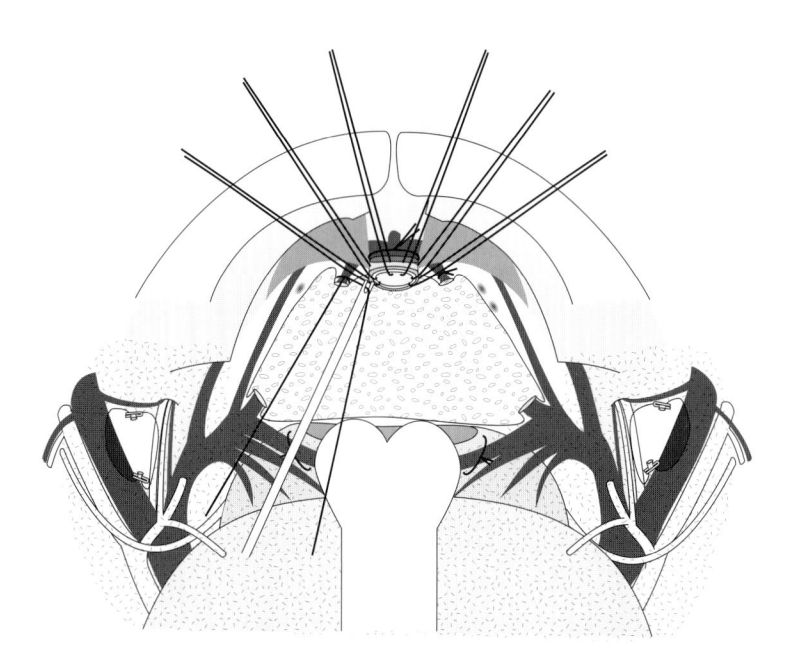

図 4-146 縫合糸を結紮し，確実に止血する．

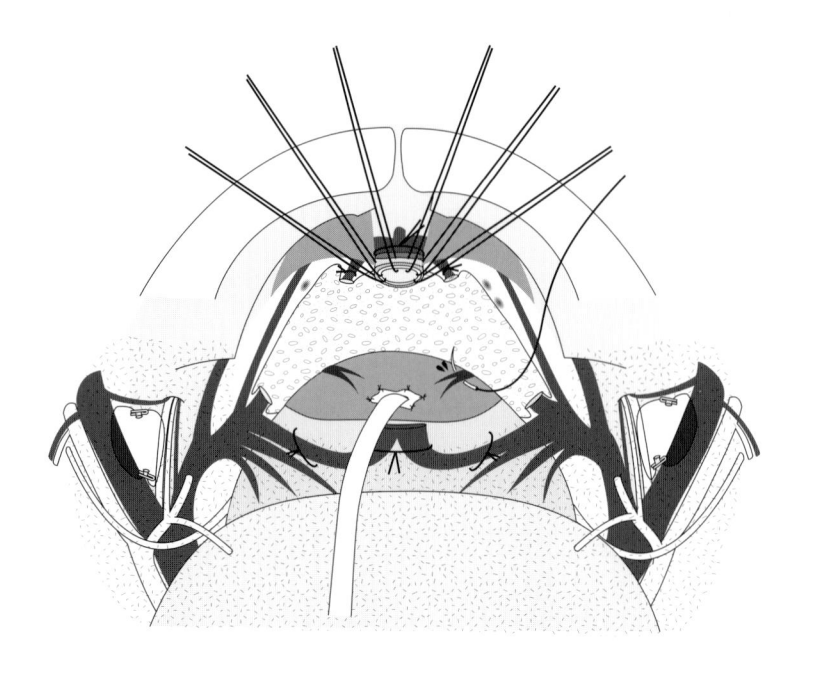

284 第4章 小切開順行性前立腺全摘術

図 4-147 膀胱壁の表面を走行する血管からの出血を縫合止血する(右).

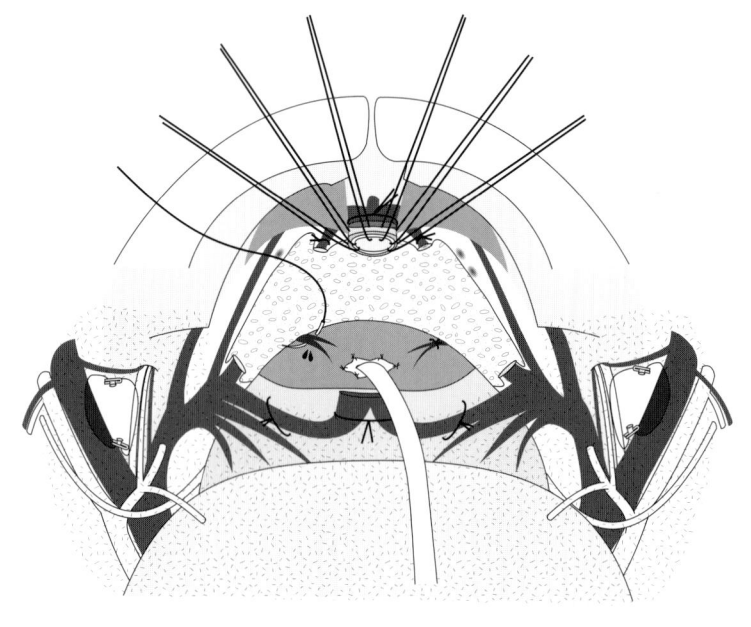

図 4-148 膀胱壁の表面を走行する血管からの出血を縫合止血する(左).

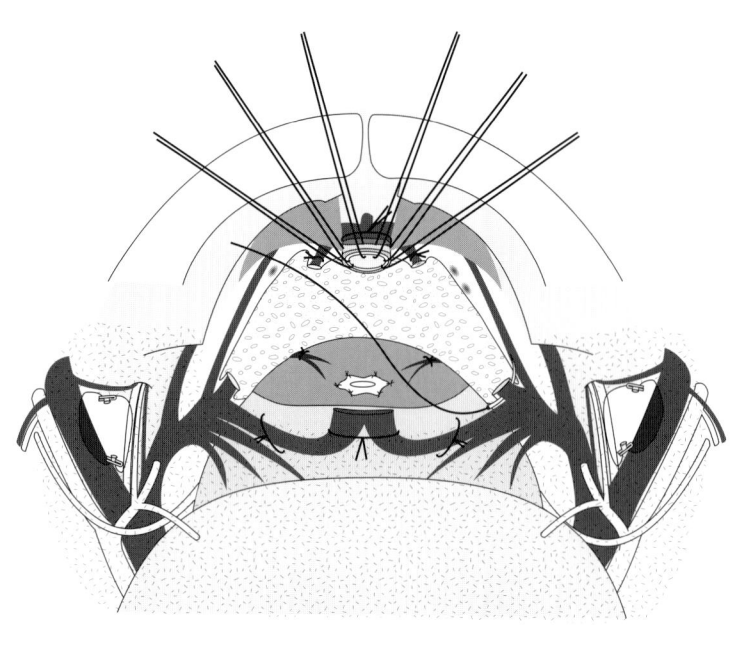

図 4-149 血管茎断端に止血縫合を置く(右).

止血 285

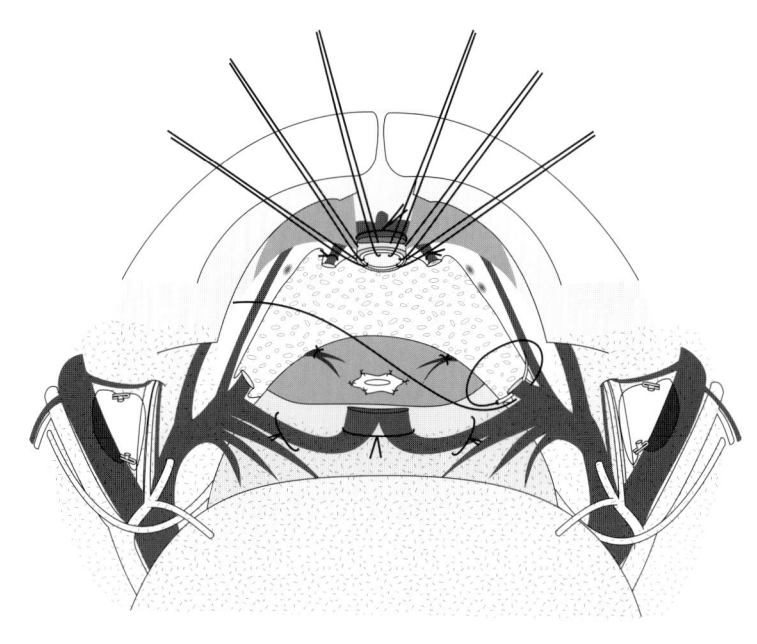

図 4-150 もう一度縫合糸をかけて Z 縫合とする．

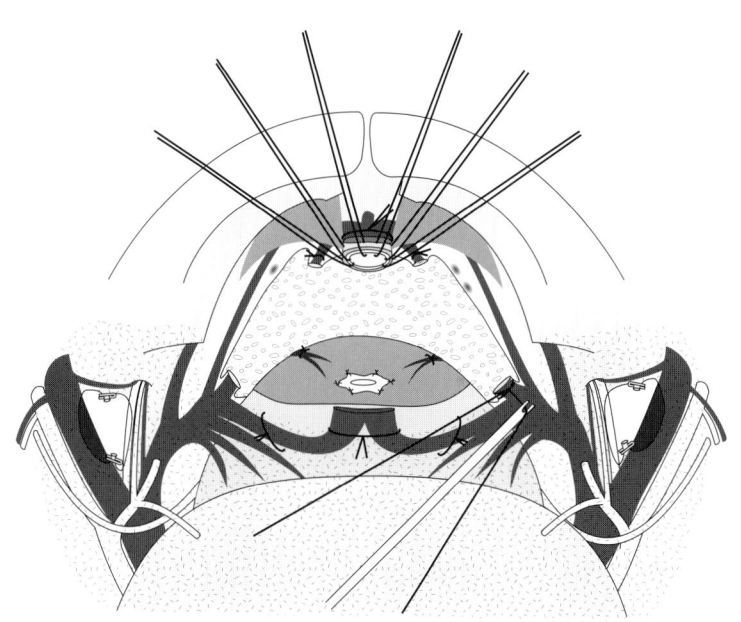

図 4-151 縫合糸を結紮する．

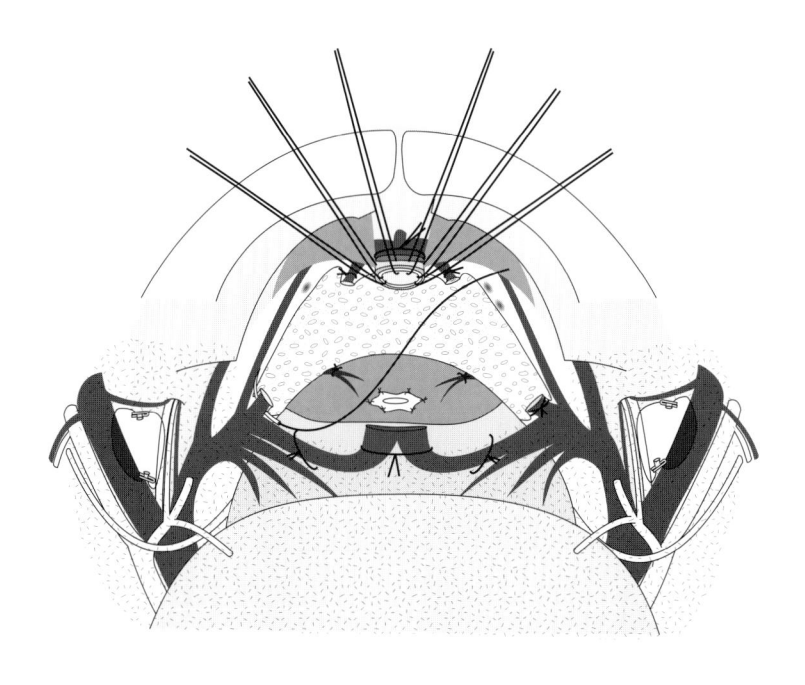

図 4-152 血管茎断端に止血縫合を置く(左)．

図 4-153 もう一度縫合糸をかけて Z 縫合とする．

図 4-154 縫合糸を結紮する．

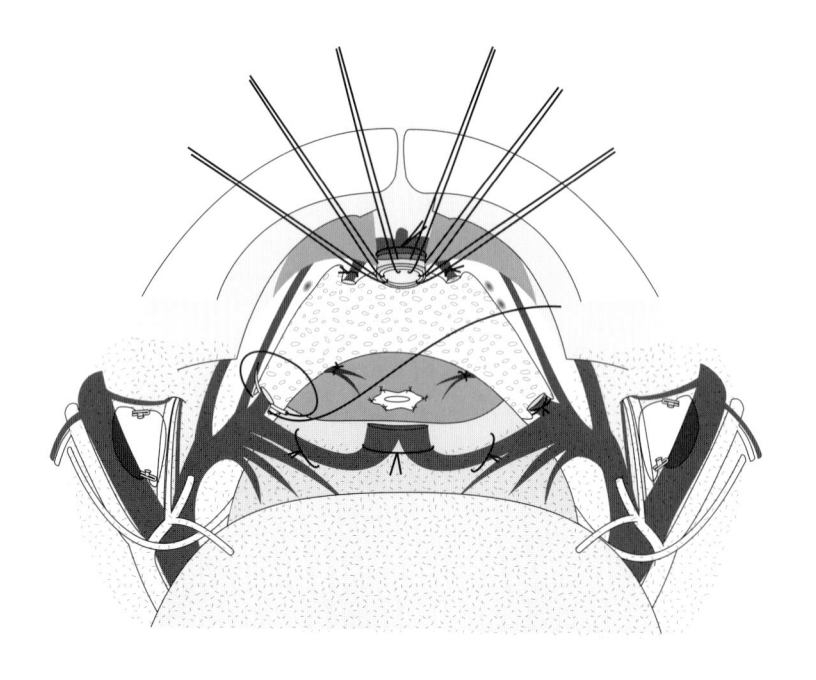

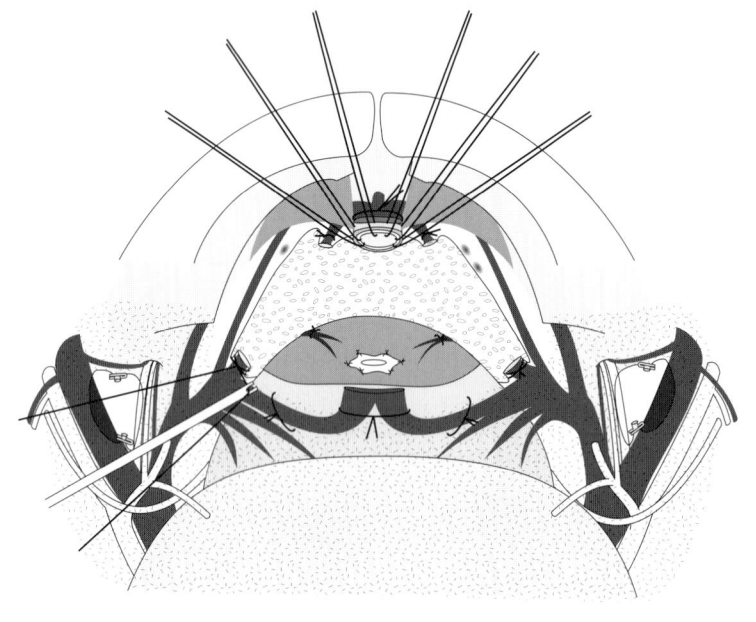

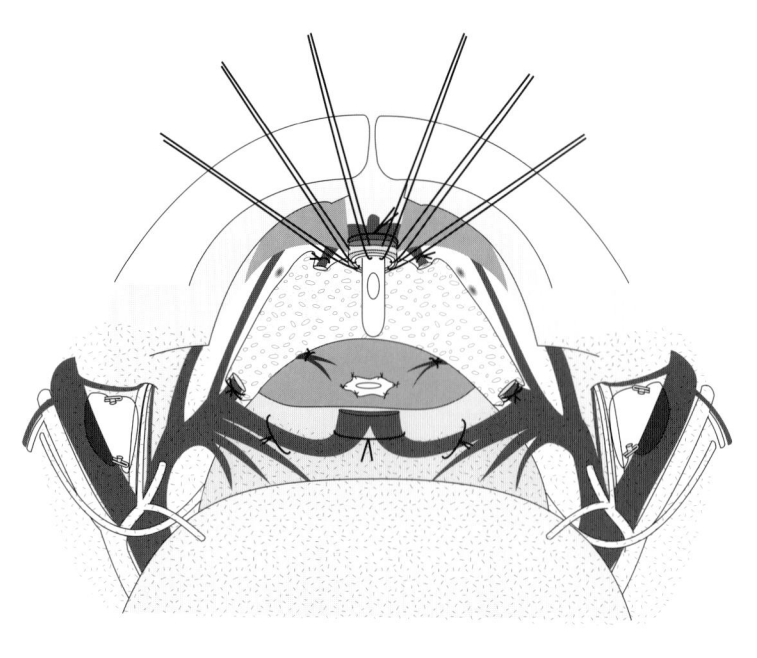

膀胱-尿道吻合〜閉創

▶ 動画あり（図 4-155〜171）

図 4-155 尿道から 16Fr フォーリーカテーテルを挿入し，膀胱へ挿入する．

膀胱-尿道吻合〜閉創　287

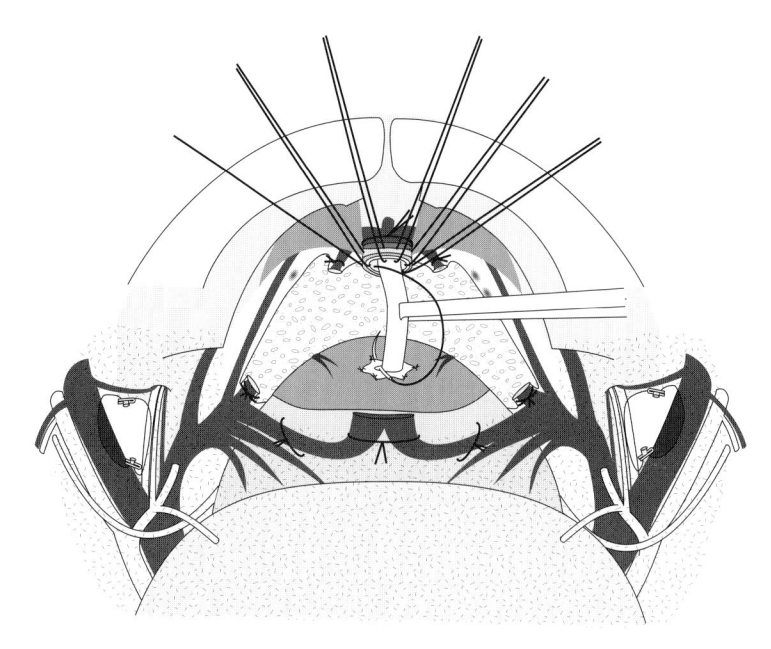

図 4-156 カテーテルを右側へ牽引しながら膀胱頸部6時方向に運針する．

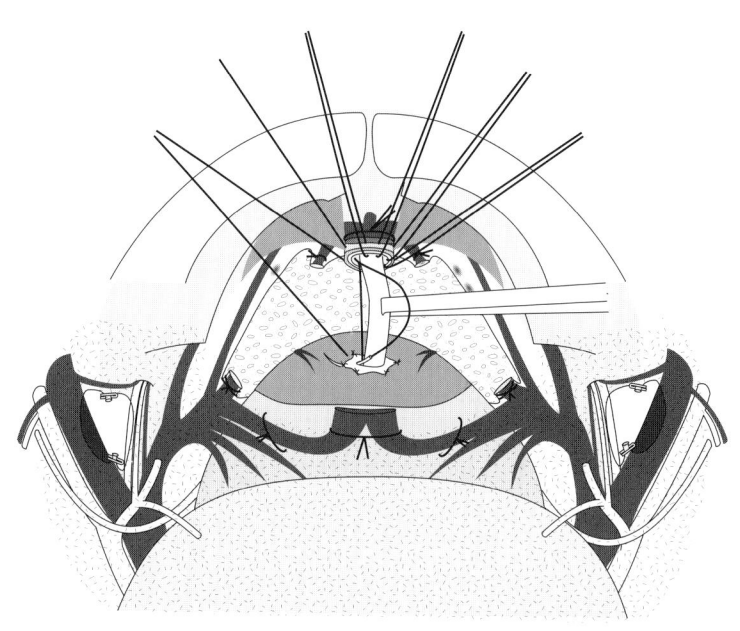

図 4-157 カテーテルを右側へ牽引しながら膀胱頸部8時方向に運針する．

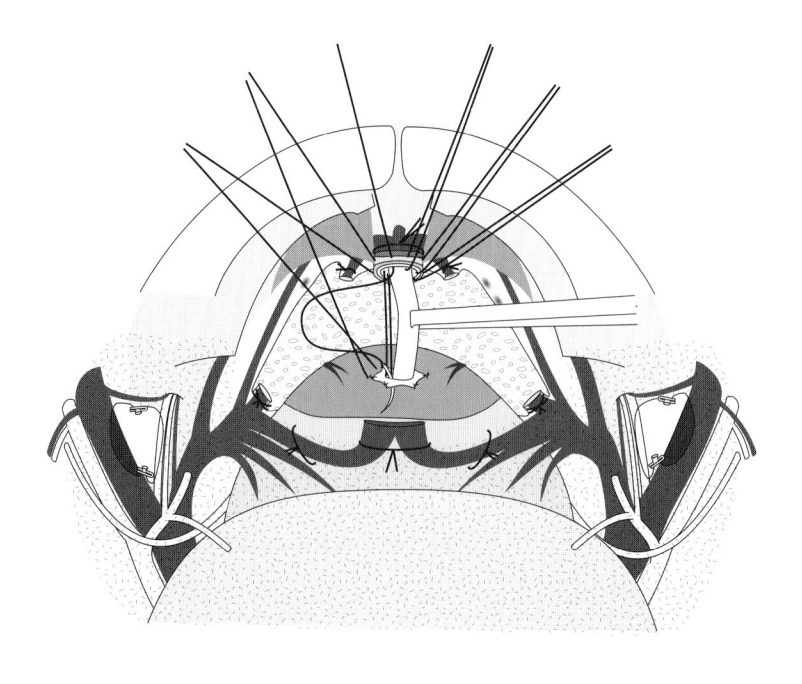

図 4-158 カテーテルを右側へ牽引しながら膀胱頸部10時方向に運針する．

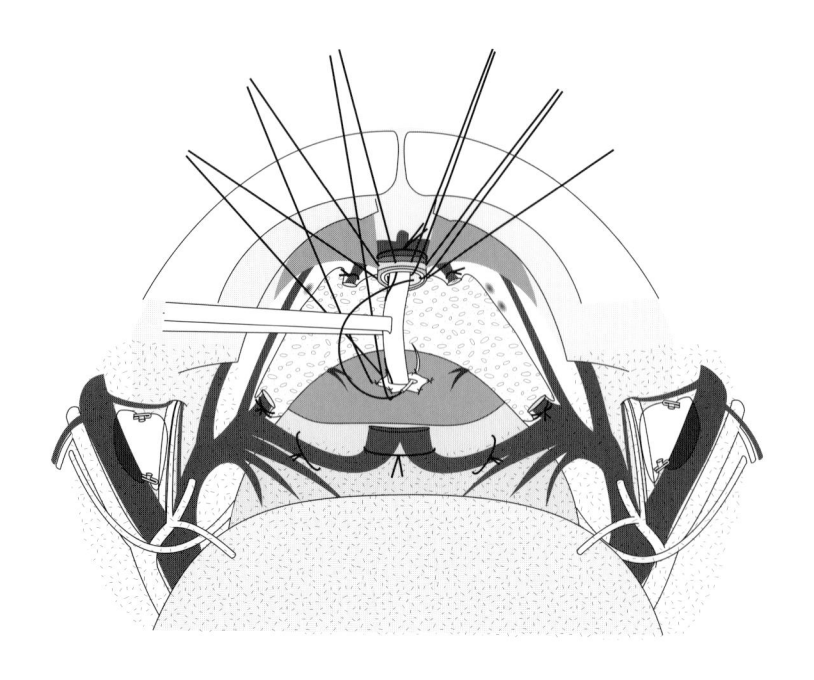

図 4-159 カテーテルを左側へ牽引しながら膀胱頸部 4 時方向に運針する．

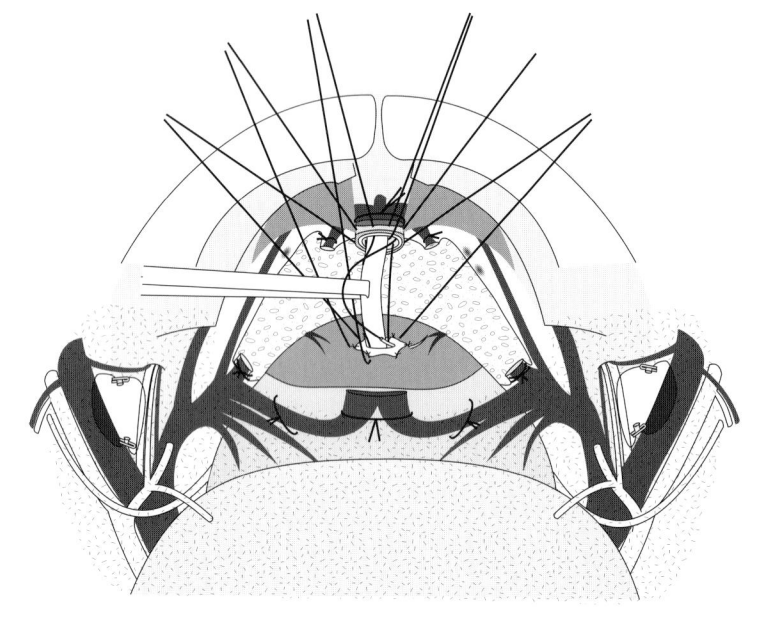

図 4-160 カテーテルを左側へ牽引しながら膀胱頸部 2 時方向に運針する．

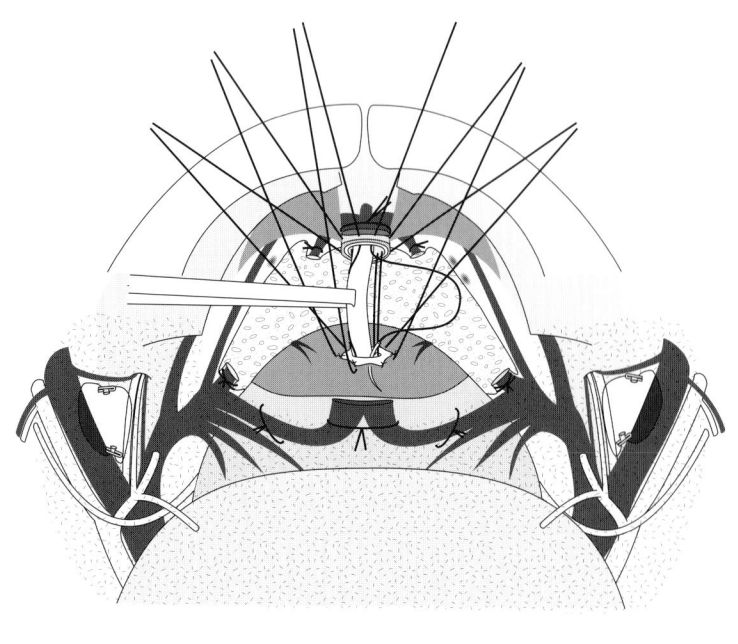

図 4-161 カテーテルを左側へ牽引しながら膀胱頸部 12 時方向に運針する．

膀胱-尿道吻合〜閉創　289

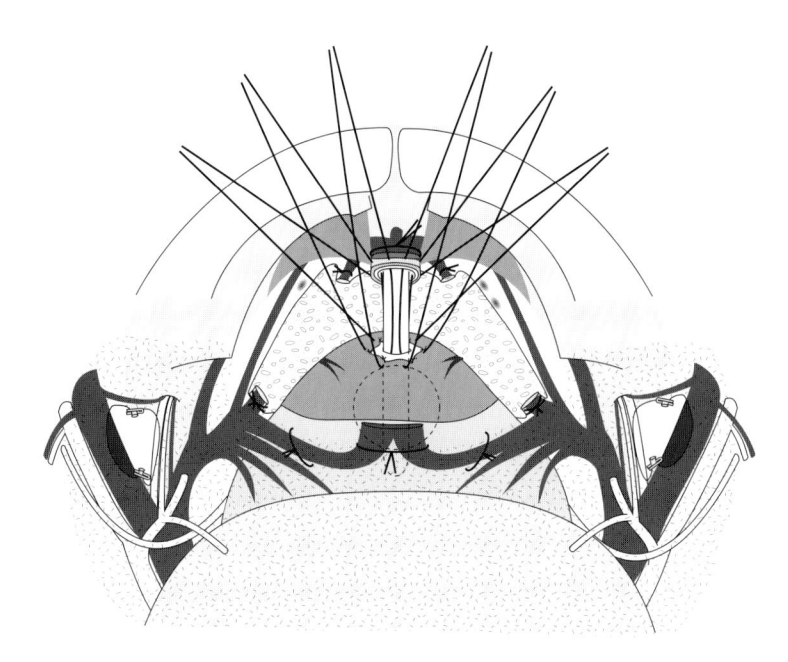

図 4-162 フォーリーカテーテルのバルーンを膨らませる．

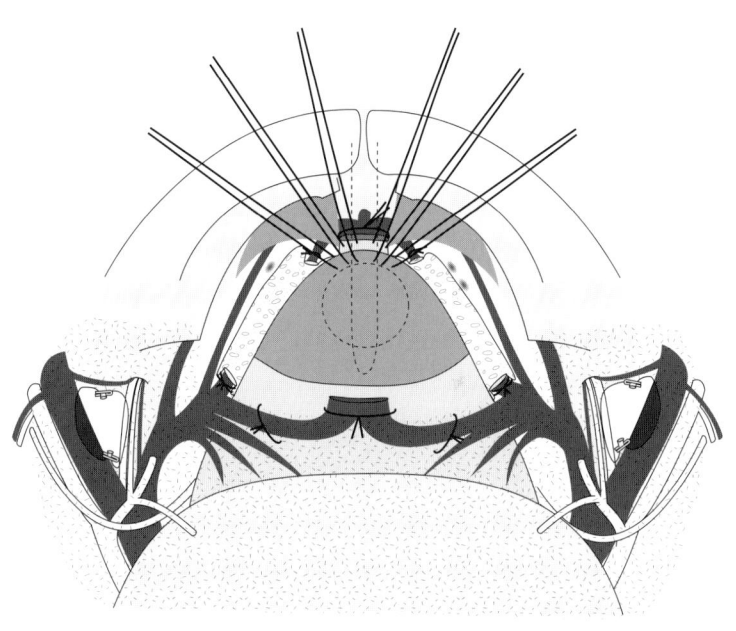

図 4-163 フォーリーカテーテルを牽引して，膀胱を尿道へと引き寄せる．

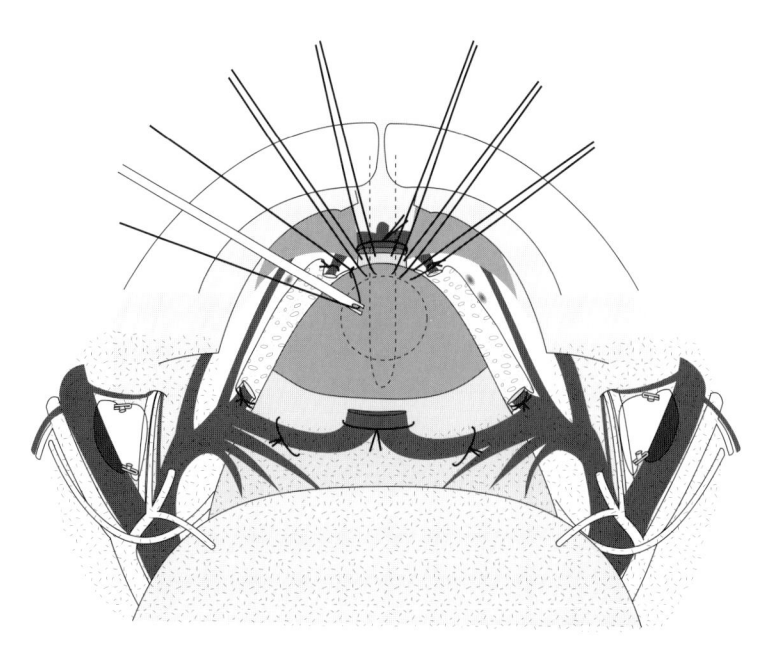

図 4-164 6時方向の糸を結紮する．

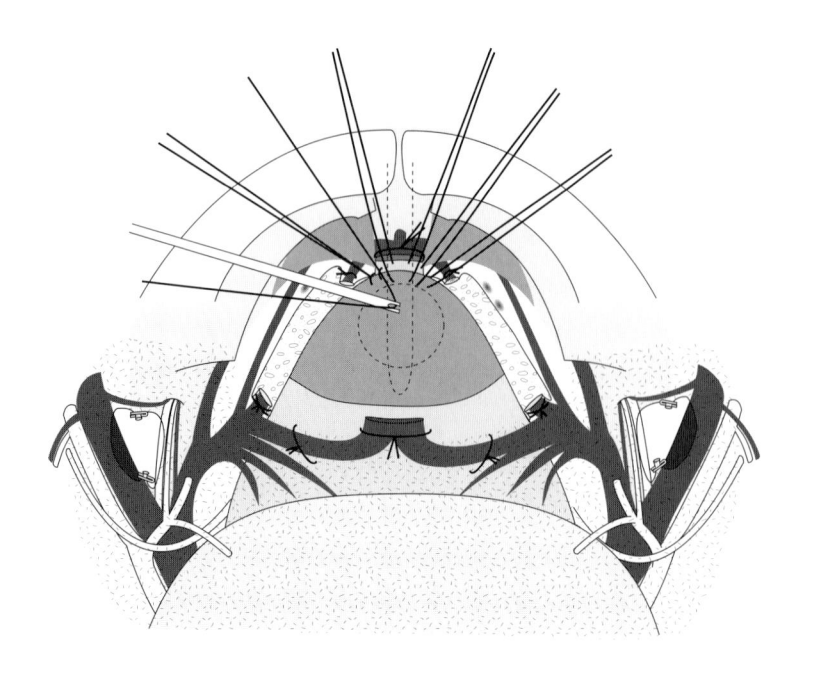

290　第4章　小切開順行性前立腺全摘術

図 4-165 8時方向の糸を結紮する．

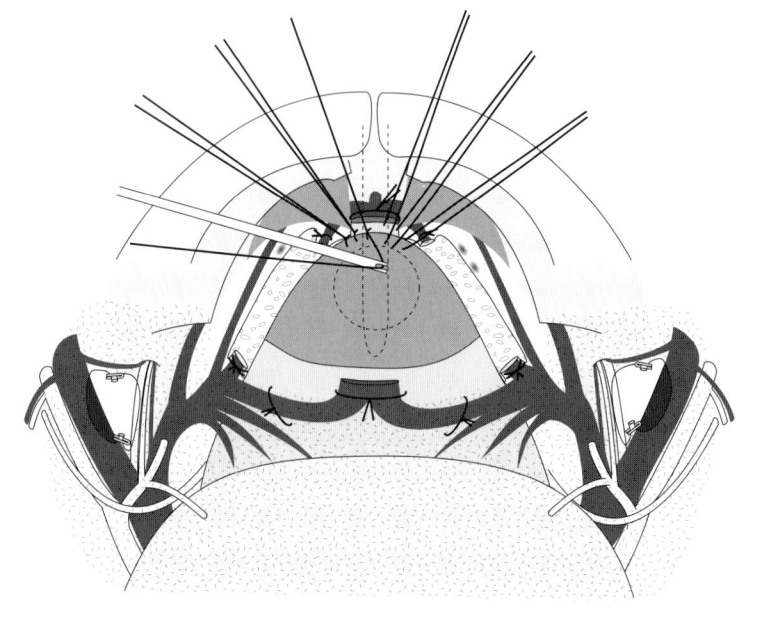

図 4-166 10時方向の糸を結紮する．

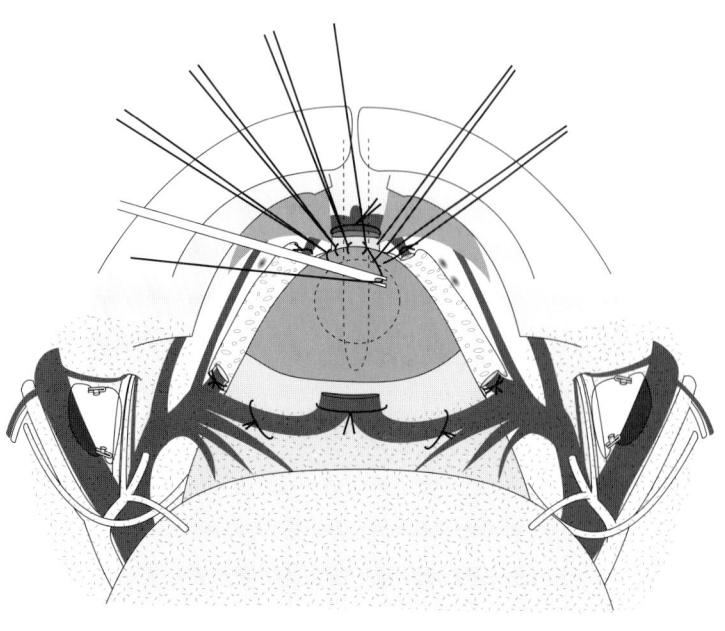

図 4-167 12時方向の糸を結紮する．

膀胱-尿道吻合〜閉創　291

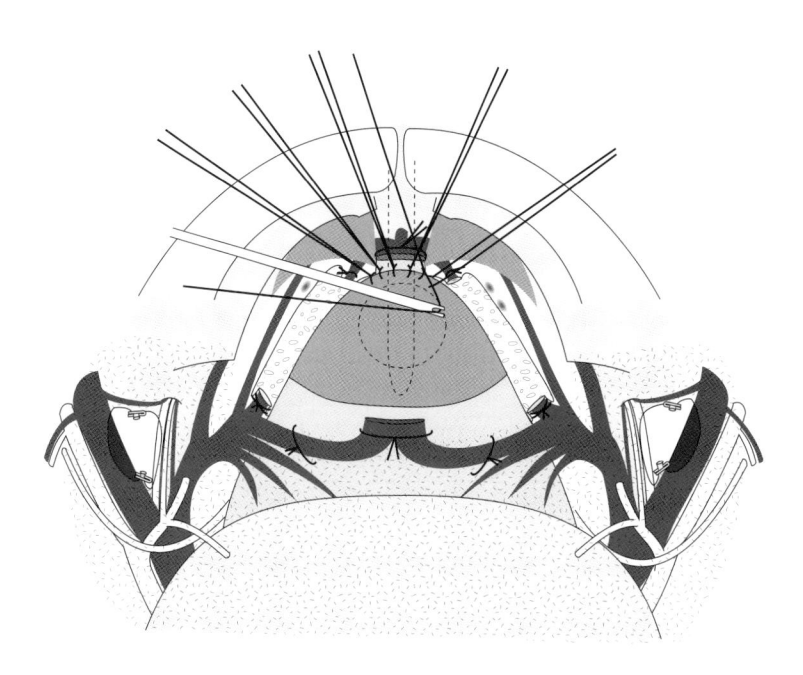

図 4-168 2時方向の糸を結紮する．

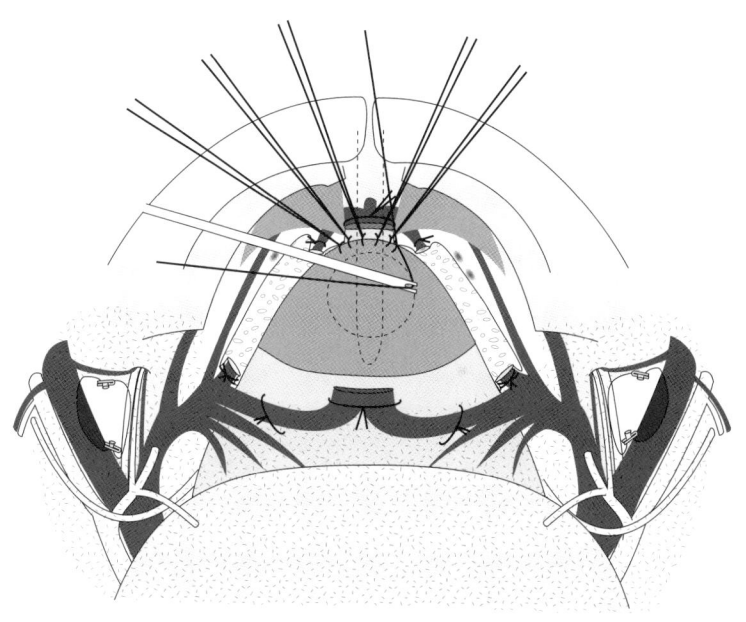

図 4-169 4時方向の糸を結紮する．

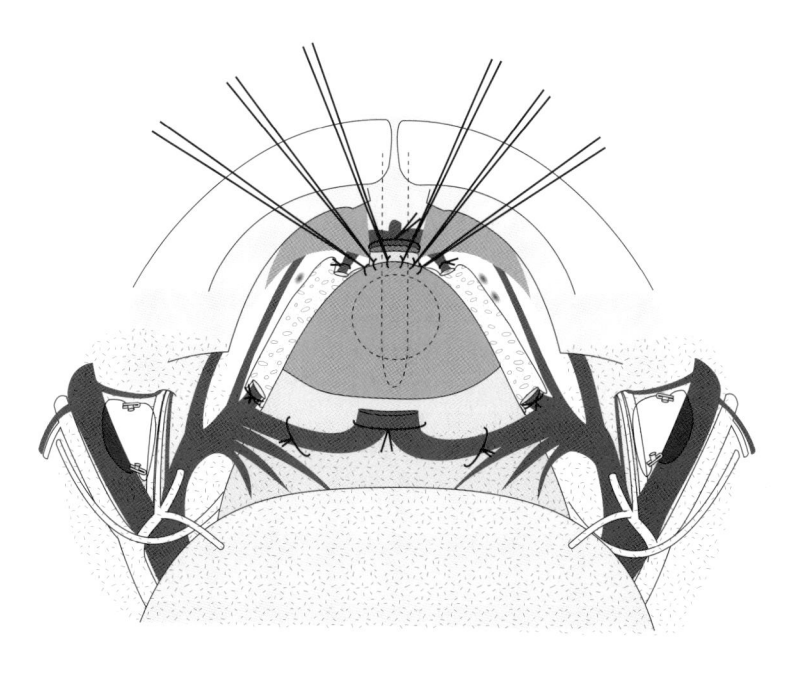

図 4-170 尿道吻合糸の結紮が終了．

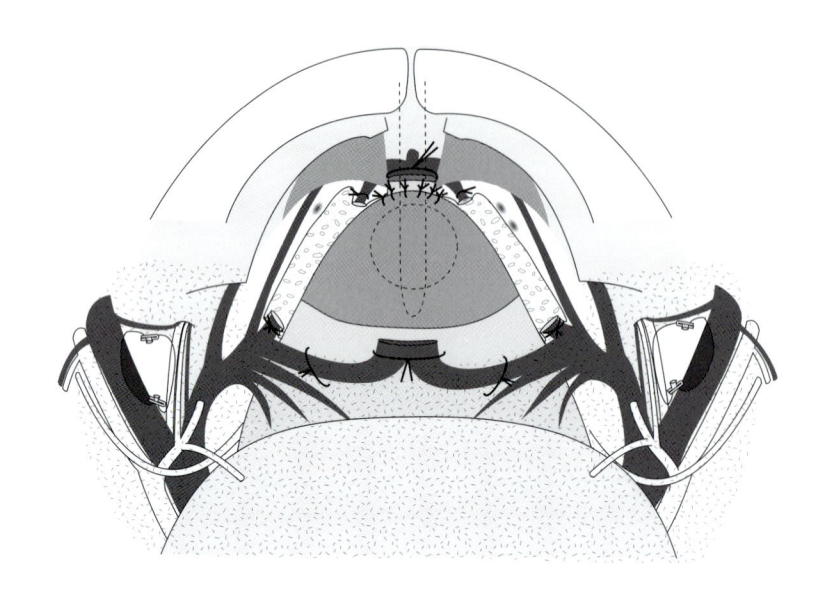

292　第4章　小切開順行性前立腺全摘術

図 4-171 結紮糸を切断して尿道-膀胱吻合終了．

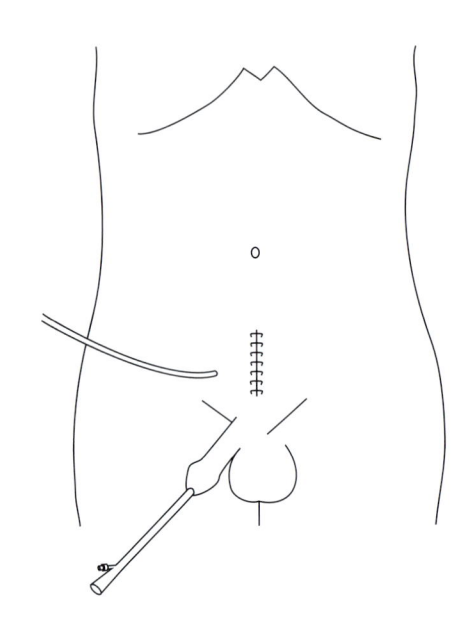

図 4-172 手術終了．右下腹部より創内にジャクソン・プラットドレーンを挿入，バルーンカテーテルの固定水は 30 mL とする．

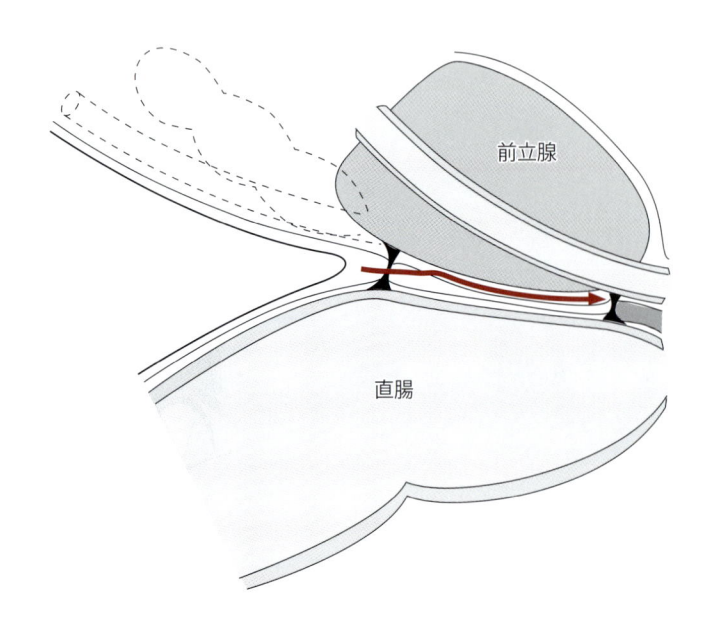

Variation
前立腺側方血管処理（神経温存）

図 4-173 神経温存の場合は，前立腺に近い剥離面に入る．

Variation 前立腺側方血管処理（神経温存） 293

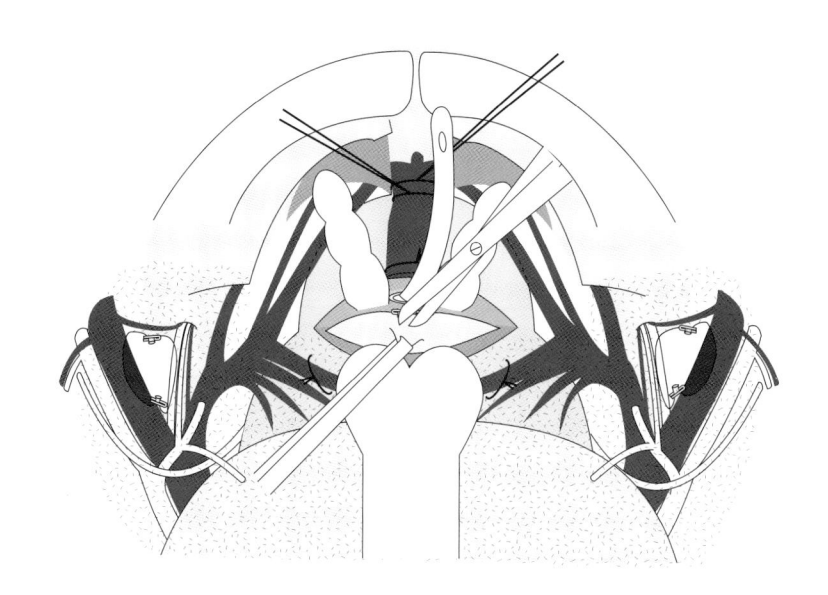

図 4-174 Denonvillier 筋膜を切開する．神経温存を意図して，前立腺により近い剝離層を同定して展開する．

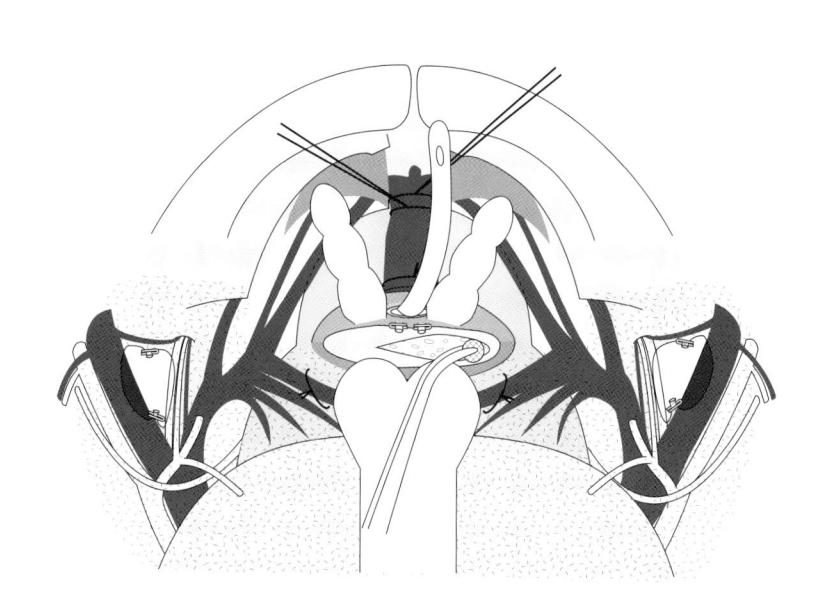

図 4-175 ツッペルガーゼなどで剝離面を右方向に展開する．

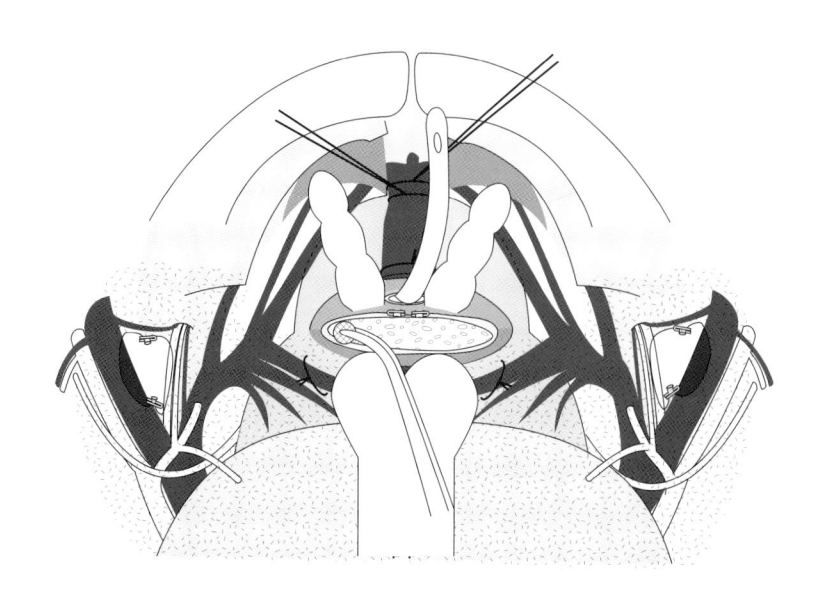

図 4-176 ツッペルガーゼなどで剝離面を左方向に展開する．

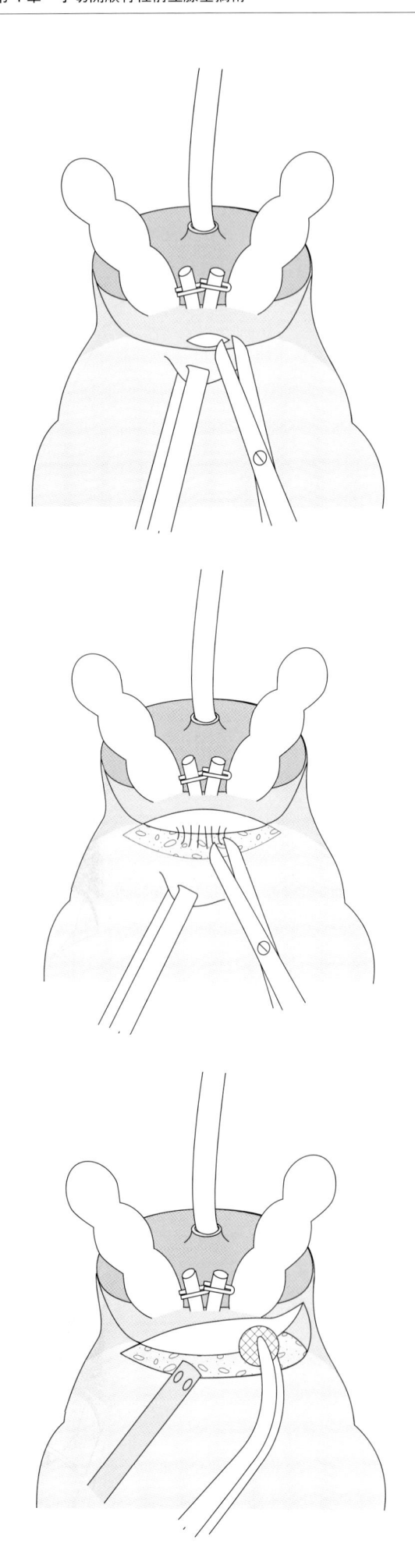

図 4-177 頭側からの術野．神経温存を意図して前立腺により近い剥離層を探す．

図 4-178 剥離面を広げる．

図 4-179 神経血管束を前立腺からはぐように剥離を進める．

Variation 前立腺側方血管処理(神経温存)

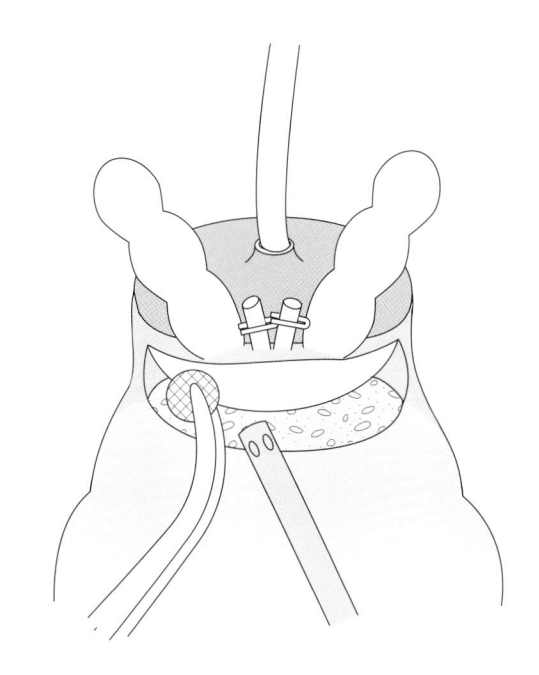

図 4-180 つづき

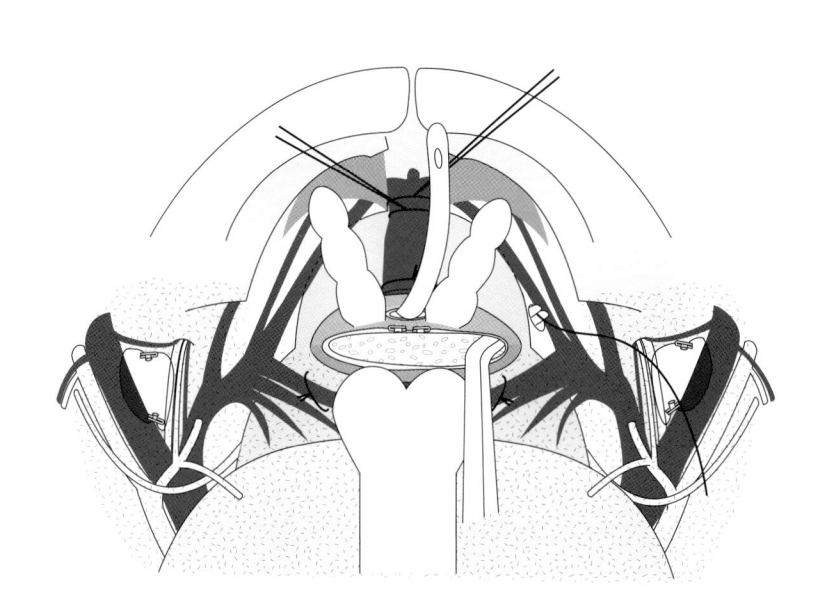

図 4-181 神経血管束を残して右の血管基部,膀胱-前立腺間の組織を剝離し,結紮糸(1-0絹糸)をかける.

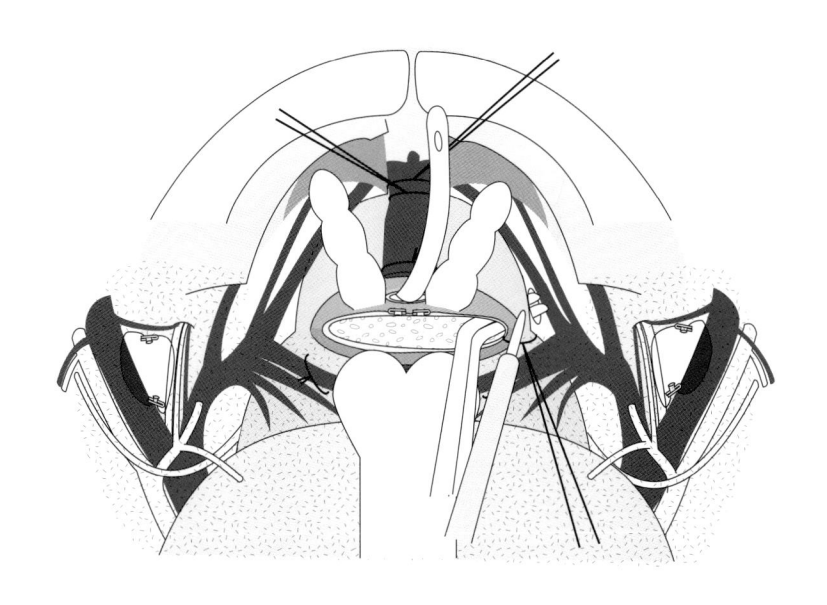

図 4-182 絹糸を結紮し,組織を電気メスで切断する.

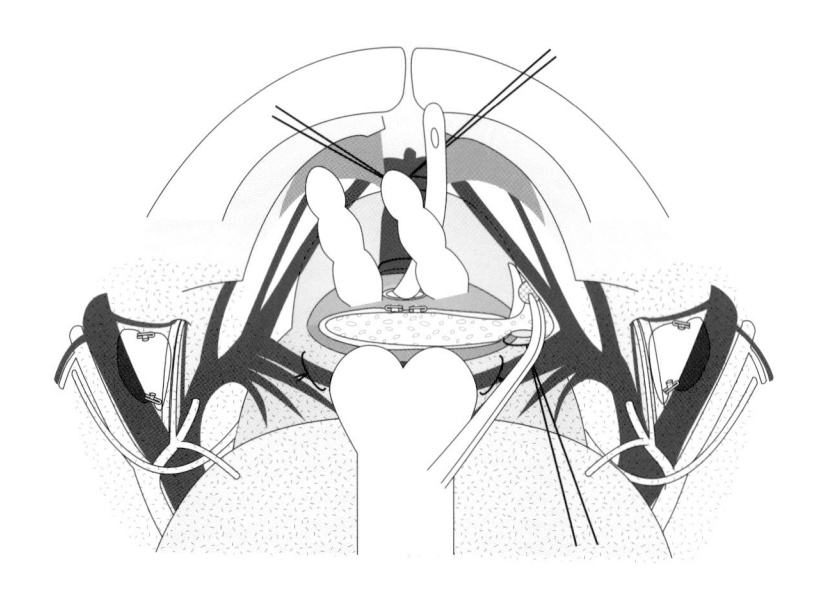

296　第4章　小切開順行性前立腺全摘術

図 4-183 前立腺の表面に沿って，神経血管束を前立腺から剥離していく．

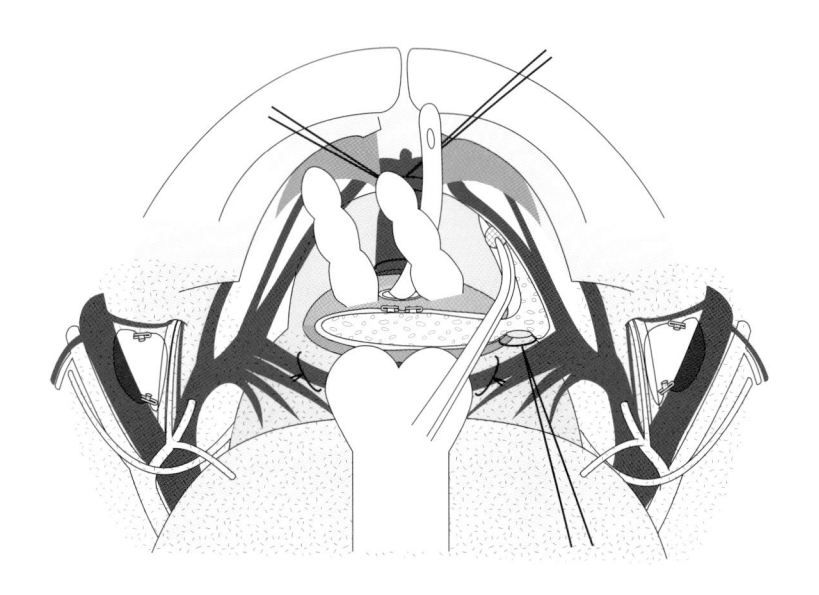

図 4-184 さらに神経血管束-前立腺間の剥離を進める．

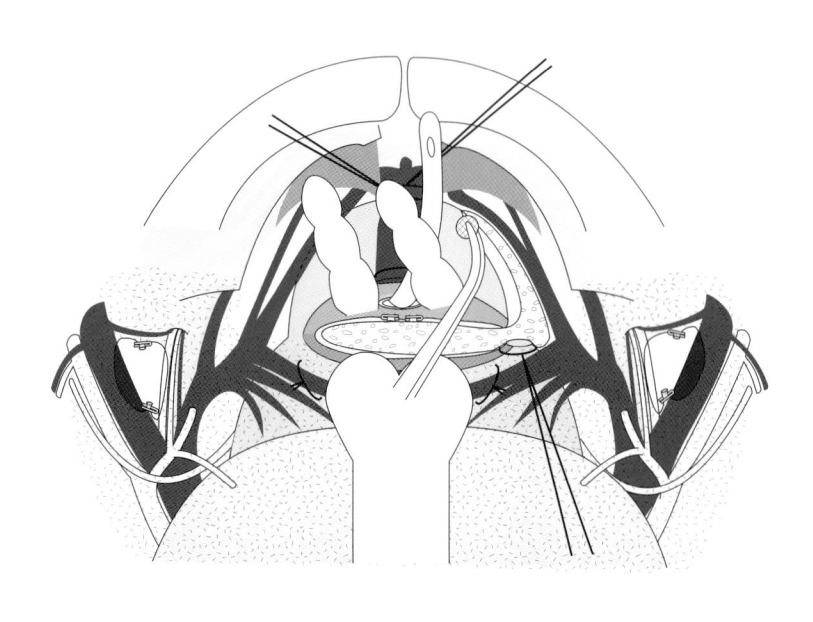

図 4-185 神経血管束-前立腺間の剥離を尖部へと進める．

Variation 前立腺側方血管処理(神経温存) 297

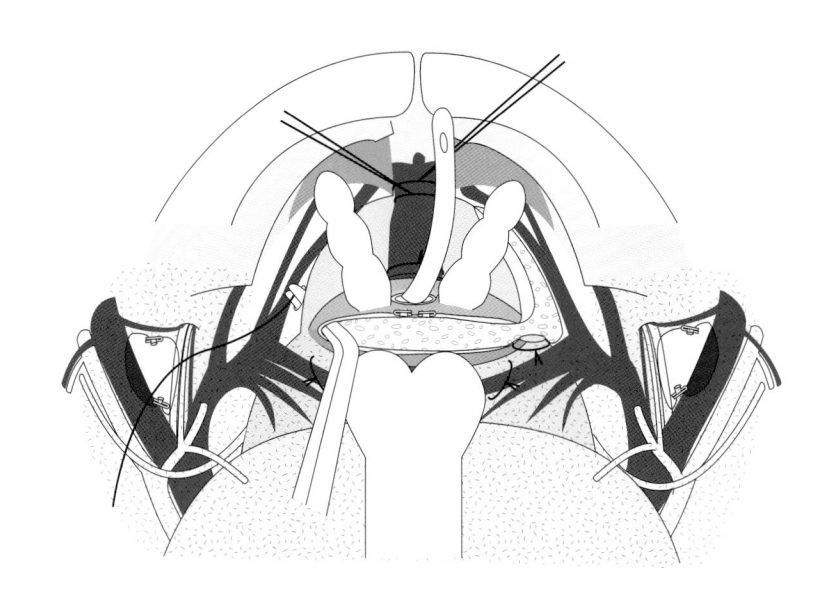

図 4-186 神経血管束を残して左の血管基部，膀胱-前立腺間の組織を剥離し，結紮糸(1-0絹糸)をかける．

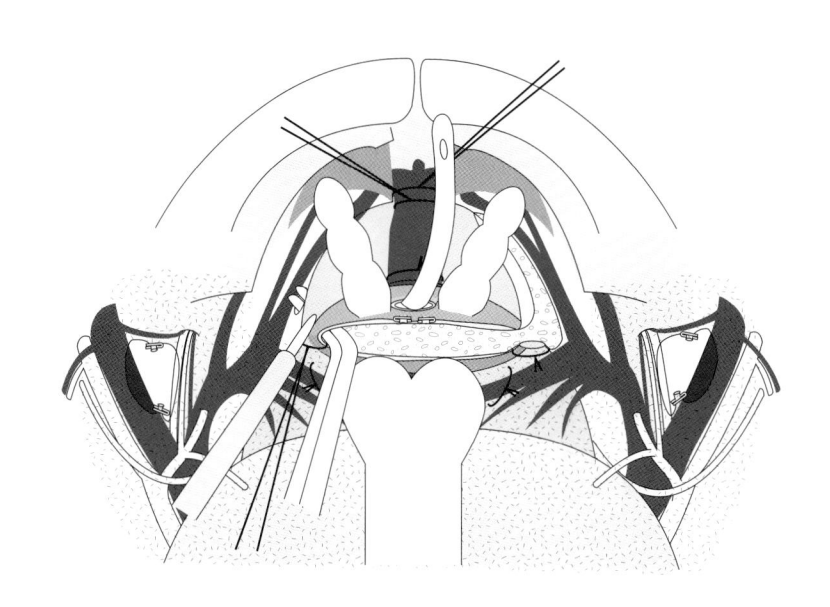

図 4-187 絹糸を結紮し，組織を電気メスで切断する．

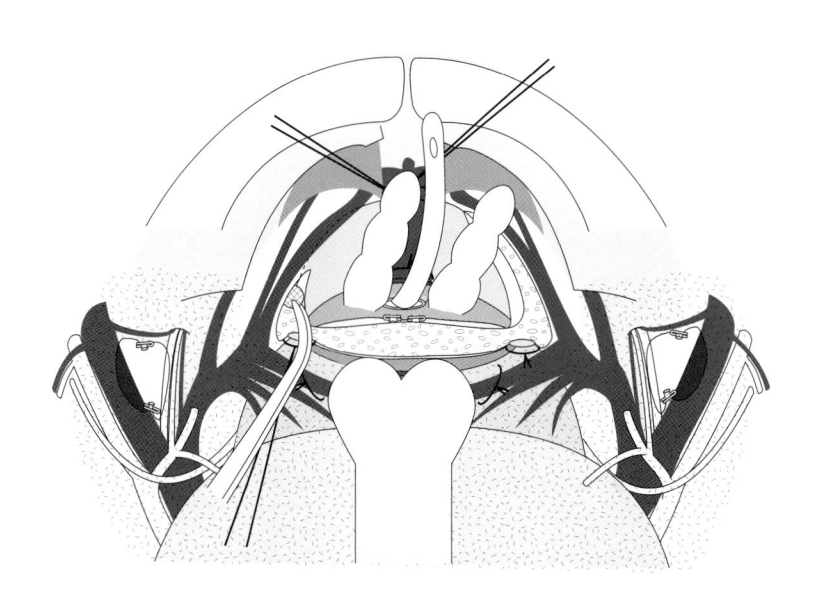

図 4-188 前立腺の表面に沿って，神経血管束を前立腺から剥離していく．

第4章 小切開順行性前立腺全摘術

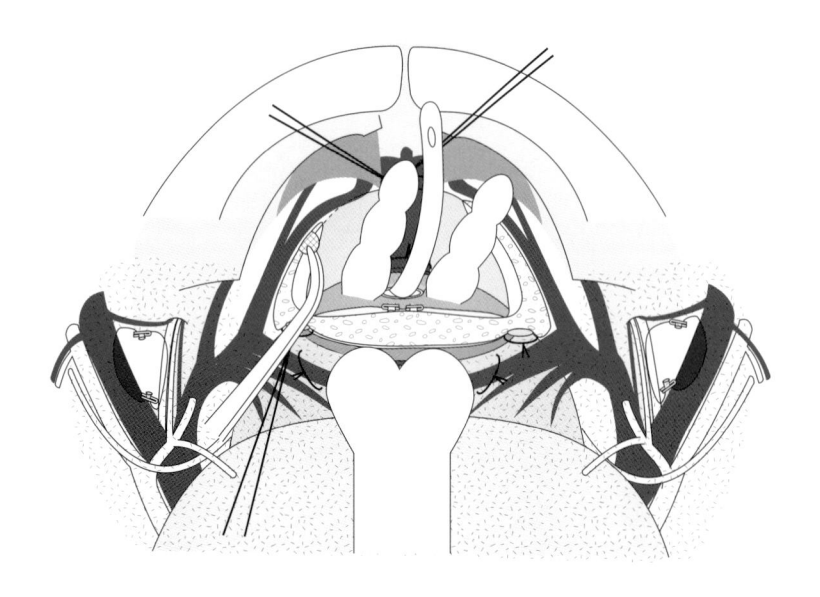

図 4-189 さらに神経血管束−前立腺間の剥離を進める．

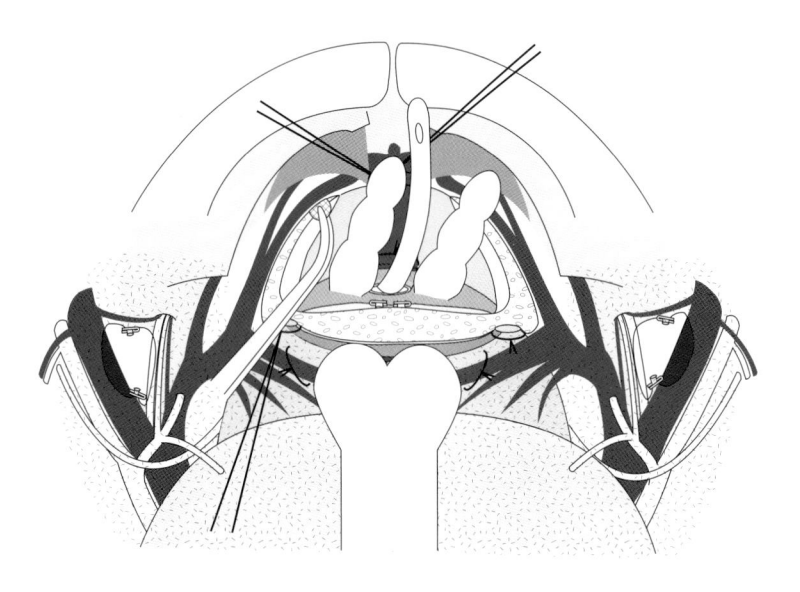

図 4-190 神経血管束−前立腺間の剥離を尖部へと進める．

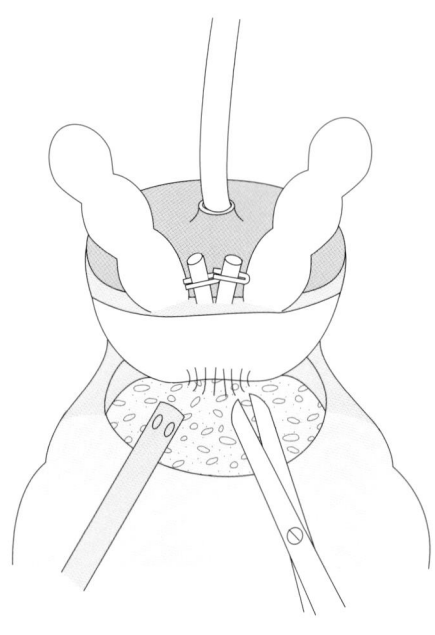

図 4-191 直腸−前立腺間の剥離を尿道方向へと進める．

Variation 前立腺側方血管処理（神経温存） 299

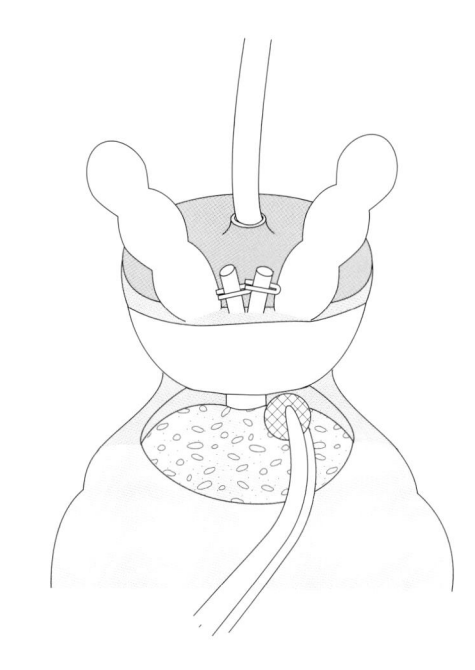

図 4-192 尿道まで十分に剝離する．

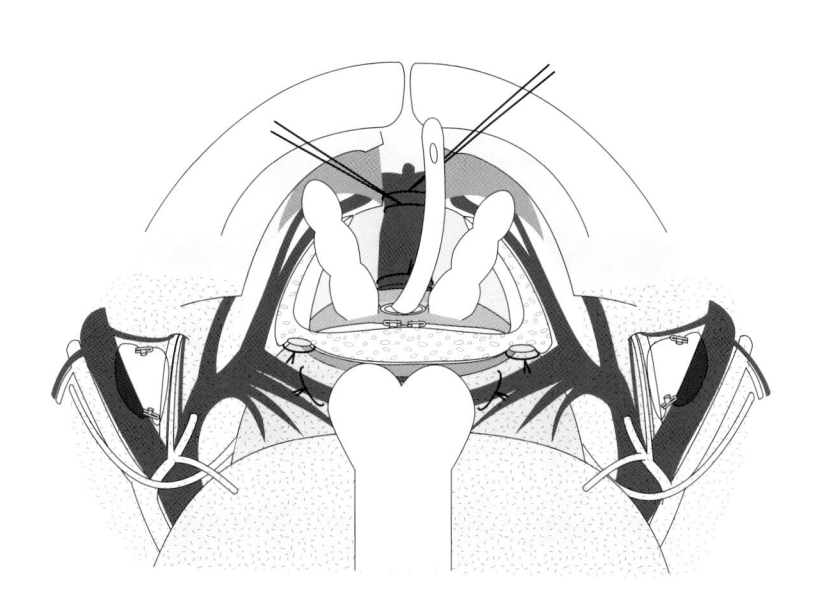

図 4-193 前立腺側方の処理が終了．以後の操作は非温存の場合と同様に進める．

あとがき

　最初にこの企画を思いついたとき，自分以外の先生方の手術をうまく描くことができるだろうか，それぞれの先生の真意をうまく伝えることができるだろうかと少し不安になりました．自分のイメージをフィルターとして描くことになるため，どうしても自分のカラーが染みついたイラストになってしまうのではないかと懸念しました．しかしながら，お借りした手術の動画を何度も見返し，各ステップごとに1枚1枚描き進めるうちに，3人の先生方が頭に描いているイメージが，私のもっているイメージとほとんど同じであることがわかってきました．実際にイラストを描きあげたあと，資料を提供していただいた先生方とディスカッションを重ねて細かい点を修正したのですが，驚いたことに，手術方法にかかわらず，術野のイメージのとらえ方はほとんど共通していました．前立腺全摘術を軸にしてまさに「共通の言語」で話をしている，という印象でした．

　本書のイラストではそのような「共通のイメージ」を土台とし，各先生方がそれぞれの手術の特徴を生かし，また手術器具を使いこなして巧みに手術を進めていく様子を生き生きと描くことに最も力を入れました．二次元的なイメージ図という制約の中で各先生の技がうまく伝わることを願いつつ，1枚1枚に命がこもるように描きました．完成したイラストの中を鉗子やハサミが生き物のように縦横に動き回る様子は自分が思い描いた通りであり，心から満足するとともに，時間や労力を惜しまず協力してくださった各先生方の好意を思い出し，感無量でした．

　ここ数年，手術に力を入れている先生方と頻繁に交流し，新たなヒントや知見を交換してきました．お会いするすべての先生方が，よりよい手術を提供したいという情熱と自分にはない優れた技をもっておられ，いつも楽しい雰囲気で時間を忘れて議論に熱中しました．レベルアップには最高の機会となりました．また新たな出会いがあるたびに，この先生はどんな優れた技をもっておられるのだろうかと心躍らせるようになりました．

　どのような分野においても同じだと思いますが，良き師，良き友をもつことはその道を極めるためにはとても大切なことだと考えています．幸い，私の周りにはモチベーションの高い，優れた先生方が集まってくださっています．身体のトラブルで困っている患者さんの役に立ちたいという一途な思いは共通しており，そのエネルギーがこうした出会いへとつながっているものと信じています．これから活躍する若い先生方も，医師を目指したときの純粋な気持ちを忘れずに謙虚な気持ちで技術の向上に励んでいただくとともに，適切な指導をしてくださる師，同じ道を歩む仲間を大切にし，皆で一緒になって心と技術を磨くようにしていただければと思います．

影山幸雄

索引

主要な説明および重要な語のある頁については太字で示した．

数字・欧文

A・B
arteries around the prostate　7
back bleedingの予防　254, 255
bunching　3, 27, 33, 35, 246, 253〜255
bunching鉗子　253

C
cavernous nerves　9
cold cut　94
cT3　20

D・E
Denonvillier筋膜　**38**, 17
　──，順行性アプローチ　18
　──，側方アプローチ　19
　──，断端の運針　111〜114
　──の切開　39, 74, 75, 146, 147, 269, 293
　──の展開　268
　──の剥離　187
detrusor apron　**38**, 132
　──と尿道後壁補強　38
　──の再建　38
dorsal vein complex　2
everting　263

H・J
Hem-o-lok®XL　161
Hem-o-lok®L　**46**, 71
J-VACドレーン　141, 226

L・M
laparoscopic radical prostatectomy　159
lateral pelvic fascia　10, 11, 13, 275
　──の切開　11, 19
lateral wing　75, 271, 272
levator ani fascia　21
LigaSure™　244, 251, 268, 271
minimum incision antegrade radical prostatectomy　233

P
periprostatic fascia　10, 11, 13
　──の切開　11, 12, 14
posterior detrusor apron　38
　──の切開　39
puboprostatic ligament　21

R
recto-urethral fascia　94
retrotrigonal layer　156
retrotrigonal zone展開，小切開　267
Rocco stitch　38, **40**
　──，ロボット　111

U・V・Z
umbilico-prevesical fascia　10
Van Velthoven法　124
veil technique　12
veress needle　49
vesicohypogastric fascia　**10**, 11, 15
Z縫合　6, 285

和文

う・え
エスラックス®　45
エンドキャッチ　94, 140
エンドパウチ　227
液性剥離，膜構造の　13

お
オーバーホルト鉗子　245, 256, 271
横筋筋膜の切開　237

か
下腹壁動静脈　16
海綿体神経　9
解剖，臨床　1
外鼠径輪　15
外腸骨静脈　104, 107, 240
　──の剥離　229
外翻縫合　263
拡大手術，Denonvillier筋膜　20
鉗子類
　──，腹腔鏡　161
　──，ロボット　46

き・く
気腹圧　49, 51, 84, 92, 165, 195
気腹針　49, 50
吸引管　46
吸引送水管　161
局所浸潤例　20
筋膜構造温存　21
筋膜の切開　140, 237
筋膜連続縫合　141
グレイマルチフレックスレトラクター　238

こ
肛門挙筋　63, 64, 80, 82
　──の切開　5, 83
　──の切開での出血　5
　──の剥離　23, 24, 30
肛門挙筋筋束　22
　──の切断　251
　──の剥離　30, 244, 250, 251
肛門挙筋筋膜　21
　──，温存　26, 32, 35
　──，非温存　22, 29
　──の剥離　27, 30, 33, 175
肛門挙筋筋膜-前立腺間の剥離　175, 176
骨盤腔　2
骨盤後腹膜腔の展開，ロボット　51
骨盤展開，小切開　236
根治性の比較　35

さ・し
臍・膀胱前筋膜　10
シザーズ　161
ジャクソン・プラットドレーン　292
止血，小切開　281
持針器　46, 161
縦走筋切開　66
術後鼠径ヘルニア予防　110
順行性アプローチ，Denonvillier筋膜　18
準備
　──，小切開　235
　──，腹腔鏡　161
　──，ロボット　45
小切開順行性前立腺全摘術　233
　──，retrotrigonal zone展開　267
　──，右側方展開　239
　──，器機の配置　235
　──，骨盤展開　236
　──，左側方展開　246
　──，止血　281
　──，準備　235
　──，神経温存を意図しない場合の剥離面　270
　──，スタッフの位置　235
　──，精管・精嚢処理　258
　──，尖部処理　275
　──，前立腺側方血管処理（神経温存）　292
　──，前立腺側方処理　269
　──，前立腺摘出　275
　──，直腸-前立腺間剥離　269
　──，尿道-前立腺背側静脈群のbunching　252
　──，皮膚切開　236
　──，平均的な成績　234
　──，閉鎖リンパ節郭清　239, 246
　──，閉創　286
　──，膀胱頸部everting　263
　──，膀胱-前立腺間剥離　254
　──，膀胱-尿道吻合　286
　──，留意点と心構え　234
鞘状突起　15
静脈鉤　240
静脈交通枝　5
神経温存　9
　──，Denonvillier筋膜　20
　──，前立腺側方血管処理，小切開　292
　──，前立腺側方血管処理，ロボット　146

303

索引

神経血管束　2, 78〜83
　── の切断　189, 193, 271, 272, 276, 192
　── の剝離　79, 150, 151, 294, 296, 297
　── の縫合　282, 283
神経血管束-前立腺間の剝離　296, 298
神経血管束断端
　── の運針　96, 100
　── の縫合　96〜98, 100〜102
　── の縫合止血, ロボット　95
神経の臨床解剖, 性機能にかかわる　9
神経非温存, 前立腺側方血管処理　77
真皮縫合　144

せ

正中アプローチ, ダ・ヴィンチによる膀胱-前立腺間の処理　152
精管　15, 69, 72, 77, 80, 150, 157, 158
　── の切断
　　　　70, 73, 110, 169, 172, 259, 260
　── の剝離
　　　　69, 109, 110, 171, 172, 258, 259
精管・精索血管の剝離　16
精管・精囊　180, 183, 187
　── の処理, 小切開　258
　── の処理, 腹腔鏡　165
精索血管　15
精索処理, ヘルニア予防の　16
精囊
　　　66, 67, 69, 71〜73, 77, 80, 150, 157, 158
　── の剝離　70, 72, 167, 170, 260, 261
　── への動脈枝の走行, 内腸骨動脈に由来する　7
精囊動脈
　── の周辺組織の剝離　71
　── の切断　71, 73, 168, 171
尖部処理, 小切開　275
浅中心静脈　2
　── の凝固　60
　── の切断　22, 26, 29, 32, 61
　── の剝離　26, 59, 245, 246
浅腹筋膜の切開　48, 163, 237
前立腺
　── 周辺動脈　7
　── 尖部背側の癌病巣　26
　── 前面の展開, 腹腔鏡　173
　── 側方血管処理（神経温存）, ロボット　146
　── 側方処理, 小切開　269
　── 側方の展開, ロボット　63
　── 側方の展開（肛門挙筋筋膜温存）, 腹腔鏡　175
　── の摘出, 小切開　275, 281
　── への動脈枝の走行, 内腸骨動脈に由来する　7
前立腺-尿道背側静脈群の bunching, 小切開　252

そ

ソフトプリーツドレーン　226
鼠径ヘルニア予防　15, 110
側臍靱帯　51

　── の凝固　54, 55
　── の切断　174
側方 bunching　255
側方アプローチ
　──, Denonvillier 筋膜　19
　──, ダ・ヴィンチによる膀胱-前立腺間の処理　65

た

ダ・ヴィンチ　43
　── による前立腺側方血管処理　77
体腔鏡　234

ち

恥骨結合　52, 54
恥骨結節　136
恥骨-前立腺間の切開　56
恥骨前立腺靱帯　2, 21, 34, 84
　──, 温存　32, 29, 35
　── と背静脈群　84
　── の運針　36, 37
　── の再建　36
　── の切開　28, 245
　── の切断　22〜24, 26, 251
恥骨直腸筋の剝離　192, 193
直腸-前立腺
　──, 横断像　17
　──, 縦断像　17
直腸-前立腺間
　── の結合組織の剝離　273
　── の切開　74
　── の剝離　18, 75〜77, 146〜149, 188, 270〜272, 274, 298
　── の剝離, 小切開　269
　── の剝離, 腹腔鏡　186
　── の剝離, ロボット　74
　── の膜状癒合組織　17
直腸膀胱窩　166
直角鉗子　240, 247

つ

ツッペルガーゼ　268, 273, 293
ツッペル鉗子　256
塚原鉗子　275

て

デトルーザーエプロン　38, 132
　── と尿道後壁補強　38
　── の再建　38

と

トロッカー　164
　── の抜去　140
動脈枝
　──, 前立腺周辺の　7
　──, 膀胱-前立腺間を走行する　7
動脈走行, 前立腺・精囊への　7

な

内陰部静脈　2, 5
内骨盤筋膜　2, 21, 56, 57

　── の切開　5, 22, 23, 29, 30, 63, 64, 79, 82, 243, 249, 250
　── の切開における出血　5
内鼠径輪　15, 16
内腸骨動脈
　── に由来する精囊への動脈枝の走行　7
　── に由来する前立腺への動脈枝の走行　7

に

ニフレック®　45
尿禁制　6
　── の比較　35
　── の保持　21
尿道　76, 256
　── の運針　125〜130, 200, 277〜280
　── の切開　93
　── の切断　39, 68
尿道裏組織の運針　41, 112, 113
尿道括約筋の切開　84, 85
尿道後壁
　── の切開　186, 257
　── の切断　280, 281
尿道後壁補強　38
　──, ロボット　111
尿道後面
　── の切開　156
　── の切断　93
　── の組織の運針　118〜120
尿道周辺構造の再建　38, 40
尿道周辺組織と尿道括約筋の切開　85
尿道切断
　──, 腹腔鏡　195
　──, ロボット　93
尿道前壁の切開　68, 256, 276
尿道前壁補強, ロボット　123
尿道前面
　── の切開　93, 155
　── の組織の切開　275
尿道組織の切断　198
尿道背側静脈群の切開　39
尿道ブジー　197, 199, 276
尿道吻合部前壁の補強　132
尿道留置カテーテル　229

は・ひ

バイポーラー　46, 161
バルーンカテーテル　146, 154, 156
　── の挿入　65, 178
把持鉗子　46, 62, 74
背静脈群　2, 34, 84
　── からの出血の原因, 止血困難な　3
　── と恥骨前立腺靱帯　84
　── の運針　131
　── の処理　3
　── の処理, 腹腔鏡　195
　── の処理, ロボット　84
　── の切開　28, 31, 275
　── の切断　195
　── の断端の運針　132
　── の断面の連続縫合　87〜89

皮膚切開，小切開　236
左側方展開，小切開　246

ふ
フォーリーカテーテル　236, 267, 286
フットペダル，ロボット　45
プログラスプ　46, 69
腹腔　15
腹腔鏡下前立腺全摘術　159
　——，機器の配置　161
　——，使用する鉗子類　161
　——，準備　161
　——，スタッフの位置　161
　——，精管・精嚢の処理　165
　——，前立腺前面の展開　173
　——，前立腺側方血管処理（右片側神経温存）
　　　　189
　——，前立腺側方の展開（肛門挙筋筋膜温存）
　　　　175
　——，体位　161
　——，直腸-前立腺間剝離　186
　——，背静脈群の処理〜尿道切断　195
　——，平均的な成績　160
　——，閉創　226
　——，膀胱-前立腺間剝離　179
　——，膀胱-尿道吻合　199
　——，ポートの設置　162
　——，留意点と心構え　160
　——，リンパ節郭清　229
腹腔内からみた骨盤の様子　165
腹直筋膜　48, 163
　——の切開　49, 164
腹膜　15
　——の切開　51〜53, 57, 58, 166
　——の剝離　238
腹膜鞘状突起　15
　——の切断　16

へ
閉鎖神経　104, 107
　——の同定　240
　——の剝離　230, 247
閉鎖リンパ節
　——の郭清，小切開　239, 246
　——の郭清，腹腔鏡　231
　——の摘出　242
閉鎖リンパ節群　229, 230
閉創
　——，小切開　286
　——，腹腔鏡　226
　——，ロボット　140

ほ
ホットシアーズ鉗子　46
ボスミン®　13
ポート
　——の設置，腹腔鏡　162
　——の設置，ロボット　47
　——の閉鎖，ロボット　141
膀胱　2
　——と骨盤壁の縫合　136〜138
　——の挙上　165
膀胱裏膜構造の運針　41
膀胱下腹筋膜　10, 11, 15
　——と関連筋膜　10
　——の切開　11, 16
　——の膜構造の処理（神経温存）　11
　——の膜構造の処理（神経非温存）　11
膀胱頸部　58, 118, 153, 154, 156
　——の everting，小切開　263
　——の運針　124〜127, 129〜131, 200, 205, 208, 212, 216, 219, 223, 263, 264, 287, 288
　——の縦走筋の切開　38, 154, 155
　——の処理時の出血　7
　——の切開　179, 255
　——の剝離　179
膀胱-前立腺間
　——の処理，ロボット　65, 152
　——の切開　65〜67, 68, 156〜158, 180, 182, 184, 257
　——の剝離，小切開　254
　——の剝離，腹腔鏡　179
　——の剝離，ロボット　156, 157
膀胱-前立腺間組織
　——の剝離　268, 295, 297
　——の離断　269
膀胱-尿道吻合　123
　——，小切開　286
　——，腹腔鏡　199
　——，ロボット　123
膀胱粘膜の運針　263
膀胱壁
　——から背静脈群断端の運針　132
　——の運針　37, 118, 119, 132, 136, 263〜266

ま・み
マットレス縫合　6, 199, 204
マレアブルブレード　260, 267
埋没縫合　145
膜構造の処理
　——（神経温存），膀胱下腹筋膜の　11
　——（神経非温存），膀胱下腹筋膜の　11
膜状組織の切開　188
右側方展開，小切開　239

め・も
メリーランド鉗子　46, 51, 161
モノポーラー　46

ら〜る
ラージニードルドライバー　46
リンパ節郭清
　——，小切開　239, 246
　——，腹腔鏡　229
　——，ロボット　103
リンパ組織
　——の切断　105, 106, 109, 241, 242, 248
　——の摘出　106
　——の剝離　104, 105, 107, 108, 240
留置カテーテル　257
臨床解剖　1
ルシアン鑷子　239

ろ
ロボット支援前立腺全摘術　43
　——，機器の配置　45
　——，骨盤後腹膜腔の展開　51
　——，使用する鉗子類　46
　——，準備　45
　——，神経血管束断端の縫合止血　95
　——，スタッフの位置　45
　——，前立腺側方血管処理（神経温存）　146
　——，前立腺側方血管処理（神経非温存）　77
　——，前立腺側方の展開　63
　——，前立腺-直腸間剝離　74
　——，側方アプローチの選択基準　65
　——，体位　45
　——，尿道後壁補強（Rocco stitch）　111
　——，尿道切断　93
　——，尿道前壁補強　123
　——，背静脈群の処理　84
　——，平均的な成績　44
　——，閉創　140
　——，ポートの設置　47
　——，膀胱-前立腺間の処理（正中アプローチ）
　　　　152
　——，膀胱-前立腺間の処理（側方アプローチ）
　　　　65
　——，膀胱-尿道吻合　123
　——，留意点と心構え　44
　——，リンパ節郭清　103